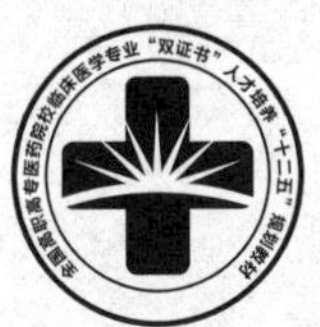

全国高职高专医药院校临床医学专业
“双证书”人才培养“十二五”规划教材

供临床医学、口腔医学、中医学、康复、检验、影像等专业使用

病原生物学与免疫学

(含人体寄生虫学)

主　编　高江原　万巧凤　田小海

副主编　董忠生　李国利　吾尔尼沙·玉松
陈锦龙　旷兴林

编　者　(以姓氏笔画为序)

万巧凤　宁夏医科大学
马丽华　重庆三峡医药高等专科学校
田小海　长春医学高等专科学校
李丽花　海南医学院
李国利　重庆三峡医药高等专科学校
吾尔尼沙·玉松（新疆维吾尔医学专科学校
旷兴林　重庆医药高等专科学校
陈锦龙　海南医学院
胡艳玲　重庆三峡医药高等专科学校
饶朗毓　海南医学院
高江原　重庆医药高等专科学校
董忠生　郑州铁路职业技术学院

華中科技大學出版社
http://www.hustp.com
中国·武汉

内容简介

本书是全国高职高专医药院校临床医学专业“双证书”人才培养“十二五”规划教材。

本书以“按需施教，学以致用”为原则，根据专业课的需求和职业资格标准的要求，对课程内容进行了精简、融合、重组，使其科学性、现代性、实用性更加突出。本书内容包括医学免疫学、医学微生物学、人体寄生虫学、实验指导四篇。本书适合临床医学、口腔医学、中医学、康复、检验、影像等专业使用。

图书在版编目(CIP)数据

病原生物学与免疫学(含人体寄生虫学)/高江原，万巧凤，田小海主编. —武汉：华中科技大学出版社，2013.12（2020.10重印）
ISBN 978-7-5609-9533-5

Ⅰ.①病… Ⅱ.①高… ②万… ③田… Ⅲ.①病原微生物-高等职业教育-教材 ②医学-免疫学-高等职业教育-教材
Ⅳ.①R37 ②R392

中国版本图书馆 CIP 数据核字(2013)第 287016 号

病原生物学与免疫学(含人体寄生虫学) 高江原 万巧凤 田小海 主编

策划编辑：居 颖
责任编辑：孙基寿
封面设计：范翠璇
责任校对：祝 菲
责任监印：周治超
出版发行：华中科技大学出版社(中国·武汉) 电话：(027)81321913
武汉市东湖新技术开发区华工科技园 邮编：430223
录 排：华中科技大学惠友文印中心
印 刷：武汉市籍缘印刷厂
开 本：880mm×1230mm 1/16
印 张：18.25
字 数：605 千字
版 次：2020 年 10 月第 1 版第 7 次印刷
定 价：48.00 元

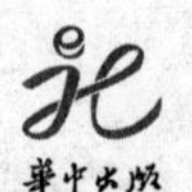

全国高职高专医药院校临床医学专业“双证书”人才培养“十二五”规划教材丛书编委会

总序

《国家中长期教育改革和发展规划纲要(2010—2020年)》中明确指出:发展职业教育是推动经济发展、促进就业、改善民生、解决“三农”问题的重要途径,是缓解劳动力供求结构矛盾的关键环节,必须摆在更加突出的位置;要把提高质量作为重点,以服务为宗旨,以就业为导向,推进教育教学改革;要实行工学结合、校企合作、顶岗实习的人才培养模式;要制定职业学校基本办学标准,加强“双师型”教师队伍和实训基地建设,提升职业教育基础能力;要积极推进学业证书和执业资格证书“双证书”制度,推进职业学校专业课程内容和职业标准相衔接。

临床医学不同于其他学科,它是一门实践科学,必要的理论知识在医疗行为中是必需的,对临床诊疗具有指导意义,但单纯有理论知识而没有或缺乏实践经验是不能够成为一个好医生的。由于医学教育的特殊性,临床医学教学理念应贯彻落实以服务为宗旨,以就业为导向,以能力为本位,以产、学、研结合为基本途径,大力推行“双证书”制度,促进人才培养模式创新,拓宽学生就业面。执业资格证书是表明劳动者具有从事某一职业所必备的学识、技能的证明,国家执业资格证书是现代人就业的通行证,它通过一定的社会职业系统来发展,也必将促进社会职业系统的规范化。实施“双证书”制教学,能够增强学生的实践能力、创新能力和就业能力。学生在获得学业证书的同时,获得相应的执业资格证书,能够增强学生的就业竞争力。鉴于当前的新形势,对高职高专临床医学专业教材的建设提出了更高的要求。但是现有的各种高职高专临床医学专业教材存在着各种问题:本科教材的压缩版,不符合高职高专临床医学专业的教学实际,未能与最新的助理医师执业资格考试大纲衔接,不利于学生考取执业资格证书;教学内容过于陈旧,缺乏创新,未能体现最新的教学理念;版式设计也较呆板,难以引起学生的兴趣等。因此,符合高职高专教学实际的新一轮教材建设迫在眉睫。

为了更好地适应高职高专临床医学专业的教学发展和需求,更好地实施“双证书”制度,突出卫生职业教育的特色,华中科技大学出版社在全国卫生行业职业教育教学指导委员会副主任委员、著名医学教育专家文历阳教授的指导下,在认真、广泛调研的基础上,组织了全国30多所高职高专医药院校,遴选教学经验丰富的200多位一线教师,共同编写了全国高职高专医药院校临床医学专业“双证书”人才培养“十二五”规划教材。

本套教材力争适应性广、实用性强,符合高职高专学生的认知水平和心理特点,符合社会对临床医学专业人才的需求特点,适应岗位对临床医学专业人才知识、能力和素质的需要。因此,本套教材将体现以下编写特点。

(1) 注重学业证书和执业助理医师资格证书相结合,体现职业教育理念,提升学生的就业竞争力。

(2) 围绕教育部“卓越医师计划”,加强对学生实践能力、人文素质和国际化能力的培养。

(3) 基础课教材以“必需、够用”为度,专业课教材突出实用性和针对性,加强临床实训内容,以案例为引导。

(4) 基础课程注重联系后续课程的相关内容,专业课程注重满足执业资格标准和相关工作岗位需求。

(5) 注重体现医学人文教育理念,培养和加强学生核心竞争力。

(6) 注重教材表现形式的新颖性,文字叙述力求通俗易懂,版面编排力求图文并茂、版式灵活,以激发学生的学习兴趣。

(7) 多媒体教学手段辅助。在推出传统纸质教材的同时,立体化开发各类配套出版物,包括多媒体电子教案、与教材配套的实验与实训课教程、学习指导等。

本套教材得到了各学校的大力支持与高度关注，它将为新时期高职高专临床医学专业的课程体系改革作出应有的贡献。我们衷心希望这套教材能在相关课程的教学中发挥积极作用，并得到各位读者的青睐。我们也相信本套教材在使用过程中，通过教学实践的检验和实际问题的解决，能不断得到改进、完善和提高。

全国高职高专医药院校临床医学专业“双证书”人才培养“十二五”规划教材

编写委员会

前言

病原生物学与免疫学作为医学教育人才培养课程体系中一门重要的专业基础课，对学生未来职业能力和综合素质的培养起着关键作用。我们处在全民大学教育这样一个不同于以往的全新的教育时代。为了使新时代条件下的高职医学生能够更好地接受病原生物学与免疫学的理论知识和实验操作技术，我们在国家有关精神的指引下，在华中科技大学出版社有关领导、编辑的具体指导下，编写了这本书。

本书以“按需施教，学以致用”为原则，根据专业课的需求和职业资格标准的要求，对课程内容进行了精简、融合、重组，使其科学性、现代性、实用性更加突出。首先，本书打破了以往的一些编写思路，没有完全束缚于医学微生物学、医学免疫学、人体寄生虫学三门学科的严格界限，而是遵循由浅入深、由易到难的基本教学规律，在不影响知识的完整性和前后连续性的基础上，循序渐进地安排教学内容。其次，它的编写语言相对活泼清新，少了许多学究气和刻板生硬的学术语言，更加符合和接近新一代高职医学生的学习爱好和接受心理。再次，它在知识的取舍剪裁上作了一些新的尝试，大胆地去掉了一部分过于深奥且高职医学教育本课程32～72学时设置所不能承受也并非必要的内容，而充实以大量的直观性图片、条理性表格，来帮助高职医学生，使他们能较为容易地进入病原生物学与免疫学的科学殿堂中。最后，它在编写的格式上，也作了新的有益的尝试。

为了便于高职医学生进行实验，本书末尾附有实验指导。为了帮助学生们自学和课后复习，每节内容后还附有较多的课后思考题。

本书是十余位编委在繁忙的教学或临床工作之余，挤出时间编写完成的。由于时间及水平有限，书中难免存在缺点和错误，敬请各位同行、专家及广大师生在使用过程中及时发现、指正。

高江原

目录

绪论 /1

第一节　免疫学概述 /1
第二节　病原生物学概述 /3

第一篇　医学免疫学

第一章　医学免疫学概述 /11

第一节　免疫功能的分类及表现 /11
第二节　医学免疫学发展简史 /11

第二章　免疫系统 /14

第一节　免疫器官 /14
第二节　免疫细胞 /16
第三节　细胞因子 /19

第三章　抗原 /23

第一节　抗原的概念与分类 /23
第二节　影响抗原免疫原性的因素 /24
第三节　抗原的特异性与交叉反应 /25
第四节　医学上重要的抗原 /27

第四章　免疫球蛋白 /30

第一节　概述 /30
第二节　免疫球蛋白的结构与功能 /31
第三节　五类免疫球蛋白的结构与功能 /33

第五章　补体系统 /36

第一节　补体的概念和组成 /36
第二节　补体系统的激活与调节 /37
第三节　补体系统的生物学作用 /41

第六章　免疫应答 /44

第一节　免疫应答的概念和基本过程 /44
第二节　固有免疫应答 /45
第三节　适应性免疫应答 /47

第四节　免疫耐受 /53

第七章　抗感染免疫 /58

第一节　概述 /58
第二节　抗细菌感染的免疫 /58
第三节　抗病毒感染的免疫 /61
第四节　抗寄生虫感染的免疫 /62

第八章　临床免疫学 /65

第一节　超敏反应 /65
第二节　其他临床相关免疫 /70

第九章　免疫学应用 /78

第一节　免疫学检测 /78
第二节　免疫学防治 /82

第二篇　医学微生物学

第十章　医学微生物学概述 /89

第一节　微生物的概念及种类 /89
第二节　微生物与人类的关系 /90
第三节　医学微生物学 /90

第十一章　细菌概述 /92

第一节　细菌的形态与结构 /92
第二节　细菌的生长繁殖与变异 /97
第三节　细菌的分布与消毒灭菌 /101
第四节　细菌的致病性 /110
第五节　医院感染 /115

第十二章　常见病原菌 /120

第一节　病原性球菌 /120
第二节　肠道杆菌 /132
第三节　弧菌属 /138
第四节　厌氧性细菌 /140
第五节　分枝杆菌属 /143
第六节　其他病原性细菌 /146

第十三章　病毒学概述 /152

第一节　病毒的基本特性 /152
第二节　病毒的感染与免疫 /156

第三节　病毒感染的检测与防治原则 /158

第十四章　常见病毒 /161

第一节　呼吸道病毒 /161
第二节　肠道病毒 /165
第三节　肝炎病毒 /167
第四节　虫媒病毒 /173
第五节　人类免疫缺陷病毒 /174
第六节　其他病毒 /176

第十五章　其他病原微生物 /180

第一节　支原体 /180
第二节　衣原体 /183
第三节　立克次体 /185
第四节　螺旋体 /188
第五节　放线菌属 /192
第六节　真菌 /193

第三篇　人体寄生虫学

第十六章　人体寄生虫学概述 /201

第一节　基本概念 /201
第二节　寄生虫与宿主的相互关系 /204
第三节　寄生虫病的流行与防治原则 /206

第十七章　常见人体寄生虫 /209

第一节　线虫 /209
第二节　吸虫 /220
第三节　绦虫 /229
第四节　原虫 /237
第五节　医学节肢动物 /248

第四篇　实验指导

实验一　自身免疫性疾病抗核抗体的测定 /255
实验二　抗原或抗体检测 /256
实验三　常用生物制品的应用 /258
实验四　细菌形态和结构的观察 /260
实验五　细菌的培养和革兰染色 /263
实验六　细菌的分布与消毒灭菌 /269
实验七　常见病原微生物 /271
实验八　真菌培养物观察与皮肤丝状菌检查 /276

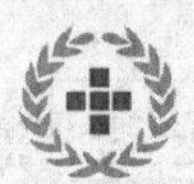

实验九　线虫 /279

选择题参考答案 /281

参考文献 /282

绪　论

掌握：免疫的概念和免疫的功能；病原生物的概念；微生物的概念和种类。

熟悉：免疫的类型；病原生物与机体的关系；寄生虫的概念及分类。

了解：微生物与人类的关系；微生物学与免疫学发展简史。

【文摘引言】 从古至今，传染病一直是人类健康和生命安全的大敌。各种病原生物所引起的瘟疫不知夺取多少人的生命。翻开世界上任何一个国家百年前的人口死因统计表，传染病（如鼠疫、霍乱、天花、伤寒、流感等）都是居于首位的致死原因。如今很多古老的传染病尚未能有效控制，而新的传染病又在不断出现，如军团病、获得性免疫缺陷综合征（简称艾滋病，acquired immuno deficiency syndrome，AIDS）、严重急性呼吸综合征（severe acute respiratory syndrome，SARS）、甲型 H1N1 流感等。

我们的机体时刻受到各类病原生物的威胁，包括病毒、细菌、真菌及寄生虫，只要有机会它们就会在体内生长繁殖，引起疾病，甚至危及生命。我们处在病原生物的包围之中，但为什么我们在大多数时间依然健康？答案是机体有抵御病原生物进攻的防线——免疫系统，是它在时刻呵护着我们的机体。要想知道病原生物怎样致病？机体如何抵御各种病原生物的侵扰及如何增强免疫力，让我们一同迈入病原生物与免疫学的殿堂。

第一节　免疫学概述

一、免疫的概念

免疫（immunity）一词源于拉丁文（immunise），原意是免除税赋或徭役。引入医学领域之初是指人体具有抵抗传染病的能力，此后在较长的时期内，免疫学主要局限于抗感染研究，因而，传统的免疫概念就是免除瘟疫。但随着科学的发展，逐渐使人们对免疫有了更为全面深入地认识，形成了现代的免疫概念，即免疫是机体识别和排除抗原性异物，以维持机体生理平衡和稳定的一种功能。免疫通常对机体是有利的，但在某些条件下也可对机体造成损害，如输血反应、花粉过敏症、过敏性休克、器官移植排斥反应等，均属免疫造成的不良后果。

二、免疫的功能

免疫主要有免疫防御、免疫稳定、免疫监视三大功能。

1. 免疫防御　机体识别和清除病原生物或其他异物，保护机体免受侵害的功能。如果免疫防御功能过高可引起超敏反应，过低则易反复感染。

2. 免疫稳定　机体清除体内损伤和衰老的细胞，以维持体内生理平衡的功能。异常时可导致自身免疫病。

3. 免疫监视　机体识别、杀伤与清除体内的突变细胞的能力。当免疫监视功能异常时，机体易患肿瘤。

> **【课堂互动】**
> 你知道患过麻疹后通常不再患第二次的原因吗？注射乙肝疫苗能预防甲肝吗？

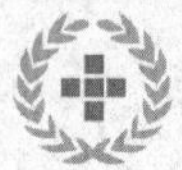

三、免疫的类型

机体的免疫可分为固有免疫和适应性免疫两类。

1. 固有免疫 亦即天然免疫，是物种在长期进化过程中逐渐形成的防御功能，是机体抗感染免疫的第一道防线。其特点如下：个体出生时就具备，作用范围广，并非针对特定抗原，因此又称非特异性免疫。

2. 适应性免疫 亦即获得性免疫，是机体出生后在抗原的诱导下产生的针对该抗原特异性的免疫，它可以自然获得，也可以人工给予。其特点如下：具有明显的针对性和记忆性，可因再次接触相同抗原而使免疫效应增强，又称特异性免疫。根据参与免疫应答的细胞及产生的效应不同，可分为体液免疫和细胞免疫两种。

四、免疫学发展与现状

免疫学(immunology)是研究人体免疫系统的组成和功能、免疫应答规律，以及免疫学在疾病诊断与防治中应用的一门学科。免疫学是人类在与传染病斗争过程中发展起来的，其历史源远流长，但近一百年的快速发展，才使免疫学真正成为一门独立的学科，因此，免疫学既是一门历史悠久的古老科学，又是一门富有活力且有着巨大发展潜能的新兴学科。

在古代人们就已认识到天花是一种烈性传染病，一旦与患者接触，几乎都将受染，且死亡率极高。但已康复者去护理天花患者，则不会再得天花，这种现象是免疫一词的最早概念。早在公元 11 世纪，我国就发明了人痘苗预防天花。在明代隆庆年间(1567—1572)，人痘苗已广泛应用，并先后传入俄国、朝鲜、日本、土耳其和英国等国家。人痘苗为以后英国医生琴纳(Jenner，1749—1823)发明牛痘苗和法国微生物学家巴斯德(Pasteur，1822—1895)发明减毒疫苗提供了宝贵的经验。公元 18 世纪末，琴纳发明了牛痘苗用来预防天花，为人类传染病的人工免疫预防奠定了基础(图 0-1)。19 世纪后期：巴斯德研制出鸡霍乱、炭疽和狂犬病疫苗；德国的 Behring 用白喉免疫血清治疗白喉患者获得成功，开创了人工被动免疫疗法之先河；俄国的 Metchnikoff 根据吞噬细胞的吞噬现象提出了细胞免疫学说；德国的 Ehrlich 提出了体液免疫学说。两种学说一度争论不休，直到 20 世纪初 A · Wright 和 Douglas 发现抗体可促进白细胞的吞噬作用，才将两种学说统一起来。

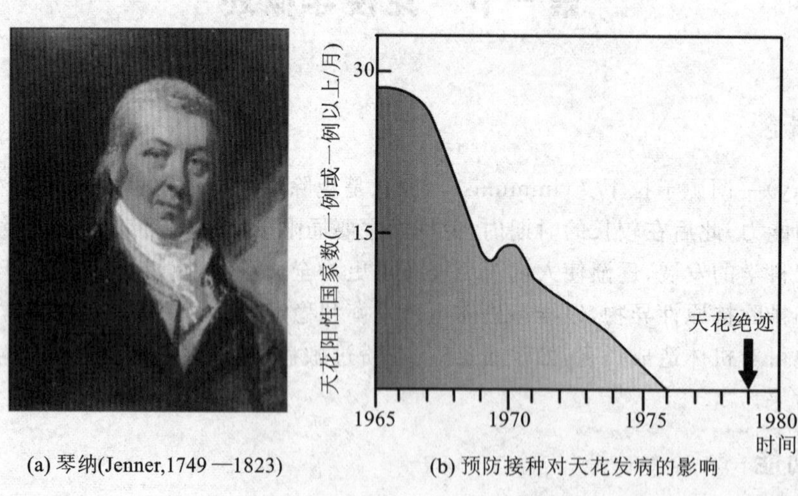

(a) 琴纳(Jenner,1749 —1823)　　(b) 预防接种对天花发病的影响

图 0-1　琴纳与天花绝迹示意图

1945 年 Owen 发现异卵胎盘融合的双生小牛，其体内有两种血型不同的红细胞共存，互不排斥，称为天然耐受；1949 年澳大利亚的 F · Burnet 提出了免疫耐受的理论，随后又提出了抗体生成的克隆选择学说，这些学说解释了许多重要免疫生物学现象，如对抗原的识别、免疫记忆的形成、自身耐受的建立及自身免疫的发生等，使免疫学超越了传统的抗感染免疫，促进了现代免疫学理论的形成。

半个世纪以来，人们从整体、器官、细胞、分子和基因水平探讨免疫系统的结构与功能，并阐明基本免疫学现象的本质及其机制，在涉及免疫学基础理论和实践应用的广泛领域展开了深入而系统的研究，并不断取得了突破性进展，对生物学和医学发展产生了深刻影响。至今，免疫学已成为一门覆盖面极广的前沿学科，是现代生物医学的支柱学科之一。现代免疫学发展迅速，不断向基础与临床各学科渗透，并已逐渐形成了很多分支学科和交叉学科，如免疫生物学、免疫病理学、免疫遗传学、免疫药理学、肿瘤免疫学、移植免疫学、生殖免疫学、感染免疫学、老年免疫学、临床免疫学等，从而极大地促进了现代医学的发展。例如，免疫活性细胞、单克隆抗体、DNA 疫苗、基因工程重组细胞因子、完全人源抗体等研究，为防治传染病、恶性肿瘤、超敏反应、移植排斥反应、自身免疫病及延缓衰老等方面提供了新途径。

从人痘苗、牛痘苗接种预防天花，到许多传染病(如麻疹、百日咳、脊髓灰质炎、破伤风和结核病、乙型肝炎等)计划免疫的实施，人类经过不懈的努力，终于在 1979 年 10 月 26 日由世界卫生组织宣布在全世界已经消灭了天花，一些重要传染病的发病率也大大降低。相信随着免疫学研究的不断深入、新疫苗的不断问世，该学科为防治疾病，提高人类的健康水平将发挥更大的作用。

第二节 病原生物学概述

一、病原生物与病原生物学的概念及其范畴

凡能引起人、动物和植物疾病的生物体称为病原生物(pathogenic organism)。病原生物学(pathogen biology)是研究各种病原生物的生物学特性、与宿主和自然界的相互关系、致病性与免疫性、特异性诊断、流行及防治的一门学科。病原生物学不仅是学好其他医学课程的基础，更重要的是，通过学习可以树立无菌观念，进行无菌操作，从而有助于在今后的工作中更好地护理患者，同时保护好自己，避免感染。

病原生物的范畴非常广泛，包括病毒、支原体、衣原体、立克次体、细菌、放线菌、螺旋体、真菌、原虫、蠕虫和节肢动物。根据习惯与传统，前八类病原生物因结构简单、体形微小，须借助显微镜才能看到，称为微生物(microorganism)，后三类称为寄生虫(parasite)。

(一) 医学微生物学

1. 微生物的概念 微生物是存在于自然界中的一群肉眼看不见，必须借助显微镜放大才能观察到的微小生物的总称。

2. 微生物的分类 按生物进化与结构特点，微生物分为以下三类。

(1) 非细胞型微生物：最小的微生物，没有细胞结构，也没用产生能量的酶系统，只能在活细胞内增殖，如病毒。

(2) 原核细胞型微生物：细胞核分化程度低，仅有原始核质，没有核膜与核仁；除核糖体外无其他细胞器。这类微生物种类众多，如支原体、立克次体、衣原体、细菌、放线菌和螺旋体。

(3) 真核细胞型微生物：细胞核的分化程度较高，有核膜、核仁和染色体；细胞质内有完善的细胞器，如真菌。

3. 微生物与人类的关系 微生物与人类及自然界的关系密切。它在自然界中的分布很广，几乎无处不在，无论是高山、湖泊、大海、森林，还是我们的教室、宿舍、餐具等，在我们呼吸的空气中，在我们吃的食物里，甚至在我们的身体内都能寻到它们的踪迹，从你呱呱落地那一刻起，它就一直陪伴着你！它使我们生活在“微生物的汪洋大海”之中。很多微生物不仅直接或间接对其他生物有益，而且对人类也有帮助。在提供人类食物的动、植物生物链中，微生物是必不可少的环节。水生微生物是肉眼可见的小型动物的食物，这些小型动物又是人类食用的鱼和甲壳类动物的食物；空气中大量的游离氮只能依靠固氮菌的作用才能被植物吸收和利用；土壤中的微生物能将死亡生物的有机氮转化为无机氮，以供植物生长需要，而植物又是人类和动物的营养来源。人类偶尔也会直接食用微生物，如一些藻类和真菌。因此，没有微生物，植物就不能进行新陈代谢，而人类和动物也将难以生存。现在微生物已被广泛应用于人类生活中的各个领域。在农业方面利用微生物制造菌肥、植物生长激素等。在工业方面，微生物在食品、医药、制革、纺织、石油、化工等领域的应用越来越广泛。在自然界中只有少数微生物能引起人类或动、植物的病害，我们把那些具有致病性的微生物称为病原微生物。

4. 微生物学与医学微生物学

(1) 微生物学(microbiology):生物学的一个分支,是研究微生物的进化、分类、形态结构、生命活动规律及其与人类、动植物、自然界相互关系的学科。

(2) 医学微生物学(medical microbiology):研究与人类疾病相关的病原微生物的生物学特性、致病性、免疫性及实验室诊断与防治的学科。

(二) 人体寄生虫学

1. 寄生虫的概念 失去自生生活能力,长期或短暂地依附于另一种生物的体内或体表,获取营养并给对方造成损害的低等无脊椎动物和单细胞原生生物。

2. 寄生虫的分类 根据其进化及形态特点分为以下三类。

(1) 医学原虫:一类寄生于人体的单细胞真核原生动物,如疟原虫、溶组织内阿米巴原虫、阴道毛滴虫等。

(2) 医学蠕虫:一类寄生于人体的软体多细胞无脊椎动物,借助肌肉伸缩蠕动,如蛔虫、钩虫、血吸虫等。

(3) 医学节肢动物:泛指危害人类健康的节肢动物,它们对人类的致病作用包括直接和间接危害两个方面,前者如骚扰、蜇刺、吸血、致病、毒害及寄生等,后者主要指机械性或生物性传播疾病,如蚊、蝇、虱、蚤、螨等。

3. 人体寄生虫学(human parasitology) 它是研究人体寄生虫的形态结构、生活史、致病机制、实验室诊断、流行规律与防治措施的一门学科。

二、病原生物与机体的关系

(一) 共生

在自然界中,随着漫长的生物进化过程,生物与生物之间的关系复杂多样,其中,凡是两种或多种生物在一起生活的生物学现象称为共生。根据其利害关系,共生又可分为三类。

1. 互利共生 指两种生物生活在一起,相互获利且相互依存。例如,牛的胃为纤毛虫提供了生存、繁殖所需的条件,而纤毛虫则能帮助牛分解纤维素,有助于消化,且其自身迅速繁殖和死亡又为牛提供了蛋白质。

2. 共栖 指两种生物生活在一起,一方受益,另一方无益也无害。例如,很多微生物生活在人体的皮肤表面,利用毛孔分泌的代谢产物生存,由于代谢产物不论微生物利用与否总在分泌,故微生物受益,而人体既不受益也不受害。

3. 寄生 指两种生物生活在一起,一方受益,另一方受害。例如,人体与所有病原生物之间的关系。物种间的相互关系并没有截然的界限,在特定情况下也能发生转变。例如,在人的体表和与外界相通的口腔、鼻腔、肠道、泌尿生殖道中都寄居着不同种类和数量的细菌,通常这些细菌与宿主处于共栖状态,称为正常菌群。其中定植在肠道中的大肠埃希菌正常情况下既能拮抗病原微生物的侵袭,还能向宿主提供必需的维生素等营养物质,这是互利共生的关系。但是大肠埃希菌在一定条件下也会致病,从而使其原来与人处于共栖或互利共生关系转换为寄生关系。例如,大肠埃希菌在肠道不致病,在泌尿道或腹腔就会引起感染。

(二) 寄生物与宿主

1. 寄生物(parasite) 在寄生关系中获利的一方是寄生物,通常都是体积比较小或较原始的物种,如所有的病原生物,从最简单的病毒到细菌等原核生物,真核生物(包括真菌类)及原虫、蠕虫和节肢动物等无脊椎动物。它们都需要永久或长期,或短暂地寄生于植物、动物和人的体表或体内,从宿主获取生长发育所需的营养物质,并损害对方。

2. 宿主(host) 在寄生关系中为寄生物提供营养和生长繁殖场所的生物,几乎所有的动物都是某种寄生物的宿主。

三、病原生物的传播与流行

(一) 病原生物性疾病流行的基本环节

由病原生物侵入机体所引起的疾病称为感染性疾病,简称感染病。感染病患者、病原生物携带者及患病动物，统称为传染源。病原生物通过某种传播途径侵入易感人群体内，并引起易感者发病或感染的过程称为感染病流行。决定感染病流行的三个基本环节是传染源、传播途径和易感人群。当这三个环节同时存在并相互联系时，就会造成病原生物性疾病的传播流行。感染性疾病能在人群中传播蔓延的特性称为流行性。流行过程在时间上可表现为季节性，在空间上可表现为地方性和自然疫源性，在数量及程度上可表现为散发性、暴发性、地方或区域性流行或大流行，在人群中则有年龄、性别、职业及种族等不同分布的表现。

（二）影响病原生物性疾病流行的因素

1. 自然因素 包括地理环境和生态气候，如温度、湿度、雨量、光照等均可影响病原生物性疾病的流行。地理环境会影响到中间宿主的孳生与分布。如：日本血吸虫病主要流行于长江以南地区，是因为其病原体完成生活史所必需的中间宿主钉螺只适合于在北纬 33.7°以南地区的生态环境中生存，因此我国北方地区无血吸虫病流行；肺吸虫的中间宿主溪蟹和蝲蛄只适于在山区小溪生长，因此肺吸虫病大多只在丘陵、山区流行。气候条件会影响到寄生虫在外界的生长发育及其中间宿主或媒介昆虫的孳生，例如，血吸虫毛蚴的孵化和尾蚴的逸出除需要水外，还与温度、光照等条件有关，而适宜的温度又增加了人群接触疫水的机会，因而有利于血吸虫病的流行。自然环境的变化会影响微生物与宿主的动态性平衡关系，导致微生物感染机会增加。突遇寒冷可使呼吸道黏膜抵抗力降低，易发生呼吸道传染病。

2. 生物因素 有些病原生物在其生活史中需要中间宿主或节肢动物的存在，这些中间宿主或节肢动物的存在与否，决定了这些病原生物性疾病能否流行。如：流行性乙型脑炎、疟疾的流行与其传播媒介蚊虫的生长繁殖规律是一致的；森林脑炎的流行则多发于其传播媒介硬蜱生存的林区；多房包虫则多发于其终末宿主狐狸、中间宿主鼠类等啮齿动物集中度高的地区。

3. 社会因素 社会因素包括社会制度、经济发展水平、科学技术水平、文化教育程度、医疗卫生保健等社会福利的程度及人群的生活习惯、生产方式等，这些因素会对病原生物性疾病的发生与流行产生重要的甚至决定性的影响。如：多个性伴侣、性行为不检点、没有安全防范措施的静脉注射毒品、不科学采集血液和输血等可导致艾滋病的发生与流行；因农业生产或下水活动而接触疫水导致钩端螺旋体病、日本血吸虫病的发生；缺乏科学常识，以不卫生的方式捕捉食用野生动物、水生生物引起的重型急性呼吸综合征、各种寄生虫病的暴发性流行等都充分反映了社会因素在病原生物性疾病发生与流行中的意义。

（三）病原生物性疾病的流行特点

1. 地方性 病原生物性疾病的流行常有明显的地方性。由于受地理气候等自然因素或人们生活习惯等社会因素的影响，某些疾病仅局限在某一地区，这种情况称为地方性。如：疟疾、日本血吸虫主要分布在气候温暖潮湿、水资源丰富的长江以南地区；肺吸虫主要分布流行在习惯吃生的或半生溪蟹的东北地区；牛带绦虫多发于以牛肉为主要肉食品且保持有独特食用习惯的云南、贵州等少数民族集中居住地区；森林脑炎多发于林区；登革出血热流行于热带、亚热带，特别是东南亚、西太平洋和中南美洲，我国近年在广东、海南及广西等地也有发生，此与其传播媒介伊蚊的分布密切相关。

2. 季节性 某些传染病的发生和流行受季节的影响，在每年的一定季节出现发病率升高的现象称为季节性。如：冬、春季，呼吸道传染病发病率升高；夏、秋季，消化道传染病发病率升高。不同季节的自然条件有所不同，由于温度、湿度、雨量等气候条件会对病原生物及其中间宿主和媒介节肢动物种群数量的消长产生影响，因此由其引起的疾病流行往往呈现出明显的季节性。如：流行性乙型脑炎、疟疾的发生与流行高峰与蚊虫的活动季节相一致，它们多发生于蚊虫繁殖高峰的夏、秋季；温暖、潮湿的条件有利于钩虫卵及钩蚴在外界的发育，因此钩虫感染多见于春、夏季；日本血吸虫病的发病高峰与钉螺的繁殖高峰、宿主接触疫水的频率相一致，因此也多发于洪水泛滥、钉螺密度最高、人群接触疫水最频繁的夏季。

3. 自然疫源性 某些病原生物性疾病可在人和动物之间传播，这种病原生物性疾病称为人兽共患病，如鼠疫、出血热、森林脑炎、乙型脑炎等。在人迹罕至的原始森林或高山荒漠等地区，有些病原生物本来仅在野生动物之间传播，而人类一旦进入这些地区后，原先在野生动物之间传播的病原生物则可从脊椎动物传播给人，这类地区称为自然疫源地，这类不需要人的参与而存在于自然界的人兽共患病则具有明显的自然疫源性。由这些地区存在的病原生物引起的人类疾病也叫做自然疫源性疾病，目前全世界人兽共患的自然疫源性疾病约有200余种，其病原体涉及细菌、立克次体、螺旋体和病毒等。这种自然疫源性疾病也造成了某种病原生物性疾病在流行病学和防治方面的复杂性。因此，在人类开发利用新资源地区的同时，应对于自然疫源地和自然疫源性疾病给予足够的重视。

四、病原生物学发展与现状

在古代，人类虽然没有观察到微生物，但早已将微生物学知识应用于工农业生产、日常生活和疾病防治中。公元前2000多年的夏禹时代，就有仪狄酿酒的记载。北魏（386—534）《齐民要术》一书详细记载了制醋的方法。长期以来民间常用的盐腌、糖渍、烟熏、风干等保存食物的方法，实际上正是通过抑制微生物的生长繁殖而达到防止食物腐烂变质的。

我国北宋末年（11世纪）的刘真人提出肺痨是由虫引起的；意大利的Fracastoro（1483—1553）认为传染病的传播有直接、间接和通过空气等数种途径；奥地利的Plenciz（1705—1786）主张传染病的病因是活的物体，每种传染病由独特的活物体引起。

在预防医学方面，我国自古就有将水煮沸后饮用的习惯，明朝李时珍在《本草纲目》中指出，将患者的衣服蒸过后再穿就不会感染疾病，这表明人们对消毒已经有了初步的认识。

首先观察到微生物的是荷兰人列文虎克（Leeuwenhoek，1632—1723），他于1676年采用自制放大倍数约266倍的原始显微镜，从雨水、牙垢、粪便等标本中第一次发现许多肉眼不能直接看见的微小生物，并确切地描述了它们的形态有球形、杆状、螺旋状等，这对微生物的客观存在提供了直接证据，为微生物形态学的建立奠定了基础（图0-2）。显微镜的问世无疑对寄生虫病学起到了很大的推动作用，但较完整的蠕虫学发展是在1780年前后，原虫一词则到1820年才出现，而寄生虫学作为一门独立的学科始于1860年。

法国微生物学家巴斯德（Pasteur，1822—1895）在1857年证实有机物的发酵与腐败是由微生物所致，并创立巴氏消毒法，此法沿用至今用于酒类和乳类的消毒（图0-3）。巴斯德还证明了鸡霍乱、炭疽病和狂犬病为微生物所致，从而开创了微生物的生理学时代。自此人们认识到不同微生物间不仅有形态学上的差异，而且在生理学特性上也有所不同，微生物开始成为一门独立学科。英国医生李斯特（Lister，1827—1912）受巴斯德研究工作的启发，认识到伤口感染可能与微生物生长有关，便采用石炭酸喷洒手术室和煮沸手术器械，以防止术后感染，为防腐、消毒及无菌操作奠定了基础。微生物学的另一位奠基人是德国学者郭霍（Koch，1843—1910），他创用了琼脂固体培养基、染色技术和实验动物感染，提出了郭霍法则，使病原菌的分离培养和鉴定成为可能，先后发现炭疽芽胞杆菌、结核分枝杆菌和霍乱弧菌等多种对人和动物的致病菌（图0-4）。到1900年各地相继分离出炭疽芽胞杆菌、结核分枝杆菌、霍乱弧菌、白喉杆菌、伤寒沙门菌、脑膜炎奈瑟菌、破伤风芽孢梭菌、鼠疫耶尔森菌、痢疾杆菌等传染性病原体。因此巴斯德和郭霍是微生物学和医学微生物学的奠基人。

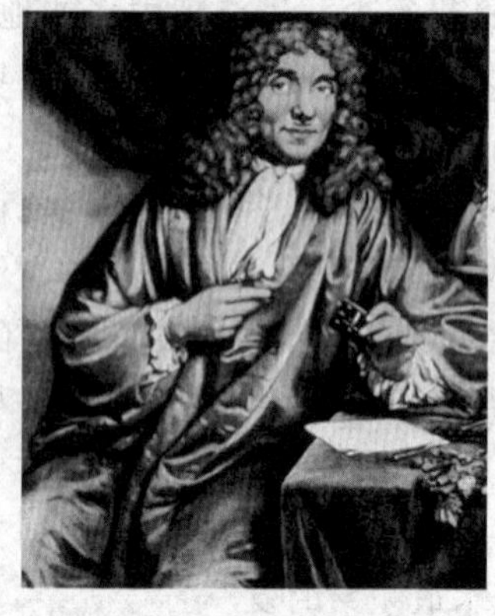

图0-2　列文虎克

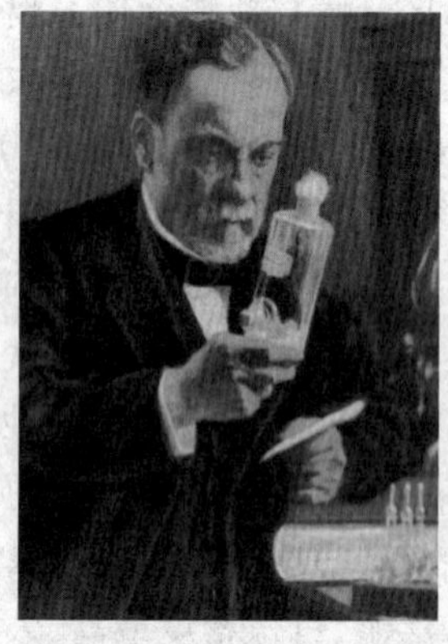

图0-3　巴斯德

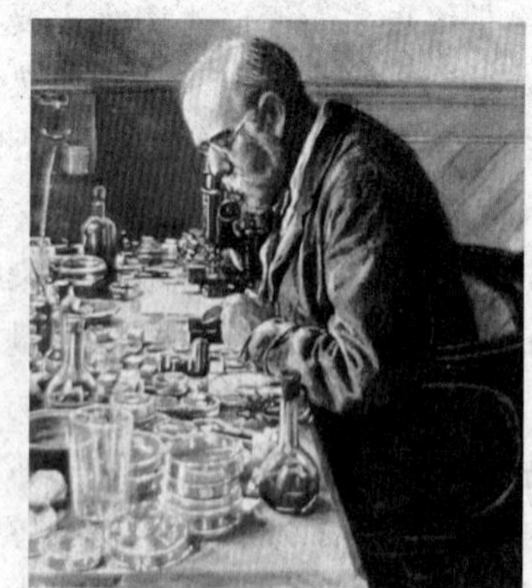

图0-4　郭霍

1892年俄国植物学家伊凡诺夫斯基（Iwanowski）第一个发现了病毒即烟草花叶病毒，为病毒学研究开创了先河，以后许多对人类、动物和植物致病的病毒相继被发现。19世纪40年代电子显微镜问世后，病毒的研究有了很大发展。1971年美国的Diener发现了比病毒结构更简单的无蛋白质外壳的环状RNA

分子,即类病毒。一种感染性蛋白称为朊病毒的传染因子相继被发现。后来,在研究类病毒过程中又发现引起某些植物病害的拟病毒。1983 年国际病毒学大会上将这些微生物统称为亚病毒。

1929 年弗莱明(Fleming)首先发现青霉菌产生的青霉素能抑制金黄色葡萄球菌的生长,直到 1940 年,弗洛瑞(Florey)等将青霉菌的培养液予以提纯,才获得可供临床使用的青霉素纯品。青霉素的发现和应用为感染性疾病的治疗带来了一次革命,随后链霉素、氯霉素、金霉素、土霉素、四环素、红霉素等抗生素被相继发现并广泛应用于临床,使许多由细菌引起的感染性疾病得到控制和治愈,为人类健康作出了巨大的贡献。

自 20 世纪中期以来,随着分子生物学和基因工程技术的进展,进入到细胞水平的分子微生物学时代。新的病原生物不断被发现,如军团菌、幽门螺杆菌、SARS 冠状病毒、人类免疫缺陷病毒(HIV)、甲型 H1N1 流感病毒等;对病原生物致病性的认识更加深入,如内源性感染,细菌耐药性机制研究等;微生物学检验技术更加快速、准确、简便,如免疫标记技术、DNA 探针技术、聚合酶链反应(PCR)等;传染病的防治方法进一步更新,新型疫苗研制进展很快,如亚单位疫苗、基因工程疫苗、核酸疫苗等;新的抗生素也不断问世,有效地控制了传染病的流行。近年来细胞因子及单克隆抗体和基因治疗等手段的应用对治疗某些病毒性疾病也取得了一定疗效。

尽管随着科学技术的发展及人类社会的进步,病原生物性疾病的发病得到了有效的控制,但距离控制和消灭传染病的目标尚存在很大差距。目前病原生物引起的多种传染病仍严重威胁着人类的健康。据世界卫生组织报道,近年来全球平均每年仍然有 1700 多万人死于传染病,传染病的发病率和死亡率在所有疾病中居第一位;原先已经得到控制的传染病,由于多种耐药菌株的产生、多种病原生物性疾病的合并感染、人口快速增长和流动性增大等种种原因而重新流行,如结核病、疟疾、霍乱等。其中最典型的是在我国已经基本得到控制的结核病又卷土重来,成为目前我国传染病中发病率最高、死亡率第二的疾病。

新的病原体还在不断地被发现,如 AIDS、SARS 等。自 1973 年以来,新发现 40 多种感染人类的病原,传染病重新成为重大的公共卫生问题,人类面临着新现和再现传染病的双重威胁。此外,迄今仍有一些感染性疾病的病原体还未发现;有些病原体的致病性和免疫机制有待阐明;不少疾病尚缺乏有效防治措施。因此,要真正达到控制和消灭危害人类健康的感染性疾病这一目标,还需要病原生物学与各个相关学科的共同合作并付出长期和艰辛的努力。

因此,病原生物学今后的发展还需将注意力置于发现和鉴定新病原体、阐明病原体致病和免疫机制及相对应的防治对策和措施;建立特异、灵敏、快速、简便的诊断方法;积极研制安全有效的疫苗,开发抗病原生物的新型药物,以提高防治效果。只有这样,才能加快病原生物学的发展,为早日控制和消灭危害人类健康的各种传染病作出贡献。

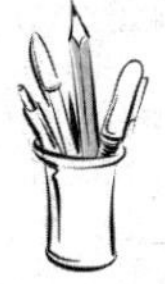

本章小结

免疫是指机体识别和排除抗原性异物,以维持机体生理平衡和稳定的一种功能。免疫学是当今生命科学的前沿学科和现代医学的支撑学科之一。免疫功能是由免疫系统执行的。免疫系统包括免疫器官、免疫细胞和免疫分子。机体的免疫功能主要有免疫防御、免疫监视和免疫稳定,免疫功能失调时可导致多种免疫相关疾病。

病原生物学是研究各种病原生物的生物学特性、与宿主和自然界的相互关系、致病性与免疫性及特异性诊断、流行和防治的一门科学。病原生物包括微生物和寄生虫两大部分。

微生物分为三大类。即原核细胞型微生物、真核细胞型微生物和非细胞型微生物。微生物在自然界分布极广,绝大多数微生物对人类无害,有些是有益甚至是必需的,仅有一小部分可引起人类与动植物疾病,这些微生物称为病原微生物。人体体表及胃肠道、呼吸道等与外界相通的腔道都有微生物寄居,对人体有益无害,称为正常菌群。只有在机体抵抗力低下或寄居环境改变时才导致疾病,此时称它们为条件致病菌或机会致病菌。

寄生虫是指长期或短暂地依附于另一种生物的体内或体表，从中获取营养并给对方造成损害的低等无脊椎动物和单细胞原生生物。人体寄生虫学的内容包括医学蠕虫、医学原虫和医学节肢动物三部分。我国地跨寒、温、热三带，自然条件和经济条件差别大，人们的生活习惯复杂多样，寄生虫病的流行相当严重，防治任务十分艰巨。

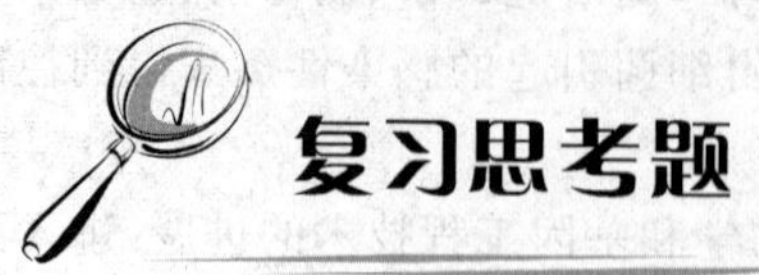

复习思考题

一、单选题

1. 不属于原核细胞型微生物的是（　　）。

A. 衣原体　　B. 病毒　　C. 支原体　　D. 立克次体　　E. 细菌

2. 有关原核细胞型微生物的描述，错误的是（　　）。

A. 无核膜和核仁　　B. 缺乏完整的细胞器　　C. 仅有原始核

D. 单细胞　　E. 细胞核分化程度高

3. 有完整细胞核的微生物是（　　）。

A. 衣原体　　B. 放线菌　　C. 真菌　　D. 立克次体　　E. 细菌

4. 关于在微生物学发展史上作出重要贡献的科学家，下列哪项叙述是错误的？（　　）

A. 巴斯德首次研制出狂犬病疫苗　　B. 郭霍先后分离出炭疽杆菌、结核分枝杆菌和霍乱弧菌

C. 伊凡诺夫斯基发现烟草花叶病毒　　D. 琴纳分离出天花病毒

E. 弗莱明发现青霉菌产物能抑制金黄色葡萄球菌的生长

5. 下列哪位科学家证实了有机物的发酵和腐败是由微生物引起的？（　　）

A. 法国的巴斯德　　B. 德国的郭霍　　C. 荷兰的列文虎克

D. 英国的李斯特　　E. 英国的琴纳

6. 免疫是指（　　）。

A. 机体清除和杀伤自身突变细胞的功能　　B. 机体抗感染的功能

C. 机体清除自身衰老、死亡的组织细胞的功能　　D. 机体识别和排除抗原性异物的功能

E. 机体抗肿瘤的能力

7. 首先创用了无菌操作技术的是（　　）。

A. 德国的柯霍　　B. 俄国的伊凡诺夫斯基　　C. 法国的巴斯德

D. 荷兰的列文虎克　　E. 英国的李斯特

（高江原）

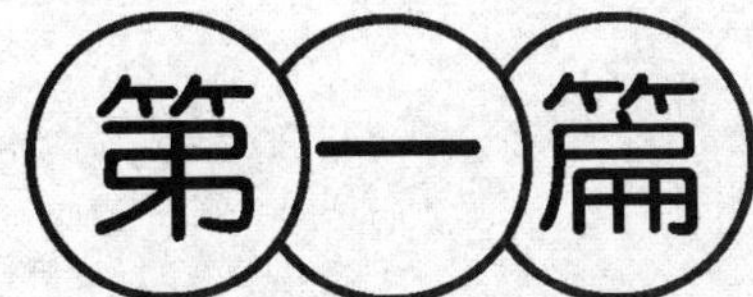
第一篇

第一章 医学免疫学概述

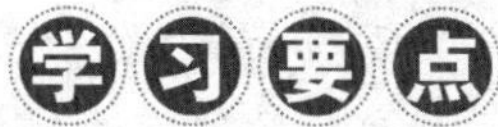

掌握:免疫的基本概念和免疫的功能。

熟悉:免疫缺陷病的概念、病因和共同特点。

了解:医学免疫学发展简史;克隆选择学说的原理。

【文摘引言】 分子免疫学的源头:分子生物学是一门从分子水平研究生命现象的科学,主要研究生物大分子的结构和功能,如核酸、蛋白质、酶等。1953 年 Watson 和 Crick 发现了 DNA 的双螺旋结构,从而开辟了分子生物学的新纪元。此后,这门学科发展极快,二十多年来已成为生物科学包括医学中的带头学科。免疫学是一门重要的医学基础课程,免疫应答是机体重要的生命现象,非常需要用分子生物学的理论和技术来进行深入的研究和探讨。由此形成了一门独立的学科,称为分子免疫学。它主要研究 MHC、B 细胞和免疫球蛋白、T 细胞和 T 细胞抗原受体及各种细胞因子、蛋白工程等。以此为基础,免疫学的研究将会有更重大的突破。

免疫学是研究机体免疫系统的结构和生理功能的一门学科。现代免疫学涉及内容如下:免疫系统的组成与结构;免疫系统对抗原的识别及应答;免疫系统对抗原的排除效应及其机制;免疫耐受的诱导、维持、破坏及其机制;免疫功能异常所致的病理过程及其机制;免疫学理论和方法在疾病预防、诊断和治疗中的应用等。

第一节 免疫功能的分类及表现

免疫的基本概念和功能绪论中已经介绍,免疫功能的分类及表现如表 1-1 所示。

表 1-1 免疫功能的分类及表现

功　能	生理性反应	病理性反应
免疫防御	清除病原微生物及其他抗原	超敏反应,免疫缺陷病
免疫稳定	清除损伤细胞或衰老的细胞	自身免疫性疾病
免疫监视	清除突变或畸变的肿瘤细胞	恶性肿瘤、持续性感染

第二节 医学免疫学发展简史

一、经验免疫学时期

免疫学起源于中国。早在唐代开元年间(713—741),我国就有人发现将沾有疱浆的天花患者衣服给正常儿童穿戴,或将天花愈合后的局部痂皮磨碎成细粉,经鼻给正常儿童吸入,可预防天花。这种应用人痘苗预防天花的医学实践,是人类认识机体免疫力的开端,也是我国传统医学对人类的伟大贡献。但是这种经验性的人痘疫苗虽然有一定免疫效果,但可靠性不强,仍有感染的危险。

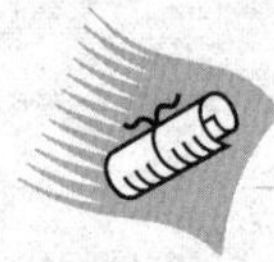

知识链接

免疫缺陷病

由遗传因素或其他原因造成的免疫系统发育或免疫应答障碍而导致的一种或多种免疫功能不全称为免疫缺陷,由此所致的各种临床综合征称为免疫缺陷病。

免疫缺陷病按其病因分为两大类:原发性免疫缺陷病和继发性免疫缺陷病。原发性免疫缺陷病是由遗传因素或先天免疫系统发育不良而造成免疫功能障碍所致的疾病。继发性或获得性免疫缺陷病是由恶性肿瘤、艾滋病、代谢性疾病、营养不良和其他疾病等诱发因素导致的免疫功能障碍性疾病。

免疫缺陷病具有如下共同特点:①易患感染性疾病;②易发生恶性肿瘤;③易伴发自身免疫病;④多系统受累且症状多样;⑤遗传倾向性。

二、经典免疫学时期

18 世纪末,英国医生琴纳首先观察到感染过牛痘的挤奶女工在天花流行期间不易感染天花。1798 年他将取自感染牛痘的挤奶女工的痘痂给一个 8 岁男孩接种,确认了接种牛痘苗可预防天花。接种牛痘苗预防天花成为划时代的发明,为人类传染病的预防开创了人工免疫的先例。1880—1885 年法国微生物学家巴斯德成功地研制了炭疽杆菌疫苗和狂犬病疫苗,从而极大地促进了疫苗的发展和使用,并开始了免疫机制的研究;1884 年,俄国动物学家 Metchnikof 发现了细胞吞噬作用,提出了细胞免疫学说;1890 年,德国细菌学家 Behring 和日本医家北里年发现了免疫血清具有抵抗病原菌的作用,应用白喉抗毒素治疗白喉患者获得成功,而 1894 年,比利时学者 Jean Dauset 发现了补体,这些发现支持体液免疫学说。两种学说一度争论不休,直到 20 世纪初英国学者 A · Wright 和 Douglas 发现抗体可促进白细胞吞噬作用,德国学者 P · Ehrlich 提出侧链学说,才将两种学说统一起来。

三、近代免疫学时期

1958 年,澳大利亚免疫学家 F · Burnet 提出了克隆选择学说。该学说的基本论点如下:体内存在识别多样性抗原的免疫细胞克隆;每一个克隆的细胞表达一种相同的特异性抗原识别受体,因此只能识别一种特异性抗原表位并发生免疫应答;抗原进入机体后选择具有相应受体的免疫细胞,诱导免疫应答,变成产生大量特异性抗体的细胞和免疫记忆细胞。克隆选择学说被誉为免疫学的里程碑,它不仅解释了抗体产生的机制,还可以解释抗原识别、免疫应答、免疫记忆和免疫耐受等现象。后来的学者根据这个理论创建了杂交瘤技术,并制备出单克隆抗体,为抗体的临床应用开辟了新的途径。此时期的另外一个重大成就是免疫球蛋白分子结构和生物学活性的阐明。

四、现代免疫学时期

迄今 50 余年来,随着分子生物学、分子遗传学等学科的进展,免疫学得到了飞速的发展。现代免疫学从整体、器官、细胞、分子和基因水平深入研究免疫系统的结构与功能,阐明免疫学的本质及其机制,在涉及免疫学基础理论和临床应用的各领域取得了突破性进展。至今,免疫学已发展为覆盖面极广的前沿学科,并成为现代生物医学的支柱学科之一。

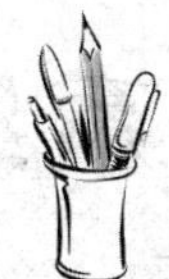

本章小结

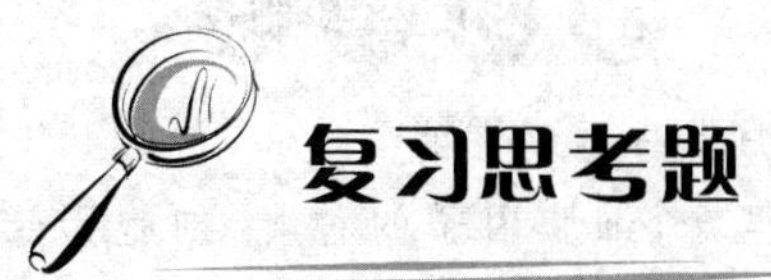

医学免疫学的发展经历了经验免疫学时期、经典免疫学时期、近代免疫学时期、现代免疫学时期几个阶段。

复习思考题

一、单选题

1. 免疫稳定功能的正常表现是(　　)。

A. 抗病原微生物的感染　　B. 抗寄生虫的感染

C. 清除体内衰亡或受损伤的组织细胞　　D. 清除体内突变的组织细胞

E. 损伤自身组织

2. 免疫防御功能的异常表现是(　　)。

A. 抗病原生物的感染　　B. 清除衰亡或损伤细胞　　C. 清除突变细胞

D. 出现过敏反应　　E. 发生肿瘤

3. 免疫监视功能正常表现为(　　)。

A. 抗病原生物的感染　　B. 清除衰亡或受损细胞　　C. 出现过敏反应

D. 发生自身免疫性疾病　　E. 清除突变细胞

4. 自身免疫性疾病是机体(　　)。

A. 免疫防御功能的正常表现　　B. 免疫稳定功能的异常表现

C. 免疫防御功能的异常表现　　D. 免疫监视功能的异常表现

E. 免疫稳定功能的正常表现

二、简答题

1. 简述机体免疫功能的分类及表现。

2. 简述克隆选择学说的基本原理。

(高江原)

第二章 免疫系统

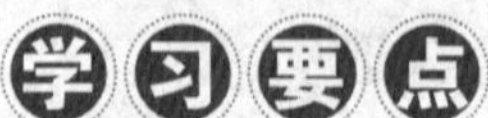

掌握：免疫系统的组成；淋巴细胞归巢与再循环的意义。

熟悉：免疫细胞、抗原提呈细胞的概念；细胞因子的种类、细胞因子的共性及细胞因子的主要生物学作用。

了解：免疫器官的结构及功能。

【文摘引言】 俄国生物学家Metchnikoff生于1845年，卒于1916年。他在1885年做了一项有趣的科学试验：他从花园里摘来一支玫瑰，然后用上面的玫瑰刺去扎一只海星，并用显微镜认真进行观察，他发现，在海星被扎组织周围，出现了许多体积较大、能变形运动并具有吞噬能力的细胞。在此后的许多年里，他专心致志地研究这种细胞，并在哺乳动物体内也发现了这种细胞。后来，他将这种细胞命名为吞噬细胞，并由此创立了细胞免疫学说。Metchnikoff的研究是免疫学发展史上的又一个里程碑。他的关于吞噬细胞的研究成果，于1908年获得了科学界的最高荣誉——诺贝尔医学奖。

免疫系统(immune system)是在生物种系发育、进化过程中逐步建立和完善的，是人和高等动物识别自我、引发免疫应答、发挥免疫效应从而维持自身稳定的组织系统。免疫系统由免疫器官和组织、免疫细胞及免疫分子组成(表2-1)。

表2-1 免疫系统的组成

免疫器官		免疫细胞	免疫分子	
中枢	外周		膜型分子	分泌型分子
胸腺	脾脏	干细胞系	TCR	免疫球蛋白
骨髓	淋巴结	淋巴细胞	BCR	补体分子
		单核吞噬细胞	CD分子	细胞因子
法氏囊(禽类)	黏膜相关淋巴组织	其他抗原提呈细胞(如树突状细胞、内皮细胞等)	黏附分子	
	皮肤相关淋巴组织	其他免疫细胞(如粒细胞、肥大细胞、血小板、红细胞等)	MHC、其他	

第一节 免疫器官

免疫器官由中枢免疫器官和外周免疫器官两部分组成。

一、中枢免疫器官

中枢免疫器官是免疫细胞发生、分化、发育和成熟的主要场所，人和哺乳动物的中枢免疫器官包括骨髓和胸腺。

(一) 骨髓

骨髓是造血器官，是各种血细胞的发源地，也是人和哺乳动物B淋巴细胞(简称B细胞)发育成熟的器官。骨髓中多能造血干细胞分化为淋巴样干细胞，淋巴样干细胞经血液进入胸腺，最终分化发育为成熟的T淋巴细胞(简称T细胞)。

(二) 胸腺

胸腺是T细胞分化、发育、成熟的中枢免疫器官。来自骨髓的始祖T细胞在胸腺基质细胞及其产生的胸腺激素和细胞因子的作用下，能够分化、发育、成熟为具有免疫活性的T细胞。

二、外周免疫器官

外周免疫器官主要包括淋巴结、脾脏和黏膜相关淋巴组织，是成熟T细胞、B细胞定居和接受抗原刺激后产生免疫应答的场所。成熟淋巴细胞离开中枢免疫器官后，经血液循环趋向性定居于外周免疫器官或组织特定区域，称为淋巴细胞归巢。

(一) 淋巴结

淋巴结沿淋巴管道遍布全身各处，是由致密结缔组织被膜包被的实质性器官，可分为皮质和髓质两部分(图 2-1)。皮质又可分为靠近被膜的浅皮质区和靠近髓质的深皮质区。浅皮质区含有淋巴滤泡，其内含有B细胞、滤泡树突状细胞及少量巨噬细胞和T细胞，又称B细胞区或胸腺非依赖区。深皮质区为弥散的淋巴组织，主要由T细胞组成，富含并指状细胞及少量巨噬细胞，又称T细胞区或胸腺依赖区。高内皮小静脉位于深皮质区，血管内T细胞、B细胞可穿过高内皮小静脉或其间隙，进入淋巴结相应区域(B细胞所在的浅皮质区和T细胞所在的深皮质区)，然后再迁移到髓窦，并通过输出淋巴管进入淋巴循环系统，最终经淋巴管道返回血液循环，称为淋巴细胞再循环。髓质区由髓索和髓窦组成，髓索内主要为B细胞、浆细胞，也含部分T细胞和巨噬细胞。髓窦内富含巨噬细胞，能吞噬和清除病原微生物、毒素等抗原性异物而发挥过滤作用。

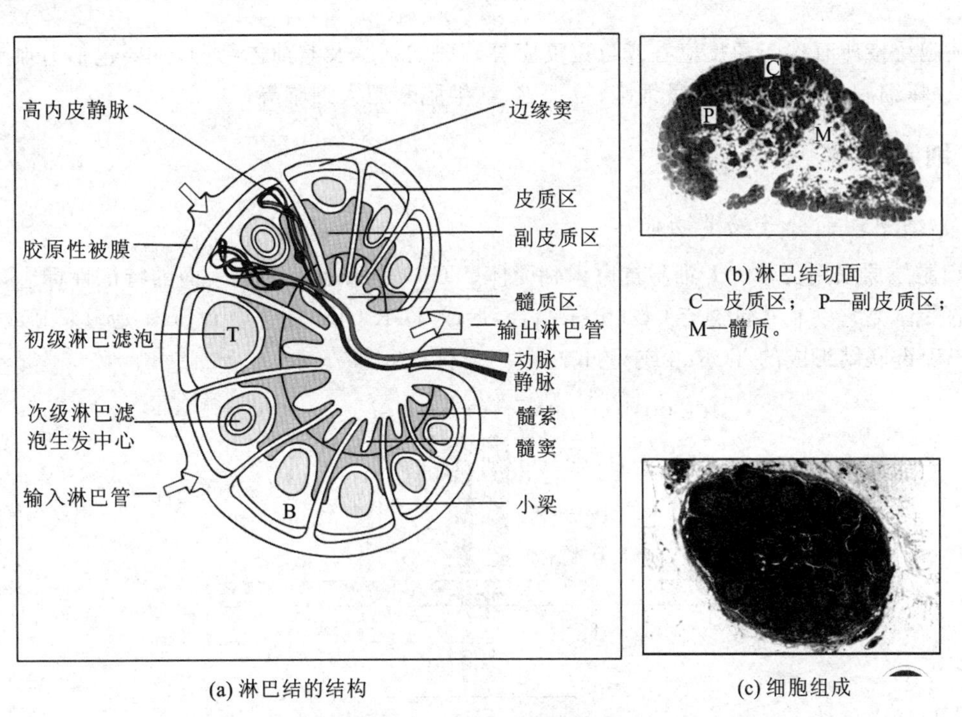

(a) 淋巴结的结构

(b) 淋巴结切面
C—皮质区； P—副皮质区；
M—髓质。

(c) 细胞组成

图 2-1 淋巴结的结构及其细胞组成示意图

(二) 脾脏

脾脏具有造血、储血和过滤作用，是体内最大的外周免疫器官。脾脏由结缔组织被膜包裹，实质主要由红髓和白髓两部分组成(图 2-2)，白髓由中央动脉周围淋巴鞘和鞘内淋巴滤泡(脾小结)组成。中央动脉周围淋巴鞘是包绕在脾脏中央小动脉周围的弥散淋巴组织，主要含T细胞、树突状细胞和少量巨噬细胞，相当于淋巴结的胸腺依赖区。淋巴滤泡分布于淋巴鞘内，主要由B细胞和少量巨噬细胞组成，相当于淋巴结的胸腺非依赖区。红髓包括脾索和脾窦。脾索中富含T细胞、B细胞、巨噬细胞和其他血细胞。

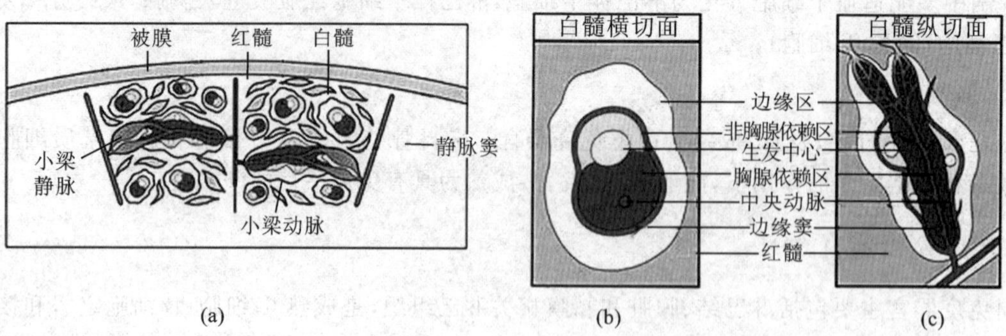

图 2-2　脾脏结构

脾窦中有大量的巨噬细胞，能有效清除病原体和衰老损伤的血细胞，并有抗原摄取、加工和提呈作用。在中央动脉周围淋巴鞘与血窦之间形成的边缘区内，富含 B 细胞及一定数量 T 细胞和巨噬细胞，为血液中淋巴细胞经脾再循环的场所。

（三）黏膜相关淋巴组织

黏膜相关淋巴组织又称黏膜免疫系统，是广泛分布于呼吸道、胃肠道及泌尿生殖道黏膜固有层和上皮细胞下散在的无被膜淋巴组织及某些带有生发中心的器官化淋巴组织，如扁桃体、小肠的派氏集合淋巴结及阑尾等。

第二节　免疫细胞

免疫细胞泛指所有参与免疫应答或与免疫应答有关的细胞及其前体细胞，主要包括造血干细胞、淋巴细胞、单核吞噬细胞及其他抗原提呈细胞、粒细胞、红细胞和肥大细胞等。

一、T 细胞

（一）T 细胞表面分子及其功能

1. T 细胞抗原识别受体　T 细胞抗原识别受体(TCR)是所有 T 细胞表面的特征性标志，也是特异性识别抗原的受体。它以非共价键与 CD3 分子结合，形成 TCR-CD3 复合物。TCR 是由 α、β 或 γ、δ 两条肽链借链间二硫键联结组成的 TCRαβ 或 TCRγδ 异二聚体(图 2-3)。

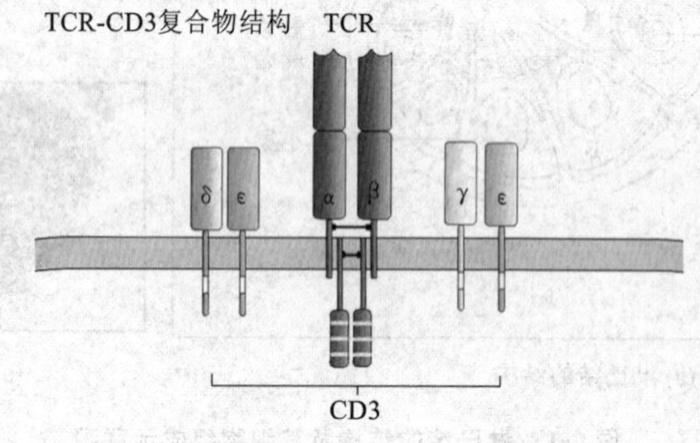

图 2-3　TCR-CD3 复合受体分子示意图

CD3 分子表达于所有成熟 T 细胞表面，由 γ、δ、ε、ζ 和 η 五种肽链，可将 TCR 识别的第一信号传递至 T 细胞内，引起细胞活化增殖。

2. CD4 和 CD8 分子　成熟的 T 细胞一般只表达 CD4 或 CD8 分子，即 $CD4^+$ T 细胞或 $CD8^+$ T 细胞。CD4 和 CD8 分子的主要功能是辅助 TCR 识别抗原和参与 T 细胞活化信号的传导。

CD4 分子在细胞膜上以单体形式存在，是识别结合 HLA-Ⅱ类分子的受体，也是人类免疫缺陷病毒

(HIV)壳膜蛋白 gp120 的受体。CD8 分子是识别结合 HLA-Ⅰ类分子的受体。

3. 协同刺激分子 ①CD28 是协同刺激分子 B7 的受体，CD28 与 B7 结合产生的协同刺激信号在 T 细胞活化过程中发挥重要作用。②CD40 配体(CD154)主要表达于活化 $CD4^+$ T 细胞表面，与抗原提呈细胞表面的 CD40 结合，传递细胞活化的第二信号，促进 T 细胞、B 细胞的活化，并诱导记忆性 B 细胞分化。③CD2 分子是淋巴细胞功能相关抗原-2(LFA-2)，因其能与绵羊红细胞结合，故又称为绵羊红细胞受体，能与 LFA-3 结合，促进 T 细胞对抗原的识别和共刺激信号，此即 T 细胞活化第二信号的产生。

4. 丝裂原受体 T 细胞表面具有植物血凝素(PHA)受体、刀豆蛋白 A(ConA)受体和商陆丝裂原(PWM)受体等。

5. 细胞因子受体 静止和不同分化阶段的 T 细胞可表达多种细胞因子的受体，相应细胞因子与上述细胞因子受体结合后，可诱导或促进 T 细胞活化、增殖和分化。

6. 主要组织相容复合体抗原 所有 T 细胞均表达 HLA-Ⅰ类分子，人类 T 细胞被激活后还可表达 HLA-Ⅱ类分子。

(二) T 细胞亚群及功能

成熟 T 细胞是高度不均一的细胞群体，根据所处的活化阶段，可分为初始 T 细胞、效应 T 细胞和记忆 T 细胞。根据表达 TCR 的类型，T 细胞可分为 αβT 细胞和 γδT 细胞。根据是否表达 CD4 或 CD8 分子，T 细胞可分为 $CD4^+$ T 细胞和 $CD8^+$ T 细胞。

1. $CD4^+$ Th 细胞 $CD4^+$ Th 细胞参与细胞免疫应答，并对 $CD8^+$ CTL 和 B 细胞的活化、增殖具有重要辅助作用。$CD4^+$ Th 细胞不能直接识别结合天然抗原分子，只能识别结合表达于 APC 表面的抗原肽-HLA-Ⅱ类分子复合物，并通过不同的分化途径参与细胞和(或)体液免疫应答。根据 $CD4^+$ Th 细胞分泌细胞因子种类和功能的不同，可将其分为 $CD4^+$ Th1 细胞、$CD4^+$ Th2 细胞和 $CD4^+$ Th3 细胞三个亚群(图 2-4)，均由 $CD4^+$ 初始 T 细胞即 $CD4^+$ Th0 细胞分化而来。Th1 细胞亚群介导免疫应答；在病理情况下，Th1 细胞可参与迟发型超敏反应。Th2 细胞亚群辅助体液免疫应答。

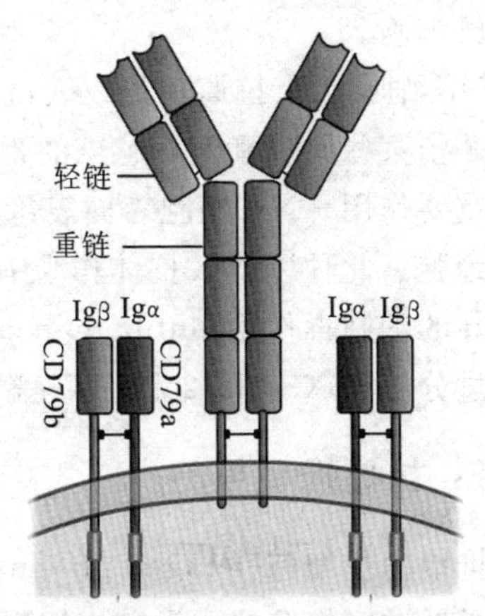

图 2-4 $CD4^+$ Th 细胞亚群形成及其功能和细胞间相互作用示意图

2. $CD8^+$ CTL 细胞 $CD8^+$ 细胞毒性 T 细胞(CTL 或 Tc)：$CD8^+$ CTL 识别抗原受 HLA-Ⅰ类分子限制，即只能识别结合 APC 或靶细胞表面 HLA-Ⅰ类分子提呈的抗原肽。其主要作用是特异性杀伤肿瘤和病毒感染的靶细胞，同时也可分泌细胞因子，参与免疫调节。当 $CD8^+$ CTL 与靶细胞表面相应抗原肽-HLA-Ⅰ类分子复合物特异性结合后，可通过以下作用机制产生细胞毒作用：①脱颗粒释放穿孔素和颗粒酶，使靶细胞溶解破坏或发生凋亡；②高表达 FasL 和分泌大量 TNF-α 诱导靶细胞凋亡。

二、B 细胞

在外周血中，B 细胞占淋巴细胞总数的 10%～15%。B 细胞根据分布、表面标志和功能特征，可将 B 细胞分为 B1 细胞和 B2 细胞两个群体，前者属于非特异性免疫细胞，后者为参与特异性体液免疫应答的 B 细胞，除特别注明外，B 细胞均指 B2 细胞。

(一) B 细胞表面分子及其功能

1. B 细胞抗原识别受体(BCR) 表达于 B 细胞膜表面的免疫球蛋白(SmIg)，是 B 细胞表面特异性识别抗原的受体，也是所有 B 细胞的特征性表面标志。不成熟 B 细胞表面的 BCR 为 mIgM；成熟 B 细胞表面的 BCR 为 mIgM 和 mIgD。BCR 复合物由识别和结合抗原的 SmIg 和传递抗原刺激信号的 Igα/Igβ 异二聚体组成。

2. CD19-CD21-CD81 复合物 CD19、CD21 和 CD81 均为膜分子，三者非共价相连共同组成 CD19-CD21-CD81 复合物是 B 细胞特有的表面标志，也是 B 细胞表面的 BCR 辅助受体。BCR 辅助受体(CD19-

CD21-CD81 复合物）中的 CD21 分子是补体 C3 裂解产物 C3d 的受体，CD19 与 CD21 紧密相连，其胞内区与酪氨酸激酶相连，可转导活化信号。研究证实，在 BCR 辅助受体参与下，B 细胞对抗原刺激的敏感性可提高 1000 倍。

3. 协同刺激分子 提供 B 细胞活化第二信号的辅助分子，包括 CD40、CD80 和 CD86 分子等。①CD40主要表达于成熟 B 细胞，是 B 细胞表面最重要的共刺激分子。通过表面 CD40 与活化 $CD4^+$ Th 细胞表面相应协同刺激分子 CD40L（CD154）互补结合，可产生协同刺激信号，即 B 细胞活化第二信号。②CD80和 CD86 在静息 B 细胞不表达或低表达，在活化 B 细胞表达增强，其相应受体是表达于 T 细胞上的 CD28 和 CTLA-4，提供 T 细胞活化的第二信号。

B 细胞表面还表达 IgGFc 受体Ⅱ、丝裂原受体、细胞因子受体、补体受体、主要组织相容复合体抗原等。

（二）B 细胞的主要生物学功能

B 细胞是体内产生抗体的免疫效应细胞，主要发挥体液免疫作用，也是专职抗原提呈细胞，可启动特异性体液免疫应答，同时发挥免疫调节作用。

三、NK 细胞

自然杀伤细胞（natural killer cell，NK 细胞）来源于骨髓淋巴样干细胞，主要分布于外周血和脾脏，在淋巴结和其他组织也有少量存在。NK 细胞不表达特异性抗原识别受体，是不同于 T 细胞、B 细胞的第三类淋巴细胞。

NK 细胞无需抗原预先致敏，就可通过释放穿孔素、颗粒酶，表达 FasL 和分泌 TNF-α 产生杀伤效应直接杀伤某些肿瘤和病毒感染的靶细胞，因此在机体抗肿瘤和早期抗病毒或胞内寄生菌感染的免疫过程中起重要作用。NK 细胞表面表达 IgGFc 受体（FcγRⅢ），非特异地定向识别杀伤与 IgG 抗体特异性结合的靶细胞。此种以 IgG 抗体作为中间桥梁，定向介导 NK 细胞对靶细胞的杀伤作用，称为抗体依赖性细胞介导的细胞毒作用（antibody dependent cell-mediated cytotoxicity，ADCC）。此外，NK 细胞活化后，还可通过分泌 IFN-γ、IL-2 和 TNF 等细胞因子，增强机体抗感染效应并参与免疫调节。

四、抗原提呈细胞

抗原提呈细胞（antigen presenting cell，APC）是指能够摄取、加工、处理抗原并将抗原信息提呈给抗原特异性淋巴细胞的一类免疫细胞。专职 APC 主要包括单核-巨噬细胞、树突状细胞（DC）和 B 细胞，该类 APC 表达 HLA-Ⅱ类分子和参与 T 细胞活化的协同刺激分子。

（一）单核-巨噬细胞

单核-巨噬细胞包括血液中的单核细胞和组织器官中的巨噬细胞。不同组织器官中的巨噬细胞具有不同的名称，如肝脏的 Kupffer 细胞、神经组织的小胶质细胞、骨组织的破骨细胞、脾脏与肺泡的巨噬细胞等。

1. 表面标志 单核-巨噬细胞能表达 HLA-Ⅰ类分子、HLA-Ⅱ类分子、协同刺激分子及多种受体。这些表面标志不仅参与细胞黏附及对颗粒抗原的摄取、提呈，也介导相应配体的跨膜信号传导，促进细胞活化和游走。

2. 功能

（1）吞噬杀伤作用：单核-巨噬细胞具有极强的吞噬与杀伤能力，一方面可吞噬与杀伤血液及组织中的多种病原微生物，是参与机体非特异性免疫的防御作用的重要免疫细胞之一；另一方面能非特异性识别和清除体内衰老、损伤、癌变的细胞，是机体维持自身平衡和稳定的重要免疫细胞。

（2）抗原提呈作用：单核-巨噬细胞是重要的抗原提呈细胞。被单核-巨噬细胞摄入的抗原经加工处理后，形成抗原肽-HLA-Ⅱ类分子复合物。此复合物由单核-巨噬细胞提呈给具有相应抗原受体的 T 细胞，产生 T 细胞活化的第一信号。

（3）免疫调节作用：可分泌多种细胞因子，参与免疫调节。如：IL-1 和 IFN-γ 可上调 APC 表达 HLA 分子，促进 T、B 细胞活化；TNF-α 可促进 CTL 活化、增殖和分化；IL-12 和 IL-18 可激活 NK 细胞促进 T 细胞增殖、分化；IL-10 可抑制单核-巨噬细胞和 NK 细胞活化，抑制单核-巨噬细胞的抗原提呈作用。

（二）树突状细胞

树突状细胞(DC)是由美国学者 Steinman 于 1973 年发现的，是体内功能最强的抗原提呈细胞。它广泛分布于脑以外的全身组织和脏器，但数量较少，仅占人外周血单个核细胞的 1%，因其成熟时可伸出许多树突样或伪足样突起而得名。

1. 来源和分布 所有类型的 DC 均来源于造血干细胞，根据来源可将 DC 分为两类：来源于髓样干细胞的髓系 DC 和来源于淋巴样干细胞的淋巴系 DC。不同组织的 DC，名称不同。如：位于表皮和胃肠上皮组织中的 DC 称为朗格汉斯细胞；心、肺、肝、肾等器官结缔组织中的 DC 称为间质 DC 等。

2. 功能 DC 是专职抗原提呈细胞，其主要功能如下：①摄取、加工处理和提呈抗原；②可通过分泌多种细胞因子，参与调节免疫细胞的分化、发育、活化及移行等；③免疫耐受的维持与诱导，对肿瘤、移植排斥、感染、自身免疫性疾病发生机制和防治都有重要的意义。

除淋巴细胞和抗原提呈细胞外，血液中的中性粒细胞、嗜酸性粒细胞和嗜碱性粒细胞，组织中的肥大细胞也参与免疫应答，同时还参与炎症反应及超敏反应；红细胞具有免疫黏附作用，可增强单核细胞对病毒、细菌等微生物的吞噬。

第三节 细胞因子

细胞因子(cytokines，CK)是由免疫细胞或非免疫细胞合成并分泌的小分子蛋白质或小分子多肽，具有调节免疫应答、促进造血、介导炎症反应、参与组织修复、促进伤口愈合等功能。根据细胞来源可将细胞因子分为两类：由淋巴细胞产生的细胞因子称为淋巴因子；由单核-巨噬细胞产生的细胞因子称为单核因子。根据结构和功能，细胞因子可分为白细胞介素、干扰素、肿瘤坏死因子、集落刺激因子、趋化性细胞因子和生长因子等类型。

一、细胞因子的共同特性

细胞因子的共同特性如下。①多数细胞因子为低相对分子质量(8000～30000)多肽。②在较低浓度下即可发挥生物学作用。③通过与细胞表面相应细胞因子受体结合而发挥作用。④以自分泌、旁分泌或内分泌方式发挥作用，即细胞因子大多通过自分泌方式作用于产生细胞因子的自身细胞或邻近的靶细胞，在高浓度时通过血液循环作用于远处的靶细胞。⑤具有多效性、重叠性、协同性或拮抗性：一种细胞因子可作用于多种靶细胞，产生多种生物学效应，称为细胞因子的多效性；几种不同的细胞因子可对同一种靶细胞作用，产生相同或相似的生物学效应，即具有重叠性；一种细胞因子可增强另外一些细胞因子的功能，表现为协同性；一种细胞因子可抑制另外一些细胞因子的产生或功能，表现为拮抗性；⑥多向性，接受某种抗原或有丝分裂原刺激后，一种细胞可分泌多种细胞因子，几种不同类型的细胞也可产生一种或几种相同的细胞因子。

体内众多细胞因子可通过合成分泌的相互调节、受体表达的相互控制、生物学效应的相互影响而组成复杂的细胞因子起调节作用。

二、主要的细胞因子及作用

（一）白细胞介素

白细胞介素(interleukin，IL)最初是指由白细胞产生的，又在白细胞间或发挥作用的细胞因子。后来发现白细胞介素可由其他细胞产生，也可作用于其他靶细胞，现已报道有 30 余种。白细胞介素主要由 T 细胞、B 细胞、单核细胞、巨噬细胞产生，其次为自然杀伤细胞(NK 细胞)、骨髓网状细胞、内皮细胞及纤维母细胞产生。白细胞介素的主要作用是调节机体免疫应答、介导炎症反应和刺激造血功能。

（二）干扰素

干扰素(interferon,IFN)是最早发现的细胞因子，因其具有干扰病毒感染和复制的能力而得名。根据来源和理化性质可将干扰素分为α、β、γ三种类型：其中IFN-α和IFN-β主要由白细胞、成纤维细胞和病毒感染的组织细胞产生，又称Ⅰ型干扰素，以抗病毒、抗肿瘤作用为主，也具有免疫调节作用；IFN-γ主要由活化的T细胞和NK细胞产生，又称Ⅱ型干扰素，以免疫调节作用为主，同时具有抗肿瘤和抗感染作用。干扰素已被应用于临床某些疾病的治疗。

（三）肿瘤坏死因子

肿瘤坏死因子(tumor necrosis factor,TNF)是一类能使肿瘤细胞发生出血坏死的细胞因子。根据来源和结构可将TNF分为TNF-α和TNF-β两种：前者由单核-巨噬细胞产生，又称恶液质素；后者由抗原或丝裂原激活的T细胞和NK细胞产生，又称淋巴毒素(lymphotoxin,LT)。TNF在调节免疫应答、杀伤靶细胞和诱导细胞凋亡等过程中发挥重要作用。

（四）集落刺激因子

集落刺激因子(colony stimulating factor,CSF)是指能够选择性地刺激多能造血干细胞和不同发育阶段造血干细胞定向增殖、分化，形成某一特定谱系细胞的细胞因子。目前发现的集落刺激因子主要包括巨噬细胞集落刺激因子(M-CSF)、粒细胞集落刺激因子(G-CSF)、粒细胞-巨噬细胞集落刺激因子(GM-CSF)、干细胞因子(SCF)、红细胞生成素(EPO)和血小板生成素(TRO)等。

（五）趋化性细胞因子

趋化性细胞因子(chemokine)：近年发现的一类结构相似，相对分子质量为8000～10000，具有趋化作用的细胞因子。目前已发现的趋化性细胞因子有40多种，根据趋化性细胞因子多肽链近氨基端两个半胱氨酸(C)残基的排列方式，可将其分为四个亚族，即CXC亚族(α亚族)、CC亚族(β亚族)、C亚族(γ亚族)、CX3C亚族。

（六）生长因子

生长因子(growth factor,GF)是具有刺激细胞生长作用细胞因子，包括转化生长因子β(TGF-β)、表皮细胞生长因子(EGF)、成纤维细胞生长因子(FGF)、血小板衍生的生长因子(PDGF)、神经生长因子(NGF)和血管内皮细胞生长因子(VEGF)等。

三、细胞因子的主要生物学作用

（一）免疫调节作用

免疫应答是在细胞因子的调节下进行的。在免疫应答的识别和激活阶段，有多种细胞因子可刺激免疫活性细胞的增殖、分化；在免疫应答的效应阶段，多种细胞因子刺激免疫细胞对抗原性物质进行清除。

（二）刺激造血功能

从造血干细胞到成熟的血细胞的分化发育过程中，每一阶段都需要不同细胞因子的参与，其中各种集落刺激因子发挥着重要的作用：①CSF作用于造血干细胞后，可使其对多种集落刺激因子产生应答；②GM-CSF、M-CSF和G-CSF能刺激粒细胞、单核-巨噬细胞增生和分化；③IL-7可刺激未成熟T细胞增殖分化；④EPO可刺激骨髓红细胞前体使其分化为成熟红细胞；⑤IL-11和TPO可刺激骨髓巨核细胞分化成熟为血小板。

（三）诱导细胞凋亡，直接杀伤靶细胞

细胞凋亡(apoptosis)是一种具有时相性和空间性的细胞自主死亡过程，广泛参与胚胎发育、肿瘤消退、炎症反应、正常细胞更新及自身反应性淋巴细胞的清除等作用。近年来发现有些细胞因子可直接或间接参与细胞凋亡过程。

（四）促进创伤的修复

多种细胞因子在组织损伤的修复中发挥重要作用。

四、细胞因子在临床疾病防治中的应用

采用现代生物技术研制开发的细胞因子已在临床上得到应用，并具有广阔的应用前景。如：IFN 用于病毒性肝炎，角膜炎、尖锐湿疣、淋巴瘤、黑色素瘤等疾病；GM-CSF 和 G-CSF 可促进骨髓移植患者白细胞的生成；重组 EPO 成为治疗慢性肾衰竭及抗艾滋病药物引起的重度贫血的生物制剂；IFN-γ 可通过抑制 IL-4 对 IgE 抗体的诱生作用，对Ⅰ型超敏反应产生防治作用；IL-2 用于移植物抗宿主反应或宿主抗移植物反应的防治。

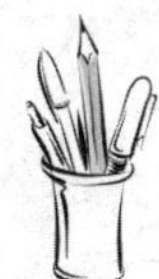

本章小结

免疫系统是机体执行免疫功能的物质基础，由免疫器官和组织、免疫细胞及免疫分子组成。免疫器官分为中枢免疫器官和外周免疫器官。中枢免疫器官包括胸腺和骨髓，是免疫细胞发生、分化、发育和成熟的场所。骨髓既是各种血细胞和免疫细胞的来源地，也是 B 细胞发育、分化、成熟的场所。胸腺是 T 细胞分化、发育、成熟的场所。外周免疫器官和组织包括淋巴结、脾脏和黏膜相关淋巴组织等，是成熟 T 细胞、B 细胞等免疫细胞定居的场所，也是产生免疫应答的部位。

T 细胞表面具有多种表面标志：TCR-CD3 复合分子为 T 细胞的特有标志，TCR 接受 APC 细胞提呈的抗原，由 CD3 分子将抗原刺激的信号向细胞内转导。CD4 和 CD8 分子可分别与 MHC-Ⅱ类及Ⅰ类分子结合，作为 T 细胞辅助受体，参与 T 细胞与 APC 细胞的作用及信号转导。按不同的分类方法，T 细胞可分为不同亚群。Th1 细胞亚群介导细胞免疫应答；在病理情况下，Th1 细胞可参与迟发型超敏反应。Th2 细胞亚群辅助体液免疫应答。CTL 细胞可通过分泌穿孔素等引起靶细胞的裂解和凋亡。

B 细胞主要介导特异性体液免疫，活化 B 细胞还可向 T 细胞提呈可溶性抗原。

专职性 APC 包括 DC、单核-巨噬细胞和 B 细胞。DC 是机体内功能最强的 APC，能够直接刺激激活初始 T 细胞增殖。单核-巨噬细胞具有显著的摄取和加工处理抗原能力，在提呈来源于细菌等感染性微生物的抗原中发挥重要作用。

细胞因子是由免疫细胞或非免疫细胞合成并分泌的小分子蛋白质或小分子多肽，具有调节免疫应答、促进造血、介导炎症反应、参与组织修复、促进伤口愈合等功能。

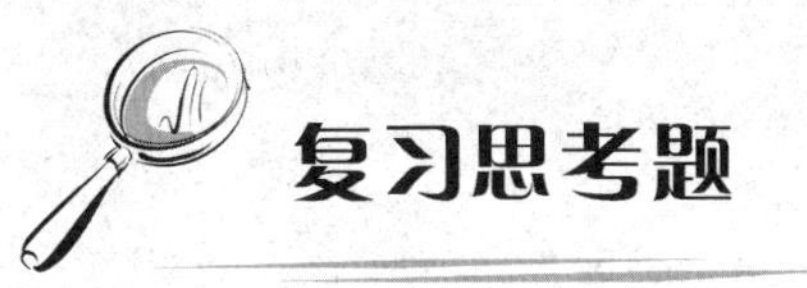

复习思考题

一、单选题

1. 以下属于外周免疫器官的是（　　）。

A. 淋巴结　B. 胸腺　C. 骨髓　D. 肝脏　E. 腔上囊

2. 人 T 细胞分化为成熟的中枢免疫器官是（　　）。

A. 脾脏　B. 胸腺　C. 骨髓　D. 扁桃体　E. 腔上囊

3. 免疫应答中具有加工处理和传递抗原信息作用的细胞是（　　）。

A. Tc 细胞　B. 中性粒细胞　C. TH 细胞同胞姐妹　D. 抗原提呈细胞　E. NK 细胞

4. 与发热和恶液质形成有关的细胞因子是（　　）。

A. IL-1　B. IL-2　C. IL-4　D. IFN　E. TNF-α

5. 抗原提呈细胞不包括（　　）。

A. 单核吞噬细胞　B. 并指状细胞　C. B 细胞　D. 树突状细胞　E. NK 细胞

二、简答题

1. 简述中枢免疫器官和外周免疫器官的组成和功能。
2. T 细胞表面有哪些重要分子？其功能是什么？
3. 细胞因子的主要生物学作用有哪些？

（高江原）

第三章 抗原

掌握:抗原、完全抗原、半抗原、抗原决定簇的概念;医学上重要的抗原。

熟悉:抗原的基本特性:免疫原性、免疫反应性;抗原具有免疫原性的基础;决定抗原特异性的分子基础;共同抗原和交叉反应。

了解:抗原的分类。

【文摘引言】 1824年,英国生理学家布伦道通过输血挽救了5位大出血产妇。其后,在大量输血的临床实践中,有的患者经输血后很快恢复健康,有些在输血后突然出现头痛胸闷、呼吸困难甚至心脏衰竭等症状。1900年,奥地利维也纳大学的病理学助教德施泰纳开始研究这一课题,1927年,德施泰纳根据红细胞膜上的凝集素原不同,将人类血液分为A、B、O及AB四型。这一划时代的发现,为人类血液安全有效使用作出了重大贡献。德施泰纳也因此获得1930年诺贝尔医学奖。

第一节 抗原的概念与分类

一、抗原的概念

抗原(antigen,Ag)是一类能诱导机体发生免疫应答,并能与相应的免疫应答产物(抗体和致敏淋巴细胞)在体内和体外发生特异性结合的物质,又称免疫原(immunogen)。抗原具有两种特性。

(一) 免疫原性

免疫原性(immunogenicity)是指物质刺激特定的免疫细胞,使其活化、增殖、分化,最终产生免疫效应物质(抗体和效应淋巴细胞)的性能。

(二) 抗原性

抗原性(antigenicity)是指物质能在体内外与相应的免疫效应物质(抗体和效应淋巴细胞)特异性结合,产生免疫反应的性能,又称免疫反应性(immunoreactivity)。

具有这两种特性的物质称为完全抗原(complete antigen),如大多数蛋白质、细菌、病毒等。只有抗原性没有免疫原性的物质称为半抗原(hapten)或不完全抗原(incomplete antigen),半抗原不能单独诱导机体发生免疫应答,只有和蛋白质偶联后具有了免疫原性才能诱导机体发生免疫应答。赋予半抗原以免疫原性的蛋白质称为载体(carrier)。半抗原多为相对分子质量较小的有机化合物,如二硝基苯(DNP)、大多数多糖、类脂、某些药物等。

二、抗原的分类

(一) 根据抗原来源与机体的亲缘关系分类

1. 异种抗原 来自另一物种的抗原性物质。例如,植物花粉、异种动物血清(如马血清)、各种微生物及其代谢产物(如外毒素)等对人而言均为异种抗原。

2. 同种异型抗原 来自同种生物而基因型不同的个体的抗原性物质,如人类红细胞血型抗原及组织

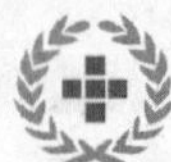

相容性抗原等。

3. 自身抗原 指能引起自身免疫应答的自身组织成分，包括修饰的自身抗原和隐蔽的自身抗原。

4. 异嗜性抗原 在不同种属动物、植物和微生物细胞表面存在的共同抗原，它们之间存在广泛的交叉反应性。Frossman 抗原即是一种典型的异嗜性抗原。

（二）根据抗原刺激 B 细胞产生抗体是否依赖 T 细胞辅助分类

1. 胸腺依赖性抗原（thymus dependent antigen，TD-Ag） 在刺激 B 细胞产生抗体时需要 T 细胞的辅助，所以称为 TD-Ag。TD-Ag 可活化成熟的 B 细胞，诱导机体产生 IgG 类抗体，能引起记忆应答。同时也可以诱导细胞免疫应答。

2. 胸腺非依赖性抗原（thymus independent antigen，TI-Ag） 在刺激 B 细胞产生抗体时不需要 T 细胞辅助，所以称为 TI-Ag。此类抗原只含有 B 细胞抗原决定簇，只活化未成熟的 B 细胞，诱导产生抗体仅为 IgM 类。TI-Ag 一般只引起体液免疫应答，不引起细胞免疫应答和回忆应答，如细菌的脂多糖、荚膜多糖及聚合鞭毛素等。

（三）根据抗原的来源及提呈途径分类

1. 外源性抗原（exogenous antigen） 来源于细胞外的抗原，称为外源性抗原。这一类抗原首先被 APC 摄取、加工，并与 MHC-Ⅱ类分子结合成复合物的形式提呈给 T 细胞，如各种病原微生物、动物蛋白等。

2. 内源性抗原（endogenous antigen） 免疫效应细胞的靶细胞自身产生的抗原，它们与 MHC-Ⅰ类分子结合成复合物，表达于细胞表面并提呈给 CTL。这类抗原包括自身隐蔽抗原、肿瘤抗原、病毒感染细胞合成的病毒蛋白等。

（四）抗原的其他分类方法

（1）根据抗原的性质分为完全抗原和半抗原。

（2）根据抗原的获得方式分为天然抗原和人工抗原。

（3）根据抗原的化学组成可分为蛋白质抗原、脂蛋白抗原、糖蛋白抗原、多糖及核蛋白抗原等。

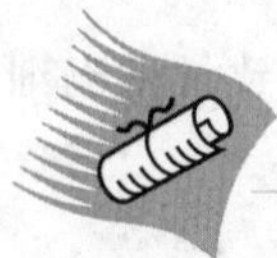

知识链接

超抗原及其临床意义

超抗原是指一类只需要极低浓度（1～10 ng/mL）即可激活 2%～20% 的 T 细胞克隆，从而产生极强免疫应答的抗原。超抗原多为某些微生物及其代谢产物，其明显的生物学活性表现为它可诱导 T 细胞耐受，诱导细胞程序性死亡，导致克隆排除；超抗原与某些疾病密切相关，例如，金黄色葡萄球菌产生肠毒素，可通过活化多数 T 细胞释放大量细胞因子，产生生物学效应，引起毒素性休克综合征等临床症状；已发现某些自身免疫性疾病与 T 细胞增殖相关。

第二节 影响抗原免疫原性的因素

具有免疫原性的物质必须具备下列条件。

一、物质的理化性质

（一）分子大小

具有免疫原性的物质，其相对分子质量一般在 10000 以上，而相对分子质量小于 4000 的物质一般无免疫原性(少数例外,如胰高血糖素)。在一定范围内,分子量越大,免疫原性越强。

(二) 一定的化学组成和结构

抗原物质的化学组成和结构可决定其免疫原性。单一直链氨基酸组成的蛋白质(如明胶),尽管相对分子质量足够大,但免疫原性弱。而当蛋白质中含有大量芳香族氨基酸,尤其是酪氨基(如牛血清蛋白)时,其免疫原性就很强。抗原分子的空间构型有助于抗体的产生(图 3-1)。

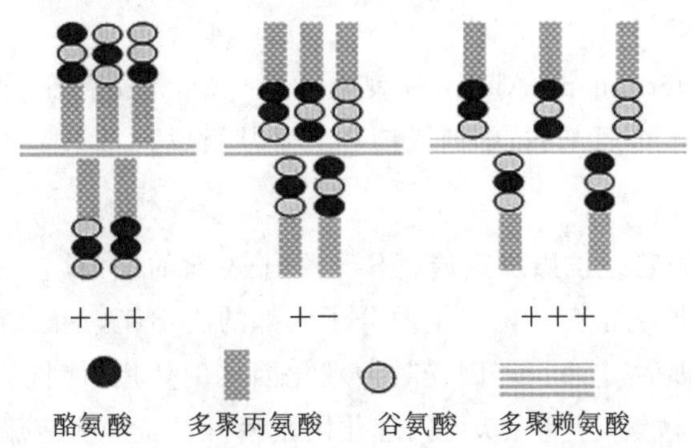

图 3-1 抗原分子表面化学组成和结构对抗原免疫性影响

(三) 分子构象与易接近性

分子构象是指抗原分子中一些特殊化学基团的三维结构。这些基团的性质、位置决定着抗原分子是否能与相应淋巴细胞表面的抗原受体互相特异性结合以启动免疫应答。易接近性是指抗原分子的特殊化学基团与淋巴细胞表面相应抗原受体相互接触的难易程度。

二、抗原的异物性

异物性是指抗原的化学结构与宿主的自身成分相异或机体免疫活性细胞在胚胎期未接触过的物质。异物性是免疫原性的首要条件。

(一) 异种物质

各种病原微生物及其产物、动物蛋白质制剂对人而言是异种物质,具有极强的免疫原性。一般来说,抗原与机体之间的亲缘关系越远,组织成分的化学结构差异越大,其免疫原性就越强。

(二) 同种异体物质

由于个体间的遗传基因不同,同种异体间组织成分的化学结构存在一定差异。因此,同种异体物质也具有免疫原性,如人类血型抗原、主要组织相容性抗原等。

(三) 自身抗原物质

在胚胎期未与免疫活性细胞充分接触过的自身成分(如精子、脑组织、眼晶状体蛋白等),或因感染、烧伤、电离辐射、药物等因素的作用下发生结构变化的自身成分,可成为免疫原性强的自身抗原。

三、机体的反应性

决定某一物质是否具有免疫原性,除与上述条件有关外,还受机体的遗传、年龄、性别、生理状态等多种因素的影响。此外,抗原进入机体的方式也与免疫原性的强弱有关。一种抗原能否成功地诱导机体产生免疫应答取决于两方面的因素:一是抗原的性质;二是机体的反应性。前者是诱导因素,后者是决定性因素。

第三节 抗原的特异性与交叉反应

一、抗原的特异性

特异性又称专一性,既表现在免疫原性上,也表现在抗原性上。前者是指抗原只能激活与它具有相应受体的淋巴细胞系，使其发生免疫应答，产生特异性抗体或致敏淋巴细胞；后者是指抗原只能与相应的抗体或致敏淋巴细胞特异性结合而发生免疫应答。特异性是免疫应答中最重要的特点，也是免疫学诊断和免疫学防治的理论依据。

二、抗原决定簇的概念及类型

（一）抗原决定簇的概念

抗原决定簇（antigenic determinant，AD）又称表位（epitope），是指存在于抗原分子中决定抗原特异性的特殊化学基团。一般由5～8个氨基酸、单糖或核苷酸残基组成。

（二）抗原决定簇的分类

1. 功能性抗原决定簇与隐蔽性抗原决定簇　位于分子表面的决定簇，易被相应的淋巴细胞识别，可启动免疫应答，称为功能性抗原决定簇。位于抗原分子内部的决定簇，一般情况下被包绕在分子内部不能引起免疫应答，称为隐蔽的抗原决定簇。若因受某种理化因素的作用，使抗原分子内部的决定簇被暴露，可能成为有功能的决定簇。例如，某些疫苗，可因理化因素使外部抗原决定簇消失，内部抗原决定簇暴露，致疫苗失效。

抗原结合价（antigenic valence）是指能和抗体分子结合的功能性抗原决定簇的数目。半抗原为一价抗原；大多数天然抗原的分子结构十分复杂，由多种、多个抗原决定簇组成，是多价抗原。

2. T细胞抗原决定簇与B细胞抗原决定簇　在免疫应答中供T细胞抗原受体（TCR）识别的决定簇称T细胞决定簇；供B细胞抗原受体（BCR）或抗体识别的决定簇称B细胞决定簇。

T细胞决定簇由8～18个氨基酸残基呈线状排列构成，故称为线性或连续性决定簇。此类决定簇多位于抗原分子内部，因此必须由APC或靶细胞将抗原分子加工处理为具有免疫原性的小分子肽段并与MHC分子结合，才能被T细胞识别。

B细胞决定簇一般由4～6个氨基酸或糖基组成，具有构象特异性，故称为构象性决定簇。天然状态的线性决定簇位于蛋白质分子表面或呈延伸的构象，可直接被BCR或抗体所识别。

三、共同抗原与交叉反应

天然抗原分子结构复杂，具有多种抗原决定簇，不同的抗原物质具有不同的抗原决定簇。但也存在某一抗原决定簇同时出现在不同的抗原物质上，这种决定簇称为共同抗原决定簇；带有共同抗原决定簇的抗原称为共同抗原（common antigen）。存在于同一种属或近缘种属中的共同抗原称为类属抗原；而存在于不同种属生物间的共同抗原称为异嗜性抗原。由共同抗原决定簇刺激机体产生的抗体分别与两种抗原（共同抗原）结合发生反应，此反应称为交叉反应（cross reaction）（图3-2）。

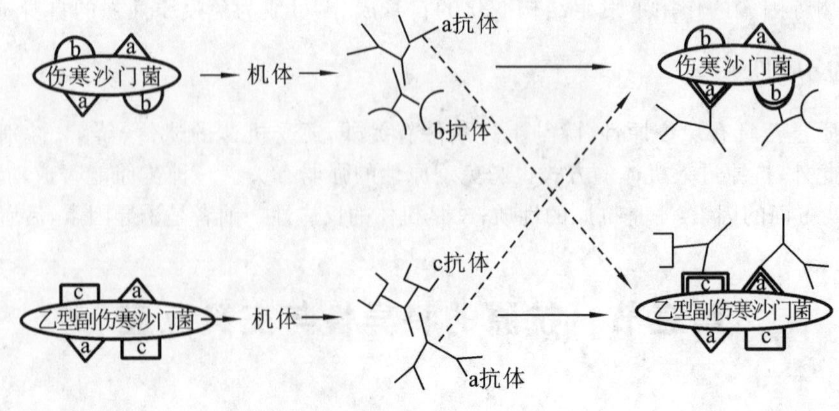

图3-2　抗原交叉反应示意图

第四节　医学上重要的抗原

一、异种抗原

（一）病原微生物及其代谢产物

各种病原微生物如细菌、病毒、螺旋体等，结构虽然简单，但它们的化学组成极为复杂，每种结构具有不同的抗原成分，因此每种病原微生物是含多种抗原决定簇的天然抗原复合体。如：细菌有表面抗原、菌体抗原、鞭毛抗原及菌毛抗原；病毒有表面抗原、内部抗原。病原菌的代谢产物——外毒素的化学本质是蛋白质，具有很强的免疫原性，能刺激机体产生相应的抗体即抗毒素。外毒素经 0.3%～0.4%甲醛处理后，失去毒性而保留免疫原性，称为类毒素，可作为人工自动免疫制剂。

（二）动物免疫血清

用类毒素免疫动物（如马、牛等）后，动物血清中可含大量的相应抗毒素，即动物免疫血清。临床上常用动物免疫血清对相应疾病进行特异性治疗及紧急预防。动物免疫血清对人具有很强的免疫原性，常因注射引起超敏反应。所以，应用前应先做皮肤敏感试验。目前，随着动物免疫血清纯化技术的提高，发生超敏反应的概率也随之减少。

二、异嗜性抗原

异嗜性抗原是一类与种属异性无关，存在于不同种系生物间的共同抗原。某些病原微生物与人体某些组织间存在着此类抗原，例如，乙型溶血性链球菌的细胞壁多糖抗原和蛋白抗原与人体心肌、心瓣膜及肾小球基底膜之间存在着异嗜性抗原；大肠杆菌 O14 型的脂多糖与人的结肠黏膜之间也存在着异嗜性抗原。因此，当这些微生物感染人体后，可刺激机体产生相应抗体。在一定条件下，这些抗体可以与含有异嗜性抗原的上述组织结合，通过免疫反应造成机体组织损伤，从而引起风湿病、肾小球肾炎、溃疡性结肠炎等。

三、同种异体抗原

（一）血型（红细胞）抗原

人类血型抗原有 40 多种系统，重要的为 ABO 系统和 Rh 系统。人类的 ABO 系统有 A、B、AB 和 O 四型。如果误输入异型血，可出现免疫溶血反应，后果十分严重。Rh 血型又分两种类型，大多数为 Rh 阳性，在某些情况下（如输血或妊娠），Rh 阳性红细胞进入 Rh 阴性的机体内可刺激机体产生抗 Rh 抗体，引起严重的溶血反应。

（二）组织相容性抗原

人类的组织相容性抗原最初是从人的白细胞表面发现的，故也称为人类白细胞抗原（Human Leukocyte Antigen，HLA）。HLA 是人体最为复杂的同种异型抗原，也是临床上引起移植排斥反应的重要抗原。

四、自身抗原

（一）隐蔽的自身抗原

某些自身组织成分在正常情况下与血液和免疫系统是隔绝的，从未接触过免疫细胞，这些组织成分称为隐蔽抗原，如眼晶状体蛋白、葡萄膜色素蛋白、甲状腺球蛋白及精子等。在外伤、手术等因素作用下，这些组织成分有机会进入血液，接触免疫细胞，从而可引起自身免疫应答，导致自身免疫性疾病，如晶状体过敏性眼内炎、甲状腺功能亢进症和男性不育等。

（二）修饰的自身抗原

正常情况下自身组织成分出于免疫耐受状态，当机体受多种因素作用如感染、电离辐射、药物作用，使自身组织成分及结构发生改变，形成新的抗原决定簇或暴露出内部隐蔽的决定簇时，这些自身组织成分即可刺激机体产生免疫应答，严重者可引起自身免疫性疾病，如用药后引起的某些血细胞减少症等。

五、肿瘤抗原

肿瘤抗原是细胞在癌变过程中出现的具有免疫原性的一些大分子物质的总称，可分为肿瘤特异性抗原（tumor specific antigen，TSA）和肿瘤相关抗原（tumor associated antigen，TAA）两大类。

（一）肿瘤特异性抗原

肿瘤特异性抗原是指存在于某种肿瘤细胞表面，而不存在于正常细胞或其他肿瘤细胞表面的抗原。目前应用单克隆抗体（Monoclonal Antibody，McAb）已在人类黑色素瘤、结肠癌、乳腺癌等肿瘤细胞表面检测出此类抗原。

（二）肿瘤相关抗原

此类抗原不是肿瘤细胞所特有的，在正常细胞表面也可微量表达，但当细胞发生癌变时其含量可明显增高。肿瘤相关抗原主要为糖蛋白和糖脂，可被 B 细胞识别并产生相应的抗体。最常见的肿瘤相关抗原是胚胎抗原。

胚胎抗原是指在胚胎发育阶段产生的正常成分，在胚胎后期减少，出生后逐渐消失或残留极微量，只有癌变时此类抗原重新生成。胚胎抗原包括如下几种。①由肿瘤细胞产生和分泌。例如，肝细胞癌变时产生的甲胎蛋白（alpha-fetoprotein，AFP），甲胎蛋白是由胎儿肝细胞合成的一种糖蛋白，胚胎 6 周时出现在胎儿血清中，16 周达高峰，21 周后下降，出生后直至成年血清中含量极微。在原发性肝细胞癌和畸胎瘤等患者血清中可检出高含量的甲胎蛋白，目前甲胎蛋白检测广泛用于原发性肝癌的辅助诊断。②与肿瘤细胞膜有关的抗原。此类抗原疏松地结合在细胞膜表面，容易脱落，例如，肠癌产生的癌胚抗原（carcinoembryonic antigen，CEA），癌胚抗原在直肠癌、结肠癌等患者血清中含量明显增高，也可以用于辅助诊断。

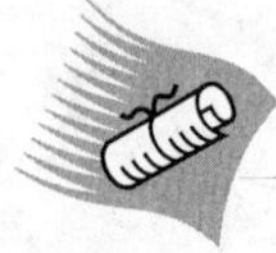

知识链接

佐剂及其应用

佐剂是指预先或同抗原一起注入机体，能增强机体对该抗原特异性免疫应答的增强剂。佐剂的种类很多，临床常用的有氢氧化铝、明矾、卡介苗、细菌脂多糖等。在医学实践中，佐剂主要用途如下：①免疫动物时弗氏佐剂和抗原一起应用可获得高效价的抗体；②预防接种时加佐剂（如氢氧化铝、硫酸铝钾盐、钠盐等）可增强疫苗的免疫效果；③在临床上常将佐剂（卡介苗等）作为免疫增强剂，用来治疗肿瘤、免疫缺陷病、慢性感染性疾病。

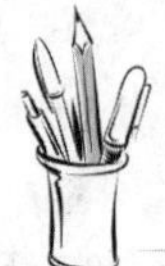

本章小结

抗原是一类能诱导机体发生免疫应答，并能与相应的免疫应答产物（抗体和致敏淋巴细胞）在体内和体外发生特异性结合的物质。免疫原性和抗原性是抗原的两个基本特性。决定抗原免疫原性的条件包括物质的理化性状、异物性及宿主的年龄、性别、健康状态等方面。

抗原的特异性表现在免疫原性和抗原性两个方面，其基础是抗原决定簇。天然抗原表面具有多种功能性抗原决定簇，每种抗原决定簇可刺激机体产生一种特异性抗体。带有共同抗原决定簇的不同抗原称为共同抗原，由共同抗原决定簇刺激机体产生的抗体分别与两种抗原(共同抗原)发生反应，称为交叉反应。医学上重要的抗原包括病原微生物及其代谢产物、动物免疫血清、异嗜性抗原、同种异型抗原、自身抗原及肿瘤抗原等。

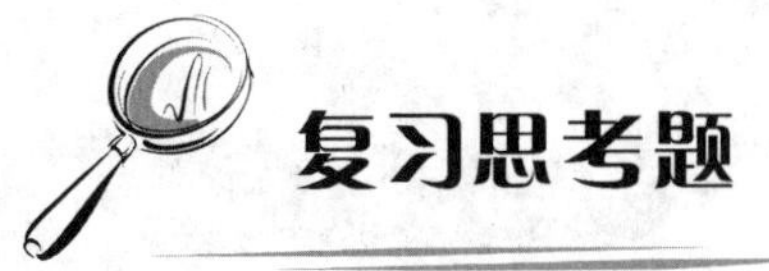

一、单选题

1. 抗原特异性决定于(　　)。

A. 抗原相对分子质量的大小　B. 抗原决定簇的性质
C. 抗原的异物性　D. 抗原决定簇的性质、数目及空间构型
E. 抗原的免疫反应性

2. 类毒素具有(　　)。

A. 抗原性　B. 抗原性和毒性　C. 抗原性和无毒性
D. 无毒性　E. 无抗原性和无毒性

3. 下列物质中抗原性最强的是(　　)。

A. 脂多糖　B. 多糖　C. 类脂　D. 蛋白质　E. 多肽

4. 以下不属于医学上重要的抗原物质的是(　　)。

A. 病原微生物　B. 细菌外毒素和类毒素　C. 细菌的脂多糖
D. 动物免疫血清　E. 异嗜性抗原

5. 有些抗原叫胸腺依赖抗原，是因为(　　)。

A. 在胸腺中产生的　B. 相应抗体是在胸腺中产生的
C. 对此抗原不产生体液性免疫　D. 这种抗原只能引起迟发型超敏反应
E. 针对这种抗原的抗体只有在 T 细胞辅助下才能产生

6. 下列不是抗原物质的是(　　)。

A. 伤寒杆菌　B. 破伤风类毒素　C. ABO 血型抗原　D. 明胶蛋白　E. 破伤风抗毒素

7. 除了免疫原性外，抗原还必须有(　　)。

A. 异物性　B. 种属特异性　C. 完整性　D. 抗原反应性　E. 大分子性

8. 下列属于隐蔽自身抗原的是(　　)。

A. 青霉素　B. 白喉类毒素　C. 脑组织　D. 流感病毒
E. 沙门菌菌体抗原

二、名词解释

1. 抗原　2. 抗原决定簇　3. 共同抗原　4. 交叉反应

三、简答题

1. 影响免疫原性强弱的因素有哪些？
2. 如何理解抗原的特异性和交叉反应？有何意义？
3. 医学上重要的抗原有哪些？其医学意义是什么？

(万巧凤)

免疫球蛋白

第四章

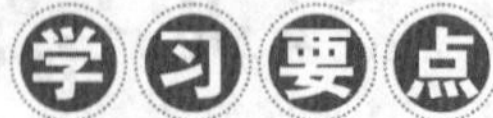

掌握：免疫球蛋白的功能、五类免疫球蛋白的结构与功能。

熟悉：免疫球蛋白的分子的单体结构、五类免疫球蛋白的特性。

了解：抗体与免疫球蛋白的概念，抗体与免疫球蛋白的关系。

【文摘引言】 美国人杰拉尔德·埃德尔曼(Gerald Maurice Edelman)小时兴趣十分广泛，对生物学、医学等学科都表现出了极高的研究热情。他研究了如何利用荧光显微镜及荧光探针来研究蛋白质，他的研究涉及蛋白质的一级和三级结构、植物的结构和功能。杰拉尔德·埃德尔曼在1972年因为发现了免疫球蛋白的结构而获得了诺贝尔医学奖。他的研究热情并未因为成绩的获得而有所减少，反而更加努力。

第一节 概 述

一、抗体的概念

抗体(antibody,Ab)是指，机体接受抗原物质刺激后，B细胞活化、增殖转化为浆细胞，浆细胞分泌产生的，能与相应的抗原在体内外发生特异性结合的球蛋白。抗体主要存在于血清中，少量分布于组织液、呼吸道黏液、消化道黏液及乳汁等外分泌液中，是机体体液免疫应答的重要效应分子。

二、免疫球蛋白的概念

免疫球蛋白(immunoglobulin,Ig)是指化学结构与抗体相似并具有抗体活性的球蛋白。免疫球蛋白有分泌型和膜型两种，分泌型免疫球蛋白主要存在于体液中，膜型免疫球蛋白主要存在于B细胞膜上。

【课堂互动】

在多发性骨髓瘤患者的血液和尿液中分离出了免疫球蛋白，经试验证实这些免疫球蛋白不具有功能，据此你能分析出抗体与免疫球蛋白的区别吗？

三、抗体与免疫球蛋白

抗体均是免疫球蛋白，免疫球蛋白并非都具有抗体活性。免疫球蛋白是化学结构上的概念，而抗体一般是指生物学上的概念。

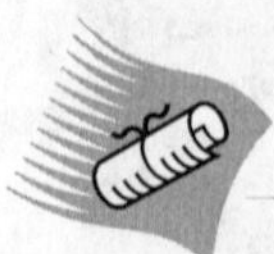

知识链接

运动与免疫球蛋白

Edwards等报道，5 min强度的上下楼梯跑后，B细胞不会发生显著的改变；Hanson等观察75%的运动员VO_2max跑8～12 km后血中抗体也没有显著变化；Ricken(1990)和Nieman(1991)指出，长期有氧训练会引起机体 IgG、IgA、IgM 水平提高，机体免疫功能增强。国内一些研究通过对普通学生和太极拳运动员进行一些免疫机能的指标测试发现，长期坚持太极拳运动的实验组，血清中的 IgM 含量有显著性提高，并且，实验组无论运动前还是运动后，血清中的 IgG、IgA、IgM 含量都显著高于对照组。另外，如气功、太极拳、健身操等运动均可使机体抗体水平升高。

第二节　免疫球蛋白的结构与功能

一、免疫球蛋白的结构

（一）免疫球蛋白的基本结构

由两条相同的重链和两条相同的轻链通过二硫键连接而成的四肽链分子，此四肽链分子是构成 Ig 的基本单位，称为 Ig 单体，呈“Y”字形结构（图 4-1）。

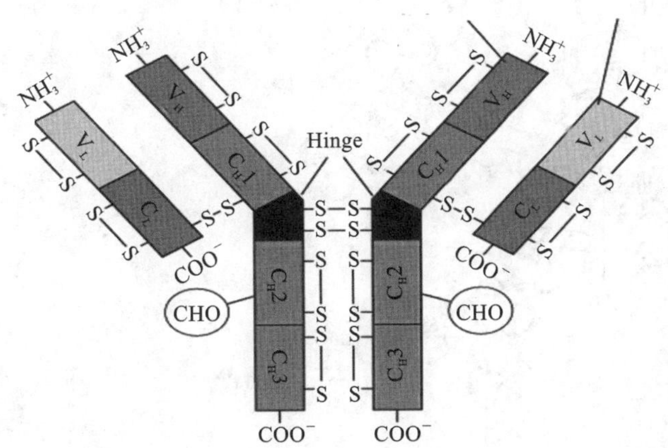

图 4-1　免疫球蛋白的基本结构

1. 重链与轻链

（1）重链（Heavy chain，H 链）：四条多肽链中相对分子质量较大靠近内侧的呈对称结构的两条多肽链为重链。相对分子质量为 50000～75000，由 450～550 个氨基酸残基组成。根据重链恒定区抗原特异性的不同，可将重链分为γ、μ、α、δ、ε五种，对应五类免疫球蛋白分别为 IgG、IgM、IgA、IgD、IgE。

（2）轻链（Light chain，L 链）：四条多肽链中相对分子质量较小靠近外侧的呈对称结构的两条多肽链为轻链。相对分子质量约为 25000，由 214 个氨基酸残基组成。根据轻链的结构和恒定区免疫原性的差别，轻链分为κ和λ两种类型，不同种属的动物κ和λ的比例不同，正常人血清中各类免疫球蛋白所含有的κ和λ的比例约为 2∶1，在小鼠则为 20∶1。

2. 可变区与恒定区

（1）可变区（variable region，V 区）：免疫球蛋白氨基端重链的 1/4（α、γ、δ）或 1/5（ε、μ）和轻链的 1/2 约 110 个氨基酸残基的组成和排列顺序多变，称为可变区。可变区内氨基酸组成和排列顺序的变化程度并非完全一致，重链和轻链各有 3 个区域的氨基酸组成和排列顺序高度可变，称为高变区或超变区（hypervariable region，HVR）或互补决定区（complementarity determining region，CDR）。V 区中除了 HVR 区以外的部位，氨基酸残基的组成和排列变化相对较小，称为骨架区（framework region，FR）（图 4-2）。

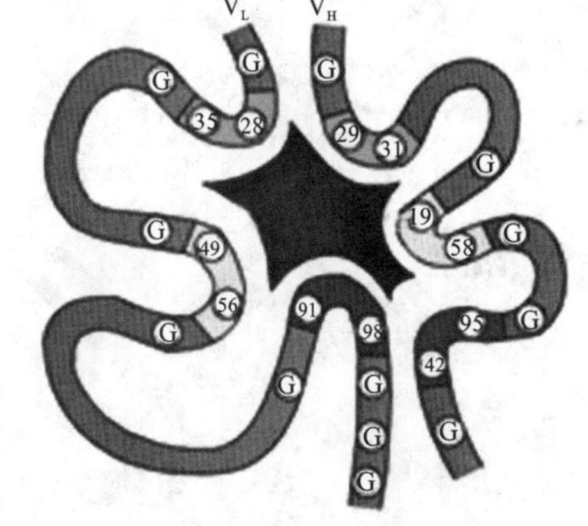

图 4-2　免疫球蛋白分子的互补决定区结构

(2) 恒定区(constant region,C 区)：免疫球蛋白羧基端重链的 3/4(α、γ、δ)或 1/5(ε、μ)和轻链的 1/2 氨基酸残基的组成和排列顺序相对稳定，称为恒定区。

3. 铰链区(hinge region)

位于重链的链间二硫键连接处附近，富含脯氨酸，具有柔性，可赋予免疫球蛋白分子较大的自由度。铰链区易被木瓜蛋白酶、胃蛋白酶等水解而产生不同的水解片段。

（二）免疫球蛋白的其他结构

1. 连接链(joining chain,J 链)　由浆细胞合成分泌的一条富含半胱氨酸的多肽链，主要功能是将单体 Ig 连接为二聚体或多聚体，并使其稳定。sIgA 和 IgM(五聚体)需要 J 链连接(图 4-3)，IgG、IgD 和 IgE 无 J 链，均为单体。

2. 分泌片(secretory piece,SP)　分泌片也称为分泌成分(secretory component,SC)，是由黏膜上皮细胞合成的含糖的多肽链，以非共价形式与 IgA 二聚体结合并使其成为分泌型 IgA(sIgA,图 4-4)。

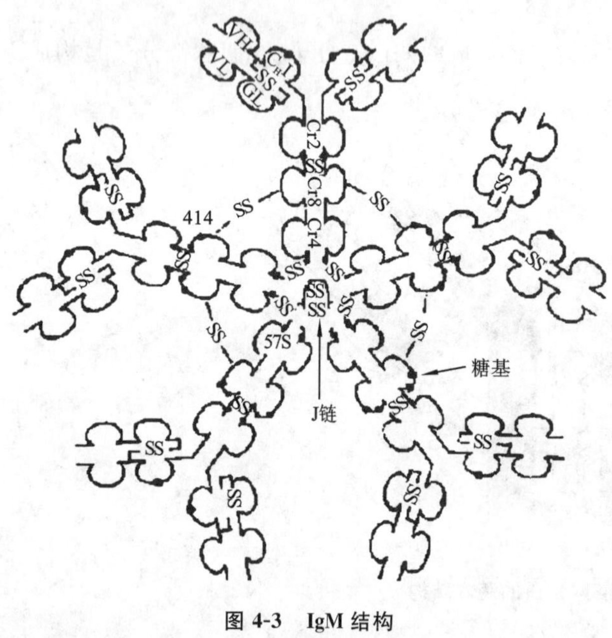

图 4-3　IgM 结构

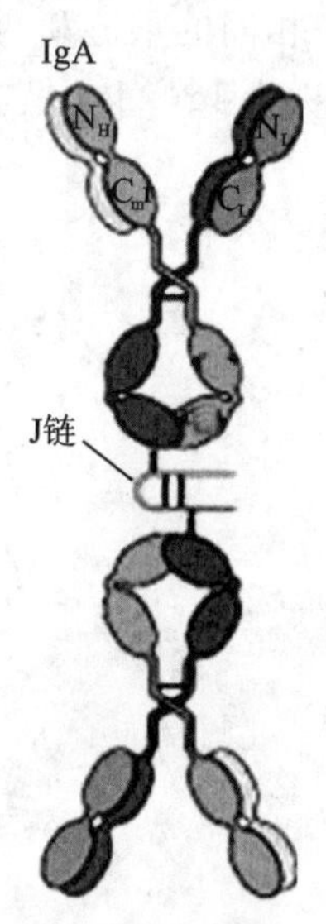

图 4-4　sIgA 结构图

二、免疫球蛋白的水解片段

（一）木瓜蛋白酶的水解片段

木瓜蛋白酶可水解免疫球蛋白重链间的链间二硫键近 N 端处，使其断裂形成三个水解片段(图 4-5)：一个可结晶片段(fragment crystallizable,Fc 段)和两个完全相同的 Fab 段(fragment of antigen-binding, Fab)。Fc 段因低温下容易结晶而得名，无抗原结合活性，是 Ig 与效应分子或细胞相互作用的部位。Fab 段即抗原结合片段，其结构中的两条重链的 C 端保留了免疫球蛋白分子的免疫原性和相应功能区的生物学活性。一个 Fab 段是单价，可与抗原结合但不发生凝集反应或沉淀反应。

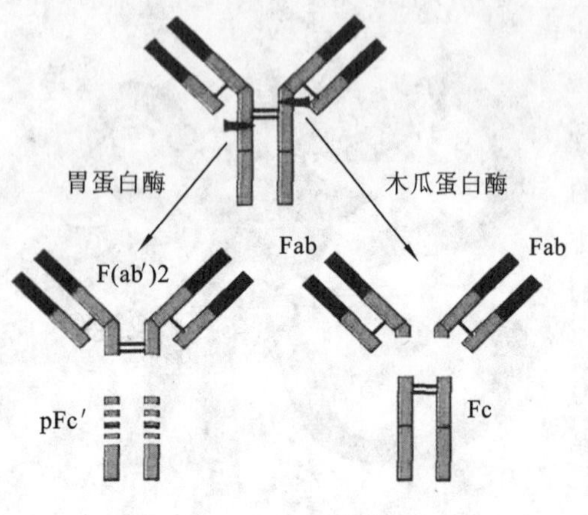

图 4-5　免疫球蛋白的水解片段

（二）胃蛋白酶的水解片段

胃蛋白酶水解免疫球蛋白分子重链的链间二硫键的 C 端，形成无生物活性的小分子多肽的碎片 pFc′和一个 F(ab′)片段。F(ab′)由 2 个 Fab 及铰链区组成，具有双价抗体活性，与相应的抗原结合后可形成大分子复合物，发生凝集反应或沉淀反应。

三、免疫球蛋白的功能

（一）可变区的功能

免疫球蛋白可变区的主要功能是特异性识别和结合抗原，主要结合部位位于可变区的超变区，超变区是与抗原表位互补结合的区域。抗原与免疫球蛋白超变区的结合，受 pH 值、温度和电解质浓度的影响，因而是可逆的。免疫球蛋白分子有单体和五聚体，因此结合抗原表位的数目也不相同。一个完整的 IgG 分子结合价为二价；sIgA 分子结合价为四价；IgM 理论结合价为十价，由于空间位阻的存在，实际结合价则为五价。

（二）恒定区的功能

1. 激活补体 IgG1～IgG3 和 IgM 的超变区与相应的抗原结合后，因构型改变使其位于 CH2/CH3 功能区内的补体 C1q 结合位点暴露，致使补体经典途径激活。IgG4、IgA、IgE 的凝聚物可通过旁路途径激活补体系统。

2. 调理 IgG、单体 IgA 类免疫球蛋白的 V 区的超变区与特异性抗原结合后，通过其 Fc 段与巨噬细胞或中性粒细胞等吞噬细胞表面受体结合后，可促进吞噬细胞对上述颗粒性抗原的吞噬，此作用称为调理。

3. 抗体依赖的细胞介导的细胞毒作用（antibody-dependent cell-mediated cytotoxicity，ADCC） IgG 的 Fab 与靶细胞（肿瘤细胞或病毒感染的细胞）表面相应抗原表位特异性结合后，可通过 Fc 段与 NK 细胞表面的 IgG Fc 受体结合，增强或触发 NK 细胞对靶细胞的杀伤和破坏作用，此即抗体依赖的细胞介导的细胞毒作用。

4. 介导Ⅰ型超敏反应 IgE 为亲细胞抗体，可通过其 Fc 段与肥大细胞或嗜碱性粒细胞表面的 IgE Fc 受体结合，使肥大细胞或嗜碱性粒细胞致敏。当相同变应原再次进入机体，致敏细胞通过表面特异性 IgE 抗体与相应抗原结合后脱颗粒，释放生物活性介质时，可引起Ⅰ型超敏反应。

5. 穿过胎盘和黏膜 在人类，IgG 是唯一能通过胎盘的免疫球蛋白。IgG 的 Fc 受体介导母体的 IgG 通过胎盘转运到新生儿的体内，IgG 穿过胎盘的作用是一种重要的自然被动免疫机制，对于新生儿抗感染具有重要意义。黏膜上皮细胞表达的多聚体 Ig 的 Fc 受体与 sIgA 的转运有关，它可与 sIgA 结合并将其转运到外分泌液中。sIgA 可通过呼吸道和消化道的黏膜，是黏膜局部免疫的最主要因素。

6. 免疫调节作用 抗体对体液免疫应答有正、负调节作用。

第三节 五类免疫球蛋白的结构与功能

一、IgG

1. IgG 的特性 多以单体形式存在，人体的 IgG 有 IgG1、IgG2、IgG3 和 IgG4 四个亚类，以 IgG1 为主，主要存在于血液和组织液中，占血清总 Ig 的 75%～80%，相对分子质量约为 150000，血清半衰期最长为 23 天。机体在出生后 3 个月开始合成 IgG，3～5 岁接近成人水平，40 岁后逐渐下降。

2. IgG 的功能 主要由脾和淋巴结中的浆细胞合成和分泌，是再次体液免疫应答产生的主要抗体，具有重要的抗感染免疫作用，是抗毒素、抗病毒和抗菌的主要抗体。IgG 是唯一能通过胎盘的 Ig，是新生儿抗感染免疫的主要抗体。IgG1～IgG3 可与相应抗原结合，激活补体经典途径；IgG4 凝聚物可激活补体旁路途径。IgG 具有亲细胞性，通过其受体与吞噬细胞和 NK 细胞结合，发挥调理作用及 ADCC 效应。某些亚类的 IgG 的 Fc 段可固定于皮肤，引发Ⅰ型超敏反应；还能与葡萄球菌胞壁的 A 蛋白（staphylococcus protein A，SPA）结合，可纯化抗体用于免疫学诊断。

二、IgM

1. IgM 的特性 IgM 占血清 Ig 总量的 5%～10%。在细胞膜上，IgM 以单体形式存在，即膜结合型 IgM(mIgM)；在血清中 IgM 以五聚体的形式存在，相对分子质量可达 950000，是相对分子质量最大的免疫球蛋白，也称为巨球蛋白。IgM 主要存在于血液中，占血清免疫球蛋白总量的 10%，体内半衰期为 5 天。IgM 是个体发育过程中最早合成和分泌的抗体，胚胎发育晚期的胎儿即能合成 IgM，由于母体的 IgM 不能通过胎盘传递给胎儿，若脐带血中 IgM 升高则提示有宫内感染发生。

2. IgM 的功能 IgM 是初次免疫应答中最早出现的抗体，在机体的早期免疫防御中起着重要的作用，具有补体激活、调理吞噬和凝集的作用，人体缺乏 IgM 可能发生致死性败血症；检测 IgM 可用于感染的早期诊断；IgM 也参与Ⅱ型和Ⅲ型超敏反应。

三、IgA

1. IgA 的特性 IgA 有血清型和分泌型两种类型，血清型 IgA 为单体，有 IgA1 和 IgA2 两个亚型，占血清免疫球蛋白总量的 10%～15%；分泌型 IgA(sIgA)是由 J 链连接的二聚体，主要存在于泪液、唾液、乳汁和呼吸道、消化道及泌尿生殖道等黏膜表面分泌液中。

2. IgA 的功能 sIgA 是黏膜免疫的主要抗体。新生儿可通过母亲初乳获得 sIgA，是一种重要的自然被动免疫。婴儿出生后 4～6 个月开始合成 IgA，在新生儿的抗感染免疫中起到重要的作用。

四、IgE

1. IgE 的特性 IgE 是人进化过程中最晚出现的 Ig，在正常人的血清中含量最低，仅占血清 Ig 总量的 0.003%，以单体形式存在，是一类亲细胞抗体。

2. IgE 的功能 参与Ⅰ型超敏反应，与抗寄生虫感染密切相关，单核-巨噬细胞和嗜酸性粒细胞表面有Ⅱ型 IgE Fc 受体，可介导依赖于 IgE 的抗寄生虫细胞毒效应。

五、IgD

1. IgD 的特性 IgD 存在于血清中，含量低，占血清 Ig 总量的 1%，以单体形式存在，半衰期短(仅为 3 天)，在个体发育的任何时间都产生。

2. IgD 的功能 IgD 是 B 细胞成熟的主要标志，是 B 细胞识别抗原的受体。

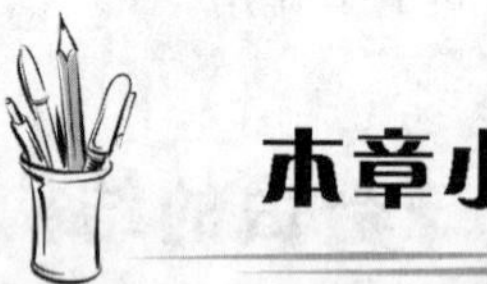

本章小结

本章主要从概述、免疫球蛋白的结构和功能及五类免疫球蛋白的具体特性与功能三个方面详细介绍了免疫球蛋白的知识。

在概述中介绍了抗体与免疫球蛋白的概念及抗体与免疫球蛋白的区别。在免疫球蛋白的结构和功能中主要从三个方面介绍了免疫球蛋白的结构和功能。

免疫球蛋白的结构中讲述了免疫球蛋白的基本结构和其他结构，基本结构主要从重链与轻链、可变区与恒定区及铰链区三个方面帮助学生掌握免疫球蛋白的基本结构；其他结构主要介绍了连接链和分泌片，让学生了解 IgM 和 IgA 的特殊结构类型。在免疫球蛋白的水解片段内容中以 IgG 为例，采用胃蛋白酶和木瓜蛋白酶两种酶进行水解，通过水解后的片段及功能的叙述，让学生掌握免疫球蛋白的功能区及其功能。

对于免疫球蛋白的功能，应结合免疫球蛋白的结构进行讲解，从可变区的结构入手介绍可变区的主要功能，恒定区的功能则根据不同的免疫球蛋白的类型，着重讲述。

五类免疫球蛋白的特性和功能应重点掌握，尤其要掌握其存在形式、结构类型、占血清中 Ig 的含量、半衰期及唯一性的问题。具体的知识结构如下。

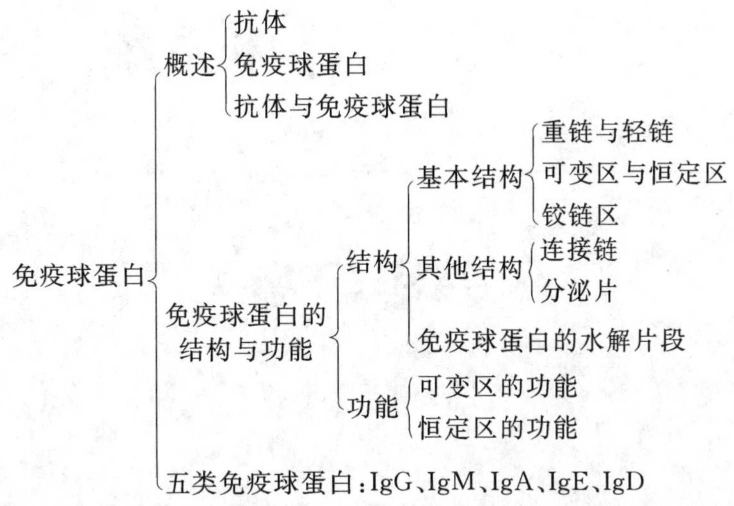

对于五类免疫球蛋白的功能则要掌握在免疫应答过程中所起到的重要作用。本章是免疫学中较为基础的内容，对于重点知识一定要掌握，以便学好以后的免疫学课程。

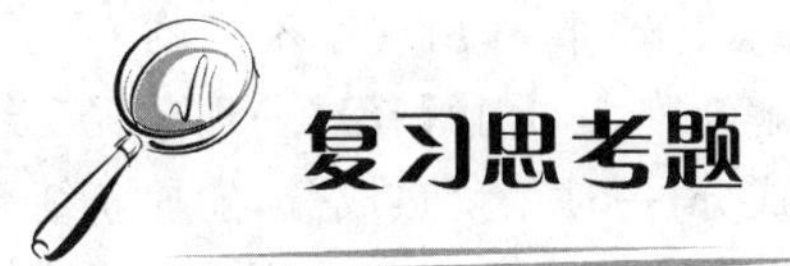

一、单选题

1. 下列选项中不是抗体的是（　　）。

A. 溶血素　　B. 凝集素　　C. B 细胞抗原受体　　D. 抗毒素

2. 膜型 IgM 为（　　）。

A. 单体　　B. 双体　　C. 三体　　D. 五聚体

3. 经过经典途径激活补体能力最强的 Ig 是（　　）。

A. IgG　　B. IgA　　C. IgD　　D. IgM

4. 半衰期最长的 Ig 是（　　）。

A. IgG　　B. IgM　　C. IgD　　D. IgE

5. 天然的 ABO 血型抗体是（　　）。

A. IgG　　B. IgA　　C. IgM　　D. IgD

6. 能介导 ADCC 效应的 Ig 是（　　）。

A. IgG　　B. IgA　　C. IgD　　D. IgM

二、名词解释

1. 抗体　　2. 免疫球蛋白　　3. J 链　　4. 分泌片

（田小海）

第五章 补体系统

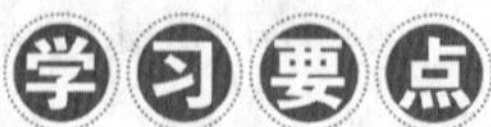

掌握:补体的概念,补体三条激活途径比较。

熟悉:补体系统的组成与命名,补体系统的生物学作用。

了解:补体的调节。

【文摘引言】 19 世纪末,科学家们继抗毒素之后又很快发现了免疫溶菌现象。Pfeiffer(1894)用新鲜免疫血清在豚鼠体内观察到对霍乱弧菌的溶菌现象。不久,比利时科学家 Border 在实验中又发现了补体。他首先将霍乱弧菌加入含相应抗体的新鲜血清中,发现细菌聚集成颗粒状(凝集),经过几分钟细菌逐渐发生变形,最终破裂溶解,浑浊的菌液变得透明。这说明新鲜血清能够溶解细菌。然而当 Border 把新鲜血清加热到 56 ℃,30 min 后再次加入细菌时,却出现了不同的实验结果,细菌只出现凝集而不发生溶解,也就是说,加热后的血清不能再溶解细胞。如何解释这一现象呢?经过多次实验和研究,Border 终于发现新鲜血清含有两种作用于细菌的成分:一种是耐热成分,能捕获细菌使细菌凝集的抗体;另外一种是不耐热的成分,它可以溶解被凝集的细菌,由于这种成分是抗体发挥溶细胞作用的必要补充条件,因此称为补体。

第一节 补体的概念和组成

一、补体的定义

补体(complement,C)是指存在于人或脊椎动物血清与组织液中的一组经活化后具有酶活性的蛋白质。它包括 30 多种可溶性蛋白和膜结合蛋白,广泛存在于血清、组织液和细胞膜表面,是一个具有精密调控机制的蛋白质反应系统,其活化过程表现为一系列丝氨酸蛋白酶的级联酶解反应。

补体系统参与机体的特异性和非特异性免疫机制,表现为抗微生物防御反应,免疫调节及介导免疫病理的损伤性反应,是体内一个重要的效应系统和效应放大系统。

二、补体系统的组成与命名

补体是一组存在于人和脊椎动物正常新鲜血清中的非特异性球蛋白,它与酶活性有关。补体由 9 种成分组成,分别命名为 C1、C2、C3、C4、C5、C6、C7、C8、C9。C1 又有 3 个亚单位即 C1q、C1r 和 C1s。除 C1q 外,其他成分大多是以酶的前体形式存在于血清中,需经过抗原-抗体复合物或其他因子激活后才能发挥其生物学活性,此即补体的经典激活途径。近 20 年来,科学家们又陆续发现了旁路激活途径等多种激活途径;同时还发现一些新的血清因子如 B 因子、D 因子和 P 因子等,也参与了这些途径的激活过程。此外,还发现多种可以使补体活化的抑制因子或灭活因子,如 C1 抑制物、I 因子、H 因子、C4 结合蛋白、过敏毒素灭活因子等。并将与补体活性及其调节有关的因子统称为补体系统(complement system)。由于对补体活化途径的深入研究,人们对补体系统的生物学意义有了新的认识。它至少有两种不同的活化途径,其生物学意义不仅是抗体分子的辅助或增强因子,也具有独立的生物学作用,它对机体的防御功能、免疫系统功能的调节及免疫病理过程都发挥重要作用。

1968 年世界卫生组织(WHO)的补体命名委员会对补体进行了统一命名，分别以 C1～C9 命名；1981 年对新发现的一些成分和因子也进行了统一命名。每一补体的肽链结构用希腊字母表示，如 C3a 和 β 链等；每一分子的酶解片段可用小写英文字母表示，如 C3a 和 C3b 等酶解片段，具有酶活性分子可在其上画横线表示，如 C1 为无酶活性分子，而 $C\bar{1}$为有酶活性分子。对具有酶活性的复合物则应用其片段表示，如 C3 转化酶可用 C4b,2a 表示。

补体分子是分别由肝细胞、巨噬细胞及肠黏膜上皮细胞等多种细胞产生的。其理化性质及其在血清中的含量差异甚大。全部补体分子的化学组成均为多糖蛋白，各补体成分的相对分子质量变动范围很大，其中 C4 结合蛋白的相对分子质量最大，为 55000 万，D 因子相对分子质量最小，仅为 2300 万。大多数补体成分的电泳迁移率属 β 球蛋白，少数属 α 球蛋白及 γ 球蛋白。血清中补体蛋白约占总球蛋白的 10%，其中含量最高的为 C3，约为 1 mg/mL，而 D 因子仅为 1 μg/mL，两者相差约千倍。人类某些疾病，其总补体含量或单一成分含量可发生变化，因而测定体液中补体水平，或分析组织内补体分布，对一些疾病的诊断具有一定的意义。

第二节　补体系统的激活与调节

补体系统各成分通常多以非活性状态存在于血浆之中，只有当其被激活物质活化之后，才表现出各种生物学活性。补体系统的激活可从 C1 开始，也可越过 C1、C2、C4，从 C3 开始。前一种激活途径称为经典途径(classical pathway)或替代途径。经典和传统只是意味着，人们早年从抗原-抗体复合物激活补体的过程来研究补体激活的机制时，发现补体系统是从 C1 开始激活的连锁反应。从种系发生角度而言，旁路途径是更为古老的、原始的激活途径。对同一个体而言，在尚未形成获得性免疫，即未产生抗体之前，经旁路途径激活补体，即可直接作用于入侵的微生物等异物，作为非特异性免疫而发挥效应。由于对旁路途径的认识，远远晚在经典途径之后，加上人们先入为主的观念，造成了命名的不合理。补体三条激活途径过程示意图如图 5-1 所示。

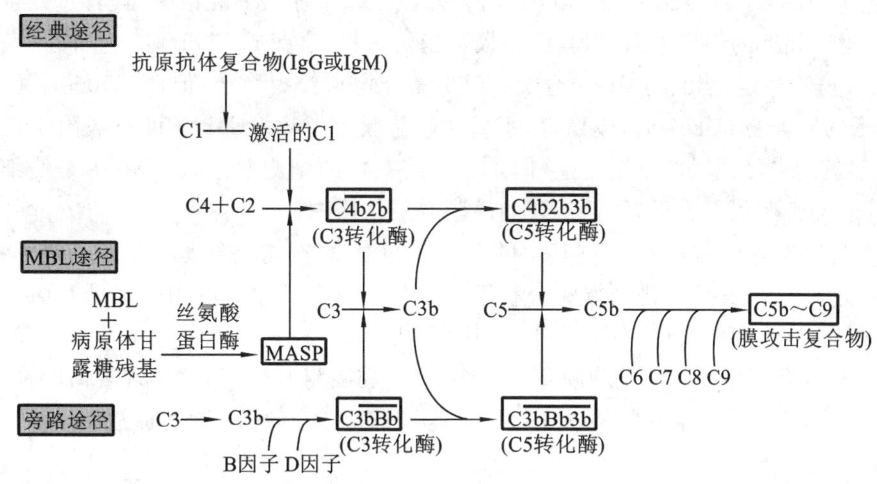

图 5-1　补体三条激活途径过程示意图

一、经典激活途径

参与补体经典激活途径的成分包括 C1～C9。按其在激活过程中的作用，人为地分成三组，即识别单位(Clq、Clr、Cls)、活化单位(C4、C2、C3)和膜攻击单位(C5～C9)，分别在激活的不同阶段即识别阶段、活化阶段和膜攻击阶段中发挥作用。

(一) 识别阶段

1. Clq　Clq 分子有 6 个能与免疫球蛋白分子上的补体结合点相结合的部位。当两个以上的结合部位与免疫球蛋白分子结合时，即Clq桥联免疫球蛋白之后，才能激活后续的补体各成分 IgG 为单体，只有当其与抗原结合时，才能使两个以上的 IgG 分子相互靠拢，提供两个以上相邻的补体结合点不能与 Clq 接触，只有当 IgM 与抗原结合，发生构型改变，暴露出补体结合部位之后，才能与 Clq 结合。一个分子的 IgM 激活补体的能力大于 IgG。Clq 与补体结合点桥联后，其构型发生改变，导致 Clr 和 Cls 的相继活化。

2. Clr Clr 在 C1 大分子中起着连接 Clq 和 Cls 的作用。Clq 启动后可引起 Clr 构型的改变，形成有活性的 Clr 从而活化 Cls。

3. Cls Clr 可使 Cls 的肽链裂解，其中一个片段 Cls 具有酯酶活化，即 C1 的活性。此酶活性可被 C1INH 灭活。在经典途径中，一旦形成 Cls，即完成识别阶段，并进入活化阶段。

（二）活化阶段

C1 作用于后续的补体成分，直至形成 C3 转化酶(C42)和 C5 转化酶(C423)的阶段。

1. C4 C4 是 C1 的底物。在 Mg^{2+} 存在下，C1 使 C4 裂解为 C4a 和 C4b 两个片段，并使被结合的 C4b 迅速失去结合能力。C1 与 C4 反应之后能更好地显露出 C1 作用于 C2 的酶活性部位。

2. C2 C2 虽然也是 C1 的底物，但 C1 先在 C4 作用之后明显增强了与 C2 的相互作用。C2 在 Mg^{2+} 存在下被 C1 裂解为两个片段 C2a 和 C2b。当 C4b 与 C2a 结合成 C4b2b(简写成 C42)即为经典途径的 C3 转化酶。

3. C3 C3 被 C3 转化酶裂解为 C3a 和 C3b 两个片段，分子内部的巯酯基（—S—CO—）外露，成为不稳定的结合部位。硫酯基加水分解成为—SH 和—COOH 后，也可与细菌或细胞表面的—NH_2 和—OH 反应而共价结合。因此，C3b 通过不稳定的结合部位，可结合到抗原抗体复合物上或结合到 C42 激活 C3 所在部位附近的微生物、高分子物质及细胞膜上。这一点，对于介导调理作用和免疫黏附作用具有重要意义。C3b 的另一端是个稳定的结合部位。C3b 通过此部位与具有 C3b 受体的细胞相结合。C3b 可被 I 因子灭活。C3a 留在液相中，具有过敏毒素活性，可被羟肽酶 B 灭活。

（三）膜攻击阶段

C5 转化酶裂解 C5 后，继而作用于后续的其他补体成分，最终导致细胞受损、细胞裂解。

C5：C5 转化酶裂解 C5 产生出 C5a 和 C5b 两个片段。C5a 游离于液相中，具有过敏毒素活性和趋化活性。C5b 可吸附于邻近的细胞表面，但其活性极不稳定，易于衰变成 C5bi。

C6～C9：C5b 虽不稳定，当其与 C6 结合成 C5b6 复合物则较为稳定，但此 C5b6 并无活性。C5b6 与 C7 结合成三分子的复合物 C5b67 时，较稳定，不易从细胞膜上解离。C5b67 即可吸附于已致敏的细胞膜上，也可吸附在邻近的未经致敏的细胞膜上(即未结合有抗体的细胞膜上)。C5b67 是使细胞膜受损伤的一个关键组分。它与细胞膜结合后，即插入膜的磷脂双层结构中。

若 C5b67 未与适当的细胞膜结合，则其中的 C5b 仍可衰变，失去与细胞膜结合和裂解细胞的活性。

C5b67 虽无酶活性，但其分子排列方式有利于吸附 C8 形成 C5678。其中 C8 是 C9 的结合部位，因此继续形成 C56789，即补体的膜攻击单位，可使细胞膜穿孔受损。

C5b、C6、C7 结合到细胞膜下使细胞膜不易受损，只有在吸附 C8 之后才出现轻微的损伤，细胞内容物开始渗漏。在结合了 C9 以后，细胞膜的损伤过程加速，因而认为 C9 是 C8 的促进因子。

二、旁路激活途径

旁路激活途径与经典激活途径不同之处在于，旁路激活途径激活时越过了 C1、C2、C4 三种成分，它直接激活 C3 继而完成 C5 至 C9 各成分的连锁反应，而且激活物质并非抗原抗体复合物，而是细菌的细胞壁成分——脂多糖，以及多糖、肽聚糖、磷壁酸和凝聚的 IgA 和 IgG4 等物质。旁路激活途径在细菌性感染早期，尚未产生特异性抗体时，可发挥重要的抗感染作用。

（一）生理情况下的准备阶段

在正常生理情况下，C3 与 B 因子、D 因子等相互作用，可产生极少量的 C3B 和 C3bBb(旁路途径的 C3 转化酶)，但迅速受 H 因子和 I 因子的作用，不再能激活 C3 和后续的补体成分。只有当 H 因子和 I 因子的作用被阻挡之际，旁路途径才能被激活。

1. C3 血浆中的C3可自然地、缓慢地裂解，持续产生少量的C3b，释入液相中的C3b迅速被Ⅰ因子灭活。

2. B因子 液相中缓慢产生的C3b在Mg^{2+}存在下，可与B因子结合形成C3Bb。

3. D因子 体液中同时存在着无活性的D因子和有活性的D因子（B因子转化酶）。D因子作用于C3bB，可使此复合物中的B因子裂解，形成C3bBb和Ba游离于液相中。C3bBb可使C3裂解为C3a和C3b，但实际上此酶效率不高亦不稳定，H因子可置换C3bBb复合物中的Bb，使C3b与Bb解离，解离或游离的C3b立即被Ⅰ因子灭活。因此，在无激活物质存在的生理情况下，C3bBb保持在极低的水平，不能大量裂解C3，也不能激活后续补体成分。但是，这种C3的低速度裂解和低浓度C3bBb的形成，具有重大意义，被比喻为处于"箭在弦上，一触即发"的状态。

（二）旁路途径的激活

旁路途径的激活在于激活物质（如细菌脂多糖、肽聚糖、病毒感染细胞、肿瘤细胞、痢疾阿米巴原虫等）的出现。激活物质的存在为C3b或C3bBb提供不易受H因子置换Bb，不受Ⅰ因子灭活C3b的一种保护性微环境，使旁路激活途径从和缓进行的准备阶段过渡到正式激活的阶段。

（三）激活效应的扩大

C3在两条激活途径中都占据着重要的地位。C4是血清中含量最多的补体成分，这也正是适应其作用之所需。不论在经典途径还是在旁路途径，当C3被激活物质激活时，其裂解产物C3b又可在B因子和D因子的参与作用下合成新的C3bBb。后者又进一步使C3裂解。由于血浆中有丰富的C3，又有足够的B因子和Mg^{2+}，因此这一过程一旦被触发，就产生显著的扩大效应。有人称此为依赖C3Bb的正反馈途径，或称C3b的正反馈途径。

三、甘露聚糖结合凝集素激活途径（MBL激活途径）

补体活化的凝集素途径与经典途径过程基本类似，但其激活起始于炎症期产生的蛋白与病原体结合之后，而并非依赖于抗原-抗体复合物的形成。其中参与补体活化的有MBL和C反应蛋白。

MBL先与细菌的甘露糖残基结合，再与丝氨酸蛋白酶结合，形成MBL相关的丝氨酸蛋白酶（MASP），MASP具有与C1s相同的酶活性，其后的反应过程与经典途径相同。

此外，C反应蛋白也可与C1q结合并使其激活，然后与经典途径相同，即依次激活补体的其他成分。三条补体激活途径的比较如表5-1所示。

表5-1 三条补体激活途径的比较

比较项目	经典途径	MBL途径	旁路途径
激活物质	抗原-抗体（IgM、IgG1～3）复合物	MBL和C反应蛋白	细菌脂多糖、酵母多糖等
补体成分	C1～C9	C2～C9	C3、C5～C9、B、D、P因子
C3转化酶	C4b2b	C4b2b	C3bBb
C5转化酶	C4b2b3b	C4b2b3b	C3bBb3b
抗感染作用	抗体产生后	感染早期	感染早期

四、补体激活过程的调节

机体通过一系列复杂因素，调节补体系统的激活过程，使之反应适度。例如，经C3b的正反馈途径即可扩大补体的生物学效应。但补体系统若过度激活，不仅无益地消耗大量补体成分，使机体抗感染能力下降；而且在激活过程中产生的大量活性物质，会使机体发生剧烈的炎症反应或造成组织损伤，引起病理过程。这种过度激活及其所造成的不良后果，可通过调控机制而避免。这种调控机制包括补体系统中某些成分的裂解产物易于自行衰变及多种灭活因子和抑制物的调节作用。

（一）自行衰变调节

某些补体成分的裂解产物极不稳定，易于自行衰变，成为补体激活过程中的一种自控机制。例如，

C42复合物中的C2b自行衰变即可使C42不再能持续激活C3，从而限制了后续补体成分的连锁反应。C5b亦易于自行衰变，影响到C6～C9与细胞膜的结合。

（二）体液中灭活物质的调节

血清中含有多种补体成分的抑制或灭活特定的补体成分。

1. C1抑制物 C1抑制物(C1 inhibitor,C1INH)可与C1不可逆地结合，使后者失去酯酶活性，不再裂解C4和C2，即不再形成C42(C3转化酶)，从而阻断或削弱后续补体成分的反应。遗传性C1INH缺陷的患者，可发生多以面部为中心的皮下血管性水肿，并常以消化道或呼吸道黏膜的局限性血管性水肿为特征。其发生机制是C1未被抑制，与C4、C2作用后产生的C2a(旧称C2b的小片段)为补体激肽，或增强血管通透性，因而发生血管性肿。

C1INH缺陷时，C4、C2接连不断地被活化，故体内C4、C2水平下降；因其不能在固相上形成有效的C42(C3转化酶)，所以C3及其后续成分不被活化。因此本病不像C3～C8缺陷那样容易发生感染。

大部分C1INH缺陷患者与遗传有关，另有约15%的患者无遗传史，其C1INH虽有抗原性但无活性(部分可产生正常C1INH，并非完全缺陷)。前者称为Ⅰ型血管性水肿，后者称为Ⅱ型血管性水肿(Alsenz等，1987)。

血管性水肿可用提纯的C1INH治疗，据称有效，亦可给以男性激素制剂以促进肝合成C1INH，预防水肿的发生。

2. C4结合蛋白 C4结合蛋白(C4 binding protein,C4bp)能竞争性地抑制C4b与C2b结合，因此能抑制C42(C3转化酶)的形成。

3. I因子 I因子又称C3b灭活因子(C3b inactivator,C3b INA)能裂解C3b，使其成为无活性的C3bi，因而使C42及C3bBb失去与C3b结合形成C5转化酶的机会。

当遗传性I因子缺陷时，C3b不被灭活而在血中持续存在，可对旁路途径呈正反馈作用，陆续使C3裂解并产生出更多的C3b。因此血中C3及B因子的含量因消耗而降低。当发生细菌性感染时，因补体系统主要成分C3和B因子严重缺乏，削弱了抗感染作用，可因条件致病菌惹发严重的甚至致命性后果。

4. H因子 H因子虽能灭活C3b，但不能使C3bBb中的C3b灭活。H因子(factor H)不仅能促进I因子灭活C3b的速度，更能竞争性地抑制B因子与C3b的结合，还能使C3b从C3bBb中置换出来，从而加速C3bBb的灭活。由此可见，I因子和H因子在旁路途径中，确实起到重要的调节作用。

5. S蛋白 S蛋白(S protein)能干扰C5b67与细胞膜的结合。C5b67虽能与C8、C9结合，但它若不结合到细胞膜(包括靶细胞的邻近的其他细胞)上，就不会使细胞裂解。

6. C8结合蛋白 C8结合蛋白(C8 binding protein, C8bp)又称为同源性限制因子(homologousrestriction factor,HRF)。C56与C7结合形成C567即可插入细胞膜的磷脂双层结构之中，但两者结合之前，可在体液中自由流动。因此，C567结合的细胞膜不限于引起补体激活的异物细胞表面，也有机会结合在自身的细胞上，再与后续成分形成C5～C9大分子复合物，使细胞膜穿孔受损，使补体激活部位邻近的细胞也受损。

C8bp可阻止C5678中的C8与C9的结合，从而可避免危及自身细胞膜的损伤。C8分子与C8bp之间的结合有种属特异性，即C5678中的C8与同种C8bp反应；但与异性种动物的C8不反应，所以又称为HRF。据称，C8bp也能抑制NK细胞和Tc细胞的杀伤作用。

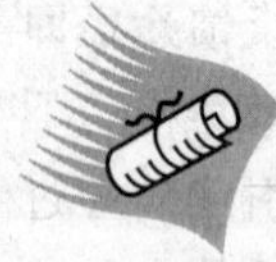

知识链接

补体调节蛋白与阵发性夜间血红蛋白尿

阵发性夜间血红蛋白尿(PNH)是指由于红细胞的后天获得性缺陷而对补体异常敏感的一种血管内慢性溶血。其临床表现以与睡眠有关的间歇发作的血红蛋白尿为特征，可伴全血细胞减少或反复血栓形成。正常机体组织和细胞不会被自身补体损伤，但是 PNH 细胞为什么对自身补体异常敏感呢？细胞膜上的衰变加速因子(DAF,CD55)、反应性溶血膜抑制物(MIRL,CD59)两种蛋白质能够保护红细胞免于补体介导的溶血。因此，CD55 及 CD59 这两种蛋白质的缺乏将直接导致血管内溶血及血红蛋白尿。PNH 患者的细胞膜上有多种蛋白质的缺陷，包括 CD55、CD5。因此，目前临床上已经用流式细胞仪测定 CD55、CD59 进行诊断。

第三节　补体系统的生物学作用

补体系统是人和某些动物种属，在长期的种系进化过程中获得的非特异性免疫因素之一，可在特异性免疫中发挥效应。补体系统的生物学活性，大多是由补体系统激活时产生的各种活性物质(主要是裂解产物)发挥作用的。

一、细胞毒及溶菌杀菌作用

补体能溶解红细胞、白细胞及血小板等。当补体系统的膜攻击单位 C5～C9 均结合到细胞膜上时，细胞会出现肿胀和超微结构的改变，细胞膜表面出现多个直径为 8～12 mm 的圆形损害灶，最终导致细胞溶解。

补体还能溶解或杀伤某些革兰阴性菌，如霍乱弧菌、沙门氏菌及嗜血杆菌等，但革兰阳性菌一般不被溶解，这可能与细胞壁的结构特殊或细胞表面缺乏补体作用的底物有关。

二、调理作用

补体裂解产物 C3b 与细菌或其他颗粒结合，可促进吞噬细胞的吞噬，称为补体的调理作用。C3 裂解产生的 C3b 分子，一端能与靶细胞(或免疫复合物)结合；其另一端能与细胞表面有 C3b 受体的细胞(如单核细胞、巨噬细胞、中性粒细胞等)结合，在靶细胞与吞噬表面之间起到桥梁作用，从而促进了吞噬。

Ig G 类抗体借助于吞噬细胞表面的 IgG-Fc 受体也能起到调理作用；为区别于补体的调理作用而称其为免疫(抗体)调理作用。IgM 类抗体在补体参与下才能间接起到调理作用。

三、免疫黏附作用

免疫复合物激活补体之后，可通过 C3b 而黏附到表面有 C3b 受体的红细胞、血小板或某些淋巴细胞上，形成较大的聚合物，可能有助于被吞噬清除。

四、中和及溶解病毒作用

在病毒与相应抗体形成的复合物中加入补体，则明显增强抗体对病毒的中和作用，阻止病毒对宿主细胞的吸附和穿入。

不依赖特异性抗体，只有补体即可溶解病毒的现象。例如，RNA 肿瘤病毒及 C 型 RNA 病毒均可被灵长类动物的补体所溶解。据认为，这是由于此类病毒包膜上的 C1 受体结合 C1 之后所造成的。

五、炎症介质作用

炎症也是免疫防御反应的一种表现。感染局部发生炎症时，补体裂解产物可使毛细血管通透性增强，吸引白细胞到炎症局部。

(一) 激肽样作用

C2a 能增加血管通透性，引起炎症性充血，具有激肽样作用，故称其为补体激肽。前述 C1INH 先天性缺陷引起的遗传性血管神经水肿，即因血中 C2a 水平增高所致。

（二）过敏毒素作用

C3a、C5a 均有过敏毒素作用，可使肥大细胞或嗜碱性粒细胞释放组胺，引起血管扩张，增加毛细血管通透性以及使平滑肌收缩等。

C3a、C5a 的过敏毒素活性，可被血清中的羧肽酶 B(过敏毒素灭活因子)所灭活。

（三）趋化作用

C5a 有趋化作用，故又称为趋化因子，它能吸引具有 C5a 受体的吞噬细胞游走到补体被激活(即趋化因子浓度最高)的部位。

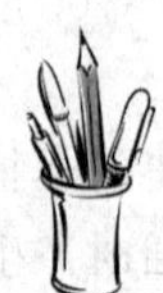

本章小结

补体系统由 30 多种可溶性蛋白质和膜结合蛋白组成。补体在血清中多以非活性形式存在，性质不稳定，易受多种理化因素影响而灭活。补体须按一定程序被激活后才能发挥其生物学作用。补体激活途径主要有经典激活途径、旁路激活途径和 MBL 激活途径。补体的生物学作用包括细胞毒及溶菌杀菌作用、调理作用、免疫黏附作用、中和及溶解病毒作用、炎症介质作用。三条途径起点各异，但相互交叉，并具有共同的终末反应过程。正常情况下人体的各补体成分含量相对稳定，但在病理情况下可升高或降低，故临床上检测补体含量有助于相应疾病的辅助诊断。

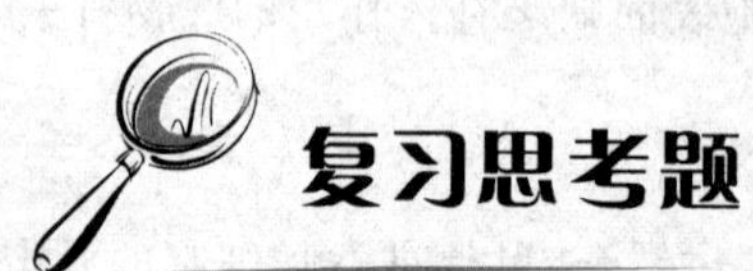

复习思考题

一、单选题

1. 补体不具备的生物学功能是(　　)。

A. 免疫黏附　B. 溶细胞　C. ADCC 作用　D. 炎症反应　E. 调理作用

2. 补体旁路途径激活中不包括(　　)。

A. C3 裂解为 C3a 和 C3b　B. C4 裂解为 C4a 和 C4b　C. C5 裂解为 C5a 和 C5b
D. 膜攻击复合物的形成　E. 过敏毒素的产生

3. 补体经典途径激活顺序是(　　)。

A. C123456789　B. C124536789　C. C145236789
D. C142356789　E. C124356789

4. 能激活补体旁路途径的是(　　)。

A. IgG 与抗原结合成的免疫复合物　B. IgM　C. IgG 2
D. 凝聚的 IgA　E. sIgA

5. 过敏毒素作用最强的补体裂解片段是(　　)。

A. C 2a　B. C 3a　C. C 5a　D. C 4a　E. C 3b

6. 具有激肽样作用的补体裂解片段是(　　)。

A. C 2a　B. C 3a　C. C 4a　D. C 3b　E. C 5a

7. 补体系统组分约占血浆蛋白质总量的(　　)。

A. 8%　B. 10%　C. 15%　D. 20%　E. 25%

8. 能阻止膜攻击复合物形成的调节因子是(　　)。

A. S 蛋白　B. H 因子　C. MCP　D. DAF　E. I 因子

9. 能发挥调理作用的补体成分是(　　)。

A. C4a　　B. C3b　　C. C5b　　D. C2b　　E. C2a

10. 下列备选答案中，错误的是（　　）。

A. 补体各组分中含量最高的是 C3　　B. D 因子与旁路途径的活化有关

C. 过敏毒素可抑制炎症反应　　D. C4a 只有过敏毒素作用，无趋化作用

E. 红细胞上 C3b 受体参与免疫黏附作用

11. 参与经典和旁路途径激活的补体组分是（　　）。

A. C2　　B. B 因子　　C. C1　　D. C3　　E. C4

12. 补体含量增高见于（　　）。

A. 肿瘤　　B. 系统性红斑狼疮　　C. 血清病

D. 肝硬化　　E. 类风湿关节炎

13. 合成补体 C3 的细胞主要是（　　）。

A. 巨噬细胞　　B. 脾细胞　　C. 中性粒细胞　　D. 肝细胞　　E. 肠黏膜细胞

14. 可刺激肥大细胞脱颗粒释放生物活性介质的补体成分是（　　）。

A. C1q　　B. C3b　　C. C5a　　D. C4b　　E. C2a

15. 具有免疫黏附作用的补体成分为（　　）。

A. C3b、C4b　　B. C1q、C4a　　C. C3a、C5a　　D. C3b、C5b　　E. C4b、C5b

二、简答题

1. 简述补体的概念。

2. 试述补体激活的三条途径。

3. 简述补体的生物学功能。

（吾尔尼沙 · 玉松）

第六章 免疫应答

学习要点

掌握：免疫应答的概念、类型；参与固有免疫应答的物质与作用；固有免疫应答的生物学意义；适应性免疫应答的基本过程；抗体产生的规律及其意义。

熟悉：固有免疫应答与适应性免疫应答的关系；免疫耐受、免疫调节的概念。

了解：诱导免疫耐受的条件、研究免疫耐受的医学意义；免疫应答的调节机制。

【文摘引言】 CD分子：不同谱系的白细胞在分化成熟的不同阶段以及活化过程中，不断出现或消失的细胞表面分子被称为白细胞分化抗原。而应用单克隆抗体技术，将不同实验室来源的白细胞分化抗原统一鉴定、归类为一个分化群，则简称CD(cluster of differentiation)。它是白细胞分化抗原统一命名、归类的符号或代号。迄今为止，人类的CD分子已从CD1命名至CD339。CD分子除可出现在淋巴细胞等白细胞表面外，还可见于红细胞系、巨核细胞/血小板系等细胞表面。它们不仅在免疫应答中免疫细胞的识别、活化、效应过程中发挥重要作用，还广泛参与体内的细胞生长、成熟、分化、发育以及炎症反应、肿瘤转移等生理、病理过程。

免疫系统对抗原的识别与排除的整个过程称为免疫应答。根据免疫应答识别的特点、效应机制及免疫获得形式，通常把免疫应答分为固有免疫应答和适应性免疫应答两大类。

第一节 免疫应答的概念和基本过程

一、免疫应答的概念

机体受抗原性异物刺激后，体内免疫细胞发生了一系列反应以排除抗原性异物的生理过程称为免疫应答(immune response)。这个过程是免疫系统各部分生理功能的综合体现，包括抗原提呈、淋巴细胞活化、免疫分子形成及免疫效应发生等一系列生理反应。通过有效的免疫应答，机体得以维护内环境的稳定。免疫应答常被用作免疫反应的同义词。免疫活性细胞(T细胞、B细胞)识别抗原，产生应答(活化、增殖、分化等)并将抗原破坏和(或)清除的全过程称为免疫应答。简单地说，免疫应答是指免疫系统识别和清除抗原的整个过程。但在某些特殊情况下，免疫应答也可对机体造成损害，引起有害的病理性免疫应答-超敏反应、自身免疫病等，危害机体自身的健康。

二、免疫应答的类型

根据免疫应答识别的特点、获得形式以及效应机制，可分为固有免疫(innate immunity)和适应性免疫(adaptive immunity)两大类。固有免疫亦称为先天性免疫或非特异性免疫，适应性免疫亦称为获得性免疫或特异性免疫。

根据参与应答的免疫活性细胞种类、免疫效应的机制、范围及特点，适应性免疫应答可分为B细胞介导的体液免疫应答和T细胞介导的细胞免疫应答。

当然，在某种特定的情况下，机体也可对某种抗原发生特异性免疫不应答现象，称为负免疫应答或免疫耐受。淋巴结、脾等外周免疫器官是免疫应答的主要场所。

三、免疫应答的基本过程

1. 感应阶段(抗原提呈与识别阶段) 包括抗原提呈细胞对抗原的加工、处理和提呈及抗原特异性淋巴细胞识别抗原后启动活化。T细胞和B细胞分别通过TCR和BCR精确识别抗原,其中T细胞识别的抗原必须由抗原提呈细胞来提呈。

2. 反应阶段(T细胞及B细胞活化、增殖、分化阶段) 识别抗原后的淋巴细胞在协同刺激分子的参与下,发生细胞的活化、增殖、分化,产生效应细胞(如杀伤性T细胞)、效应分子(如抗体、细胞因子)和记忆细胞。

3. 效应阶段(清除抗原阶段) 由效应细胞和效应分子清除抗原。浆细胞分泌抗体和致敏淋巴细胞释放淋巴因子或发挥特异性细胞杀伤作用而产生体液免疫和细胞免疫效应。

第二节　固有免疫应答

固有免疫应答(innate immune response)是指体内固有免疫细胞和固有免疫分子识别、结合病原体及其产物或其他抗原性异物后,被迅速活化,产生相应生物学效应,从而将病原体等抗原性异物杀伤、清除的过程。固有免疫应答是机体抵御病原微生物入侵的第一道防线,不但具有非特异性抗感染作用,也参与机体对衰老、损伤或突变细胞的清除过程,并启动和参与适应性免疫应答。

一、参与固有免疫应答的组织、细胞和分子

(一) 组织屏障

1. 皮肤黏膜屏障 由皮肤和黏膜组织构成的物理屏障具有机械屏障作用,在正常情况下可有效阻挡病原体侵入体内。黏膜上皮细胞的迅速更新、呼吸道黏膜上皮细胞纤毛的定向摆动及黏膜表面分泌液的冲洗作用,都有助于清除黏膜表面的病原体。皮肤和黏膜分泌物中含有多种杀菌和抑菌物质,主要包括皮脂腺分泌的不饱和脂肪酸,汗腺分泌的乳酸,胃液中的胃酸,泪液,唾液,呼吸道、消化道和泌尿生殖道黏液中的溶菌酶、抗菌肽等,这些抗菌物质构成化学屏障,抵抗病原体的侵入。寄居在皮肤和黏膜表面的正常菌群构成微生物屏障,可通过与病原体竞争结合上皮细胞和营养物质或通过分泌某些杀菌、抑菌物质,对病原体产生防御作用。

2. 血-脑屏障 血-脑屏障是由软脑膜、脉络丛的毛细血管壁和包在血管壁外的星形胶质细胞共同组成的胶质膜。其组织结构致密,能阻挡血液中的病原体和其他大分子物质进入脑组织及脑室,对中枢神经系统产生保护作用。婴幼儿血-脑屏障尚未发育完善,所以容易发生中枢神经系统感染。

3. 血-胎屏障 此屏障由母体子宫内膜的基蜕膜和胎儿的绒毛膜滋养层细胞共同构成。血-胎屏障可防止母体内病原体和有害物质进入胎儿体内而不妨碍母子间营养物质的交换,从而保护胎儿免遭感染,使之正常发育。妊娠早期(3个月内)血-胎屏障发育尚未完善,此时孕妇若感染风疹和巨细胞等病毒,可导致胎儿畸形或流产。

(二) 固有免疫细胞

1. 巨噬细胞 巨噬细胞包括中性粒细胞和单核-巨噬细胞,是执行非特异性免疫作用的效应细胞,可及时清除侵入体内的病原微生物,在机体早期抗感染免疫中发挥重要作用。

(1) 中性粒细胞　占血液白细胞总数的60%~70%,来源于骨髓。中性粒细胞细胞质中含有过氧化物酶、溶菌酶、酸性磷酸酶、碱性磷酸酶、防御素和杀菌渗透增强蛋白等。中性粒细胞具有很强的趋化作用和吞噬功能,当病原体在局部引发感染时,它们可迅速穿越血管内皮细胞进入感染部位,对入侵的病原体发挥吞噬杀伤和清除作用。中性粒细胞表面具有IgG Fc受体和补体C3b受体,可通过调理作用促进和增强其吞噬杀菌作用。

(2) 单核-巨噬细胞　它是体内执行非特异性免疫作用的效应细胞,同时还在特异性免疫应答的各个

阶段发挥重要作用。

2. 自然杀伤细胞与NKT细胞 属非特异性免疫细胞。

3. γδT 细胞 γδT 细胞是执行非特异性免疫作用的 T 细胞，主要分布在黏膜和上皮组织。γδT 细胞表面抗原受体识别抗原不受 MHC 限制，且识别的抗原种类有限，主要是某些病原微生物或感染/突变细胞表达的共同抗原，如热休克蛋白、病毒蛋白等。γδT 细胞是皮肤黏膜局部抗病毒感染的重要效应细胞，对肿瘤细胞也有一定的杀伤作用，其杀伤机制与 $CD8^+$ CTL 基本相同。活化的 γδT 细胞还可通过分泌多种细胞因子参与免疫调节。

（三）固有免疫效应分子

1. 补体系统 补体系统是参与固有免疫应答的最重要的一类免疫效应分子。

2. 细胞因子 病原体感染机体后，可刺激免疫细胞和感染的组织细胞产生多种具有不同生物学作用的细胞因子，具有抗病毒、促进炎症反应、增强抗肿瘤等作用。

3. 溶菌酶 溶菌酶是一种不耐热的碱性蛋白质，广泛分布于唾液、血液等各种体液，外分泌液和巨噬细胞溶酶体中。溶菌酶通过破坏革兰阳性菌细胞壁的肽聚糖而导致细菌细胞溶解。革兰阴性菌对溶菌酶不敏感。

4. 防御素 防御素（defensins）是一组耐蛋白酶的富含精氨酸的小分子多肽，对细菌、真菌和某些有包膜病毒具有直接杀伤作用。

5. 乙型溶素 乙型溶素是血清中一种对热较稳定的碱性多肽，在血浆凝固时由血小板释放。乙型溶素可作用于革兰阳性菌的细胞膜，产生非酶性破坏效应，对革兰阴性菌无效。

二、固有免疫的应答机制与特点

（一）固有免疫的应答机制

1. 固有免疫的识别对象 固有免疫细胞的识别对象主要是病原微生物及其产物共有的保守结构，统称为病原体相关分子模式（pathogen associated molecular pattern，PAMP）。PAMP 仅由病原微生物产生，主要包括革兰阴性菌的脂多糖（LPS）、革兰阳性菌的磷壁酸（LTA）和肽聚糖（PGN）、某些病毒和真菌成分及细菌 DNA、双链 RNA 等。因正常宿主细胞不产生 PAMP，故 PAMP 成为固有免疫系统区分“自己”与“非己”的结构标志之一。此外，固有免疫细胞在某些情况下可识别凋亡、死亡、突变、受损伤及老化的细胞，以及受损细胞所释放的某些胞内组分（如热休克蛋白等），后者统称为损伤相关的分子模式（damage associated molecular pattern，DAMP）。

2. 固有免疫识别方式——模式识别 不同于适应性免疫应答中 TCR 与 BCR 对抗原的特异性识别，固有免疫细胞识别 PAMP 的受体被统称为模式识别受体（pattern—recognition receptor，PRR）。模式识别受体可与广泛类别病原微生物表面的 PAMP 发生特异性结合，启动即时效应。

（二）固有免疫应答的特点

固有免疫应答在识别方式和效应特点上不同于适应性免疫应答，其主要表现如下。

1. 反应快速 固有免疫细胞一旦识别 PAMP，即立刻被激活并发挥效应。

2. 非特异性与泛特异性 固有免疫的识别与应答机制并非精确地针对特异性抗原决定簇，而仅针对病原微生物及其产物的共有保守结构（PAMP），故具有非特异性与泛特异性。

3. 无细胞增殖与分化 固有免疫细胞可借模式识别受体（PRR）与 PAMP 结合而迅速激活并产生促炎细胞因子，但不发生细胞增殖、分化与克隆扩增。

4. 短效且无免疫记忆 固有免疫细胞寿命较短，且不形成特定的记忆细胞，因此固有免疫应答不但持续时间短，且无免疫记忆。

三、固有免疫应答的生物学意义

（一）机体抗感染的第一道防线

固有免疫细胞和分子在体内分布广泛且反应快速，故在抵御细菌、病毒及寄生虫感染中发挥重要作用，这对感染早期机体尚未形成特异性免疫的情况下尤为重要。此外，固有免疫也参与抗感染特异性免疫应答的效应阶段。固有免疫缺陷可增加机体对感染的易感性。

（二）发挥抗肿瘤作用

各类固有免疫效应细胞均具有一定抗肿瘤效应，例如：NK 细胞可杀伤肿瘤细胞；激活的巨噬细胞可发挥抗肿瘤作用；NKT 细胞、γδT 细胞可监视恶性肿瘤的发生。

（三）启动并协助适应性免疫应答

1. 启动适应性免疫应答 巨噬细胞在吞噬、杀伤、清除病原微生物等抗原的同时，将抗原降解为小分子肽段后以抗原肽即 MHC 复合物的形式提呈给 T 细胞为其活化提供第一信号。此外，巨噬细胞识别、结合病原微生物后，其表面共刺激分子（如 B7 和 ICAM 等）表达增加，这有助于 T 细胞活化第二信号的产生。T 细胞在两种信号作用下活化，启动特异性免疫应答。

2. 协助适应性免疫应答发挥免疫效应 抗体本身不具有杀菌和清除病原体的作用，只有在固有免疫细胞和固有免疫分子参与下，通过调理吞噬、ADCC 和补体介导的溶菌效应等作用机制，才能有效地清除病原体等抗原性异物。细胞免疫效应中通过释放多种细胞因子活化巨噬细胞和 NK 细胞，增强其吞噬、杀伤功能，从而有效地清除入侵的病原体。

（四）影响适应性免疫应答的类型

由于不同的固有免疫细胞通过表面 PRR 接受不同的配体分子（PAMP）刺激后，可产生不同的细胞因子。这些细胞因子决定特异性免疫细胞的分化方向，从而决定了适应性免疫应答的类型。例如，巨噬细胞接受胞内寄生菌刺激后，可产生以 IL-12 和 IFN-γ 为主的细胞因子，诱导 Th0 细胞分化为 Th1 细胞，产生细胞免疫应答。NKT 细胞和肥大细胞接受某些寄生虫刺激后，可产生以 IL-4 为主的细胞因子，可诱导 Th0 细胞分化为 Th2 细胞，辅助活化 B 细胞增殖分化为浆细胞，产生体液免疫应答。

此外，固有免疫也可影响某些非感染性疾病（过敏反应、自身免疫病、移植排斥反应等）的发生和发展。

第三节　适应性免疫应答

一、概述

适应性免疫应答（adaptive immune response）又称获得性免疫应答或特异性免疫应答，是指免疫活性细胞受到抗原刺激后发生活化、增殖并分化成为效应细胞，最终通过效应细胞或抗体将抗原清除的全过程。

（一）类型

适应性免疫应答根据参与的细胞类型和效应机制的不同，分为 T 细胞介导的细胞免疫应答和 B 细胞介导的体液免疫应答。根据其对抗原刺激的反应状态和最终的效应，可分为正免疫应答和负免疫应答；负免疫应答是指在某些特定条件下，抗原可诱导机体免疫系统对其产生特异性不应答状态，即形成免疫耐受。

（二）基本过程

适应性免疫应答过程可分为以下三个阶段。

1. 感应阶段 感应阶段是指抗原提呈细胞（APC）摄取、加工处理，提呈抗原和 T 细胞、B 细胞识别抗原阶段。

2. 反应阶段 反应阶段是指 T 细胞、B 细胞识别、接受抗原刺激后活化、增殖、分化的阶段。B 细胞活化、增殖分化为浆细胞并合成分泌抗体；T 细胞活化、增殖分化成效应 T 细胞。其中有部分细胞分化成为长寿的记忆细胞（Tm、Bm）。

3. 效应阶段 效应阶段是指免疫应答产生的效应产物（抗体及效应淋巴细胞）分别发挥体液免疫效应和细胞免疫效应的阶段。

（三）抗原提呈细胞对抗原的加工处理和提呈

1. 外源性抗原加工处理和提呈途径 简称外源性途径，又称溶酶体途径。其过程简述如下（图6-1）：

①外源性抗原被 APC 摄入细胞质形成吞噬体；②吞噬体与溶酶体融合形成吞噬溶酶体/内体；③外源性抗原在吞噬溶酶体内被蛋白水解酶降解成小分子抗原肽；④在内质网中，新合成的 MHCⅡ类分子进入高尔基体，通过分泌小泡与吞噬溶酶体融合，使 MHCⅡ类分子与抗原肽结合，形成抗原肽即 MHCⅡ类分子复合体；⑤通过胞吐作用与细胞膜融合，抗原肽即 MHCⅡ类分子复合体表达于 APC 表面，供 $CD4^+$ T 细胞识别。

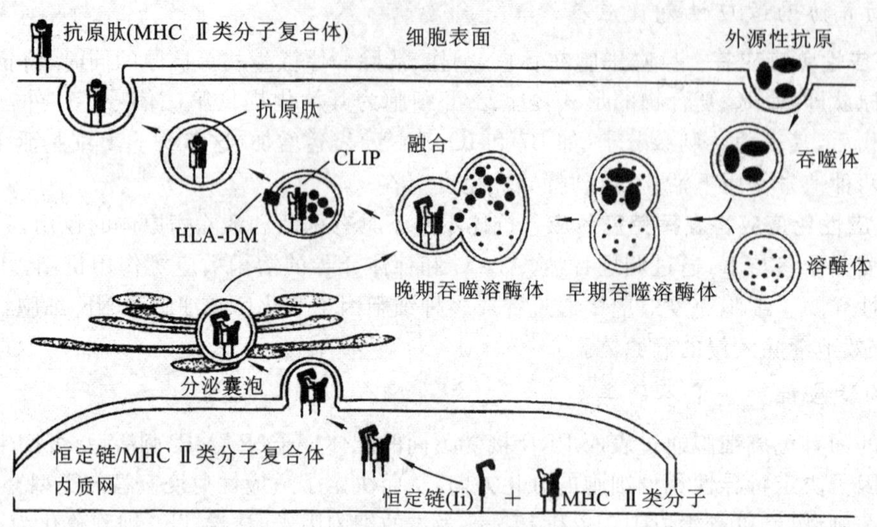

图 6-1　外源性抗原加工处理和提呈途径

2. 内源性抗原加工处理和提呈途径　简称内源性途径，又称 MHCⅠ类途径。其过程简述如下(图 6-2)：①内源性抗原由细胞质进入蛋白酶体；②由蛋白酶体中的多种蛋白水解酶将内源性抗原降解为抗原肽；③内源性抗原肽与内质网膜上的抗原肽转运体(TAP)结合，介导抗原肽进入内质网腔；④MHCⅠ类分子在内质网中合成后，与进入内质网的抗原肽结合，形成抗原肽即 MHCⅠ类分子复合体；⑤抗原肽即 MHCⅠ类分子复合体以分泌囊泡形式进入细胞质，并通过胞吐作用表达于 APC 表面，供 $CD8^+$ T 细胞识别。

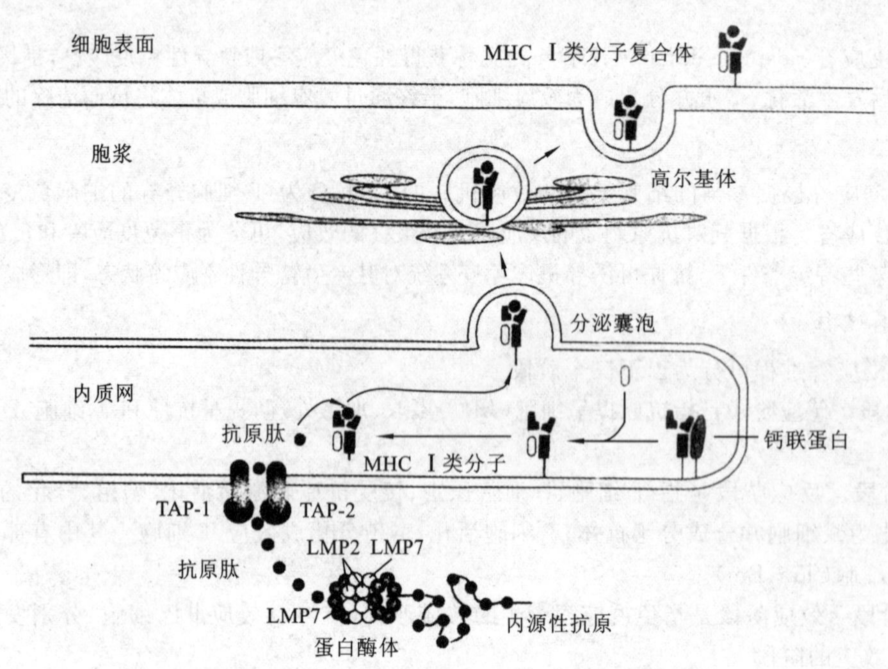

图 6-2　内源性抗原加工处理和提呈途径

3. MHC分子对抗原的交叉提呈途径 MHC对抗原的提呈存在交叉提呈现象。在某些情况下，外源性抗原可由MHCⅠ类分子提呈，而内源性抗原也能由MHCⅡ类分子提呈。但这种交叉提呈不是抗原提呈的主要形式。内、外源性抗原加工、处理途径的特点如表6-1所示。

表6-1 内、外源性抗原加工、处理途径的特点

项　目	内源性抗原	外源性抗原
抗原肽处理部位	蛋白酶体	溶酶体
抗原提呈细胞	所有有核细胞	专职抗原提呈细胞
参与的MHC分子	MHCⅠ类分子	MHCⅡ类分子
MHC分子与抗原肽结合部位	内质网腔	晚期溶酶体
提呈对象	$CD8^+$ T细胞	$CD4^+$ T细胞

（四）特点

适应性免疫应答的特点如下。①排异性：T细胞、B细胞通常对自身正常组织细胞产生天然免疫耐受，对非己抗原性异物产生免疫排斥反应。②特异性：机体接受某种抗原刺激后，只能产生对该种抗原的特异性免疫应答，相应的免疫应答产物（抗体和效应T细胞）只能对某种抗原和表达此抗原的靶细胞产生作用。③记忆性：在抗原特异性T细胞和B细胞的活化、增殖、分化阶段，有部分中途停止分化，成为免疫记忆细胞，当机体再次接触相同抗原时，这些长寿免疫记忆细胞可迅速增殖分化产生相应体液和（或）细胞免疫效应。④MHC限制性，抗原的处理提呈及T细胞抗原识别受体（TCR）对抗原识别均需要自身MHC分子参与。

二、B细胞介导的体液免疫应答

B细胞接受抗原刺激后活化、增殖、分化为浆细胞，并合成、分泌抗体所发挥的特异性免疫效应称为体液免疫（humoral immunity，HI）。TD-Ag和TI-Ag均可诱发体液免疫应答。

（一）B细胞对TD抗原的应答

TD抗原引起的体液免疫应答至少需要三种免疫细胞参与，即抗原提呈细胞、$CD4^+$ Th细胞和B细胞。TD抗原诱导的体液免疫应答可分为感应、反应、效应三个阶段。

1. 感应阶段 抗原初次进入机体一般由树突细胞（DC）摄取，加工处理后以抗原肽即MHCⅡ类分子复合体形式提呈给$CD4^+$ Th0细胞。抗原再次进入机体则主要由单核-巨噬细胞或B细胞提呈给$CD4^+$ Th0细胞。B细胞可通过BCR直接识别抗原决定簇，获取抗原信息。它作为APC时通过受体内化的方式摄取抗原。

2. 反应阶段

（1）$CD4^+$ Th细胞的活化、增殖与分化　$CD4^+$ Th0细胞通过表面TCR-CD3复合体、CD4分子与APC表面相应抗原肽即MHCⅡ类分子复合体结合（TCR识别抗原肽、CD4识别MHCⅡ类分子称双识别）后，获得活化第一信号；通过细胞表面共刺激分子CD28等与APC表面相应共刺激分子B7等互补结合后，获得活化第二信号。双信号使$CD4^+$ Th0活化，从而表达CD40L和IL-2、IL-4、IL-12、INF-γ等多种细胞因子的受体，并在相应细胞因子作用下进一步活化，在IL-4为主的细胞因子作用后增殖分化形成$CD4^+$ Th2细胞克隆。Th2细胞可产生大量的以IL-4、IL-5、IL-6、IL-10和IL-13为主的细胞因子，为B细胞活化、增殖、分化做好物质准备。

（2）B细胞活化、增殖与分化　B细胞活化也需要双信号刺激。B细胞可通过表面BCR-Igα/Igβ复合受体交联结合抗原，获得活化第一信号；在活化第一信号产生的基础上，B细胞通过表面CD40等共刺激分子与活化$CD4^+$ Th2细胞表达的CD40L等共刺激分子互补结合，诱导产生B细胞活化第二信号。B细胞与Th细胞相互作用如图6-3所示。

3. 效应阶段 此阶段是抗体发挥生物学作用的阶段。

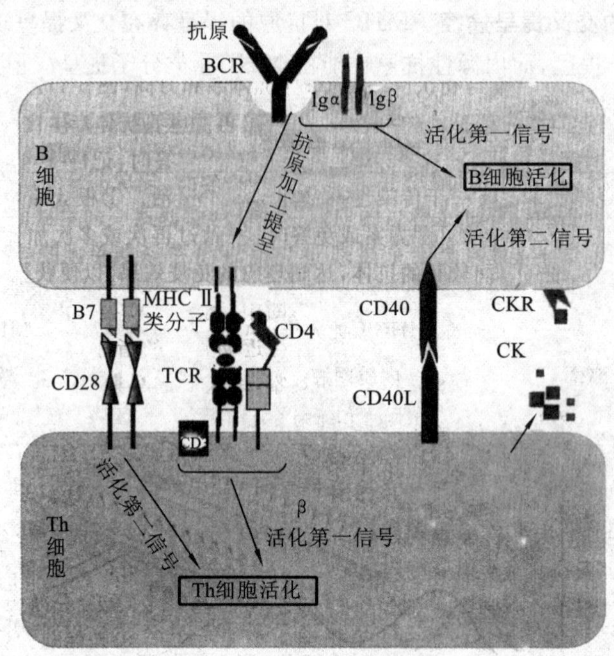

图 6-3　B 细胞与 Th 细胞相互作用示意图

（二）B 细胞对 TI 抗原的应答

根据抗原分子结构特征，可将 TI 抗原分为 TI-1 和 TI-2 两种类型。TL-1 型抗原如细菌脂多糖(LPS)有如下特点：①高浓度 TI-1 型抗原可通过与 B 细胞表面丝裂原受体结合，多克隆诱导 B 细胞增殖分化，产生多克隆抗体；②低浓度 TL-1 型抗原可通过表面抗原表位和丝裂原分子与具有相应抗原受体和丝裂原受体的 B 细胞结合，使之增殖分化，产生某种泛特异性抗体。TI-2 型抗原是由众多相同抗原表位构成的抗原分子，主要包括葡聚糖、聚合鞭毛素和细菌荚膜多糖。该种抗原可通过与 B 细胞表面相应抗原受体(mIgM)交联结合，而使 B 细胞活化，进而增殖分化，产生某种泛特异性抗体。

目前已知，对 TI 抗原产生免疫应答的细胞为 $CD5^{+}$ B1 细胞，此类 B 细胞应答不受 MHC 限制，主要产生 IgM 类抗体，不发生 Ig 类别转换，也没有免疫记忆性。

（三）体液免疫应答的一般规律

TD 抗原进入机体引起特异性体液免疫应答，产生抗体，发挥生物学效应，研究证实抗原初次和再次进入机体，其应答规律有非常大的差异。抗体产生初次应答和再次应答的特点如下(图 6-4)。

1. 初次应答　潜伏期长；抗体含量低；持续时间短；血清抗体以 IgM 分子为主，IgG 出现较晚。

2. 再次应答　当相同抗原再次进入机体时，则抗体产生的潜伏期短；抗体含量高；维持时间长。IgM 产生的数量和在体内持续的时间与初次应答时大致相同，IgG 类抗体的出现则相对较快，且含量较初次应答时显著升高。

抗体产生初次应答与再次应答的差异见表 6-2。

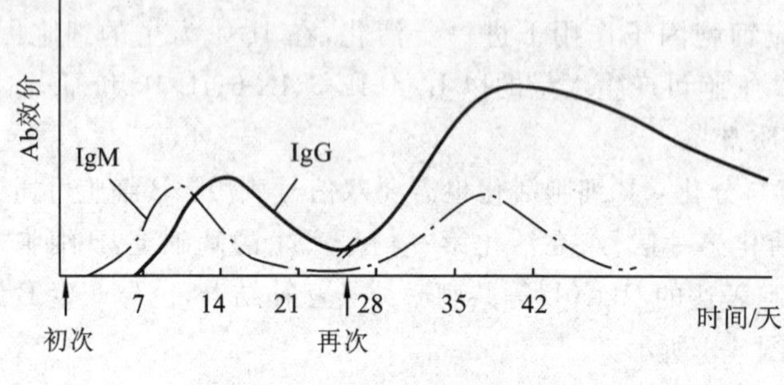

图 6-4　抗体产生规律示意图

表 6-2　抗体产生初次应答与再次应答的差异

特　点	初 次 应 答	再 次 应 答
潜伏期	长,7～10 天	短,2～3 天
抗体类型	以 IgM 为主	以 IgG 为主
抗体含量	低	高
抗体亲和性	低	高
抗体维持时间	短	长

(四) 体液免疫的生物学效应与特点

1. 体液免疫的生物学效应　通过浆细胞分泌的免疫球蛋白(抗体),可发挥以下生物学效应:①中和作用,通过可变区结合抗原直接中和外毒素毒性或中和病毒阻止病毒感染;②激活补体,发挥溶解细胞作用;③调理作用,通过 Fc 段增强巨噬细胞吞噬功能而杀伤靶细胞;④参与 ADCC 作用,通过抗体的参与强化 NK 细胞等细胞杀伤病毒感染细胞和肿瘤细胞等靶细胞的作用;⑤参与超敏反应,IgE、IgM、IgG、IgA 等抗体可参与Ⅰ型、Ⅱ型和Ⅲ型超敏反应而引起机体免疫损伤。

2. 体液免疫的特点　①清除的抗原:体液免疫清除的抗原为细胞外游离的抗原或细胞表面的抗原,在抗细胞外感染和Ⅰ型、Ⅱ型、Ⅲ型超敏反应中发挥免疫作用。②效应特点:体液免疫反应速度快,在数分钟到数十小时内发生,除抗毒素可直接中和外毒素的毒性外,其他免疫效应均需补体、巨噬细胞、NK 细胞等作用的配合。③体液免疫的转移:可通过免疫血清(含有特异性抗体的血清)注射的方式转移给另一机体,使其被动获得体液免疫。

三、T 细胞介导的细胞免疫应答

T 细胞介导的适应性免疫应答(图 6-5)是指 T 细胞特异性识别抗原后活化、增殖、分化为效应性 T 细胞,从而发生的一系列特异性免疫效应的过程。诱导细胞免疫应答的抗原主要是 TD 抗原。参与细胞免疫应答的细胞有抗原提呈细胞、$CD4^+$ Th1 细胞和 $CD8^+$ CTL 细胞。

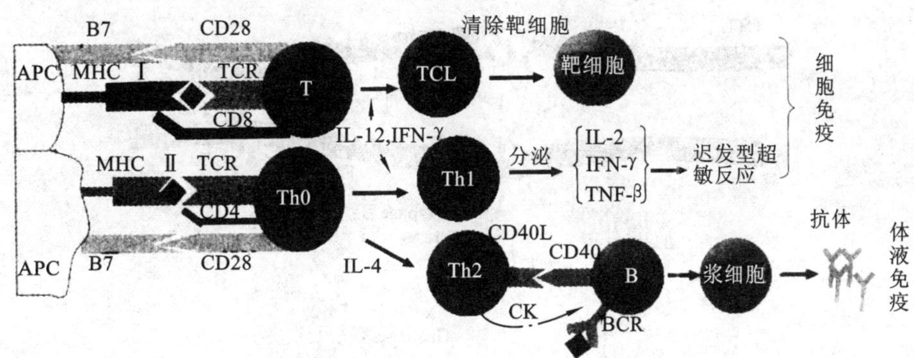

图 6-5　适应性免疫应答途径示意图

(一) T 细胞对抗原的识别及活化过程

1. $CD4^+$ Th1 细胞的形成　$CD4^+$ T 细胞通过双识别获得活化的第一信号,即 $CD4^+$ Th0 细胞通过表面 TCR-CD3 复合物,与 APC 表面相应的抗原肽 MHCⅡ类分子复合体特异性结合,并通过 CD3 分子将抗原刺激信号转至细胞内;同时 CD4 分子与提呈抗原肽的 MHCⅡ类分子的 Ig 样区结合,产生 T 细胞活化第一信号;APC 表面的 B7 与 Th0 表面 CD28 互为受体和配体,相互作用后,诱导产生 T 细胞活化第二信号,双信号导致 $CD4^+$ Th 细胞活化。活化的 $CD4^+$ Th 在以 IL-12 为主的细胞因子作用下分化为 $CD4^+$ Th1 细胞即效应 Th1 细胞,其中部分 $CD4^+$ Th 细胞成为长寿的记忆性 T 细胞(Tm)。

2. $CD8^+$ Tc 细胞的活化　$CD8^+$ T 细胞的活化也需要双信号,即 $CD8^+$ Tc 细胞通过表面 TCR-CD3 复合物与 APC 表面相应的抗原肽 MHC Ⅰ类分子复合体特异性结合后,在 CD8 辅助受体分子协助下,诱导产生 T 细胞活化第一信号;$CD8^+$ Tc 细胞通过表面 CD28 等共刺激分子与 APC 表面 B7 等共刺激分子间的相互作用，诱导产生 $CD8^+$ T 细胞活化第二信号。在双信号作用下，$CD8^+$ T 细胞充分活化、增殖并分化为效应 CTL。

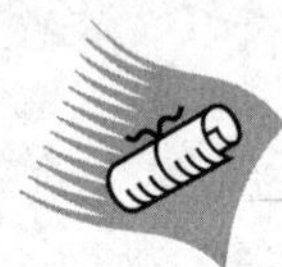

知识链接

抗体在机体发育过程中产生的规律及意义

IgG 在出生后 3 个月开始合成，5 岁达成人水平；IgM 在胎儿晚期合成，5 个月至 1 岁达成人水平；IgA 在出生后 3～6 个月开始合成，4～12 岁达成人水平。这一规律有重要的临床意义：①脐带血中 IgM 水平增高，提示胎儿宫内感染。②预防接种一般在出生 3 个月后开始，以便能产生机体免疫的主要抗体 IgG。③新生儿 3 个月至 2 岁，尤其是 6 个月左右最易患病，因为新生儿通过胎盘获得的母体 IgG 不断减少，而自身合成的又不足。

（二）效应 T 细胞的应答效应

1. 效应 Th1 细胞介导的炎症反应 效应 $CD4^+$ Th1 细胞可释放多种细胞因子，作用于淋巴细胞和单核-巨噬细胞等，产生局部的炎症反应。效应 $CD4^+$ Th1 细胞释放 IL-2、INF-γ、TNF-β 等细胞因子，通过正反馈方式扩大免疫效应，吸引中性粒细胞、淋巴细胞、单核细胞等迁移至局部组织并活化和增强其吞噬活性，从而产生以淋巴细胞和单核-巨噬细胞浸润为主的慢性炎症反应或迟发型超敏反应。

2. 效应 Tc 细胞介导的细胞毒作用 效应 Tc 细胞对靶细胞的杀伤作用主要通过释放穿孔素-颗粒酶和 Fas-FasL 等途径导致靶细胞破裂和诱导靶细胞凋亡（图 6-6），具体作用途径如下。

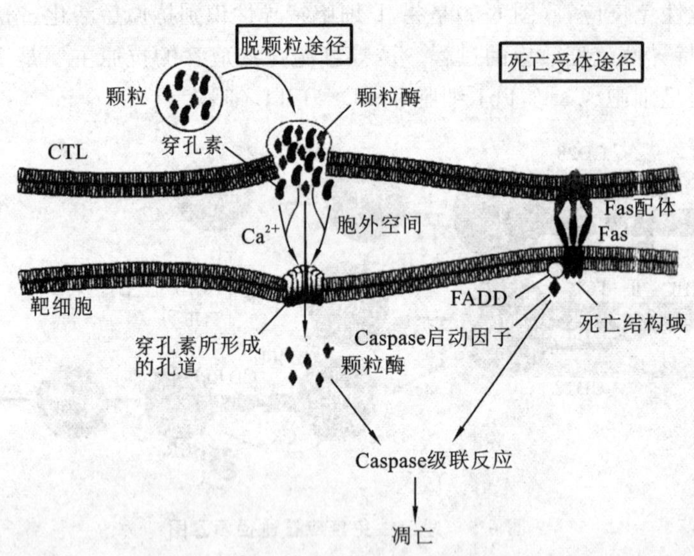

图 6-6 CTL 作用机制示意图

(1) 脱颗粒释放穿孔素和颗粒酶，使靶细胞溶解破坏和发生凋亡。①穿孔素（perforin）是储存在 $CD8^+$ 效应 CTL 细胞颗粒中的一种蛋白质。当效应 CTL 细胞与相应靶细胞密切接触发生相互作用时，可使之释放并嵌入靶细胞膜中，作用与补体膜攻击复合物的作用类似，导致靶细胞溶解破坏。②颗粒酶又称丝氨酸蛋白酶，也是储存在 $CD8^+$ 效应 CTL 细胞颗粒内的一种物质，脱颗粒时可随穿孔素一起释放。颗粒酶随穿孔素在靶细胞膜上形成"孔道"进入靶细胞内，通过激活 DNA 内切酶导致细胞凋亡。

(2) 表达 FasL，诱导靶细胞凋亡：当表达于 $CD8^+$ 效应 CTL 细胞表面的 FasL 或其分泌的 FasL 与靶细胞表面相应受体即 Fas(CD95)结合后，启动靶细胞凋亡信号，激活丝氨酸蛋白酶，通过激活 DNA 内切酶从而导致细胞凋亡。

(3) 分泌 TNF-α 等细胞因子，TNF-α 与相应受体（TNFRⅠ）结合后（与 FasL 的作用相似），启动靶细胞凋亡信号，从而导致细胞凋亡。

效应 Tc 细胞对靶细胞的杀伤作用具有特异性，受 MHCⅠ类分子限制，在杀伤靶细胞的过程中，效应 Tc 细胞本身无任何损害，但可重新攻击、连续杀伤特异性的靶细胞。

（三）细胞免疫的生物学效应与特点

1. 细胞免疫的生物学效应 ①抗细胞内病原体感染；②抗肿瘤作用；③参与移植物排斥反应。$CD4^+$ Th1 细胞主要通过细胞因子发挥作用，在排除异物的同时有炎症反应，对机体造成损伤。$CD8^+$ Tc 细胞则特异性杀伤具有自身 MHC 分子的靶细胞，在清除病毒感染、抗肿瘤、同种移植物排斥反应中发挥重要作用。

2. 细胞免疫的特点 ①细胞免疫清除的抗原主要为细胞内寄生的病原生物及细胞抗原（如肿瘤细胞、移植的组织细胞等）。②细胞免疫的效应发生迟缓，反应高峰多在接触抗原后 48～72 h 出现。③细胞抗原可由效应 Tc 细胞直接杀伤，细胞内寄生的病原生物可由效应 Th1 细胞释放细胞因子，激活巨噬细胞予以清除。④细胞免疫的转移：细胞免疫可通过效应 T 细胞或细胞因子等制品转移给另一机体，使另一机体被动获得细胞免疫功能。

第四节　免疫耐受

一、免疫耐受的概念

免疫耐受是指对抗原特异性应答的 T 细胞与 B 细胞，在抗原刺激下，不能被激活，不能产生特异性免疫效应细胞及特异性抗体，从而不能执行正免疫应答的现象。这不同于免疫缺陷或使用免疫抑制剂后造成的抑制状态，不会导致自身免疫病的发生，故称为免疫耐受。引起免疫耐受的抗原称为耐受原。如：自身组织抗原，引起天然性免疫耐受；非自身抗原（如病原微生物和异种组织抗原等），在一定条件下可以是免疫原，也可以是耐受原。

早在 20 世纪中叶，科学家们就发现，在胚胎时期或新生儿期，引入外源抗原，很容易诱导个体发生对该抗原的耐受，在正常情况下，胎儿与外部抗原刺激是隔离开的，它的淋巴系统只会遇到自身抗原，从而可导致自身免疫反应的消除。免疫系统在发育过程中学会了耐受，它的任务是通过 T 细胞和 B 细胞抗原受体基因的重排下产生随机的结构多样性，识别不期而遇的分子并作出反应，因而是一种获得性现象，需要抗原诱导才能产生，即便是对自身抗原的耐受也是如此。这就是 Burnet 学说，Burnet 于 1960 年获诺贝尔奖，并对 20 世纪 70 年代免疫学的快速发展起到了巨大的推动作用。

二、免疫耐受的分类

（一）天然性免疫耐受

目前认为固有性免疫系统免疫耐受有以下两种机制。

一是缺乏识别自身抗原的受体，如巨噬细胞表面表达的多糖受体（如甘露糖受体）不识别正常细胞（无相应多糖，或被唾液酸等遮盖），使自身抗原处于被忽视的状态。

二是某些细胞表面存在抑制性受体或抑制性结构，如 NK 细胞表面存在的 KIR，识别正常细胞表面的 MHCⅠ类分子，活化并传递抑制性信号到细胞内，致使 NK 细胞不破坏正常自身细胞。当正常细胞由于某种因素（如病毒感染、各种理化因素等）发生结构改变时，可致上述两种细胞活化，对改变抗原结构的细胞发生应答，引起细胞破坏。

（二）获得性免疫耐受

获得性免疫耐受包括中枢耐受和外周耐受。

1. 中枢耐受 在中枢免疫器官（胸腺和骨髓）内，T 细胞和 B 细胞在发育中，在尚未成熟前，能识别自身抗原的细胞克隆使自己被清除或处于无反应性状态，从而形成自身耐受。如 T 细胞在胸腺内发育过程中,经过阳性选择和阴性选择,识别自身抗原的未成熟 T 细胞使其凋亡。

2. 外周耐受 在外周免疫器官,成熟的 T 细胞和 B 细胞遇到自身或外源性抗原形成的耐受,称为外周耐受,其发生机制如下。①克隆无反应性(clonal anergy,又称克隆麻痹),是指在某些情况下,T、B 细胞虽然仍有与抗原反应的 TCR 或 mIg 表达,但对该抗原呈功能上无应答或低应答状态。如:成熟 T 细胞活化需要的两种(或两种以上)信号之一缺乏,T 细胞不能被活化,处于无反应状态;成熟 B 细胞缺少刺激信号(如缺乏 Th 细胞辅助作用),不能活化,处于无反应状态。②克隆忽视(clonal ignorance),是指免疫细胞接触不到"隐蔽抗原",使抗原处于被忽视状态。③活化诱导的细胞死亡(AICD),通过 T 细胞-B 细胞或 T 细胞-T 细胞之间的 FasL(CD178)和 Fas(CD95)的结合,启动 AICD,使自身反应性 T 细胞或 B 细胞被消除。④免疫调节细胞(如调节性 T 细胞)分泌抑制性细胞因子致免疫耐受。⑤独特型网络可致免疫耐受。

三、影响免疫耐受形成的因素

抗原性物质进入机体后,有时可导致正免疫应答,有时可导致免疫耐受或负免疫应答。这两种不同免疫应答的出现,取决于诸多因素的影响,而主要与抗原及机体两方面的因素有关。

(一) 抗原方面的因素

1. 抗原的性质 耐受原仅是一个功能性定义,有许多因素可影响某抗原使之成为免疫原或耐受原。例如牛或人的丙种球蛋白(BGG、HGG)呈大分子聚合状态时具有免疫原性,而分子较小的非聚合单体则是良好的耐受原。给动物注射这种耐受原后,对以后再注入的聚合丙种球蛋白表现为无应答。一般来说相对分子质量小的抗原其免疫原性差,导致耐受能力强,并随相对分子质量大小而递减或递增。例如多聚鞭毛素(相对分子质量 104000)、单体鞭毛素(相对分子质量 40000)及由单体鞭毛素提取的成分 A(相对分子质量 18000)三者的免疫原性依次递减,而致耐受原性则依次递增。

此外,可溶性抗原常为致耐原,而颗粒性抗原则易于引起正免疫应答。易被巨噬细胞迅速摄取的抗原常诱发免疫应答,而缓慢或不易被巨噬细胞摄取的抗原则多为致耐原。抗原表位密度高,即抗原分子表面具有许多相同重复的抗原决定簇者,其致耐原强。

2. 抗原的剂量 足以诱导耐受的抗原剂量随抗原种类,动物的种属、品系及年龄,参与效应细胞类型等的不同而有所差异。一般来说,抗原剂量越大所诱导的耐受越完全和持久。

Mitchison 在 1964 年首先报告高、低带耐受性(high-zone,low-zone tolerance)现象。当他给小鼠注射低剂量(10～8 MU)与高剂量(10～5 MU)牛血清白蛋白(BSA)后,动物出现耐受。而中等剂量(10～7 MU)BSA 引起良好的免疫应答。

T、B 细胞产生耐受所需抗原剂量明显不同。T 细胞所需抗原的量是 B 细胞所需抗原的量的 $\frac{1}{1000}$～$\frac{1}{100}$,而且发生快(24 h 内达高峰),持续时间长(数月)。而 B 细胞形成耐受不但需要抗原的量大,而且发生缓慢(1～2 周),持续时间短(数周)。Waigle 研究指出,小剂量抗原引起 T 细胞耐受,而大剂量抗原则引起 T 细胞和 B 细胞都耐受。致耐受所需抗原量与个体的年龄有关,即随年龄相应增大。与抗原的类别亦有关,即强免疫原性抗原大量注入时能引起耐受,继续注入大量抗原使耐受性增强;胸腺非依赖抗原高剂量易致耐受,胸腺依赖抗原用高、低剂量均可引起耐受。

3. 抗原注射途径 一般来说,抗原经静脉注射最易诱导耐受性,腹腔注射次之,皮下及肌内注射最难。但不同的部位静脉注射引起后果可各异。HGG 经颈静脉注入引起免疫,肠系膜静脉注入引起耐受;IgG 或白蛋白注入静脉能致耐受,注入周围静脉则引起免疫应答。有些半抗原经皮内注射能诱导抗体生成及迟发型变态反应,但通过口服则发生耐受。

通过肠系膜及门静脉注射易于致耐受的原因可能是由于肝起着生物学过滤的作用,将抗原解聚,聚合抗原被肝内枯否细胞吞噬降解,从而除去了免疫原性强的抗原部分,剩下非聚合抗原进入外周血流或淋巴道。

（二）机体因素

1. 年龄因素 年龄与耐受易感程度密切相关。Owen 与 Billingham 等人的资料表明胚胎期与新生儿期的免疫系统接触抗原（不论是天然或人工的）后，极易导致终生或长期的耐受性。其后，许多实验证实这一现象的普遍性，这主要与免疫系统发育未成熟有关。成年机体一般亦不易诱导耐受，常须联合应用其他免疫抑制措施，以加速其诱导过程。

2. 遗传因素 小鼠免疫耐受及维持的难易程度随品系不同而异。自身免疫病好发鼠（NZB×NAW）F1 品系难于诱导耐受，所诱导出的耐受性维持时间短。所有自发产生类似人类系统性红斑狼疮（SLE）品系小鼠不易用半抗原或非聚合的免疫球蛋白诱发耐受。

3. 免疫抑制的联合应用 前已提及，单独使用抗原一般不易对成年机体诱发耐受性，而常需要与各种免疫抑制措施联合应用。常用的有效方法是全身淋巴组织照射，应用抗淋巴细胞血清（anti-lymphocyte serum，ALS）、抗 TH 细胞抗体（人抗 CD4、小鼠抗 L3T4）、环磷酰胺、环孢素 A、糖皮质激素等免疫抑制药物。

上述现象不仅已被许多实验所证明，而且在器官移植临床工作中已被证实是延长移植物存活的有效措施，认为是常规防止移植物排斥的方法。单纯免疫抑制药物并不能诱导出抗原特异性的免疫耐受。这些药物必须与抗原联合应用，在免疫耐受形成过程中起促进作用，降低耐受原剂量，阻断抗原刺激后免疫活性细胞的分化。

例如，环磷酰胺对抗原诱导免疫耐受有促进作用。现已证明，环磷酰胺同时作用于 T 细胞及 B 细胞。它参与免疫耐受诱导的机制可能与其阻止 B 细胞表面免疫蛋白受体的再生有关。

又如，全身淋巴组织照射时用铅板遮蔽骨髓、肺及其他重要的非淋巴器官，因此剂量即使高达 40 戈瑞（Cy）亦无副反应。这种处理可使机体胸腺及二级淋巴器官中已成熟的淋巴细胞受到破坏，造成类似新生期的状态。此时胸腺和二级淋巴器官中未成熟的淋巴细胞可重新形成集落，细胞表面虽有抗原受体表达但尚未发育成熟。因此，全身淋巴组织照射后能用多种抗原诱导出持久的免疫耐受，如输注同种异体骨髓能建立起同种骨髓嵌合体且不发生移植物抗宿主病。这种情况下，耐受性的维持与体内产生特异性的抑制细胞有关，称为天然抑制细胞。这种细胞见于新生儿及照射过的动物脾内，它们不具有通常 T 细胞表面标志，表型类似 NK 细胞，但对 NK 细胞敏感的靶细胞并无杀伤作用。

四、研究免疫耐受的临床意义

首先，免疫耐受的诱导、维持和破坏影响着许多临床疾病的发生、发展和转归。人们企图诱导和维持免疫耐受性来防治超敏性疾病、自身免疫性疾病以及移植物的排斥反应。某些感染性疾病以及肿瘤生长过程中，设法解除免疫耐受、激发免疫应答将有利于对病原体的清除及肿瘤的控制。

根据免疫耐受发生机制的多样性，对Ⅰ型变态反应患者诱导免疫耐受的可能途径是通过 B 细胞克隆清除或主动抑制抗原而实现的。处理的方法有注射表面高密度多聚耐受原、变性蛋白抗原或脱敏疗法等。

自身免疫病的发生至今认为主要与自身耐受的破坏有关，去除导致耐受破坏的因素，当然有利于对自身免疫病的防治。

现代医学虽然已将古人幻想的器官移植变为现实，但同种异体免疫排斥现象仍是器官移植中主要存在的问题。免疫抑制疗法上的进步有利于延长移植物存活，但非特异性抑制所带来的副作用仍有待解决。若能将特异性抑制（免疫耐受）成功地应用于临应，收到较好的效果，无疑是在此领域中的重大突破。

在麻风及慢性黏膜皮肤念珠菌病患者中，若体内出现良好的细胞免疫应答，即使抗体生成低下甚至缺如，临床预后仍可能良好，并常伴随有效的防御性免疫。反之，如果细胞免疫水平低下，抗体效价虽高，而预后仍可能较差，多呈进行性感染。这种分离耐受现象对感染性疾病的预后有重要影响。乙型肝炎病毒携带者伴有极轻微的肝炎病变，可能与新生期发生感染而使机体对病毒产生部分耐受性有关。

在对肿瘤患者进行免疫治疗时，解除患者的免疫耐受状态也是一项有意义的措施。美国两家实验室报导将一种协同刺激因子 B7 的基因转染黑色素瘤细胞，并用这种转染细胞进行防治黑色素瘤的实验性研究，获得可喜的成功，为这一领域的研究开阔了新的途径。

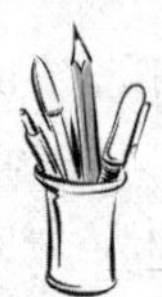

本章小结

免疫应答包括固有免疫应答和适应性免疫应答。固有免疫应答的特点是反应速度快，无特异性，短效且无免疫记忆。参与固有免疫应答的物质包括屏障结构、固有免疫细胞、固有免疫分子。固有免疫应答可以有效地启动和影响适应性免疫应答过程，并参与适应性免疫应答的效应阶段。

适应性免疫应答的特点是，它是后天获得的，有明显的个体差异，具有抗原特异性、记忆性、MHC 限制性。适应性免疫应答分为体液免疫应答和细胞免疫应答两种类型，其基本过程分为感应阶段、反应阶段和效应阶段，抗原提呈途径是其中的一个关键步骤：外源性抗原通过 MHCⅡ类分子途径提呈给 $CD4^+$ T 细胞；内源性抗原主要通过 MHCⅠ类分子途径提呈给 $CD8^+$ T 细胞。TD 抗原引起的体液免疫应答主要由 B 细胞在 Th2 细胞辅助下分化为浆细胞产生抗体发挥生物学作用，抗体在初次应答和再次应答的产生规律有明显不同，再次接受抗原刺激时，机体在较短的潜伏期产生有高亲和力、高水平的以 IgG 为主的抗体，并且持续时间较长。细胞免疫应答分为 $CD4^+$ Th1 介导的迟发型超敏反应和 $CD8^+$ CTL 介导的溶解破坏靶细胞的细胞免疫应答过程。其中 T 细胞、B 细胞活化均需要双信号。

免疫耐受是指对抗原特异性应答的 T 细胞与 B 细胞，在抗原刺激下，不能被激活，不能产生特异性免疫效应细胞及特异性抗体，从而不能执行正免疫应答的现象。

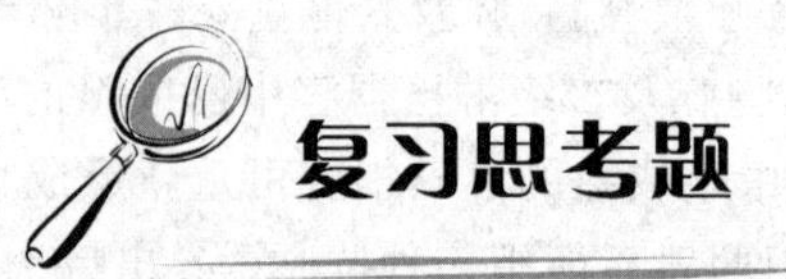

复习思考题

一、单选题

1. 再次应答时抗体产生的特点是（　　）。

A. IgM 抗体显著升高　B. 产生快，维持时间长　C. 潜伏期长
D. 浓度低　E. 亲和力低

2. 机体受抗原刺激后产生免疫应答的部位是（　　）。

A. 胸腺　B. 骨髓　C. 腔上囊　D. 淋巴结　E. 血液

3. 具有免疫记忆的细胞是（　　）。

A. 巨噬细胞　B. NK 细胞　C. 肥大细胞　D. 中性粒细胞　E. 淋巴细胞

4. 初次应答时抗体产生的特点是（　　）。

A. 潜伏期短　B. 抗体亲和力高　C. 抗体维持时间短
D. 抗体含量高　E. 以 IgG 为主

5. 免疫应答过程不包括（　　）。

A. B 细胞在骨髓内的分化成熟　B. B 细胞对抗原的特异性识别
C. 巨噬细胞对抗原的处理和提呈　D. T、B 细胞的活化、增殖、分化
E. 效应细胞和效应分子的产生和作用

6. 巨噬细胞对外源性抗原的处理和提呈过程不包括（　　）。

A. 吞噬体形成　B. 吞噬溶酶体形成　C. 抗原降解成抗原肽
D. 抗原肽在内质网中加工修饰　E. 抗原肽与 MHCⅡ类分子结合成复合物

7. 除 B 细胞和 Th 细胞外，参与抗体产生的细胞还有（　　）。

A. 巨核细胞　B. 中性粒细胞　C. 巨噬细胞　D. NK 细胞　E. TC 细胞

8. 在无抗体存在时仍可发生的免疫作用是（　　）。

A. ADCC 作用　B. 补体经典途径激活　C. 病毒中和作用

D. 毒素中和作用　　E. NK 细胞对靶细胞的杀伤作用

9. Th1 细胞对免疫效应表现为(　　)。

A. 非特异性直接杀伤靶细胞　　B. 分泌抗体

C. 特异性直接杀伤靶细胞　　D. 释放细胞因子产生免疫效应

E. ADCC 作用

10. 与细胞免疫无关的免疫反应是(　　)。

A. 外毒素中和作用　　B. 抗肿瘤免疫作用　　C. 移植排斥反应

D. 接触性皮炎　　E. 结核空洞形成

二、简答题

1. 简述免疫应答的基本过程和类型。
2. 简述抗原提呈细胞对外源性抗原的处理和提呈过程。
3. 简述抗体产生的一般规律及意义。
4. 比较固有免疫应答与适应性免疫应答的异同点。

(吾尔尼沙・玉松)

第七章 抗感染免疫

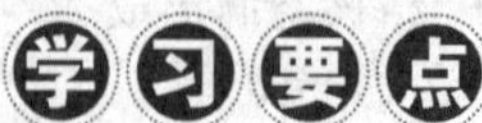

掌握：抗感染免疫的组成因素及作用特点。

熟悉：非特异性和特异性抗感染免疫的过程。

了解：寄生虫感染免疫病理、寄生虫感染的免疫逃逸机制。

【文摘引言】 在我们生活的环境中处处都有各类病原微生物的存在，包括细菌、病毒和寄生虫等，机体被包围着，时刻受到它们的威胁，一旦感染可以引起相应的疾病，严重者危及生命。面对各类病原微生物的感染，机体通过免疫系统实现抗感染免疫，识别并排除各类病原微生物，保卫着我们的机体。

第一节 概 述

机体的免疫系统由免疫器官、免疫细胞和免疫分子组成。当病原微生物入侵机体，发生感染时，机体通过免疫系统发挥抗感染免疫的作用，识别并清除外来的病原微生物，以抵抗病原微生物及其产物的有害作用，维持机体的生理功能。不同的病原微生物感染免疫过程各有不同，比如对细菌、病毒和寄生虫感染，机体抗感染免疫过程各有特点。抗感染免疫过程中，抗感染免疫可分为非特异性免疫和特异性免疫两大类。

非特异性免疫又称先天免疫，是机体在长期种系发育和进化过程中，逐渐建立并完善的天然防御功能。其特点如下：①生来就有的，受遗传基因控制并能稳定传给后代；②无特异性，对各种细菌均有一定的防御能力。非特异性免疫由机体的屏障结构、巨噬细胞以及正常组织体液中的抗菌物质共同构成。

特异性免疫是机体在生活过程中，与病原微生物及其代谢产物等抗原物质接触，或接种疫苗而获得的免疫，由于它是在出生后建立的，故又称后天获得性免疫，不能遗传。特异性免疫具有明显的针对性，机体接受某一病原微生物刺激后所产生的免疫力，只能对该病原微生物起作用。特异性免疫包括体液免疫和细胞免疫两大类。

第二节 抗细菌感染的免疫

机体抗细菌感染的免疫可分为非特异性免疫和特异性免疫。病原菌侵入机体首先遇到非特异性免疫功能的抵抗，一般经 7～10 天，才产生特异性免疫。

一、非特异性免疫

（一）屏障结构

1. 皮肤黏膜 机体抗感染的第一道防线，包括完整的皮肤黏膜及其附属的纤毛、腺体以及寄居的正常菌群。皮肤黏膜除了有机械阻挡作用外，还可分泌多种杀菌物质，例如皮肤汗腺分泌的乳酸、皮脂腺分泌的脂肪酸等都具有杀菌或抑菌作用；唾液、泪液及上呼吸道分泌物中存在的溶菌酶，胃液中的胃酸，肠道中分泌的多种蛋白酶，也都具有杀灭微生物的作用。寄居在人的体表以及与外界相通的腔道中的正常菌群可与致病菌竞争空间和营养及其产生抗生素、细菌素等代谢产物，对病原菌有拮抗和抑制作用。

2. 血脑屏障 由软脑膜、脉络丛、脑血管内皮细胞和星状胶质细胞组成。研究发现，抗感染的血脑屏障的组织主要是脑血管内皮细胞。血脑屏障具有阻挡病原微生物、毒素及大分子物质从血液进入脑组织或脑脊液的作用，从而保护中枢神经系统。婴儿的血脑屏障发育尚未完善，故易发生脑膜炎、脑炎等感染。

3. 血胎屏障 由母体子宫内膜的基蜕膜和胎盘绒毛膜组成。母体和胎儿小分子营养物质可以交流，大分子和病原体不能通过，故胎儿一般不易被感染。但在妊娠3个月内，血胎屏障发育尚未健全，母体中的病原微生物或某些药物可经胎盘侵入胎儿，影响胎儿正常发育，造成畸形或死胎。因此在妊娠早期应尽量避免感染，不用或尽可能少用药物。

（二）巨噬细胞

巨噬细胞分小巨噬细胞和大巨噬细胞：前者为外周血液中的中性粒细胞和嗜酸性粒细胞；后者又称单核-巨噬细胞系统，由单核细胞和巨噬细胞组成。单核细胞在血液中存留2～3天后进入组织中，在组织中进一步分化成巨噬细胞。

【课堂互动】

完整的皮肤黏膜对抵抗病原微生物的感染有用吗？为什么？

当病原菌通过皮肤黏膜伤口侵入机体后，首先被毛细血管内游离出的中性粒细胞包围，多数情况下，病原菌被吞噬消灭。少数未被杀灭的则经淋巴管到达局部淋巴结，被淋巴结内的巨噬细胞吞噬杀死。淋巴结的这种过滤作用在机体的防御功能上占有重要地位。只有极少数毒力强、数量多的病原菌可突破淋巴结的防御侵入到血液及其他器官，然后再由血液及该器官中的巨噬细胞继续进行吞噬杀灭。

1. 吞噬杀菌过程 一般分为三个阶段。

（1）巨噬细胞与病原菌接触 这种接触可通过随机相遇和趋化因子吸引。肺炎链球菌等细菌多糖物质，补体活化裂解产物 C_{3a}、C_{5a}、$C\overline{567}$以及组织损伤所释放的酶类，均能使巨噬细胞向感染部位移位集中，此为阳性趋化作用。但伤寒沙门菌、铜绿假单胞菌等革兰阴性菌的内毒素，以及破伤风梭菌等的外毒素，可以麻痹巨噬细胞，阻止巨噬细胞移动，此为阴性趋化作用。

（2）识别和吞入病原菌 对细菌等大颗粒物质，由巨噬细胞伸出伪足，将细菌包围并摄入细胞质内，此为吞噬作用。另一种是吞饮作用，当病毒等较小物质与巨噬细胞接触时，由胞膜内陷形成吞饮小泡，将其包绕在内。

（3）杀灭病原菌 吞噬体形成后，细胞内的溶酶体向吞噬体靠近，并融合成巨噬溶酶体。溶酶体内的酶、乳铁蛋白及巨噬细胞的杀菌素等可将病原菌杀死，最后将不能被消化的残渣排至细胞外（图7-1）。

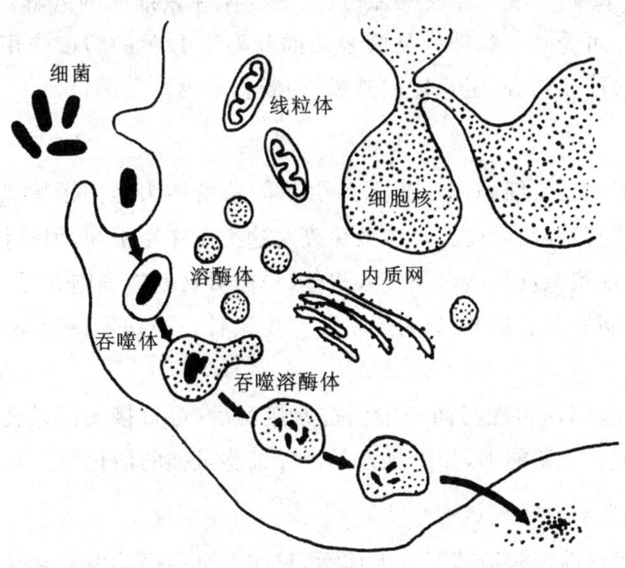

图7-1 巨噬细胞对细菌的吞噬和消化示意图

2. 吞噬作用的结果 一般化脓性细菌，在被吞噬 5～10 min 死亡，30～60 min 被消化，称为完全吞噬。结核分枝杆菌、麻风分枝杆菌、布鲁菌、伤寒沙门菌等细胞内寄生菌，以及某些病毒，在缺乏免疫力或免疫力低下的机体中，虽然巨噬细胞将其吞噬，但不能把它杀死，称为不完全吞噬。不完全吞噬可使病原菌在巨噬细胞内受到保护，可以免受抗体和体液中杀菌物质的影响，甚至有的病原菌可在巨噬细胞内繁殖，使巨噬细胞裂解，或随游走的巨噬细胞经淋巴、血液向其他部位散播，导致炎症向全身扩散。

（三）体液中抗微生物物质

人体的正常体液和组织中含有多种杀灭或抑制微生物的物质，包括补体、溶菌酶、乙型溶素、干扰素等。

1. 补体 此为正常人和动物血清中的一组球蛋白，由巨噬细胞，肝、脾、肠上皮细胞等组织细胞产生。补体经不同途径被激活后，具有溶菌、细胞毒、趋化、黏附、促进吞噬及增强抗感染的作用。补体缺陷病患者常发生严重的细菌感染。

2. 溶菌酶 一种低分子碱性蛋白，主要来源于巨噬细胞。溶菌酶广泛存在于唾液、泪液、乳汁、血清、汗、尿、肠分泌物以及巨噬细胞溶酶体内。作用于革兰阳性菌的细胞壁肽聚糖，导致裂解。由于革兰阴性菌肽聚糖外尚有脂多糖和脂蛋白存在，故溶菌酶对革兰阴性菌不能单独起溶菌作用。

3. 乙型溶素 存在于血清中的碱性多肽，来源于血小板，可作用于革兰阳性菌细胞膜，使细菌溶解，但对革兰阴性菌无作用。

4. 干扰素 病毒、细菌内毒素、原虫及人工合成的物质（如聚肌胞）等可诱导多种组织细胞产生干扰素（IFN）。IFN 具有免疫调节、抗肿瘤、抗病毒作用。

5. Tuftsin 1970 年研究者在 Tufts 大学发现的一种物质，故名。它来源于脾脏，也存在于血清中。巨噬细胞上有 Tuftsin 受体，Tuftsin 具有促吞噬作用和增强巨噬细胞杀肿瘤能力的作用。

二、特异性免疫

（一）胞外菌感染的免疫

胞外菌感染是指机体发生感染时，病原菌主要停留在血液、淋巴和组织液中。其免疫过程主要为特异性抗体、补体及巨噬细胞的协同作用将病原微生物破坏、清除。葡萄球菌、链球菌、肺炎链球菌、脑膜炎奈瑟菌以及厌氧芽胞梭菌等许多革兰阳性菌的感染均属胞外感染，中性粒细胞在消灭和清除这类病原菌中起到重要作用。病原菌与 IgG 与 IgM 形成复合物，激活补体导致细菌的溶解。由呼吸道、消化道及泌尿生殖道侵入机体的病原菌，可受到这些部位黏膜表面的分泌型 IgA 的防御作用，分泌型 IgA 能同黏膜表面相应的细菌、毒素或过敏原相结合，阻止侵入黏膜，中断感染的发生。

（二）胞内感染免疫

病原菌侵入机体后，进入宿主细胞内生长繁殖引起的感染称为胞内菌感染。如结核分枝杆菌、布鲁菌、麻风分枝杆菌、伤寒沙门菌等属于此类。体液免疫对这类菌作用不大，因抗体不能进入细胞内，对这类菌的清除杀灭作用主要靠细胞免疫。胞内菌侵入机体，虽然可被巨噬细胞吞噬，但不能将其杀死消化。这种不完全吞噬反而有助于病原菌的扩散，只有当机体产生了针对被病原菌感染的特异性细胞免疫才能杀死细胞内寄生菌。

特异性致敏的淋巴细胞（Tc）再次与同一细菌抗原接触后，可直接发挥杀伤作用，也可释放多种淋巴因子，作用于巨噬细胞增强其杀菌能力，如干扰素是巨噬细胞最强的活化剂。

（三）对外毒素的免疫

白喉棒状杆菌、破伤风梭菌等病原菌侵入人体后，只在入侵的局部生长繁殖，不进入血流，但其产生的外毒素可扩散入血，造成毒血症。外毒素可刺激机体产生抗毒素。抗毒素主要是血液循环中的 IgG 或黏膜表面的分泌型 IgA，具有中和外毒素作用，对机体具有很强的保护力。

第三节　抗病毒感染的免疫

病毒具有较强的免疫原性，它能够诱导机体产生正常的免疫应答，有助于病毒感染的恢复及防御再感染，这种保护作用即为抗病毒感染的免疫。宿主的抗病毒感染的免疫由非特异性免疫和特异性免疫组成，两者协同作用。

一、非特异性免疫

非特异性免疫分先天具有的和后天获得的两类。前者与机体的遗传特性密切相关，后者主要是干扰素。

干扰素是个体出生后，机体受到病毒或其他干扰素诱生剂刺激巨噬细胞、淋巴细胞以及体细胞等多种细胞所产生的一种糖蛋白。干扰素具有广谱抗病毒作用，它在控制病毒感染、阻止病毒在机体内的扩散以及促进病毒疾病的痊愈等方面起着重要作用。另外，干扰素也有调节免疫功能和抑制肿瘤细胞生长的作用。

由人类细胞诱生的干扰素(IFN)，根据其不同抗原性可分为α、β和γ三种。每种又根据其氨基酸顺序不同再分为若干亚型。α干扰素主要由人白细胞产生，β干扰素主要由人成纤维细胞产生。α和β干扰素属于Ⅰ型干扰素，而γ干扰素由 T 细胞产生，也称免疫干扰素，属Ⅱ型干扰素。Ⅰ型干扰素的抗病毒作用比Ⅱ型干扰素强，对免疫细胞的调节作用则Ⅱ型比Ⅰ型强。

干扰素相对分子质量小，对热比较稳定，4 ℃可保存很长时间，－20 ℃时其活性可长期保持。56 ℃则被灭活，蛋白酶可将其分解破坏，pH 2～10 范围内干扰素不被破坏。干扰素诱生剂种类很多，如病毒、细菌内毒素、原虫以及人工合成的多聚肌苷酸与多聚胞嘧啶核苷酸的多聚物(poly Ⅰ:C)等。干扰素作用机制，不是直接作用于病毒，而是作用在宿主细胞的基因，使之合成抗病毒蛋白。抗病毒蛋白可控制病毒蛋白质的合成，亦可影响病毒的组装和释放。因而病毒不能增殖，从而起到抗病毒感染的作用。受病毒感染的细胞在病毒复制的同时即形成或释放干扰素，故干扰素的产生较特异性免疫产物为早，干扰素很快能渗入邻近细胞产生抗病毒蛋白。因此，干扰素既能中断受染细胞的病毒感染又能限制病毒的扩散。干扰素诱导产生抗病毒蛋白只作用于病毒，对宿主细胞的蛋白质合成没有影响。现在干扰素制剂和干扰素诱生剂已试用于治疗一些病毒感染并已取得较好的疗效，如治疗慢性乙型肝炎、单纯疱疹病毒性角膜炎、带状疱疹、水痘等。

二、特异性免疫

病毒是一种良好抗原，能引起特异性免疫应答。受病毒感染的靶细胞表面抗原发生改变后，也能被宿主自身免疫系统识别而产生应答反应。病毒是严格细胞内寄生微生物，因此以细胞免疫为主。在杀细胞性感染中，由于体液中可有一定数量的病毒存在，故体液免疫也有重要作用。

(一) 体液免疫

机体受病毒感染后，体液中出现相应的特异性抗体，如中和抗体、血凝抑制抗体、补体结合抗体等。在病毒免疫中起主要作用的是 IgG、IgM 和 IgA 三大类免疫球蛋白。病毒感染后最先出现的是 IgM，一般在感染后 2～3 日血清中开始出现；当再次受相同抗原刺激时，抗体急剧增加，但以 IgG 为主。

1. 中和抗体　这种抗体能与病毒结合后消除病毒的感染能力，故在杀灭细胞外的游离病毒中起主要作用。其作用机制是改变病毒表面构型，阻止病毒吸附于易感细胞，使病毒不能穿入胞内进行增殖。病毒与中和抗体形成的免疫复合物，易被巨噬细胞吞噬清除。有包膜的病毒表面抗原与中和抗体结合后，激活补体，可导致病毒的溶解。

IgG、IgM、IgA 三类免疫球蛋白都有中和抗体的活性，但其特性不完全相同。IgG 相对分子质量小，能通过胎盘，新生儿体内来自母体的抗体类型就是 IgG。IgG 在机体体液中含量最高，占总免疫球蛋白含量的 75%左右，并能在体内维持较长时间。IgM 相对分子质量大，不能通过胎盘，如新生儿血中测得特异性 IgM 类抗体,则可诊断为宫内感染。病毒感染后最早出现 IgM,故检查 IgM 抗体可作早期诊断。IgM 抗体中和病毒能力不如 IgG 抗体,但 IgM 激活补体能力很强,因而对依赖补体破坏病毒感染细胞以及对包膜病毒的溶解均有重要作用。分泌型 IgA 抗体主要来源于黏膜固有层的浆细胞,存在于黏膜分泌液中,在局部免疫中起主要作用。

2. 血凝抑制抗体　表面含有血凝素的病毒感染后,体液中含有抑制血凝现象的抗体。IgM、IgG 均有血凝抑制抗体的活性,IgA 则无此活性。乙型脑炎病毒、流感病毒等血凝抑制抗体也能中和病毒的感染性,但前者在感染后一年左右完全消失。

3. 补体结合抗体　这种抗体由病毒内部抗原或病毒表面非中和抗原所诱发,不能中和病毒,但可发挥调理作用,增强巨噬细胞的吞噬功能。检测补体结合抗体可协助诊断病毒性疾病。

(二)细胞免疫

病毒进入宿主细胞后,体液免疫的抗体分子因不能进入细胞而使其作用受到限制,这时主要依赖细胞免疫发挥作用。涉及的免疫细胞有 CTL 及 TD 淋巴细胞,以及巨噬细胞和 NK 细胞。

激活后的 CTL 通过细胞裂解和细胞凋亡两种机制,直接杀伤靶细胞。在杀伤过程中,CTL 本身并不受损伤,可继续再杀伤多个靶细胞。CTL 的杀伤效应受 MHC 分子的约束,即 CTL 在识别病毒抗原的同时,必须识别细胞膜上 MHC 抗原才能杀伤靶细胞,此即 MHC 限制性。多数 CTL 是 $CD8^+$ 细胞,受 MHCⅠ类抗原限制;少数 CTL 是 $CD4^+$ 细胞,受 MHCⅡ类抗原限制。由于机体大多数细胞表达 MHCⅠ类抗原,故 $CD8^+$CTL 具有广泛的杀伤靶细胞活性。

病毒免疫产生的 TD 细胞,能释放多种淋巴因子。如淋巴毒素,可直接破坏病毒;巨噬细胞趋化因子、移动抑制因子和活化因子可吸引巨噬细胞聚集在病毒感染的部位,更有效地发挥吞噬和杀灭病毒作用;γ干扰素,可增强 NK 细胞杀伤靶细胞作用。

【课堂互动】

为什么打乙型肝炎疫苗可以预防乙型肝炎?为什么乙型肝炎疫苗要注射三针?

第四节　抗寄生虫感染的免疫

寄生虫侵入人体后,宿主的抗寄生虫感染免疫由非特异性免疫和特异性免疫组成,两者协同作用。

一、非特异性免疫(天然免疫)

(1) 皮肤、黏膜和胎盘的屏障作用。

(2) 巨噬细胞的吞噬作用,如中性粒细胞和单核-巨噬细胞,后者包括血液中的大单核细胞和各组织中的巨噬细胞。这些细胞的作用,一方面表现为对寄生虫的吞噬、消化、杀伤作用,另一方面在处理寄生虫抗原过程中参与特异性免疫的致敏阶段。

(3) 体液因素对寄生虫的杀伤作用,如补体系统因某种原因被活化后,可参与机体的防御功能;人体血清中高密度脂蛋白(HDL)对虫有毒性作用等。

二、特异性免疫(获得性免疫)

1. 寄生虫抗原　寄生虫具有复杂的结构,其抗原也较为复杂。寄生虫抗原可分为以下三类。

(1) 表膜抗原　虫体的表膜是虫体与宿主接触的部位,宿主可通过识别寄生虫表膜抗原发生免疫应答。比如疟原虫子孢子表面的环子孢子蛋白就具有较强的免疫原性,是一种表膜抗原。

(2) 分泌抗原　此类抗原来源于虫体的分泌排泄物、脱皮液以及溶解的虫体等,存在于寄生部位的宿主分泌排泄物中,或循环血液中。分泌抗原具有很强的免疫原性,可诱导宿主产生保护性免疫。比如血吸虫卵的分泌排泄抗原参与组织肉芽肿(granuloma)的形成,对宿主造成免疫病理性损伤。

(3) 虫体抗原　此类抗原来源于虫体蛋白质,与虫体的结构有关。寄生虫中并非所有的虫体蛋白质都是功能性抗原,诱导机体产生抗体和致敏淋巴细胞并发挥免疫效应的抗原只占虫体蛋白质的一部分。

2. 寄生虫感染机体免疫应答的特点

(1) IgE 升高　寄生虫感染中 IgE 水平升高,可以说是蠕虫感染的一个免疫特征。活虫经皮肤黏膜进入机体更能有效地诱导产生 IgE 抗体,导致 IgE 水平升高。

(2) 嗜酸性粒细胞增多　这是蠕虫感染的另一个免疫特征。在虫源性嗜酸性粒细胞趋化因子等多种趋化因子的作用下,导致嗜酸性粒细胞增多,可以作为蠕虫感染血象变化的指标。

(3) 速发型皮肤超敏反应阳性　这是某些蠕虫感染的特点,可用于流行病学的筛查,但易出现假阳性。

3. 寄生虫感染免疫病理　寄生虫感染的损伤除了虫体对宿主的直接损害外,还有寄生虫感染引起的免疫病理损害。

(1) Ⅰ型超敏反应　寄生虫抗原刺激机体诱导产生 IgE 抗体结合于肥大细胞和嗜碱性粒细胞表面,当抗原再次进入机体时与 IgE 结合,促使上述细胞脱颗粒,释放组胺和白三烯等生物活性介质,引起平滑肌收缩和血管通透性增加。引起荨麻疹、哮喘等疾病。

(2) Ⅱ型超敏反应　寄生虫刺激产生的抗体或自身抗体与感染的宿主细胞结合形成免疫复合物,激活补体导致细胞的溶解或组织的损伤。

(3) Ⅲ型超敏反应　寄生虫抗原与抗体结合形成循环免疫复合物沉积于毛细血管壁,激发Ⅲ型超敏反应。

(4) Ⅳ型超敏反应　如血吸虫卵肉芽肿。被寄生虫感染的宿主再次受到抗原刺激后,激发Ⅳ型超敏反应,表现为以淋巴细胞和单核细胞浸润为主的炎症。

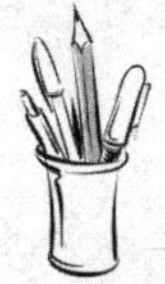

本章小结

细菌、病毒和寄生虫等一旦感染可以引起相应的疾病甚至死亡。面对各类病原微生物的感染,机体通过免疫系统实现抗感染免疫,识别并排除各类病原微生物,保卫着我们的机体。免疫系统由免疫器官、免疫细胞和免疫分子组成。当病原微生物入侵机体,发生感染时,机体通过免疫系统发挥抗感染免疫的作用,识别并清除外来的病原微生物,以抵抗其有害作用,维持机体的生理功能。机体免疫包括非特异性免疫和特异性免疫两大类。非特异性免疫是机体在长期种系发育和进化过程中,逐渐建立并完善的天然防御功能。特异性免疫是机体在生活过程中,与病原微生物及其代谢产物等抗原物质接触,或接种疫苗而获得的免疫。非特异性免疫包括皮肤黏膜屏障、血脑屏障、巨噬细胞和体液因素,如补体、自溶酶和防御素等。特异性免疫包括包括细胞免疫和体液免疫。

抗细菌、抗病毒、抗寄生虫感染的免疫都包括非特异性免疫和特异性免疫。抗细菌感染的免疫的特异性免疫包括针对胞内菌、胞外菌和外毒素的免疫三种。

病毒具有较强的免疫原性,通常能诱导机体产生抗病毒感染的免疫,清除病毒并防御再次感染同一病毒,这种免疫能力包括非特异性免疫和特异性免疫两个方面,产生的特异性中和抗体可以长期存在于体内,抵抗病毒的感染。

寄生虫侵入人体后,宿主的抗寄生虫感染免疫由非特异性免疫和特异性免疫组成,两者协同作用。

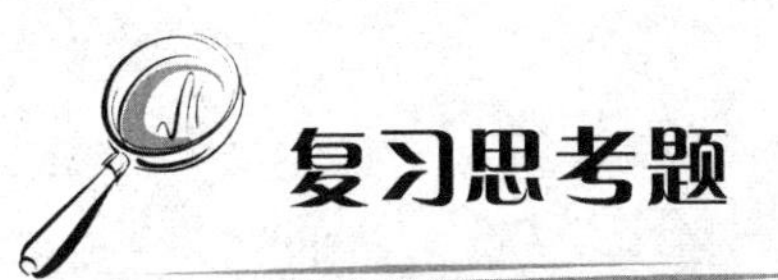

复习思考题

一、单选题

1. 对机体非特异性免疫的叙述,下列说法中错误的是(　　)。

A. 在种系发育和进化过程中形成　　B. 与生俱来,人皆有之

C. 对某种细菌感染针对性强　　D. 与机体的组织结构和生理功能密切相关
E. 对入侵的病原菌最先发挥作用

2. 干扰素抗病毒的作用机制是（　　）。
A. 诱发细胞产生抗病毒蛋白　　B. 直接抑制病毒的生物合成
C. 直接杀灭病毒　　D. 阻碍病毒吸附于易感细胞
E. 与病毒结合，阻止其脱壳

3. 可特异性地杀伤病毒感染细胞的免疫细胞是（　　）。
A. Tc 细胞　　B. Th 细胞　　C. NK 细胞　　D. Ts 细胞　　E. 巨噬细胞

（陈锦龙）

第八章 临床免疫学

学习要点

掌握:超敏反应的概念、分型和发生机制;自身免疫病的基本特征;移植排斥反应的类型和效应机制;肿瘤抗原的概念、分类;免疫缺陷病的概念、特点。

熟悉:各型超敏反应的防治原则及常见的临床疾病;自身免疫病的病因及发病机制。

了解:自身免疫疾病的防治原则;艾滋病的主要免疫学异常。

【文摘引言】 临床免疫学是应用免疫学理论与技术研究疾病的病因、发病机制、诊断及治疗的一门学问,是将基础免疫学与临床医学相结合的一门新兴的边缘学科。临床免疫学已经并将继续在肿瘤、免疫缺陷病、器官移植、生殖控制、延缓衰老等多个领域推动医学的进步。在临床免疫学领域,科学家们屡屡斩获诺贝尔生理学与医学奖,分别是1913年法国科学家里歇(1907年发现过敏反应)、1957年意大利科学家博尔特(Daniel Bordet)(发明了变态反应的组胺药物化学疗法)、1990年美国科学家Joseph E. Murray和E. Donnell Thomas(抗移植免疫排斥和开展骨髓移植)。

第一节 超敏反应

超敏反应(hypersensitivity)亦称变态反应(allergy),是指机体对某些抗原初次应答后,再次接受相同抗原刺激时发生的一种以生理功能紊乱或组织细胞损伤为主的特异性免疫应答。引起超敏反应的抗原称为变应原。接触变应原易发生超敏反应的人,临床上称为过敏体质者。根据发生机理和临床特点,超敏反应分为Ⅰ、Ⅱ、Ⅲ、Ⅳ型。

一、Ⅰ型超敏反应

因反应发生迅速,Ⅰ型超敏反应又称为速发型超敏反应。其特点:①由IgE和IgG4介导,补体不参与;②发作快,消退也快;③以生理功能紊乱为主,通常不发生组织细胞损伤;④有明显的个体差异和遗传倾向。

(一)参与反应的物质

1. 变应原 ①吸入性变应原:植物花粉、真菌孢子、粉尘、皮屑、羽毛、螨等;②食入性变应原:鱼、虾、贝、蟹、蛋、奶、食品添加剂、防腐剂、保鲜剂等;③其他变应原:寄生虫代谢产物、石油、橡胶、塑料、化纤、医药、农药等。目前,工业三废及各种职业性超敏反应性疾病有增多趋势。上述各种变应原可通过呼吸道、消化道、注射、皮肤接触等途径进入机体。

2. 抗体 引起Ⅰ型超敏反应的抗体主要是IgE,其次为IgG4。IgE产生后迅速与肥大细胞和嗜碱性粒细胞膜上的IgE Fc受体(FcεRI)结合,故又称亲细胞抗体。

3. 细胞 肥大细胞、嗜碱性粒细胞细胞质内有大量类似的嗜碱颗粒,颗粒内含有多种生物活性介质。变应原与细胞表面的IgE结合后,可促使细胞脱颗粒释放多种介质,从而引起一系列临床表现。嗜酸性粒细胞则通过吞噬完整颗粒及分泌多种酶灭活生物活性介质,发挥重要的负反馈调节作用。

4. 生物活性介质 主要有组胺、肝素、白三烯、前列腺素、血小板活化因子、嗜酸性粒细胞趋化因子、

细胞因子等。各种介质的作用大致相同，但又各有其特点，例如：组胺释放快，发挥作用快（数分钟），但维持时间短（约 2 h），对血管扩张作用强，是引起痒感的唯一介质；白三烯的释放及发挥作用缓慢（4～6 h），但维持时间长（1～2 天），是哮喘时支气管持续痉挛的主要原因。

（二）发生过程

Ⅰ型超敏反应的发生过程可分为三个阶段（图 8-1）。

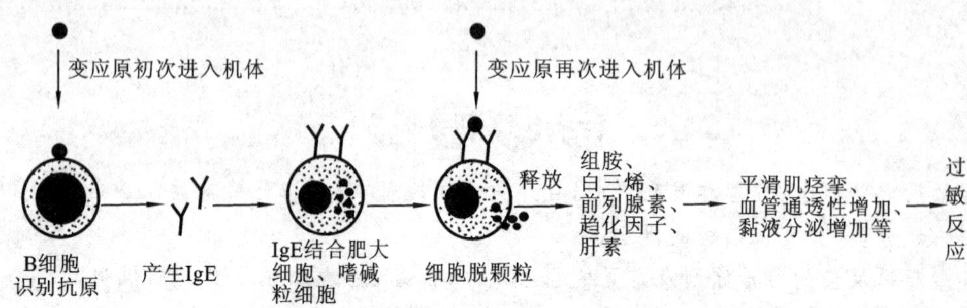

图 8-1　Ⅰ型超敏反应发生机制

1. 致敏阶段　变应原进入机体，刺激某些 B 细胞产生 IgE，IgE 迅速以 Fc 端结合于肥大细胞及嗜碱性粒细胞细胞膜上，使机体处于致敏状态。机体受变应原刺激两周后即可被致敏，此状态一般能持续半年以上。致敏期间如不再接触同种变应原，致敏状态可逐渐消失。

2. 发敏阶段　当相同变应原再次进入已致敏的机体，即迅速与肥大细胞或嗜碱性粒细胞表面的 IgE 的 Fab 端结合，二价或多价变应原能与两个以上相邻的 IgE 搭桥连接，致细胞膜上 FcεRI 因 IgE 桥联而移位、变构，细胞即被激活，从而导致胞膜通透性增加，细胞质内颗粒脱出，释放已合成的介质（原发介质），如组胺、肝素、嗜酸性粒细胞趋化因子等，并迅速生成和释放新介质（继发介质），如白三烯、前列腺素、血小板活化因子、细胞因子等。

3. 效应阶段　上述介质作用于靶器官和组织，致使生理功能紊乱，其基本病理变化如下。①平滑肌痉挛：以气管、支气管及胃肠道平滑肌为甚。②小血管扩张，毛细血管通透性增加：使血浆外渗，局部水肿及以嗜酸性粒细胞浸润为主的炎症。③黏膜腺体分泌增加：表现出相应的临床症状。早期无器质性损害，若及时解除变应原的刺激，临床症状可迅速消退。

Ⅰ型超敏反应除速发反应外，也可出现迟发反应，好发于皮肤、支气管黏膜、鼻黏膜和胃肠道黏膜。多在再次接触变应原后 4～8 天内发生，可持续 1～2 天或更久。一般认为白三烯、PAF 和多种细胞因子是参与迟发相的主要介质。

在Ⅰ型超敏反应中，嗜酸性粒细胞起负反馈调节作用。在趋化因子的作用下，嗜酸性粒细胞聚集到超敏反应发生部位发挥作用。Ⅰ型超敏反应发病期间，患者体内嗜酸性粒细胞的数量代偿性增高且功能活跃，这也是Ⅰ型超敏反应发生快、作用短暂、一般不造成组织细胞损伤的重要原因之一。

Ⅰ型超敏反应性疾病种类很多，症状不一，除与释放的介质种类与数量有关外，还与变应原的种类、数量、侵入途径以及个体机能状态的差异等因素密切相关。

（三）临床常见病

1. 过敏性休克　最严重的Ⅰ型超敏反应，主要由用药或注射异种血清引起。再次注射后数分钟内，出现胸闷、气急、呼吸困难、面色苍白、出冷汗、手足发凉、脉搏细速、血压下降、意识障碍或昏迷等临床症状，抢救不及时可致死亡。①药物过敏性休克：以青霉素最常见，链霉素、头孢菌素、普鲁卡因等也可引起。青霉素的降解产物青霉烯酸或青霉噻唑醛酸等半抗原与组织蛋白结合后成为变应原，诱发过敏性休克。少数发生在初次注射青霉素，可能由于以往曾接触过青霉素，机体已致敏。②血清过敏性休克：紧急预防和治疗外毒素性疾病时，当患者再次注射免疫血清时，可引起过敏性休克（又称血清过敏症）。

2. 呼吸道过敏反应　致敏个体再次吸入花粉、尘螨、真菌孢子、动物皮屑等变应原后，可迅速引发支气管哮喘或过敏性鼻炎。临床上，过敏性哮喘有速发型与迟发型两种。

3. 消化道过敏反应　少数人进食鱼、虾、蟹、蛋、乳、贝等食物后，可出现过敏性胃肠炎，表现为恶心、呕吐、腹痛、腹泻等症状，严重者可出现过敏性休克。

4. 皮肤过敏反应　主要表现为荨麻疹、特应性湿疹和血管性水肿等，可由药物、食物、花粉、肠道寄生虫或冷、热刺激等引起。

（四）防治原则

1. 查找变应原，避免再接触　询问病史和进行变应原皮肤试验是确定变应原最常用的方法。避免接触变应原是预防超敏反应最理想的方法。有些变应原难以回避，如花粉、尘螨、冷空气等，可进行特异性脱敏和减敏疗法。

2. 脱敏和减敏疗法

(1) 脱敏疗法　对必须使用免疫血清而又过敏的患者，可采用小剂量多次注射进行脱敏治疗。其机理可能是小量过敏原进入体内与致敏靶细胞表面 IgE 结合，释放的生物活性介质较少，不足以引起明显临床症状，并能被及时灭活。短时间内小剂量多次反复注射，可使致敏靶细胞分批脱敏，直到全部解除致敏状态；再次大量注射过敏原时不会引起超敏反应。

(2) 减敏疗法　对已查明却难以避免接触的变应原，采用少量多次反复皮下注射来减敏。其作用机制可能与改变变应原进入机体的途径、诱导机体产生能与 IgE 竞争变应原的特异性 IgG 封闭抗体有关。近年来，用人工合成变应原肽段进行减敏治疗已取得明显进展。

3. 药物治疗　用药物选择性地阻断或干扰过敏反应的某些环节，可阻止或减轻超敏反应，主要有以下几种药物。①抑制生物活性介质释放：色甘酸二钠、肾上腺素、氨茶碱等。②拮抗生物活性介质作用：如苯海拉明、扑尔敏、异丙嗪等。③改善效应器官反应性：如糖皮质激素（解除支气管痉挛、血管收缩、血压升高）、钙剂和维生素 C（解痉、降低毛细血管通透性）。

二、Ⅱ型超敏反应

由 IgG、IgM、IgA 类抗体与靶细胞表面相应的抗原结合后，在补体、巨噬细胞或 NK 细胞参与下，引起以细胞溶解或组织损伤为主的免疫病理反应，又称细胞毒型或细胞溶解型超敏反应。

（一）发生机制

1. 靶细胞及表面抗原　正常组织细胞（如输入的异型红细胞）、改变的自身细胞或吸附有外来抗原、半抗原及免疫复合物的自身组织细胞，均可成为Ⅱ型超敏反应中被攻击杀伤的靶细胞。

2. 抗体、补体和效应细胞的作用　参与Ⅱ型超敏反应的抗体主要是 IgG 和 IgM，少数为 IgA。抗体与靶细胞表面的相应抗原结合后形成免疫复合物，通过三条途径破坏靶细胞：①激活补体经典途径；②激活巨噬细胞，发挥调理作用；③激活 NK 细胞，通过 ADCC 作用，杀伤靶细胞（图 8-2）。

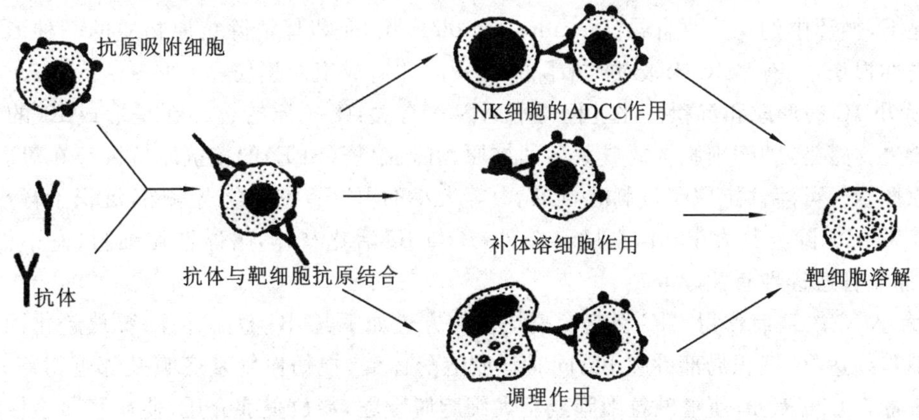

图 8-2　Ⅱ型超敏反应发生机制

（二）临床常见病

1. 输血反应　多因误输异型血所致，异型红细胞迅速与受者体内相应的天然血型抗体结合，活化补体，引起血管内溶血，患者很快出现寒战、意识障碍、血红蛋白尿等临床表现，甚至死亡。反复多次输入异型 HLA 血液，还可诱发受者体内产生抗白细胞或血小板抗体，出现白细胞输血反应。

2. 新生儿溶血症

(1) 母胎 Rh 血型不符。多发生于 Rh^- 孕妇生产 Rh^+ 胎儿。初次妊娠时因流产、胎盘出血或分娩时胎盘剥离，胎儿少量 Rh^+ 红细胞进入母体，刺激母体产生抗 Rh 的 IgG 类抗体。再次妊娠胎儿仍为 Rh^+ 时，母体抗 Rh 抗体通过胎盘进入胎儿体内，并与 Rh^+ 红细胞结合，激活补体及相关细胞，导致红细胞破坏，引起流产、死产或新生儿溶血症。若在初产妇分娩后 72 h 内注射抗 Rh 抗体，可预防再次妊娠时发生新生儿溶血症；对患儿则立即输血才能挽救。

(2) 母胎 ABO 血型不符。多发生于孕妇 O 型，胎儿为 A 型、B 型或 AB 型。进入母体的少量胎儿红细胞能诱生 IgG 类抗体，虽能通过胎盘进入胎儿血流，但血清及其他组织中存在的 A、B 型抗原物质能吸附抗体，使抗体不致全部作用于胎儿红细胞，而母体天然血型抗体属 IgM 类，不能通过胎盘，故此型新生儿溶血症的发生率虽高，但症状较轻。

3. 药物过敏性血细胞减少症 青霉素、磺胺、奎宁、安替比林、奎尼丁和非那西汀等药物半抗原与血细胞膜表面蛋白或血浆蛋白结合，产生的针对药物的特异性 IgG 抗体，与结合于血细胞表面的药物结合，通过激活补体、调理吞噬或 ADCC，导致血细胞溶解，引起药物性溶血性贫血、粒细胞减少症或血小板减少性紫癜。

4. 自身免疫性溶血性贫血 甲基多巴、吲哚美辛等药物或某些病毒（如流感、EBV）等感染可造成红细胞膜成分改变，刺激机体产生红细胞自身抗体，与自身改变的红细胞特异性结合，引发自身免疫性溶血性贫血。

5. 肺-肾综合征 又称 Goodpasture 综合征，患者产生针对基底膜抗原的自身 IgG 类抗体。肺泡基底膜和肾小球基底膜有共同抗原，此种抗体可同两种基底膜结合，激活补体或调理吞噬，导致肺出血和肾炎。

6. 甲状腺功能亢进（Graves 病） 一种特殊的Ⅱ型超敏反应（抗体刺激型超敏反应）。患者体内产生能与甲状腺细胞表面促甲状腺激素（TSH）受体结合的自身抗体，它不引起细胞损伤，但持续刺激甲状腺细胞分泌大量甲状腺素，引发 Graves 病。

三、Ⅲ型超敏反应

Ⅲ型超敏反应又称免疫复合物型或血管炎型超敏反应，由中等大小可溶性免疫复合物沉积于局部或全身毛细血管基底膜后，激活补体、吸引中性粒细胞，使血小板聚集并激活凝血系统，引起血管及其周围组织的炎症。

（一）发生机制

一般情况下，循环中的免疫复合物（immune complex，IC）是机体清除抗原物质的一种形式，并不会导致组织的免疫性损伤，只有当 IC 未被及时清除并沉积时才造成组织损伤。

1. 中等大小 IC 的形成和沉积 此过程与下列因素有关：①抗原持续存在是形成 IC 的先决条件，如持久反复的微生物感染，肿瘤细胞释放或脱落的抗原，红斑狼疮（SLE）的核抗原持久存在等。②抗原和抗体比例与抗原性状。可溶性抗原稍过剩时，形成中等大小的 IC，不易吞噬或滤除，沉积于肾小球、关节、心肌等部位。③IC 沉积除与其大小和溶解度有关外，还与 IC 活化补体，嗜碱性粒细胞、血小板等释放血管活性物质，增加血管通透性有关。

2. 中等大小 IC 的致病作用 IC 引起免疫损伤的方式如下：①IC 激活补体，释放趋化因子 C3a、C5a，吸引中性粒细胞到达 IC 沉积局部吞噬 IC，同时释放溶酶体酶，损伤血管基底膜及邻近组织；②IC 激活补体后产生过敏毒素 C3a、C5a，使嗜碱粒细胞或肥大细胞脱颗粒，释放炎症介质，使血管通透性增加，加重局部炎症反应；③肥大细胞或嗜碱性粒细胞活化释放的血小板活化因子，可使局部血小板聚集、激活，促进血栓形成，引起局部出血坏死。血小板活化还可释放血管活性胺类物质，加重水肿（图 8-3）。

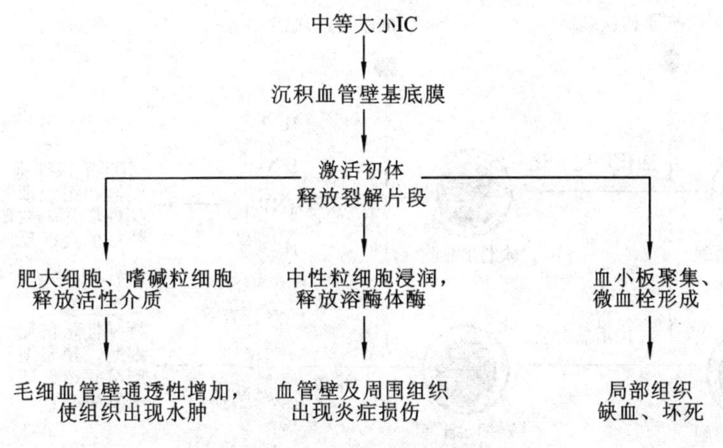

图 8-3　Ⅲ型超敏反应发生机制

（二）临床常见病

1. 局部免疫复合物病

(1) Arthus 反应　一种实验性局部Ⅲ型超敏反应。1903 年 Arthus 发现，家兔皮下多次注射马血清数周后，再次注射，注射局部出现红肿、出血、坏死等剧烈炎症反应，此种现象称为 Arthus 反应。

(2) 人类局部免疫复合物病　胰岛素依赖型糖尿病患者反复注射胰岛素，体内产生过量抗胰岛素抗体，再次注射胰岛素时在局部可出现类似 Arthus 反应的炎症反应。长期大量吸入植物性或动物性蛋白质以及真菌孢子，可引起变态反应性肺泡炎或间质性肺泡炎，也属此类反应。

2. 全身免疫复合物病

(1) 血清病　常在初次大量注射抗毒素（马血清）后 7～14 天发生，患者出现发热、皮疹、淋巴结肿大、关节肿痛和一过性蛋白尿等表现，称为血清病（具有自限性）。这是由于患者体内产生的抗异种动物血清抗体与体内残留的抗毒素结合形成 IC 所致。大剂量应用青霉素、磺胺等药物时也可引起类似血清病样的反应。

(2) 感染后肾小球肾炎　一般发生于 A 族链球菌感染后 2～3 周，链球菌抗原与体内产生的抗链球菌抗体形成 IC，沉积于肾小球基底膜，引发急性肾小球肾炎。其他病原微生物如葡萄球菌、肺炎链球菌、乙肝病毒或疟原虫等感染后也可发生。

(3) 类风湿关节炎（RA）　可能与病毒或支原体持续感染有关。病毒或支原体代谢产物使机体 IgG 变性，刺激机体产生抗变性 IgG 的自身抗体与变性 IgG 结合成 IC，沉积在小关节滑膜即引起 RA。

四、Ⅳ型超敏反应

Ⅳ型超敏反应是由效应 T 细胞受到抗原再次刺激造成的免疫病理过程，又称细胞介导型。其特点如下：①发生较慢（24～72 h），消退亦慢，也称迟发型超敏反应（delayed type hypersensitivity，DTH）；②由 T 细胞介导；③多发生在变应原进入局部；④病变特征是以单核细胞浸润为主的炎症反应。⑤无明显个体差异。

（一）发生机制（图 8-4）

1. 致敏阶段　引起Ⅳ型超敏反应的抗原主要包括胞内寄生菌、病毒、寄生虫、真菌、细胞抗原（肿瘤细胞、移植细胞）等。进入体内的抗原经 APC 加工处理，以抗原肽 MHCⅠ/Ⅱ类复合物的形式提呈给 Th1 和 Tc 并使之活化和分化为效应 T 细胞，此阶段需 1～2 周。

2. 致敏 T 细胞产生效应阶段　当效应 T 细胞再次与抗原提呈细胞或靶细胞表面的相应抗原接触时，Th1 细胞释放 TNF-β、IFN-γ、和 IL-2 等细胞因子发挥免疫作用，造成局部以单核-巨噬细胞和淋巴细胞浸润为特征的炎症反应和组织损伤。Tc 通过释放穿孔素和颗粒酶或通过 Fas/FasL 途径，引起靶细胞的溶解或凋亡（图 8-4）。

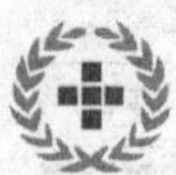

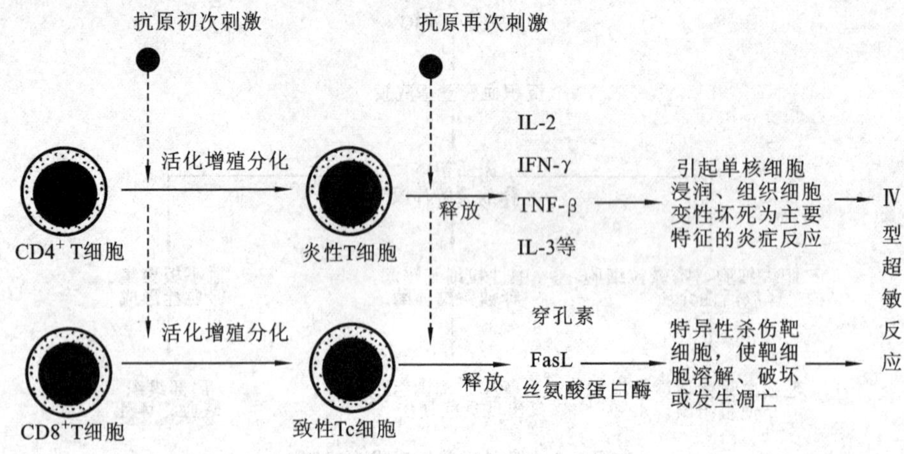

图 8-4 Ⅳ型超敏反应发生机制

（二）临床常见病

1. 传染性超敏反应 传染性超敏反应是指在胞内寄生菌、病毒、某些寄生虫和真菌等感染的过程中引起的以细胞免疫为基础的Ⅳ型超敏反应。机体在清除病原体或阻止病原体扩散的同时，可因 DTH 而导致组织炎症损伤。如肺结核患者对结核分枝杆菌产生 DTH，可致干酪样坏死、肺空洞等，临床上借助结核菌素试验可判定机体对结核分枝杆菌是否有免疫力。

2. 接触性皮炎 接触油漆、染料、塑料、农药、化妆品或磺胺药等，可使机体致敏。再次接触相同变应原 24 h 以后，接触部位出现红斑、丘疹、水疱等皮炎症状，严重者可出现剥脱性皮炎。

【课堂互动】

为什么 ABO 血型不合引起的新生儿溶血症常发生于首胎？

第二节 其他临床相关免疫

一、自身免疫病

自身免疫病(autoimmune disease，AID)是指自身免疫反应达到一定强度，引起机体发生病理改变并出现临床症状的疾病。AID 大多为原发性，少数为继发性。原发性 AID 与遗传密切相关，常为终身性疾病；继发性 AID 多与某些药物、外伤、感染有关，预后较好。

（一）自身免疫病的基本特征

自身免疫病都具有某些共同的临床特征。

(1) 体内能检出高滴度的针对正常组织的自身抗体和(或)与自身组织成分起反应的致敏淋巴细胞，可导致相应组织器官的病理性损害和功能障碍。

(2) 可复制出相似的动物模型，并通过患者的血清或淋巴细胞使疾病被动转移。

(3) 疾病的转归与自身免疫反应强度密切相关；多数病因不明的自身免疫病常呈反复发作和慢性迁延。

(4) 部分自身免疫病女性易发，发病率随年龄增长而升高，有一定的遗传倾向性。

(5) 免疫抑制剂常能使病情得到有效缓解，但不能根治，预后一般不良。

（二）自身免疫病的发病机理

1. 隐蔽抗原的释放 从胚胎期开始就从未与机体免疫系统接触过的抗原物质，如中枢神经的某些蛋白质、精子、晶状体、眼葡萄膜色素等，称为隐蔽抗原。在手术、外伤或感染等情况下，隐蔽抗原释放入血或淋巴，与免疫系统接触，就可引发自身免疫应答。外伤后引起白内障、交感性眼炎、某些男性不育即是隐蔽抗原的释放所致。

2. 自身抗原的改变 物理、化学、生物及药物等因素可使自身抗原发生改变，引起自身免疫病。如肺炎支原体可使红细胞的抗原性发生改变，刺激机体产生抗红细胞的抗体，引发溶血性贫血。又如抗原性发生改变的自身 IgG 可刺激机体产生针对此 IgG 的自身抗体，可诱发包括关节炎在内的自身免疫病。

3. 分子模拟 自然界的许多抗原与动物或人体的某些抗原有共同或相似的抗原决定簇，称为分子模拟或交叉抗原，分子模拟可引发多种自身免疫病。如 A 簇溶血性链球菌的某些型别的细胞壁和细胞膜抗原与人心肌、心瓣膜、肾小球基底膜等有共同抗原，反复感染溶血性链球菌后常可引发亚急性心内膜炎、肾小球肾炎等。

4. MHC 的异常表达 正常情况下，非抗原提呈细胞几乎不表达 MHCⅡ类分子。某些因素使非 APC 表达高水平的 MHCⅡ类分子，这种细胞可成为自身反应性 T 细胞的靶细胞。如在 Sjogren-Larsson 综合征、胰岛素依赖性糖尿病、桥本氏甲状腺炎、多发性硬化症等相应的病灶的相应细胞表面，MHCⅡ类分子呈高水平表达。

5. Th 细胞旁路激活 机体对某些自身抗原的耐受性，仅是由于 Th 细胞处于耐受状态，B 细胞缺乏活化信号。改变的自身抗原，交叉抗原可能提供新的载体，激活相应的新的 Th 克隆，取代已耐受的 Th 克隆，为 B 细胞提供活化信号，产生有效的自身免疫应答。

总之，以上发病机理无普遍意义，目前尚不能圆满解释各种自身免疫病的发生。

（三）常见自身免疫病

1. 系统性红斑狼疮(systemic lupus erythematosus，SLE) SLE 是常见的自身免疫病之一，临床上以全身多系统受累、血清中存在多种自身抗体为特征。该病可发生于任何年龄，以育龄期妇女最常见，成年男女发病比例为 1∶(7～9)；病因至今不明，一般认为是多种因素(包括遗传、性激素及环境)共同作用的结果。

(1) 诱因 ①遗传因素：已发现 SLE 患者体内出现的自身抗体均与 HLA 等位基因型别关联。②性激素：男女患者均出现雌激素异常；雌激素有免疫调节作用，如雌二醇可抑制 T 细胞反应性，降低 NK 细胞活性，抑制细胞免疫并促进自身抗体产生。③环境因素(紫外线、含芳香族氨基或联苯基团的药物、某些食物、感染因素)。④其他因素，如严重的心理、生理压力可诱发疾病活动。

(2) 发病机制 目前仍不清楚，一般认为遗传、环境因素之间复杂的相互作用，可引起易感者细胞免疫和体液免疫严重失衡，破坏机体的免疫耐受机制，导致疾病的发生和发展。①B 细胞功能亢进，血清中出现大量自身抗体。抗体与抗原结合成 IC，通过Ⅱ、Ⅲ型超敏反应导致组织损伤。②T 细胞功能异常，患者常出现 T 细胞数量减少，并有功能缺陷。此外，NK 细胞细胞毒作用下降，T 细胞分泌 IL-4、IL-6 可促进自身抗体产生。

SLE 血清中可检出多种自身抗体，其种类和 HLA 型别与临床过程密切相关。现在临床上检测自身抗体谱，为 SLE 诊断提供了有力的实验依据。

2. 类风湿关节炎 类风湿关节炎(rheumatoid arthritis，RA)是一种以关节组织慢性炎症病变为主要表现的全身性疾病。任何年龄均可发病，女性患者是男性的 3 倍，60 岁以上人群中发病率约 5%。病因及发病机制至今不明，一般认为是多种因素诱发自身免疫应答所致。

RA 患者血清中的自身抗体即类风湿因子(rheumatoid factor，RF)，是针对 IgG Fc 段的抗体的，是诊断 RA 的重要参考指标，但其特异性不高。RA 最常见的病变在关节(图 8-5)。病初，RF 及其 IC 沉积于关节囊滑膜，引起滑膜增厚、充血、水肿，淋巴细胞和巨噬细胞浸润；关节滑液中可检出高水平的 RF 和 IgG。血液循环中的 RF 免疫复合物亦有致病作用，见于少数后期活动性患者。病变还可累及关节外的器官，如淋巴结、胸膜、心包膜、肺等。极少数患者的肾、肝、脾等器官可发生淀粉样变性并危及生命。

3. 重症肌无力(myasthenia gravis，MA) 由于自身抗体与神经肌肉接头处的乙酰胆碱受体(AchR)结合，封闭和破坏 AchR，AchR 的大量破坏，导致神经冲动不能传导至肌肉，故 MA 主要临床表现为肢体肌软弱无力。约 87%的患者能检出抗 AchR 的抗体，其滴度大致与病情的严重性相平行；抗 AchR 可通过胎盘，因此病妇的新生婴儿在初生 1～3 月内可有轻度症状。

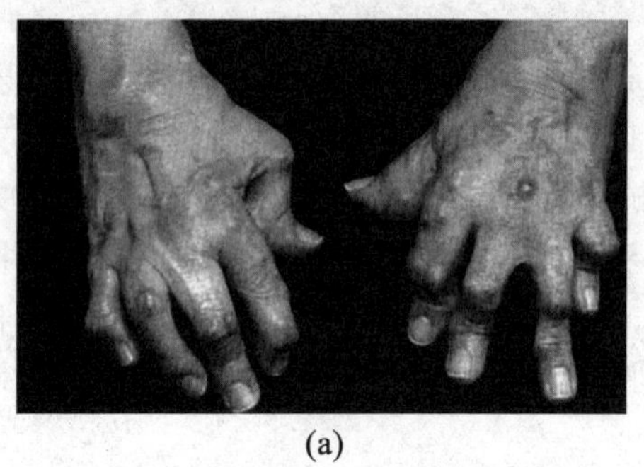
(a)

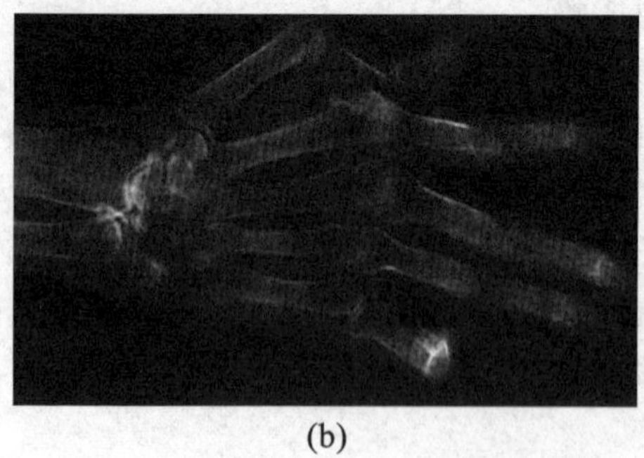
(b)

图 8-5　类风湿关节炎对关节的损伤

（四）自身免疫病的防治原则

1. 预防和控制病原微生物的感染　多种病原微生物可诱发自身免疫病。采用抗生素和疫苗控制微生物的感染，尤其是持续感染，可降低某些自身免疫病的发生率。

2. 应用免疫抑制剂　免疫抑制剂是治疗自身免疫病的有效药物。一些真菌代谢产物如环孢素 A、FK506，治疗多种自身免疫病均具明显的临床疗效。皮质激素亦可通过抑制炎症反应，减轻自身免疫病的症状。

3. 应用细胞因子及其受体的抗体或阻断剂　细胞因子及其受体的抗体或阻断剂，可治疗自身免疫病。如 TNF-α 的单抗可治疗 RA。此外，可溶性 TNF 受体-Fc 融合蛋白和 IL-1 受体拮抗蛋白对 RA 也都具有明确疗效。

三、肿瘤免疫

肿瘤免疫学是研究肿瘤抗原的种类与性质，机体对肿瘤的免疫监视和免疫应答以及肿瘤的免疫逃逸的方式和机制，肿瘤的免疫学诊断和免疫防治的科学。

（一）肿瘤抗原

肿瘤抗原是细胞在恶变过程中出现的新抗原及过度表达的抗原物质的总称，可分为肿瘤特异性抗原（TSA）和肿瘤相关抗原（TAA）。TSA 是指仅表达于肿瘤细胞而不存在于正常组织的抗原。此类抗原可用动物肿瘤移植排斥试验证明，故又称肿瘤特异性移植抗原或肿瘤排斥抗原。TAA 是指非肿瘤细胞特有、正常细胞上也可表达的抗原，如甲胎蛋白（AFP）、癌胚抗原（CEA）。

（二）机体抗肿瘤免疫的效应机制

机体的免疫功能与肿瘤的发生发展密切相关。肿瘤发生后，机体可产生对肿瘤抗原的适应性免疫应答，细胞免疫是抗肿瘤免疫的主力，体液免疫仅在某些情形下起协同作用。

1. 体液免疫机制　肿瘤细胞虽可刺激机体的体液免疫应答，抗体对肿瘤细胞也表现出作用效应，但抗体并非机体抗肿瘤的重要因素。

2. 细胞免疫机制

(1) T 细胞　T 细胞介导的特异性免疫应答，在控制具有免疫原性肿瘤细胞的生长方面起重要作用。$CD8^+$ CTL 是抗肿瘤免疫的主要效应细胞，$CD4^+$ Th 细胞通过分泌各种细胞因子如 IL-2、IFN-γ，辅助诱导和激活 $CD8^+$ CTL，也在抗肿瘤免疫中发挥重要作用。

(2) 此外，固有免疫细胞如 NK 细胞、巨噬细胞和 γδT 细胞等也参与了机体的抗肿瘤作用。

（三）肿瘤的免疫逃逸机制

肿瘤的免疫逃逸机制相当复杂，至今尚无完全满意的学说。

1. 肿瘤细胞的抗原缺失和调变　缺失是指肿瘤细胞不表达可诱发机体抗肿瘤免疫反应的抗原性物质的现象；调变是指在受到免疫攻击后，肿瘤细胞表达的抗原减少或性质改变，以避免被免疫细胞杀伤的现象。

2. 肿瘤细胞的漏逸　肿瘤细胞的漏逸是指肿瘤细胞的迅速生长，使机体的免疫系统不能有效地及时清除大量生长的肿瘤细胞的现象。

3. MHC Ⅰ类分子的低表达或缺失 不表达或低表达 MHC Ⅰ类分子的肿瘤细胞不能或不能有效地提呈肿瘤抗原，因而不能或不能有效地被 $CD8^+$ CTL 细胞杀伤。

4. 协同刺激信号的缺乏 肿瘤细胞低表达或不表达协同刺激分子（如 B7 等），不能为 T 细胞的活化提供第二激活信号因子。

5. 抑制因子的产生 肿瘤细胞可通过分泌 TGF-β 和 IL-10 等抑制机体的抗肿瘤免疫应答。

（四）肿瘤的免疫治疗

肿瘤的免疫治疗是通过激发和增强机体的免疫功能，以达到控制和杀伤肿瘤细胞的目的。它作为一种辅助手段，常与手术、放疗、化疗联合应用。

1. 非特异性免疫治疗 应用免疫调节剂非特异性地增强机体的免疫功能，激活机体的抗肿瘤免疫应答，以达到治疗肿瘤的目的。例如，卡介苗、短小棒状杆菌、酵母多糖、香菇多糖、OK_{432}，以及一些细胞因子（如 IL-2）等均属于此类。

2. 主动免疫治疗 给机体输入具有抗原性的瘤苗，刺激机体免疫系统产生抗肿瘤免疫以治疗肿瘤的方法。该法应用的前提是肿瘤抗原能刺激机体产生免疫反应。此种方法对于手术后清除微小的转移瘤灶和隐匿瘤、预防肿瘤转移和复发有较好的应用效果。

目前治疗用瘤苗有以下几类。

（1）活瘤苗 由自体或同种肿瘤细胞制成，有一定的危险性，较少使用。

（2）减毒或灭活的瘤苗 自体或同种肿瘤细胞经过射线照射、丝裂霉素 C、高温、低温等处理可消除其致瘤性，保留其免疫原性，并与佐剂合用，对肿瘤的治疗有一定的疗效。

（3）异构的瘤苗 自体或同种肿瘤细胞经过碘乙酸盐、神经氨酸酶等修饰处理增强了其免疫原性，可作疫苗应用。

（4）基因修饰的瘤苗 将某些细胞因子的基因或 MHCⅠ类分子的基因，黏附分子如 B7 基因等转移入肿瘤细胞后，降低其致瘤性，增强其免疫原性，这种基因工程化的瘤苗在实验动物研究中取得了肯定的效果，人体应用的前景尚待评价。

（5）抗独特型抗体 抗独特型抗体是抗原的内影像，可代替肿瘤抗原进行主动免疫。目前已用于治疗 B 细胞瘤。

3. 被动免疫治疗 肿瘤的被动免疫治疗是指给机体输注外源的免疫效应物质，由这些外源性效应物质在机体内发挥治疗肿瘤作用。目前主要有以下两大类。

（1）抗肿瘤导向治疗 基因工程抗体用于治疗肿瘤，是近年来最令人瞩目的肿瘤免疫的新进展。利用高度特异性的单克隆抗体为载体，将细胞毒性的杀伤分子带到肿瘤病灶处，可特异地杀伤肿瘤细胞。肿瘤的导向治疗可分为放射免疫治疗、抗体导向化学疗法和免疫毒素疗法。经过临床应用，单克隆抗体导向疗法取得了一定的疗效，但其存在的某些问题限制其临床应用和疗效提高。

（2）过继免疫疗法 给肿瘤患者输注对肿瘤有免疫力的供者淋巴细胞，或取患者自身的免疫细胞在体外活化、增殖后，再转输入患者体内的治疗方法，此即过继免疫疗法。其效应细胞具有异质性，如 CTL、NK 细胞、巨噬细胞、淋巴因子激活的杀伤细胞（LAK）和肿瘤浸润性淋巴细胞（TIL）等都可杀伤肿瘤细胞。目前已将 LAK、TIL 与 IL-2 合用于晚期肿瘤患者的临床治疗。

四、移植免疫

移植是应用异体（或自体）正常细胞、组织或器官置换病变的或功能缺损的细胞、组织、器官，以维持和重建机体生理功能的治疗方法。植入的健康器官、组织或细胞称为移植物。提供移植物的个体是供者，而接受移植物的个体是受者或宿主。移植术后，受者免疫系统可识别移植物抗原并产生应答，移植物中免疫细胞也可识别受者组织抗原并产生应答，此为移植排斥反应。移植免疫是研究移植物的免疫原性、受者对移植物的免疫应答、移植物对受者的免疫学作用以及移植排斥的预防等问题的科学。

根据移植物的来源及其遗传背景的差异，将移植分为四种类型。

（1）自体移植 将自体的组织移植到自体的另一部位，不发生排斥反应，若无感染均能成功。如将烧伤患者的健康皮肤移植到烧伤部位。

(2) 同种同基因移植　遗传背景完全相同或非常相似的个体间的移植。如同卵双生间的移植，或纯系动物间的移植。此种移植一般也都可成功。

(3) 同种异基因移植　同种中遗传背景（或基因型）不同的不同个体间的移植。临床上移植大多属此类型，常出现排斥反应。

(4) 异种移植　不同种属个体间的移植，其基因型完全不同，如把动物的器官移植给人。可发生强烈的排斥反应（包括超急性排斥反应），目前多数不能成功。

（一）移植排斥反应的机制和类型

1. 宿主抗移植物反应（host versus graft reaction，HVGR）　同种移植时，移植抗原刺激受者的免疫系统发生免疫应答，通过细胞免疫和体液免疫的共同作用（以细胞免疫为主）使移植物受损，称为宿主抗移植物反应。HVGR 可表现为以下几种类型。

(1) 急性排斥反应　同种异基因移植最常见的排斥反应。术后移植物抗原从血管内皮释出，刺激受者淋巴组织，引发免疫应答，发生对移植物的排斥。在移植后的最初几周多见，一旦发生，进展很快且病情较重。及时适当的免疫抑制剂治疗，大多可获缓解。

(2) 超急排斥反应　移植器官与受者的血管接通后数分钟至 24 h 内发生。见于反复输血、多次妊娠、长期血透或再次移植的个体。由于受者体内预先存在抗供者组织抗原的抗体（多为 IgM），包括 ABO 血型抗体，抗供者血小板、HLA 与血管内皮细胞抗原的抗体，与移植物的血管内皮细胞抗原和血细胞抗原形成抗原抗体复合物并沉积在血管壁，引起局部的Ⅲ型超敏反应。

(3) 慢性排斥反应　在移植数周、数月甚至数年后发生，呈缓慢进行性。其发生原因有人认为是次要组织相容性抗原不一致引起的。由于对次要组织相容性抗原不甚了解，不易防治。

(4) 加速排斥反应　由于再次免疫应答引起的排斥反应，即在第二次移植同一供者的组织后 1～2 天发生的加速排斥现象。这是因为受者针对初次接受的组织已经形成免疫应答，当再次移植同一供者的组织时，迅速发生免疫排斥反应，以致使移植物加速坏死。

2. 移植物抗宿主反应（graft versus host reaction，GVHR）　移植物中的免疫活性细胞，针对宿主体内组织相容性抗原发生免疫应答，使宿主受损，称为移植物抗宿主反应。发生后一般难以逆转，不仅移植失败且可危及受者生命。GVHR 的发生需特定的条件：①宿主的免疫系统缺乏或丧失排斥移植物的功能；②移植物中含有足量的能识别宿主组织相容性抗原的免疫活性细胞；③宿主具有移植物所缺少的组织相容性抗原。GVHR 常见于骨髓移植后；胸腺、脾脏移植及新生儿接收大量输血时也可发生。GVHR 的严重程度和发生率主要取决于供、受者间 HLA 型别配合程度，也与次要组织相容性抗原有关。

（二）移植排斥反应的机制

1. 移植排斥的遗传学基础　移植抗原，又称组织相容性抗原，可分为主要组织相容性抗原和次要组织相容性抗原两类。主要组织相容性抗原是引起移植排斥的主要抗原，它在不同的动物中有不同的命名，人的主要组织相容性抗原为 HLA。与移植排斥有关的主要是 HLA-Ⅰ类、Ⅱ类抗原。HLA 的多态性为寻找 HLA 相同配型的器官供体带来极大难度，在无血缘关系的个体间，HLA 完全相配的概率几乎为零。次要组织相容性抗原亦可引起较弱的程度不同的移植排斥反应。

2. 移植排斥的免疫学基础　同种异基因的器官移植，由于供、受体间的组织相容性抗原不同，可诱发宿主抗移植物或移植物抗宿主的排斥反应。实体器官移植时，移植物中的完整细胞、脱落细胞，或过客淋巴细胞等，都是诱导免疫应答的抗原，由其诱发的细胞免疫和体液免疫都将参与排斥反应。

(1) 细胞免疫在移植排斥中的作用　树突状细胞、单核、巨噬细胞等抗原提呈细胞，对移植排斥的免疫应答的启动至关重要。它们主要通过以下途径进行：①提供 Th/TD 细胞、B 细胞活化的第一信号；②分泌第二信号分子如 IL-1，导致 Th 细胞活化。在激活的 Th 细胞释放的细胞因子（如 IL-2、IL-4、IL-5、IL-6 及 IFN-γ）的作用下，移植抗原的 TD 细胞、TC 细胞、B 细胞被识别并增殖分化为效应 TC 细胞、TD 细胞和抗体分泌细胞，导致移植排斥的发生。目前认为，细胞免疫应答是移植排斥的主要机制。

(2) 抗体在移植排斥中的作用　抗体在移植排斥中的作用相对比较复杂。它既可通过活化补体和

ADCC 作用参与移植排斥，亦封闭抗体使移植物不受排斥。

①激活补体参与移植排斥　移植抗原与抗体结合后激活补体，直接破坏靶细胞；也可活化补体-血凝系统，导致血管扩张和通透性增加，造成白细胞的趋化浸润、血小板凝集、血栓形成等病理性变化，导致移植的器官被排斥。这类抗体主要是 IgM，在超急排斥中最典型，最常见的为肾移植。

②ADCC 作用　抗体与移植物结合后通过其 Fc 段与 K 细胞、单核-巨噬细胞的 IgG Fc 受体结合，直接损害移植器官。参与 ADCC 是 IgG 的某些亚类，如 IgG2。

③增强抗体　保护移植物不被排斥的增强抗体可与移植组织器官的抗原结合，没有补体激活和细胞毒效应的发生，但可阻断其他抗体或 T 细胞与移植抗原的表位结合，从而保护移植物，这类抗体又封闭抗体。

（三）移植排斥反应的防治

1. 组织配型及交叉配合试验

①ABO 血型配合　不同血型间的同种移植，特别是肾移植，绝大多数时候会迅速发生超急性排斥反应。ABO 血型配合，可有效防止超急性排斥反应的发生。

②HLA 配型　器官移植的供、受者之间组织相容性程度与器官存活的概率呈正相关，故移植前慎重选择供者。供、受者 ABO 血型必须一致，同时，HLA 型别也应尽可能相近。在 HLA 的基因座中，DR 的配型不同，移植器官的存活率显著降低。

必须常规检测受者血清有中无抗供者 MHC 抗原或 E-M 抗原的抗体存在。上述抗体阴性才能接受器官移植，否则可发生超急性排斥反应。

2. 免疫抑制疗法　主要是使用 X 线照射、免疫抑制剂、抗 T 细胞血清等方法来降低受者的 T 细胞活性或清除部分 T 细胞，减弱受者对移植物的免疫应答，从而延缓或减轻移植排斥反应。

1）全身淋巴组织照射(total lymphoid irradiation，TLI)　全身淋巴组织照射可引起胸腺和外周淋巴器官中的成熟淋巴细胞的破坏，机体出现类似新生期的状态，骨髓中的未成熟淋巴细胞容易被抗原诱导，建立免疫耐受。

2）免疫抑制剂

(1) 抗体　抗胸腺细胞球蛋白抗 T 细胞单克隆抗原可与 T 细胞结合，通过活化补体去除 T 细胞。抗 CD3 单抗还可以阻止 T 细胞识别移植抗原，防止移植排斥的发生。这两种抗体在临床上已得到了广泛应用。

(2) 免疫抑制药物　当前常用的免疫抑制药是环孢霉素 A(CsA)。CsA 可抑制包括 IL-2 在内的细胞因子和对 TD-Ag 的初次应答。CsA 通过结合并阻断嗜环素的酶活性，抑制某些基因如 IL-2 的转录，导致 T 细胞的克隆扩大、B 细胞生长、其他细胞因子的产生受到影响。

FK-506 是肝移植的最佳免疫抑制剂，抑制作用比 CsA 强。主要通过抑制 Th 细胞排泌 IL-2、IL-4 和 IFN 而发挥作用。FK-506 既能抑制 IL-2R 的表达，还可抑制抗体产生；FK506 具有亲肝性，可促进肝细胞的再生与修复。

其他药物如雷帕霉素(rapamycin)作用机制与 CsA 基本相同，但抑制抗体产生的能力较环孢霉素 A 强；也有报道称雷公藤和雷公藤多苷可用于移植的治疗。

3. 输血效应　由于输血可导致超急排斥反应，曾禁止给受者输血。临床实验证明，移植前接受输血，可明显延长肾移植存活时间。现在许多器官移植中心都采取预输血的方案，输血效应的机制尚不完全清楚，可能的原因如下：①输血引起 TS 细胞的活化；②产生封闭抗体；③抗 T 细胞的独特型抗体的产生，T 细胞识别抗原被阻断。

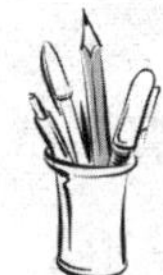

本章小结

临床免疫学是研究免疫相关疾病的发病机制及相应诊断和治疗的免疫学分支学科，包括如下内容。

（1）免疫性疾病，包括变态反应病、自身免疫病、免疫缺陷病和免疫增殖病等。它是各种原因引起的机体免疫应答异常所致的疾病。现已经明确许多免疫性疾病的发病机制和诊断方法，但尚有部分疾病的机制不清楚，对多数这类疾病的治疗和预防需进一步研究。

（2）移植免疫是研究移植物与宿主相互关系从而选择移植物和延长移植物存活的学科。目前已经能够通过检测 HLA 或其基因的办法来选择移植物，并通过一定的免疫学方法延缓排斥反应的发生。移植器官的长期存活最终依赖移植免疫的研究。

（3）肿瘤免疫是研究肿瘤与宿主的免疫相关性及其实验诊断和生物治疗的学科。免疫监视功能的降低与宿主发生肿瘤有很大的相关性，有关这方面的研究尚未取得实用性成果，但肿瘤的免疫诊断方法已广泛地用于临床，免疫治疗的研究也取得了令人瞩目的进展。

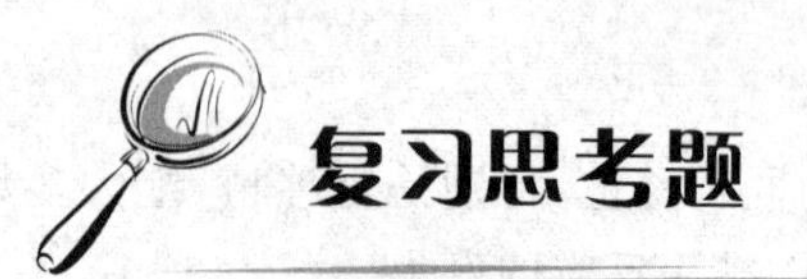

一、单选题

1. 下列疾病不属Ⅰ型变态反应的是（　　）。

A. 初次注射血清病　　B. 青霉素引起的过敏性休克　　C. 荨麻疹
D. 支气管哮喘　　E. 过敏性胃肠炎

2. 下列疾病不属于Ⅱ型变态反应的是（　　）。

A. 输血反应　　B. 接触性皮炎　　C. 新生儿溶血症
D. 药物过敏性血细胞减少症　　E. 自身免疫性溶血性贫血

3. 有关Ⅲ型变态反应的特点，不正确的是（　　）。

A. 参与的抗体为 IgG、IgM、IgA　　B. 有补体参与
C. 有致敏 T 细胞参与　　D. 有生物活性物质的释放
E. 有血小板的聚集、微血栓的形成

4. 有补体参与的变态反应有（　　）。

A. Ⅱ型　　B. Ⅰ型　　C. Ⅲ型　　D. Ⅳ型　　E. Ⅱ型＋Ⅲ型

5. Ⅳ型超敏反应的特征是（　　）。

A. 反应局部以单核细胞浸润为主　　B. 反应高峰常发生在抗原注入后 12 h
C. 能通过抗体被动转移给正常人　　D. 补体的激活在反应中起主要作用
E. 以上均不是

6. 当患者需要注射抗毒素，而又对其过敏时，可采取的治疗措施是（　　）。

A. 脱敏注射　　B. 减敏疗法
C. 先小量注射类毒素，再大量注射抗毒素　　D. 先服用抗过敏药物，再注射抗毒素
E. 同时注射类毒素和足量抗毒素

7. 抗体在移植排斥反应中的作用是（　　）。

A. 通过激活补体和 ADCC 参与移植物排斥　　B. 通过补体-血凝系统的活化引起 IV 型超敏反应
C. 参与 ADCC 的抗体主要是 IgM　　D. 产生增强抗体促进移植物排斥
E. 移植物排斥与抗体无关

8. 引起移植排斥反应的最主要抗原是（　　）。

A. 血型抗原　　B. 异嗜性抗原　　C. MHC　　D. PHA　　E. 超抗原

9. 一肾脏移植患者，术后一切正常。3 个月后出现体温升高，肾移植侧胀痛、尿量减少。该患者可能是（　　）。

A. 迟发排斥反应　　B. 急性排斥反应　　C. 慢性排斥反应
D. 移植物抗宿主反应　　E. 超急排斥反应

10. 通过激活补体参与移植物排斥的抗体主要是(　　)。

A. IgA　B. IgG　C. IgM　D. IgE　E. IgD

11. HVGR 中最常见的移植排斥类型是(　　)。

A. 超急排斥反应　B. 急性排斥反应　C. 慢性排斥反应

D. 迟发排斥反应　E. 宿主抗移植物反应

12. 关于移植物抗宿主反应的叙述，下列哪项是错误的？(　　)

A. 宿主与移植物之间的组织相容性不合　B. 移植物中必须含有足够数量的免疫细胞

C. 宿主处于免疫无能或免疫功能严重缺陷状态　D. 主要见于骨髓移植后

E. 易发生慢性排斥反应

13. 关于受者预输血的叙述，下列哪项是错误的？(　　)

A. 输血可活化 Ts 细胞　B. 输血可产生封闭抗体

C. 输血可产生抗 T 细胞的抗独特型抗体　D. 输血可抑制增强抗体产生

E. 肾移植存活时间可明显延长

14. 机体及时发现与杀死癌变细胞的功能是(　　)。

A. 免疫防御　B. 免疫耐受　C. 免疫监视　D. 免疫稳定　E. 免疫清除

15. 属于主动免疫治疗肿瘤的方法是(　　)。

A. BCG 注射　B. 抗原性疫苗的输入　C. IL-2 的注射

D. 抗肿瘤导向治疗　E. LAK 的输入

(旷兴林)

第九章 免疫学应用

学习要点

掌握：人工自动免疫与人工被动免疫的比较，抗原抗体反应的特点。

熟悉：常用生物制剂种类及特点，计划免疫的程序，常用抗原抗体反应检测方法。

了解：免疫学治疗方法，常用免疫细胞及细胞因子检测方法。

【文摘引言】 18 世纪，欧洲流行的天花成为当时欧洲人死亡的主要因素。为了预防天花，英国的乡村医生琴纳(E. Jenner)作出了很大的贡献。他首先观察到感染过牛痘的挤奶女工在天花流行期间不易感染天花，1787 年他将取自感染牛痘的挤奶女工的痘痂给一个 8 岁男孩接种，确认了接种牛痘苗可预防天花，他于 1798 年公布了他的论文。接种牛痘苗预防天花成为划时代的发明，为人类传染病的预防开创了人工免疫的先例。

第一节　免疫学检测

免疫学检测是指利用免疫学技术对抗原、抗体的检测及细胞免疫状态的检测，诊断疾病，判断预后及测定机体免疫功能。免疫学检测技术具有灵敏、快速、简便、特异性高等优点，已经广泛地应用于临床及生命科学的各个领域。

一、抗原抗体的检测

（一）抗原抗体反应的原理

抗原与相应抗体在体内或体外可发生特异性结合，称为抗原抗体反应。因抗体主要存在于血清中，故又称为血清学反应。通过抗原抗体反应可用已知抗原(或抗体)检测未知抗体(或抗原)。

（二）抗原抗体反应的特点

1. 特异性　抗原只能与其对应的抗体发生专一性结合，这种结合称为特异性，如破伤风抗毒素只能中和破伤风外毒素而不能中和其他外毒素，这是所有血清学反应的基础。

2. 可逆性　抗原与抗体主要通过非共价键结合，在一定条件下可发生解离，且解离后抗原与抗体生物学活性不变。

3. 比例性　只有当抗原与抗体浓度比例适当时抗原抗体反应才可出现肉眼可见的复合物，否则无论抗原或抗体过剩都不出现肉眼可见的复合物。

4. 阶段性　抗原抗体反应可分为两个阶段：第一阶段为抗原抗体特异性结合阶段，发生快，数秒即可完成，但不出现肉眼可见现象；第二阶段抗原抗体结合后在一定条件下出现肉眼可见的凝集或沉淀等现象，此阶段发生慢，需数分钟、数小时甚至数天。

（三）影响抗原抗体反应的因素

1. 电解质　抗原或抗体多为蛋白质，在中性或碱性环境中多带负电荷，试验时加入适当浓度的电解质(常用 0.85%的 NaCl)溶液稀释，使其失去部分负电荷，降低排斥，容易结合成肉眼可见的复合物。

2. 温度　适当提高反应温度可使分子间碰撞概率增加，加速抗原抗体结合。最适温度约为 37 ℃，温度过高时复合物可发生解离，过低时反应速度慢。

3. 酸碱度 抗原抗体反应必须在合适的 pH 值环境中进行，最适 pH 值为 6～8，pH 值过高或过低均可影响抗原、抗体的理化性质。pH 值接近抗原或抗体的等电点时，抗原抗体排斥作用减弱而发生凝集，可产生假阳性。

（四）抗原抗体反应的类型

1. 凝集反应(agglutination reactions) 细菌、细胞等颗粒性抗原与相应抗体结合后，在一定条件下可出现肉眼可见的凝集颗粒，称为凝集反应。凝集反应包括直接凝集反应和间接凝集反应。

(1) 直接凝集反应(direct agglutination reactions) 颗粒性抗原与相应抗体结合发生肉眼可见的凝集颗粒，称为直接凝集反应，包括玻片法和试管法两种。玻片法为半定性实验，常用已知抗体检测未知抗原，如鉴定细菌、血型等。试管法为半定量试验，多用于已知抗原检测血清中的相应抗体，以稀释度作为效价，表示抗体含量，如诊断伤寒、副伤寒的肥达反应。

(2) 间接凝集反应(indirect agglutination reactions) 将可溶性抗原或抗体结合于颗粒性载体，再与相应抗体或抗原发生特异性结合时产生肉眼可见的凝集颗粒，称为间接凝集反应(图 9-1)。如果将可溶性抗原与相应抗体先反应一段时间后再加入抗原致敏颗粒，因抗体已被消耗则不出现凝集现象，称为间接凝集抑制反应(图 9-2)。

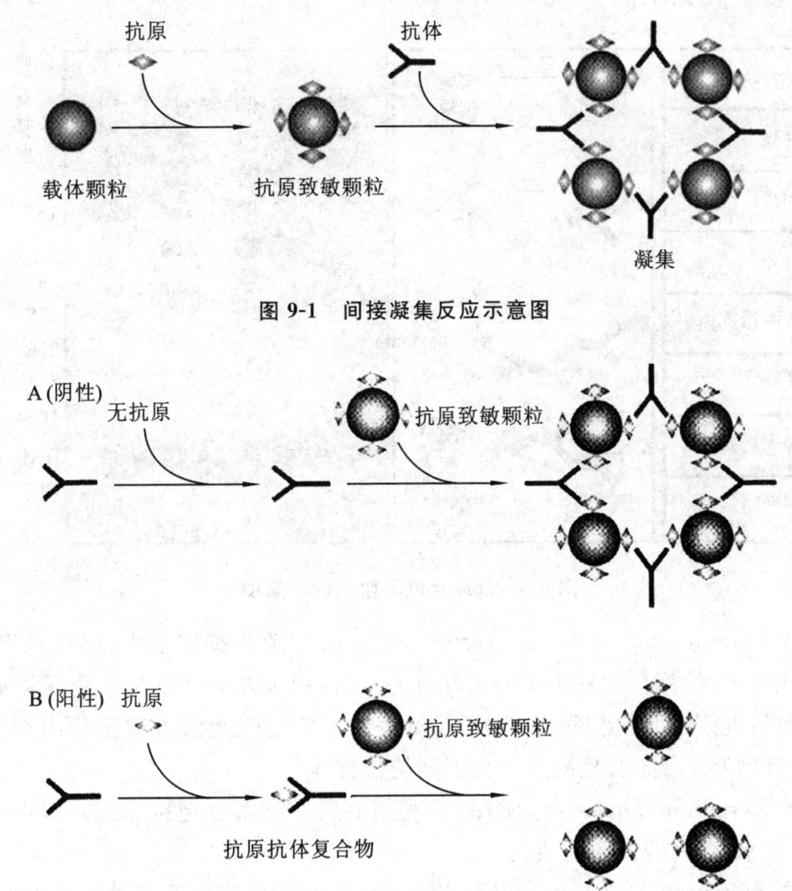

图 9-1　间接凝集反应示意图

图 9-2　间接凝集抑制反应示意图

2. 沉淀反应(precipitation reactions) 在一定条件下，某些可溶性抗原与相应抗体结合后可出现肉眼可见的沉淀物，称为沉淀反应。沉淀反应可在液体中进行，也可在半固体琼脂凝胶中进行。常用方法有单向琼脂扩散、双向琼脂扩散和对流免疫电泳等。

(1) 单向琼脂扩散(single agar diffusion) 将已知浓度的抗体均匀混合于溶化的琼脂中，制成琼脂板，在琼脂板上每隔适当距离打孔并在孔中加入待测抗原，抗原向四周扩散并与抗体结合，在一定比例内可形成以孔为中心的白色沉淀环。沉淀环的直径与抗原浓度有关，测量沉淀环的直径，从标准曲线中查出样品中抗原含量。

（2）双向琼脂扩散（double agar diffusion） 将抗原与抗体分别加入琼脂板不同孔中，抗原与抗体向四周扩散，在适当比例处出现白色沉淀线。常用于抗原或抗体的定性检测、组成及两种抗原相关性分析。

（3）对流免疫电泳（counter immunoelectrophoresis） 将琼脂板放入电泳槽内，负极端的孔内加入抗原，正极端的孔内加入抗体，通电后在电场作用下，抗原抗体相向移动，在适当比例处形成白色沉淀线。本方法较双向琼脂扩散试验反应快，灵敏度高，常用于血清蛋白种类的分析。

3. 免疫标记技术（immunolabelling techniques） 免疫标记技术是用酶、荧光素、放射性核素、化学发光物质等作为示踪物标记已知抗体或抗原，进行抗原抗体反应。该方法具有灵敏度高、特异性强、快速等优点，并能做定性、定量、定位检测。根据试验中所用标记物的种类和检测方法不同，免疫标记技术分为免疫荧光技术、放射免疫技术、酶免疫测定、免疫胶体金技术和化学发光免疫测定等。

（1）酶免疫测定（enzyme immunoassay，EIA） 用酶标记抗原或抗体，通过酶对底物的高效、专一催化显色，根据颜色的深浅，检测抗原或抗体。酶联免疫吸附试验（enzyme-linked immunosorbent assay，ELISA）是最常用的酶免疫测定法，具有简单、敏感、特异性强等特点。其方法为将抗原或抗体吸附在固相载体表面并保持其免疫活性，加入酶标记的抗体或抗原，通过洗涤使抗原抗体免疫复合物与其他物质分离，加入酶反应的底物后，底物被酶催化变为有色产物，产物的量与标本中受检物质的量直接相关，根据颜色反应的深浅做定性、定量检测（图 9-3）。

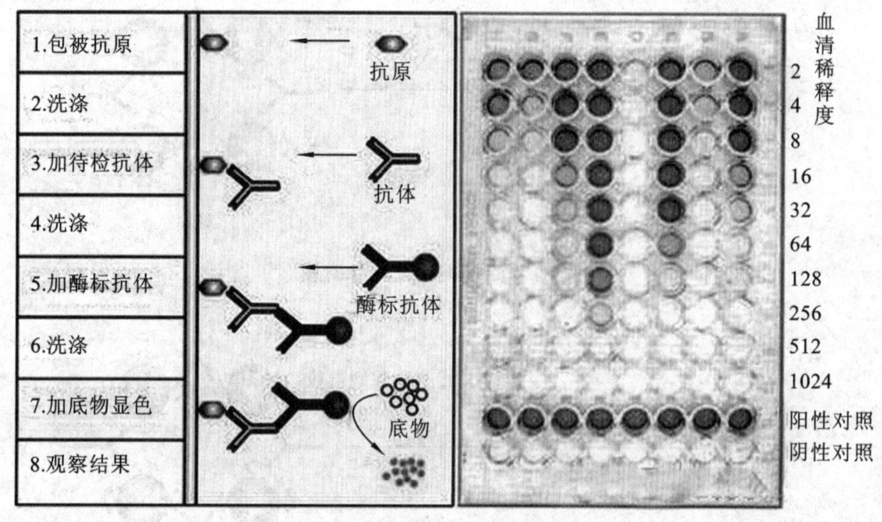

图 9-3 酶联免疫吸附试验示意图

（2）免疫荧光技术（immunofluorescence technique） 又称荧光抗体技术，以荧光素作为标记物与已知抗体结合成为荧光抗体，检测待检标本中的未知抗原，可借助荧光显微镜观察呈现荧光的抗原抗体复合物及其存在部位。包括直接荧光法和间接荧光法（图 9-4）。免疫荧光法可用于检测细菌、病毒等病原微生物，也可鉴定免疫细胞 CD 分子及检测自身免疫病抗核抗体等。

（3）放射免疫技术（radioimmunoassay，RIA） 利用放射性核素标记抗原或抗体的免疫标记技术，用于测定胰岛素、甲状腺素、药物等微量物质。

（4）免疫印迹技术（immunoblotting） 又称 Western blotting，将含有多种抗原的样品经十二烷基磺酸钠-聚丙烯酰胺凝胶电泳（SDS-PAGE）分离，通过电转移方法将单一抗原转移至硝酸纤维薄膜等固相介质上，再以酶免疫测定技术对抗原进行分析检测。该技术可分析抗原、抗体，也可用于疾病的诊断，且已被广泛地应用于医学研究领域。

4. 蛋白质芯片技术 蛋白质芯片技术又称蛋白质微阵列（protein microarray）。将各种蛋白质有序固定于介质载体上成为检测芯片，再与标记特定荧光物质的抗体作用，洗去未结合标记抗体，用荧光扫描仪或激光共聚焦扫描技术测定芯片上各点的荧光强度。抗原、抗体芯片在微生物感染检测中有广泛的应用价值。

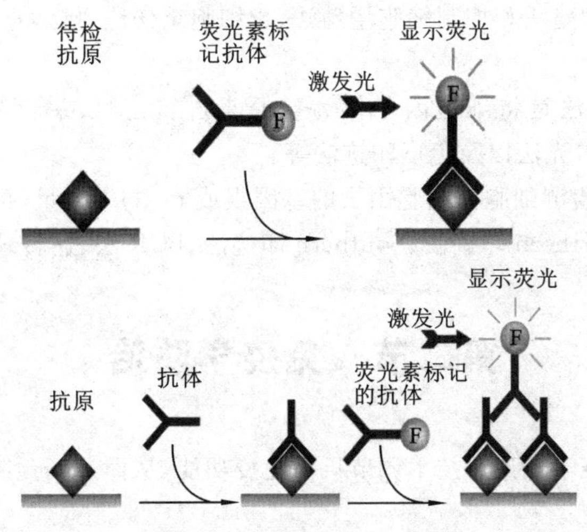

图 9-4　免疫荧光技术示意图

二、免疫细胞功能检测

免疫细胞检测主要是对 T 细胞、B 细胞、巨噬细胞等的数量及功能进行测定，以此判定机体免疫状态。免疫细胞检测有助于某些疾病的辅助诊断、疗效观察及科研分析。

（一）T 细胞的检测

1. T 细胞增殖实验　又称淋巴细胞转化实验。T 细胞表面具有丝分裂原受体，特异性抗原或植物血凝素(PHA)、刀豆蛋白 A(Con-A)等有丝分裂原可刺激 T 细胞增殖，使其转化为原淋巴细胞。通过计算 T 细胞转化为原淋巴细胞的转化率，间接判断机体细胞免疫功能。正常人外周血淋巴细胞转化率为 70% 左右。

2. 迟发型超敏反应的检测　正常机体对特定的抗原产生细胞免疫应答后，再用相同抗原做皮肤试验，则可出现局部红肿为特征的迟发型超敏反应。细胞免疫正常者呈阳性反应，而细胞免疫低下的人则呈阴性反应。最常用的方法是结核菌素试验(OT 或 PPD)，可判断受试者对结核分枝杆菌感染的免疫力。

（二）B 细胞的检测

1. 抗体的检测　可通过单向琼脂扩散试验、酶联免疫吸附试验(ELISA)、速率比浊法等测定待测标本中各类免疫球蛋白。

2. B 细胞数量　应用抗 B 细胞特异性表面标志(SmIg)的抗体，借助免疫荧光法可检测 B 细胞总数与亚群，主要用于判断原发性或继发性免疫缺陷患者的体液免疫功能。

3. B 细胞功能　原理与 T 细胞增殖试验相同，但刺激物不同，人 B 细胞用含 SPA 的金黄色葡萄球菌菌体及抗 IgM 抗体等作为刺激物。

此外，还可进行溶血空斑试验检测机体细胞产生抗体的能力；B 细胞增殖试验和皮肤试验等也可对机体 B 细胞功能进行评价。

（三）巨噬细胞功能测定

将巨噬细胞与易于计数的颗粒性抗原，如葡萄球菌、鸡红细胞等混合，置温箱培育一定时间后，颗粒性抗原物质被巨噬细胞吞噬，经染色，在镜下观察计数，根据吞噬百分率判断巨噬细胞吞噬能力。

三、细胞因子检测

检测细胞因子在免疫学、细胞分子生物学基础研究，揭示某些疾病的发生机制以及某些疾病的诊断和治疗指导方面均有重要意义。细胞因子的检测方法一般分为生物学测定法、免疫学检测法、分子生物学检测法。

1. 生物学测定法　根据细胞因子特定的生物学活性，应用相应的指示系统，如各种依赖性细胞株或靶细胞，将标本和标准品对比测定，从而获知标本中细胞因子活性水平，一般以活性单位(U/mL)表示。

其测定方法可分为促进细胞增殖法和抑制细胞增殖法、靶细胞杀伤法、抗病毒活性法、集落形成测定法、诱导产物测定法等。

2. 免疫学检测法　该方法是将细胞因子作为抗原来进行定性或定量检测。目前常用的方法有ELISA法、放射免疫法、化学发光法以及免疫印迹法等。

3. 分子生物学检测法　检测细胞内细胞因子的基因组或mRNA含量，可以推算细胞因子的合成量。常用的分子生物学方法有Northern印迹法、Southern印迹法、PCR法、逆转录PCR法、原位杂交法等。

第二节　免疫学防治

免疫学防治是指利用免疫学理论与技术调节机体免疫功能，从而达到预防和治疗疾病的措施，包括免疫预防与免疫治疗两大方面。

一、免疫预防

免疫预防是指利用机体接受抗原刺激后免疫系统产生特异性抗体或效应T细胞，清除抗原的原理，用人工方法将抗原或免疫效应物质注入机体，使机体获得特异性免疫力，从而预防某些疾病的方法。这种经人为技术使机体获得免疫力的方法称为人工免疫(artificial immunization)。由于用于人工免疫的抗原(如疫苗、类毒素)、抗体(如免疫血清、丙种球蛋白)、细胞因子或诊断制剂(如诊断血清)等均来自于生物体，故称为生物制品(biological product)。

人工免疫根据注入机体的物质不同分为人工主动免疫和人工被动免疫。人工主动免疫与人工被动免疫的差异见表9-1。

表9-1　人工主动免疫与人工被动免疫的差异

项　目	人工主动免疫	人工被动免疫
输入物质	抗原	抗体或效应物质
免疫力出现时间	1～4周后生效	注入后立即生效
免疫力维持时间	数月至数年	2～3周
用途	预防	治疗及紧急预防
常用制剂	疫苗、类毒素	抗毒素、丙种球蛋白、细胞免疫制剂

(一) 人工主动免疫

1. 原理　人工主动免疫(artificial active immunization)是指给机体输入抗原物质，刺激机体免疫系统产生特异性免疫应答，主动获得免疫力的方法。引起人工自动免疫的生物制品称为疫苗(vaccine)。

2. 特点　人工主动免疫因注入机体的抗原物质刺激机体产生免疫应答获得效应物质需一段时间，故免疫力出现时间较晚，但维持时间长，有记忆细胞产生。主要用于某些传染性疾病的特异性预防。

3. 人工主动免疫制剂

(1) 灭活疫苗　又称死疫苗，将免疫原性强的标准微生物经人工培养后，用理化方法灭活制成。该疫苗安全性高，易保存，虽被灭活仍具有免疫原性，可刺激机体产生特异性免疫应答。但因不能在体内繁殖，故免疫性弱，效果局限，故需多次大量接种，多皮下注射局部。常用灭活疫苗有流行性脑脊髓膜炎疫苗、伤寒疫苗、霍乱疫苗、百日咳疫苗等。

(2) 减毒活疫苗　将有毒病原微生物经人工培养反复传代，获得的毒力减弱，但仍保留免疫原性的微生物制剂。活疫苗不利于保存，可在体内繁殖，安全性不如灭活疫苗，但接种量小，接种次数少，产生的免疫效果好，维持时间长。可用于皮内接种、皮下划痕或口服。常用减毒活疫苗有卡介苗(BCG)、脊髓灰质炎疫苗、麻疹疫苗等。灭活疫苗与减毒活疫苗的差异见表9-2。

表 9-2 灭活疫苗与减毒活疫苗的差异

项　目	灭活疫苗	减毒活疫苗
制剂特点	灭活，强毒株	活，无毒或弱毒株
接种量及次数	量较大，2～3 次	量较少，1 次
保存	易保存，约 1 年	不易保存，4 ℃保存数周
免疫效果	较弱，维持数月至两年	较强，维持 3～5 年甚至更长

(3) 类毒素(toxoid)　将外毒素经 0.3%～0.4%甲醛处理后获得的毒性减弱，但仍保留免疫原性的制剂。注入体内可诱导产生抗毒素，以中和外毒素，如破伤风类毒素、白喉类毒素等。

(4) 新型疫苗　现代分子生物学、生物化学和免疫学理论与技术的迅速发展，为新型疫苗的研制提供了有力支持。组分疫苗不再采用完整病原体，而是以能诱导产生有效保护性反应的抗原成分制备疫苗。目前正在研制与试用的组分疫苗如下。①亚单位疫苗：去除病原体中与诱导保护性免疫无关的组分，仅利用其有效免疫原成分制备的疫苗。②多糖交联疫苗：将细菌多糖或脂多糖与蛋白载体交联，可成为 TD 抗原，从而诱导机体产生记忆细胞和 IgG 类抗体，从而可明显增强免疫保护效果。③合成肽疫苗：根据可诱导保护性免疫应答的有效免疫原氨基酸序列，人工合成多肽抗原，用其免疫机体可诱导有效的特异性免疫应答，其不良反应轻微。④基因工程疫苗：通过对免疫原分子编码基因进行克隆、修饰、改造及表达，获得可诱导有效保护性免疫且不含感染性物质的免疫原。如重组蛋白疫苗、重组减毒活疫苗、DNA 疫苗、转基因植物疫苗等。

4. 人工主动免疫用途

(1) 抗感染　人工主动免疫可有效预防多种传染性疾病，如破伤风、结核病、病毒性肝炎、麻疹等。

(2) 抗肿瘤　某些病毒的感染与肿瘤的发生有着密切的关系，如 EB 病毒与鼻咽癌，人乳突瘤病毒与宫颈癌的发生密切相关，而针对这种病毒的疫苗除可防止病毒感染外，还可防止相应肿瘤的发生。

(二) 人工被动免疫

1. 原理　人工被动免疫(artificial passive immunization)是指机体输入含有特异性抗体或细胞因子等制剂，使机体被动获得特异性免疫力的方法。

2. 特点　人工被动免疫注入机体的为抗体等免疫效应物质，可使机体立即获得特异性免疫，但因这些免疫物质非自身免疫系统接受抗原刺激后产生，故维持时间短，一般 2～3 周。主要用于某些传染性疾病的治疗及紧急预防。

3. 人工被动免疫制剂

(1) 抗毒素(antitoxin)　用细菌外毒素或类毒素多次免疫动物(如马)后，从动物血清中分离纯化获得的免疫球蛋白。具有中和外毒素的作用，常用于治疗及紧急预防某些外毒素性疾病。因该制剂对人体而言为异种动物血清，使用前应做皮试，避免Ⅰ型超敏反应发生。常用抗毒素有破伤风抗毒素、白喉抗毒素、肉毒抗毒素等。

(2) 人免疫球蛋白制剂　从正常成人血浆或胎盘血中分离制成的免疫球蛋白浓缩剂，含有效抗体成分几倍于正常人。不同地区和人群免疫状况有差异，故人免疫球蛋白制剂所含抗体种类和效价亦不同。由于多数人显性或隐性感染过甲型肝炎、麻疹、脊髓灰质炎等，因此人免疫球蛋白制剂肌内注射主要用于这些疾病的预防，而静脉注射制剂主要用于原发性或继发性免疫缺陷病的治疗。人特异性免疫球蛋白制剂是从含有对某种病原微生物具有高效价特异性抗体的血浆制备而成，用于特定微生物感染的预防，如乙型肝炎免疫球蛋白。

(三) 计划免疫

计划免疫(planned immunization)是根据传染病的疫情监测和人群免疫状况，有计划地进行人群免疫接种，以提高人群免疫水平，达到控制和消灭特定传染病的重要措施。我国制定了一系列政策与法规，以控制儿童传染病的发生。我国儿童计划免疫程序见表 9-3。

表 9-3　我国儿童计划免疫程序

接种时间	疫苗种类				
出生第一日	乙型肝炎疫苗	卡介苗			
1 个月	乙型肝炎疫苗				
2 个月			三价脊髓灰质炎疫苗		
3 个月			三价脊髓灰质炎疫苗	百白破三联疫苗	
4 个月			三价脊髓灰质炎疫苗	百白破三联疫苗	
5 个月				百白破三联疫苗	
6 个月	乙型肝炎疫苗				
8 个月					麻疹疫苗
1.5 岁				百白破三联疫苗	
4 岁			三价脊髓灰质炎疫苗		
7 岁		卡介苗		百白破三联疫苗	麻疹疫苗
12 岁		卡介苗			

二、免疫治疗

免疫治疗是指利用免疫学原理，应用生物制剂或药物调节机体免疫功能，以达到治疗疾病的目的。免疫治疗包括免疫调节和免疫重建。

（一）免疫调节

免疫调节是指应用理化方法或生物制剂增强或抑制免疫功能，通常对免疫功能正常者无影响，对免疫功能异常者具有调节作用。免疫调节剂分为免疫增强剂和免疫抑制剂两种。

1. 免疫增强剂　能够增强、促进或调节免疫功能的制剂。主要应用于治疗感染、肿瘤及免疫缺陷病等。常用的免疫增强剂如下。

（1）微生物制剂　如卡介苗、短小棒状杆菌疫苗、丙酸杆菌、链球菌低毒菌株、胞壁酸二肽等具有活化巨噬细胞、NK 细胞，促进 IL-1、IL-2、TNF 等细胞因子的产生，增强非特异性免疫的功能。

（2）化学合成药物　某些化学药物如左旋咪唑、西咪替丁具有免疫促进作用。前者可刺激 T 细胞产生 IL-2 等细胞因子，促进巨噬细胞及 NK 细胞活性，后者可刺激淋巴细胞转化和阻止抑制性 T 细胞的活化而增强免疫功能。

（3）细胞因子　①干扰素（IFN）：干扰素能够促进巨噬细胞及 NK 细胞活性，增加非特异性免疫功能。其中Ⅰ型干扰素（IFN-α、IFN-αβ）主要用于广谱抗病毒及抗肿瘤，Ⅱ型干扰素（IFN-γ）主要用于免疫调节。②白细胞介素（IL）：简称白介素，可激活与调节免疫细胞，促进巨噬细胞及 NK 细胞活性，介导 T 细胞、B 细胞的活化、增殖与分化。

2. 免疫抑制剂　能够抑制机体免疫功能的制剂。主要用于治疗超敏反应性疾病、自身免疫性疾病、移植排斥反应等。常用的免疫抑制剂如下。

（1）微生物制剂　①环孢素 A（cyclosporin A，CsA）：商品名新山地明，为真菌代谢产物提取物，能够抑制 T 细胞，尤其是 Th 细胞的活化，而对其他免疫细胞作用较弱。主要用于治疗移植排斥反应。②FK-506：真菌代谢产物，属于大环内酯类抗生素，作用机制也是选择性抑制 T 细胞，但作用比环孢素 A 强 10～100 倍。③麦考酚酸酯（MMF）：商品名骁悉，可选择性阻断 T 细胞和 B 细胞的增殖，主要用于治疗移植排斥反应和自身免疫性疾病。

（2）化学合成药物　①糖皮质激素：具有明显的抗炎和免疫抑制作用，主要用于抗炎、超敏反应性疾病、移植排斥反应的治疗。②烷化剂：具有抑制 DNA 复制及蛋白质合成，阻止细胞分裂的功能，能够抑制 T 细胞和 B 细胞的增殖，主要用于治疗自身免疫性疾病、移植排斥反应和肿瘤。③抗代谢药物：硫唑嘌呤、甲氨蝶呤等可干扰 DNA 复制及蛋白质合成，阻断 T 细胞和 B 细胞的增殖，抑制体液免疫和细胞免疫，主要用于防治移植排斥反应。

(3) 单克隆抗体　CD4单克隆抗体能够与$CD4^+$ T细胞结合，阻断CD4分子与MHCⅡ类分子结合，并通过补体与ADCC效应清除$CD4^+$ T细胞，从而抑制免疫功能。可用于移植排斥反应、类风湿关节炎的治疗；抗IL-1抗体可与IL-1结合，清除IL-1，减轻炎症反应。

(4) 中草药　某些中草药及其有效成分，如雷公藤多苷、五加皮等具有不同程度的免疫抑制作用，可用于某些超敏反应性疾病的治疗。

(二) 免疫重建

免疫重建是将免疫功能正常者的造血干细胞或淋巴细胞，移植至免疫缺陷患者体内，帮助患者恢复免疫功能。造血干细胞移植主要来源于骨髓移植、胚胎肝移植、脐血干细胞移植等。

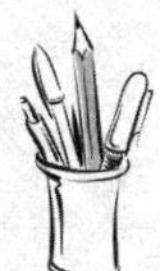

本章小结

免疫学应用主要有免疫学诊断和免疫学防治两方面。免疫学诊断包括如下几种。①抗原抗体反应：根据抗原与相应抗体特异性结合的特性，通过检测相应抗原或抗体成分对疾病进行诊断；主要方法有凝集反应、沉淀反应、免疫标记技术等。②免疫细胞功能检测：通过检测免疫细胞判断机体免疫功能状态，便于临床疾病诊断。免疫学预防包括如下几种。①人工主动免疫：主要用于预防，其主要生物制剂包括灭活疫苗、减毒活疫苗、类毒素、亚单位疫苗、合成肽疫苗、基因工程疫苗。②人工被动免疫：主要用于紧急预防及治疗，主要生物制剂包括抗毒素和人免疫球蛋白制剂。免疫学治疗包括如下几种。①免疫调节：通过免疫增强剂与免疫抑制剂调节异常免疫功能。②免疫重建：将免疫功能正常者的造血干细胞或淋巴细胞转移至免疫缺陷患者体内，帮助患者恢复免疫功能。

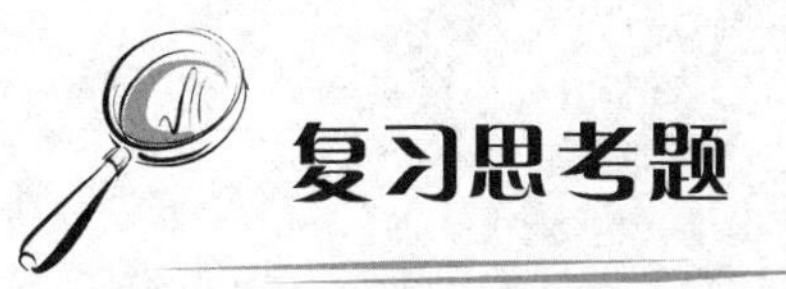

复习思考题

一、单选题

1. 下列属于免疫标记技术的是(　　)。

A. 凝集法　B. 免疫比浊法　C. 免疫电泳法　D. 放射免疫法　E. 单向扩散法

2. 检测细胞因子活性的方法是(　　)。

A. 生物学测定法　B. ELISA　C. RIA　D. PCR法　E. 原位杂交法

3. 不属于T细胞免疫功能检测的方法是(　　)。

A. T细胞数量检测　B. T细胞亚群检测　C. 细胞毒试验　D. 皮试　E. 免疫球蛋白检测

4. 下列哪项属于人工主动免疫？(　　)

A. 接种卡介苗预防结核　B. 注射免疫核糖核酸治疗恶性肿瘤　C. 静脉注射LAK细胞治疗肿瘤　D. 注射丙种球蛋白预防麻疹　E. 骨髓移植治疗白血病

5. 下列哪种属于免疫增强剂？(　　)

A. 环孢霉素A　B. 环磷酰氨　C. 皮质激素　D. 硫唑嘌呤　E. 左旋咪唑

6. 下列哪项不是人工被动免疫的生物制品？(　　)

A. 抗毒素　B. 丙种球蛋白　C. 转移因子　D. 胸腺素　E. 类毒素

二、简答题

1. 简述人工主动免疫及人工被动免疫的区别。
2. 简述常用人工主动免疫生物制剂及其优缺点。
3. 简述抗原抗体反应特点及常见方法。
4. 简述免疫标记技术的原理、特点及常用方法。

（万巧凤）

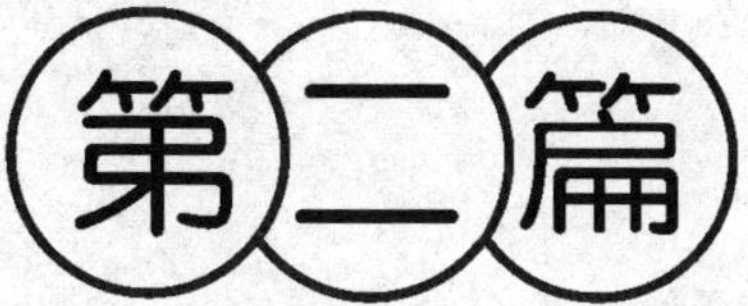
第二篇

第十章　医学微生物学概述

掌握:微生物与病原微生物的概念。

熟悉:微生物的特点。

了解:微生物与人类的关系及微生物学发展简史。

【文摘引言】 巴斯德一生致力于科学研究和探索,重要成果表现在他对三个科学问题的证明。其一,每一种发酵作用都是由于一种细菌的发展,利用巴氏消毒法解决了法国葡萄酒工业所面临的酒质变酸的问题。其二,每一种传染病都是一种细菌在生物体内的发展,发现并根除了一些危害蚕卵的细菌,挽救了法国的丝绸工业。其三,巴斯德认为细菌可以通过特殊培养减轻毒力,许多疾病都是由微生物引起的。在此认识基础上,人们建立了细菌学理论并且发展了预防接种技术。巴斯德因此被世人誉为“进入科学王国的最完美无缺的人”。

第一节　微生物的概念及种类

一、微生物的概念

微生物是存在于自然界的一群个体微小、结构简单,肉眼不能直接看见,必须在光学显微镜或电子显微镜下放大数百倍、数千倍乃至上万倍才能观察到的微小生物的总称。

二、微生物的种类

(一)按照微生物细胞结构特点分类

按照细胞结构特点可将微生物分为三类。

1. 非细胞型微生物　体积最小的微生物,能够通过除菌滤器。无典型的细胞结构,仅由核酸和蛋白质构成,核酸为DNA或RNA。无产生能量的酶系统,只能在活的细胞内生长繁殖,如病毒。

2. 原核细胞型微生物　细胞分化程度低,核酸是仅由DNA盘绕形成的拟核,无核膜和核仁。细胞器不完善,只有核糖体。原核微生物种类繁多,包括细菌、支原体、衣原体、螺旋体、立克次体和放线菌。

3. 真核细胞型微生物　细胞分化程度高,细胞核有核膜和核仁,具有完整的细胞器,如真菌。

(二)按照微生物是否对人类致病分类

1. 非致病性微生物　在寄生部位寄居的对人类无害的微生物称为非致病性微生物,如人类肠道内寄生的大肠埃希菌。

2. 病原微生物　能够引起人类和动植物发生疾病的微生物称为病原微生物,如结核分枝杆菌可引起人类结核病。

第二节　微生物与人类的关系

一、非致病关系

微生物与人类关系极为密切，在农业、工业、食品、医药卫生行业应用十分广泛。

1. 参与物质循环　自然界中的C、N等元素的循环过程需要微生物的参与才能完成。土壤中的微生物能够分解动植物的尸体，将有机氮转化为无机氮供动植物利用。微生物对人类和动植物的生存、自然界的物质循环起重要作用。

2. 微生物与农业　微生物在农业中的应用十分广泛，微生物已经应用到肥料、农药及环保制剂等之中，如沼气的利用、含有苏云金杆菌的农药等。

3. 微生物与工业　通过微生物发酵生产氨基酸、有机酸、多元醇等。在石油工业中可以利用微生物消化和降解石油带来的污染。

4. 微生物与食品　微生物在食品行业中的应用古已有之，如大酱、酱油、酒类等的生产过程中都离不开微生物的发酵作用，酒类等的发酵需要酒精酵母的参与。

5. 微生物与医药　应用微生物进行防御疾病有悠久的历史，英国人琴纳用牛痘治疗人类的天花，当前应用的疫苗也多源于微生物。

二、致病关系

1. 外源感染致病　病原微生物能够引起寄居或侵入部位发生感染性疾病，如伤寒沙门氏菌侵染肠道引起伤寒，痢疾志贺菌侵入肠道引起菌痢。

2. 异位感染致病　一些微生物在长期的进化过程中对人类非但无害而且有益的微生物群，当寄居人体的部位发生改变时，能够导致宿主发生疾病。

第三节　医学微生物学

一、医学微生物学

微生物学研究微生物在一定条件下的形态结构、生理生化、遗传变异等规律的一门学科。医学微生物学(medical microbiology)是研究病原微生物的生物学特性、致病性、免疫性和防治原则，以控制和消灭传染病的一门基础医学学科。

二、微生物学发展简史

医学微生物学的发展大致经过了三个时期。

（一）经验时期

人类并未观察到具体的微生物，但却通过经验将微生物学的知识应用于工农业生产和疾病防治之中。民间采用烟熏、风干和腌渍的方法保存食物，防止微生物导致食物腐烂变质。民间采用人的结痂来治疗天花。

（二）实验时期

1676年荷兰人列文虎克采用自制的显微镜检查污水、齿垢和粪便等，第一次发现微生物，为微生物学的发展奠定了实验基础。法国微生物学家巴斯德采用巴氏消毒法解决了法国葡萄酒工业的危机，开创了微生物学的生理学时代。德国学者郭霍创用了固体培养基培养微生物和通过染色技术观察微生物的方法，成功地分离了病原菌。此后，俄国学者伊凡诺夫斯基首先发现了病毒。1929 年，英国人弗莱明发现了青霉素，为感染性疾病的治疗带来了福音，人类因此而开展了对抗生素的研究。

（三）现代微生物时期

20 世纪中叶，随着分子生物学的进展，各种新技术的建立和改进，微生物学得到了极大的发展。类病毒、拟病毒和朊粒等相继被认识，并发现了许多新的微生物，如幽门螺杆菌、嗜肺军团菌、人类免疫缺陷病毒、肝炎病毒和新冠状病毒等。目前正在对某些致病微生物的基因进行研究，截止 2007 年已完成微生物基因测序的达到 303 种，大部分为病原菌。人类也逐渐探讨采用多种方式和技术研制新型疫苗预防乙型肝炎等疾病。

医学微生物学已经得到了广泛的发展，但目前传染病的控制和消灭还要走更远的路，这些传染病严重威胁着人类的健康。大量的耐药性微生物的出现向人类的抗生素工业提出了严峻的考验。现代科学技术的发展为医学微生物学的发展提供了极为有利的条件，医学微生物学的发展也将为控制和消灭传染病、保障人类的健康做出更为积极的贡献。

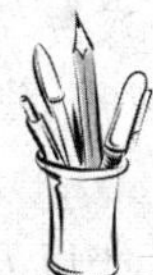

本章小结

本章讲述了微生物学概述的内容，其中微生物和病原微生物的概念需要掌握。微生物是存在于自然界中的一群个体微小、结构简单，肉眼不能直接看见，必须在光学显微镜或电子显微镜下放大数百倍、数千倍乃至上万倍才能观察到的微小生物的总称。微生物根据细胞结构分为非细胞型微生物、原核细胞型微生物和真核细胞型微生物。微生物与人类关系极为密切，病原微生物能够导致人类致病，随着微生物学的发展，越来越多的传染病得到控制和消灭，但彻底消灭传染病保障人类健康需要医疗工作者做出更多的努力。

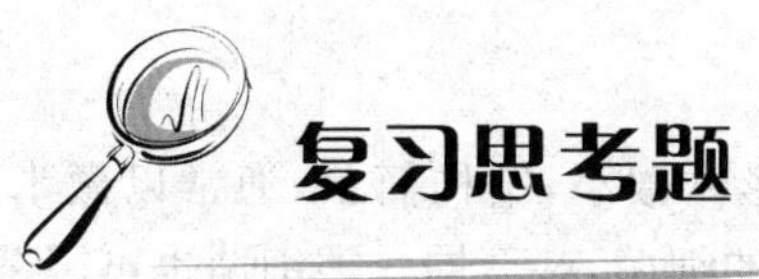

复习思考题

一、单选题

1. 不是微生物的特点的是（　　）。

A. 个体微小　　B. 结构简单　　C. 肉眼不可见

D. 有些肉眼可见　　E. 需借助显微镜观察

2. 属于真核细胞型微生物的是（　　）。

A. 立克次体　　B. 衣原体　　C. 真菌　　D. 病毒　　E. 支原体

（万巧凤　田小海）

第十一章 细菌概述

掌握:细菌的主要组成;细菌的特殊结构及意义;正常菌群、消毒、灭菌、无菌、防腐、感染、毒力、侵袭力的概念;与细菌侵袭力有关的物质及其作用;细菌内毒素与外毒素的异同;毒血症、菌血症、败血症和脓毒血症的概念。

熟悉:细菌生长繁殖的条件;细菌分解代谢产物;细菌在自然界和人体的分布;热力灭菌的种类、原理和用途。细菌的侵入数量与侵入门户;感染的来源、感染的传播方式与途径。

了解:不染色标本的检查法。常用化学消毒剂的杀菌机理及应用,影响消毒灭菌效果的因素。

【文摘引言】 16 世纪以前,人类早已将细菌应用于工农业生产以及疾病的防治中,但限于当时的科技水平,人类无法对细菌进行观察和研究。直到 1590 年人类发明了第一台光学显微镜后,经过 300 多年的不断探索与研究,随着显微镜放大倍数的增加,人类不但对细菌的形态结构有了明确的认识,而且掌握了许多种病原菌的致病性及其防治方法。

第一节 细菌的形态与结构

一、细菌的大小

细菌(bacterium)是单细胞生物,形体微小,结构简单,通常以微米(μm)作为测量单位。观察细菌需经显微镜放大几百倍或几千倍。不同的细菌,甚至同一类细菌也可因菌龄、细菌生长的环境不同,其大小、形态都有不同程度的差异。

二、细菌的形态

按外形将细菌分为球菌、杆菌、螺形菌三类,其基本形态见图 11-1。

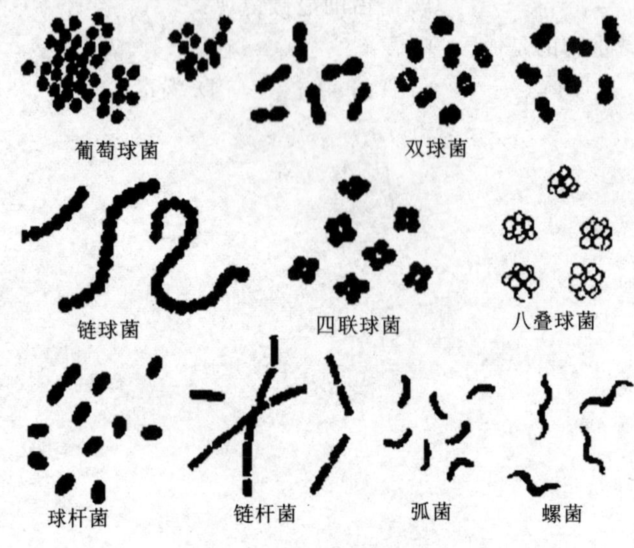

图 11-1 细菌的基本形态

（一）球菌

球菌(coccus)外形呈球形或近似球形，直径 0.8～1.2μm。由于在繁殖时二分裂平面不同，分裂后新菌排列的相互关系不同，又将它们分成双球菌、链球菌、四联球菌、葡萄球菌等。

（二）杆菌

杆菌(bacillus)菌体的形态多数呈直杆状，也有的菌体微弯。菌体两端多呈钝圆形，少数两端平齐（如炭疽杆菌），也有两端尖细（如梭杆菌）或末端膨大呈棒状（如白喉棒状杆菌）。排列一般分散存在，无一定排列形式，偶有成对或链状，个别呈特殊的排列，如栅栏状，V、Y、L 形。

（三）螺形菌

螺形菌(spirilla bacterium)包括弧菌和螺菌。菌体只有一个弯曲呈弧形或逗点状的，称为弧菌，如霍乱弧菌；菌体有多个弯曲，但不超过 3～5 个弯曲的，称为螺形菌，如鼠咬热螺菌。

三、细菌的结构

细菌的基本结构包括细胞壁、细胞膜、细胞质、核质等，除基本结构外，有些细菌还具有特殊结构，如荚膜、鞭毛、菌毛、芽胞等，具体见图 11-2。细菌的结构对于细菌的鉴定及其致病性、免疫性都有重要作用。

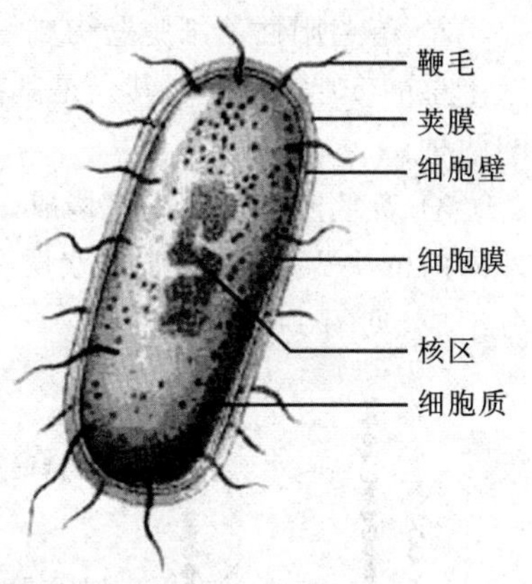

图 11-2 细菌的结构

（一）基本结构

1. 细胞壁 位于细菌细胞的最外层，是一层质地坚韧而略有弹性的膜状结构。组成比较复杂且随不同细菌而异。用革兰染色法将细菌分为革兰阳性菌与革兰阴性菌两大类，两类细菌共有组分是肽聚糖，但各有其特殊组分。

1）肽聚糖 革兰阳性菌与革兰阴性菌的细胞壁主要成分是肽聚糖。革兰阳性菌的肽聚糖是由聚糖骨架、四肽侧链、五肽交联桥三部分构成，革兰阴性菌的肽聚糖是由聚糖骨架、四肽侧链两部分构成，见图 11-3。聚糖骨架是由 N-乙酰葡萄糖胺和 N-乙酰胞壁酸间通过 β-1,4 糖苷键连接间隔排列，四肽侧链连接在胞壁酸上，四肽侧链和五肽交联桥的组成及连接方式随菌种而异。

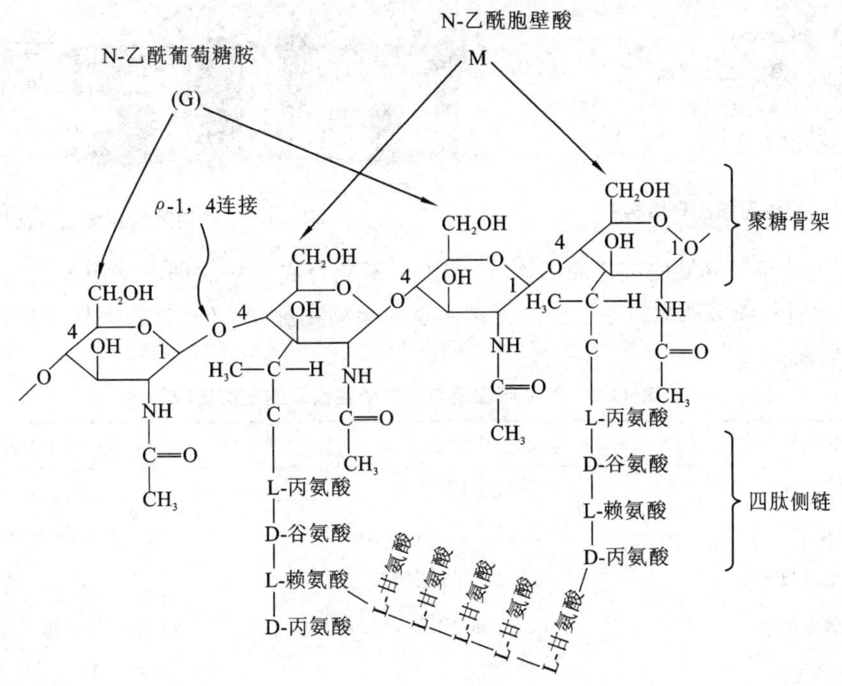

图 11-3 细菌肽聚糖结构

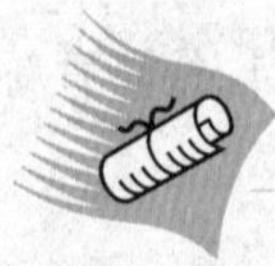

知识链接

革兰阳性菌与革兰阴性菌肽聚糖结构

革兰阳性菌的四肽侧链的氨基酸依次序排列为L-丙氨酸、D-谷氨酸、L-赖氨酸和D-丙氨酸；四肽侧链连接在N-乙酰胞壁酸上，再由五个甘氨酸组成的五肽交联桥，将相邻的四肽侧链一侧的第三位赖氨酸与另一侧的第四位丙氨酸交联起来，从而构成机械强度十分坚韧的三维立体结构。革兰阴性菌的四肽侧链的氨基酸依次排列为L-丙氨酸、D-谷氨酸、二氨基庚二酸(DAP)和D-丙氨酸；第三位的二氨基庚二酸与相邻四肽侧链末端的D-丙氨酸直接连接，因为没有五肽交联桥，所以只形成单层平面网络的二维结构。

2）革兰阳性菌细胞壁构成　革兰阳性菌的肽聚糖是坚韧的三维立体结构且层数多(15～50)，占细胞壁干重的50%～60%，其余是其特有的磷壁酸成分，见图11-4。磷壁酸按结合部位分膜磷壁酸和壁磷壁酸两种。

3）革兰阴性菌细胞壁构成　革兰阴性菌的肽聚糖含量少(1～3层)且结构疏松。在肽聚糖层外侧由外向内依次为脂蛋白、脂质双层、脂多糖。脂多糖又由脂质A、非特异性多糖(核心多糖)、特异性多糖三部分组成，见图11-5。

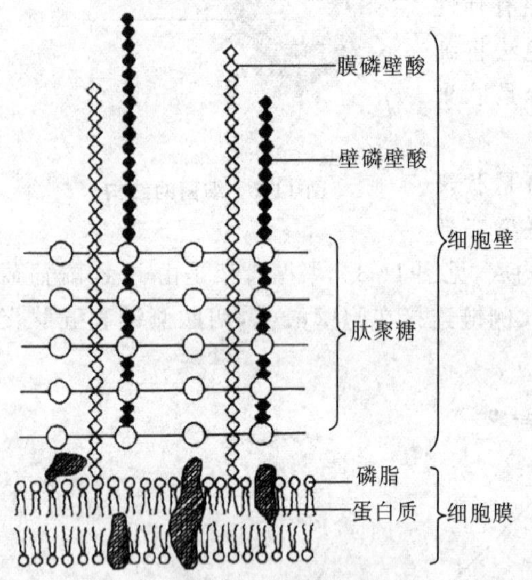

图11-4　革兰阳性菌细胞壁结构

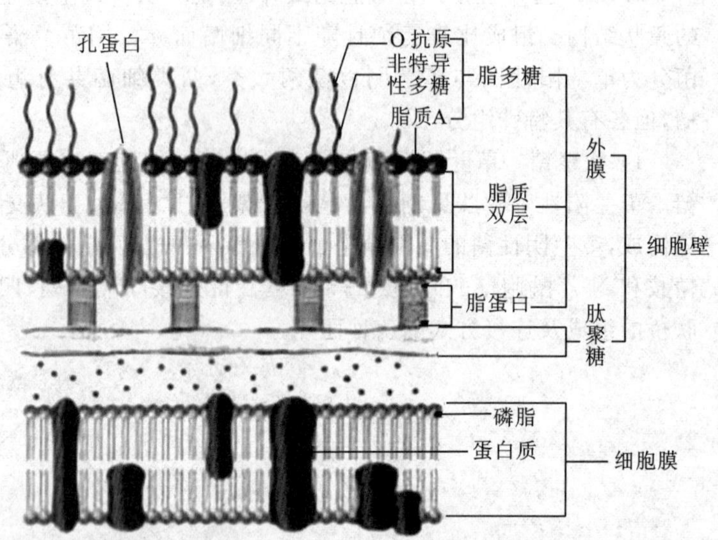

图11-5　革兰阴性菌细胞壁结构

青霉素抑制五肽桥与四肽侧链之间的连接，使细菌不能合成完整的细胞壁而死亡。溶菌酶破坏肽聚糖的β-1,4糖苷键引起细菌死亡。革兰阴性菌细胞壁肽聚糖含量少，又有外膜的保护作用，故对溶菌酶和青霉素不敏感，见表11-1。

表11-1　革兰阳性菌与革兰阴性菌细胞壁的比较

细胞壁结构	革兰阳性菌	革兰阴性菌
强度	较坚韧	较疏松
厚度	厚，20～80 nm	薄，10～15 nm
肽聚糖层数	多，可达50层	少，1～2层
肽聚糖含量	多，占细胞干重50%～80%	少，占细胞干重5%～20%
糖类含量	多，约45%	少，15%～20%

续表

细胞壁结构	革兰阳性菌	革兰阴性菌
脂类含量	少,1%～4%	多,11%～22%
磷壁酸	有	无
外膜	无	有
对青霉素、溶菌酶的敏感性	敏感	不敏感

革兰阴性菌与革兰阳性菌的细胞壁有明显的不同,对于鉴别细菌、选择用药、判断细菌的致病性都有重要意义。细菌细胞壁的主要功能:①维持细菌的固有外形;②抵抗低渗环境及参与胞内外物质交换;③有免疫原性;④与细菌致病性有关。

2. 细胞膜 位于细胞壁内侧,包绕细胞质,质地柔韧并富有弹性的液性膜状结构。厚约 7.5 nm,占细菌干重的 10%～30%。其功能主要有物质转运、生物合成和分泌、呼吸等。

3. 细胞质 膜内溶胶状物质,是细菌新陈代谢的重要场所,是合成蛋白质和复制核酸的场所,也是进行同化和异化作用的场所。细胞质内还含有一些十分重要的颗粒物质。

(1) 质粒 质粒(plasmid)是染色体外的遗传物质,相对分子质量比染色体小,因而基因数目少,每个细菌有 100～200 个,携带特定遗传信息而控制细菌的某些性状。很多细菌含有质粒,如金黄色葡萄球菌、大肠杆菌、痢疾杆菌、沙门氏菌、白喉棒状杆菌等,医学上重要的质粒有 F 质粒、R 质粒等。

(2) 核糖体 合成蛋白质的场所。链霉素、红霉素等能与细菌的核糖体结合,干扰细菌蛋白质的合成,从而抑制细菌的生长繁殖。

(3) 胞质颗粒 多数为细菌储存的营养物质,包括多偏磷酸盐、糖、脂类等。胞质颗粒中较常见的是异染颗粒,经染色后颜色明显不同于菌体的其他部位。如白喉棒状杆菌的异染颗粒,对细菌鉴别有一定的意义。

4. 核质 细菌是原核生物,无核膜和核仁,DNA 缠结成团,裸露于细胞质中,故称核质或拟核,核质具有细胞核的功能,控制着细菌的遗传和变异等各种生物学性状。

(二) 特殊结构

1. 荚膜 荚膜(capsule)是某些细菌在生长繁殖过程中分泌的一层黏液性物质,包裹在细胞壁外,通常这种黏液层厚度小于 0.2μm,成分是多糖或多肽,见图 11-6。它具有保护菌体免受巨噬细胞等的捕捉和吞噬,因而具有抗吞噬、侵袭力强、与致病性关系密切等特点。如肺炎球菌、炭疽杆菌等都有这类荚膜。

2. 鞭毛 鞭毛(flagella)是伸向于菌体表面细长弯曲呈波浪状的丝状物,其成分是蛋白质,有抗原性,根据鞭毛数目和排列方式,可将鞭毛分为单毛菌、双毛菌、丛毛菌和周毛菌,具体见图 11-7。鞭毛在菌体上的位置和数量对鉴别细菌有重要意义。

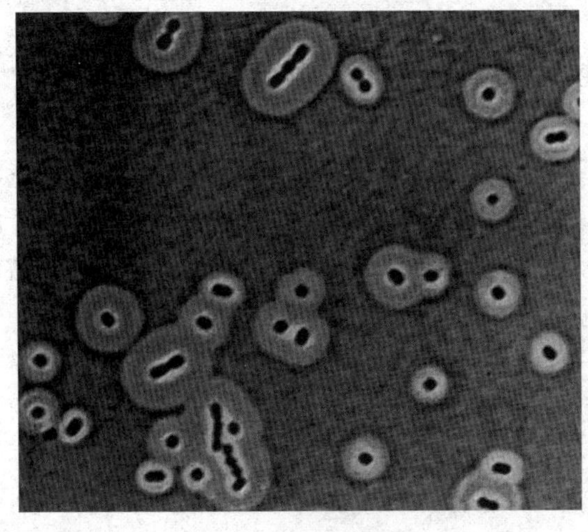

图 11-6 细菌的荚膜

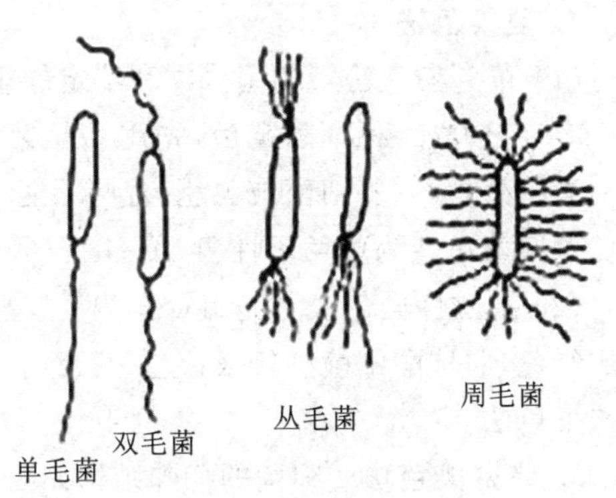

图 11-7 细菌的鞭毛

鞭毛的主要作用:①细菌的运动器官;②与细菌的致病性有关;③保护细菌免受干燥。

3. 菌毛 菌毛(pili)是菌体上短而且直的丝状物。成分是蛋白质,有抗原性。菌毛共分两类:一类是普通菌毛,数目多,短粗,有黏附作用,与致病性有关;另一类是性菌毛,通常有 3～4 根,稍长,见图 11-8。带有性菌毛的细菌是雄性菌,通过性菌毛可以把质粒传给雌性菌,使受体菌获得质粒所控制的遗传性状。

4. 芽胞 芽胞(spore)是在一定条件下,细菌细胞质脱水浓缩,在菌体内形成一个圆形或椭圆形的折光性强的小体。通常一个细胞只能形成一个芽胞。芽胞的位置对鉴定细菌有重要参考价值。例如,炭疽杆菌的芽胞在菌体中央,破伤风杆菌的芽胞在菌体末端,肉毒杆菌的芽胞位于菌体次极端,见图 11-9。

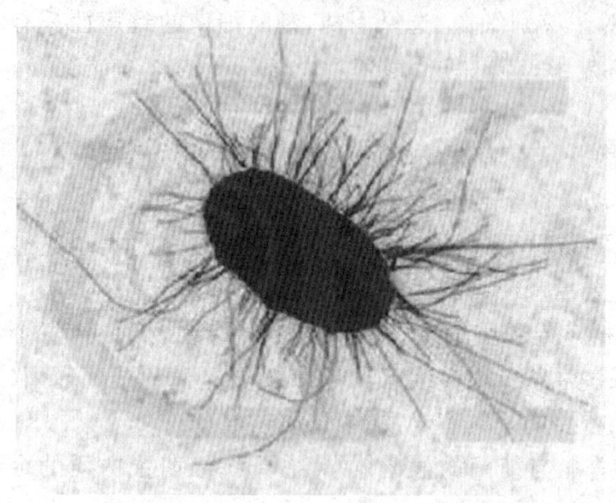

图 11-8 细菌的菌毛

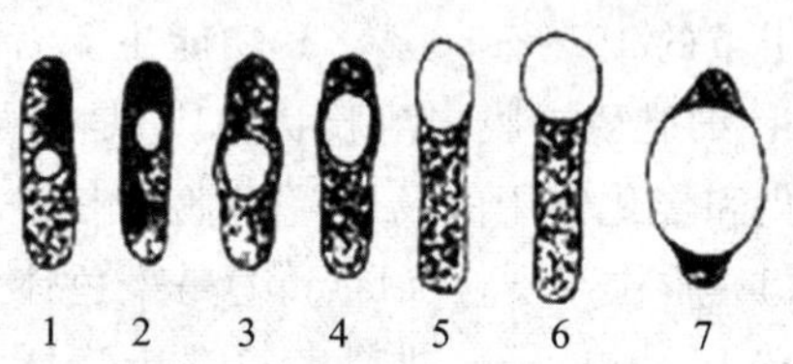

1—芽胞球形,在菌体中心;2—卵形,偏离中心不膨大;3—卵形,近中心,膨大;4—卵形,偏离中心,稍膨大;5—卵形,在菌体极端,不膨大;6—球形,在极端,膨大;7—球形,在中心,特别膨大

图 11-9 细菌芽胞的形态与位置

芽胞不能繁殖,只有在适宜条件下,一个芽胞发育成一个细菌,此时的细菌才是繁殖体。芽胞对高温、干燥、化学消毒剂及辐射等有很强的抵抗力,因此医疗器械、敷料、培养基等的灭菌以杀灭芽胞为标准。

四、细菌形态检查法

(一) 不染色标本检查法

细菌不染色标本检查法适用于观察细菌的动力、形态大小和繁殖方式等。常用的方法有以下几种。

1. 压滴法 取菌液一滴,置于载玻片上,然后在菌液上压上一张盖玻片,即可进行镜检。

2. 悬滴法 取一张盖玻片,在四周涂凡士林少许,在盖玻片中央滴一滴菌液,再取凹玻片一张,使凹窝对准盖玻片中心有菌液处,于其上黏住盖玻片后再反转过来,此时菌液悬于凹窝中,即可进行镜检。

3. 暗视野镜检法 由于细菌微小呈半透明,在普通显微镜下不易看清楚,如使显微镜视野变暗、菌体发亮,则容易观察。

(二) 染色标本检查法

1. 单染色法 只用一种染料,通常用美蓝或复红对细菌进行染色。

2. 复染色法

(1) 革兰染色法 细菌分类和鉴定的重要方法,是最常用最重要的经典染色方法,由丹麦医师 Gram 于 1884 年创立。标本固定后,先用结晶紫初染,再加碘液媒染,此时不同细菌均被染成深紫色;然后用 95%酒精处理,有些细菌被脱色,有些不能;最后用稀释复红复染。此法可将细菌分成两大类:不被酒精脱色仍保留紫色者为革兰阳性菌,用 G^+ 表示;被酒精脱色后复染成红色者为革兰阴性菌,用 G^- 表示。

(2) 抗酸性染色法 先用石炭酸复红加温初染,再用盐酸酒精脱色,最后用美蓝液复染。抗酸细菌被染成红色,非抗酸细菌则染成蓝色。抗酸性染色法是检查抗酸杆菌(如结核分枝杆菌、麻风杆菌等)的一种特殊染色法。

3. 特殊染色法 细菌的特殊结构如荚膜、鞭毛、芽胞等,用以上染色法不易着色,必须用特殊染色法才能着色,如荚膜染色法、鞭毛染色法、芽胞染色法等,这些染色法可使细菌的特殊结构着色并与菌体染成不同的颜色,有利于细菌的观察与鉴别。

第二节 细菌的生长繁殖与变异

细菌具有独立的生命活动过程。通过研究细菌的生命活动，可了解细菌生长繁殖的规律、代谢与疾病的关系、细菌的变异现象及其意义等。

一、细菌生长繁殖的条件

细菌需要充足的营养物质和适宜的环境条件才能生长繁殖。

（一）充足的营养物质

细菌生长繁殖需要多种必需的营养成分。

1. 水 细菌所需营养物质必须先溶于水，营养的吸收与代谢均需有水才能进行。

2. 碳源 细菌能吸收和利用碳类物质，用于合成菌体组分和提供细菌代谢的能源。病原菌主要从糖类获得碳。

3. 氮源 病原菌主要从氨基酸、蛋白胨等有机氮化物中获得氮，用于合成菌体的蛋白质、酶、核酸等。

4. 无机盐 细菌所需的无机盐主要是钾、钠、钙、镁、磷、铁、硫、锌、铜等，用于构成菌体和酶的组分，调节菌体内外的渗透压，参与能量的储存和转运等。

5. 生长因子 某些细菌生长繁殖所必需但自身又不能合成，必须由外界供给的有机化合物称为生长因子(growth factor)。例如维生素、某些氨基酸、嘌呤、嘧啶等。

（二）适宜的酸碱度

每种细菌都有一个可生长的 pH 值范围，以及最适生长 pH 值。多数病原菌最适 pH 值为 7.2～7.6。个别细菌如结核分枝杆菌生长最适 pH 值为 6.5～6.8，霍乱弧菌在 pH8.4～9.2 时生长最好。

（三）适宜的温度

各类细菌对温度的要求不一。通常分为三类：嗜冷菌(生长范围 −5～30 ℃，最适 10～20 ℃)、嗜温菌(生长范围 10～45 ℃，最适 20～40 ℃)、嗜热菌(生长范围 25～95 ℃，最适 50～60 ℃)。病原菌在长期进化过程中适应人体环境，最适生长温度为人的体温，即 37 ℃。

（四）必要的气体

细菌生长繁殖需要一定量的 O_2 和 CO_2。根据细菌代谢时对 O_2 的需要与否分为四类。

1. 专性需氧菌 专性需氧菌(obligate aerobe)具有完善的呼吸酶系统，需要一定浓度的分子氧完成需氧呼吸，仅能在有氧环境下生长。如结核分枝杆菌、铜绿假单胞菌。

2. 微需氧菌 微需氧菌(microaerophilic bacterium)在低氧压(5%～6%)下生长最好，氧浓度超过 10%反而抑制其生长。如幽门螺杆菌、空肠弯曲菌。

3. 兼性厌氧菌 兼性厌氧菌(facultative anaerobe)兼有需氧呼吸和无氧发酵两种功能，在有氧、无氧环境中均能生长，但以有氧时生长较好。大多数病原菌属于此类。

4. 专性厌氧菌 专性厌氧菌(obligate anaerobe)只能在无氧环境中生长。因缺乏过氧化氢酶、过氧化物酶、超氧化物歧化酶和氧化还原电势高的呼吸酶，没有完善的呼吸酶系统，不能代谢有氧时产生的有毒的超氧阴离子和过氧化氢。在有氧时不但不能利用，反而受其毒害，甚至死亡。如破伤风梭菌、肉毒梭菌。另外，CO_2 对细菌生长也很重要。大部分细菌在代谢时产生的 CO_2 可满足其需要，个别细菌如脑膜炎奈瑟菌，初次分离时需人工供给 5%～10% CO_2，可促进细菌迅速生长繁殖。

5. 渗透压 细菌对渗透压的改变有较大的适应能力。大多数病原菌最适渗透压为等渗环境。少数细菌如嗜盐菌需要在高浓度(3%)的 NaCl 环境中才能良好生长。

【课堂互动】

结核病以肺结核最常见，你知道是与结核分枝杆菌的哪个生长特点有关吗？

二、细菌生长繁殖的规律

（一）细菌个体的生长繁殖

细菌以简单的二分裂(binary fission)方式进行无性繁殖。多数细菌繁殖速度很快，20～30 min 分裂一次。个别细菌的繁殖速度较慢，如结核分枝杆菌 18～24 h 繁殖一代。

（二）细菌群体的生长繁殖

细菌繁殖速度很快，若按 20 min 分裂一次计算，一个细菌经 12 h 繁殖后，其数量可达 10 亿个。然而，由于细菌繁殖中营养物质的逐渐消耗，代谢产生的有害产物逐渐积累，细菌不可能无限高速地繁殖下去，其生长过程具有规律性。以培养时间为横坐标，培养物中活菌数的对数为纵坐标，可绘制出一条反映细菌繁殖规律的曲线，称为生长曲线(growth curve)，见图 11-10。

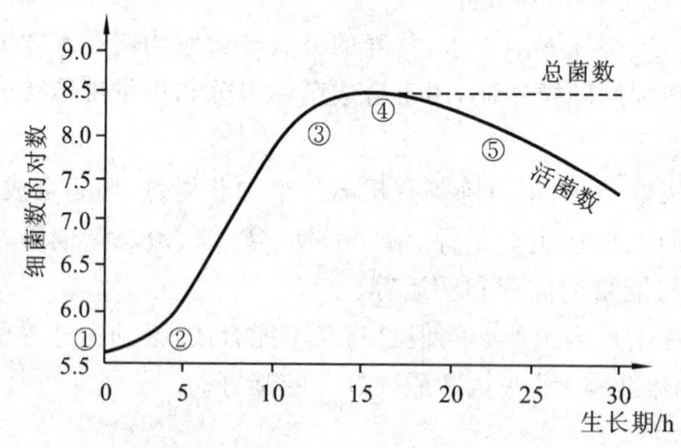

图 11-10 细菌生长曲线

根据生长曲线，细菌的群体生长繁殖可分为四个时期。

1. 迟缓期 细菌被接种到新环境后的短暂适应阶段。该期菌体增大，代谢活跃，分裂极少，为细菌的分裂繁殖作准备。一般为 1～4 h。

2. 对数期 该期细菌生长迅速，活菌数急剧上升。细菌的形态、染色性、生理活性等都较典型。对抗生素和外界环境的作用敏感。此期通常为细菌培养后的 8～18 h。

3. 稳定期 由于培养基中营养物质逐渐消耗，有害代谢产物累积，此期细菌繁殖速度减慢，死菌数逐渐增加。细菌的形态、染色性和生理性状有所改变。一些细菌生成芽胞、外毒素和抗生素等代谢产物大多在稳定期产生。

4. 衰亡期 该期细菌繁殖越来越慢，死菌数超过活菌数，细菌形态显著改变，生理代谢活动趋于停滞。

三、细菌的人工培养

（一）培养基

培养基(culture medium)是由人工方法配制而成的，专供微生物生长繁殖使用的混合营养物制品。按性状分为液体培养基、半固体培养基、固体培养基；按用途分为基础培养基、营养培养基、选择培养基、鉴别培养基、增菌培养基和厌氧培养基等。

（二）细菌在培养基中的生长现象

1. 液体培养基上的生长现象 大多数细菌在液体培养基中呈均匀混浊生长；少数细菌如链球菌呈沉淀生长；专性需氧菌如结核分枝杆菌呈表面生长，常形成菌膜。

2. 固体培养基上的生长现象 细菌在固体培养基上培养 18～24 h 后可出现由单个细菌繁殖形成的肉眼可见的细菌集团，称为菌落(colony)。各种细菌形成的菌落，在大小、形状、颜色、气味、透明度、表面光滑或粗糙、湿润或干燥、边缘整齐与否等方面均有不同表现，这些有助于细菌的识别和鉴定。

3. 半固体培养基上的生长现象 细菌在半固体培养基穿刺培养后，由于半固体培养基硬度低，有鞭毛的细菌仍可在其中自由游动，沿穿刺线呈羽毛状或云雾状混浊生长。无鞭毛的细菌只沿穿刺线呈明显的线状生长。

（三）人工培养细菌的用途

细菌的人工培养可用于感染性疾病的病原学诊断、生物制品的制备、细菌学研究以及在基因工程中有广泛的应用。

四、细菌的代谢产物

细菌的代谢产物包括分解代谢产物和合成代谢产物，其中许多产物在医学上有重要的意义。

（一）分解代谢产物和细菌的生化反应

不同种类细菌所具有的酶不完全相同，对营养物质的分解能力也不同，因此产生的代谢产物也不同。根据此特点，利用生物化学方法来鉴别细菌，称为细菌的生化反应试验。常用的有如下几种。

1. 糖发酵试验 不同细菌分解糖类能力不同，产生的代谢产物也不同。如：大肠埃希菌能分解葡萄糖和乳糖，产酸产气；伤寒沙门菌不能分解乳糖，只能分解葡萄糖，产酸不产气。

2. 吲哚试验 大肠埃希菌、变形杆菌和霍乱弧菌等能分解培养基中的色氨酸生成吲哚（靛基质），经与试剂中的对二甲基氨基苯甲醛作用后生成玫瑰吲哚而呈红色，为吲哚试验阳性。

3. 甲基红试验 大肠埃希菌和产气杆菌均能分解葡萄糖生成丙酮酸，但产气杆菌能进一步使丙酮酸脱羧生成中性的乙酰甲基甲醇，大肠埃希菌则不能。所以，大肠埃希菌培养液 $pH \leqslant 4.5$，甲基红指示剂呈红色，为甲基红试验阳性。

4. VP 试验 产气杆菌能使丙酮酸脱羧生成乙酰甲基甲醇，在碱性溶液中可被氧化生成二乙酰，二乙酰与含胍基化合物反应生成红色化合物，为 VP 试验阳性。

5. 枸橼酸盐利用试验 产气杆菌能利用枸橼酸盐作为唯一碳源，使含有枸橼酸盐的培养基由绿色变为深蓝色，为枸橼酸盐利用试验阳性。

6. 硫化氢试验 沙门菌、变形杆菌等分解培养基中的含硫氨基酸，生成硫化氢，硫化氢遇铅或铁离子生成黑色的硫化物。

7. 尿素酶试验 变形杆菌有尿素酶能分解培养基中的尿素产生氨，使培养基为碱性，以酚红为指示剂检测为红色，为尿素酶试验阳性。

吲哚(I)、甲基红(M)、VP(V)、枸橼酸盐利用(C)四种试验，常用于鉴定肠道杆菌，合称 IMVPC 试验。例如大肠杆菌的结果是“＋＋－－”，而产气杆菌的结果是“－－＋＋”。

现代临床细菌学检验已普遍采用微量、快速的生化鉴定方法。全自动细菌鉴定仪已广泛应用于临床的细菌生化鉴定，实施对临床标本的病原学快速诊断。

（二）合成代谢产物及其在医学上的意义

1. 热原质 热原质(pyrogen)，又称致热原，是指一类由细菌合成的注入人体或动物体内能引起发热反应的物质，主要由革兰阴性菌产生。热原质即细胞壁的脂多糖。热原质耐高温，高压蒸汽灭菌不能破坏，250 ℃高温干烤才能破坏热原质。另外，蒸馏法可除去热原质。因此，在制备和使用注射药品时应严格无菌操作，防止细菌污染。

2. 毒素 细菌可产生外毒素和内毒素两类毒素，它们是细菌重要的致病物质。外毒素(exotoxin)是多数革兰阳性菌和少数革兰阴性菌生长繁殖过程中释放到菌体外的毒性蛋白质。内毒素(endotoxin)是革兰阴性菌细胞壁的脂多糖，菌体死亡崩解后才能游离出来。

3. 侵袭性酶 某些细菌能合成具有侵袭性的酶，可损伤机体组织，促使细菌的侵袭和扩散。如链球菌的透明质酸酶。

4. 色素 某些细菌能产生不同颜色的色素，有助于鉴别细菌。有水溶性色素（如铜绿假单胞菌产生的绿脓色素）和脂溶性色素（如金黄色葡萄球菌的金黄色素）。

5. 抗生素 某些微生物代谢过程中产生的一类能抑制或杀死某些其他微生物或肿瘤细胞的物质，称为抗生素(antibiotic)。多由放线菌和真菌产生，细菌产生的很少，如多黏菌素、杆菌肽等可产生。

6. 细菌素　某些细菌产生的仅对近缘菌株具有抗菌作用的蛋白质称为细菌素。与抗生素比较,细菌素的作用范围狭窄,在治疗应用上意义不大,但可用于细菌分型和流行病学调查。如大肠埃希菌产生的大肠菌素。

7. 维生素　细菌能合成某些维生素,除供自身需要外,还能分泌至周围环境中。如人体肠道内的大肠埃希菌,合成的 B 族维生素和维生素 K 也可供人体吸收利用。

五、细菌的变异

细菌在繁殖过程中,子代保持亲代性状的基本相似,称为遗传(heredity)。若子代与亲代之间、子代与子代之间的性状出现差异,称为变异(variation)。遗传使物种保持相对稳定,变异则产生变种或新种。

(一) 细菌的常见变异现象

1. 形态结构的变异　细菌的形态受外界环境的影响可发生变异。如鼠疫耶尔森菌在 3%～6%高盐培养基中生长,可由椭圆形小杆菌变为球形、杆状、逗点状等多种形态。一些细菌在青霉素、溶菌酶等影响下,细胞壁合成受抑制,在高渗环境中成为细胞壁缺陷型细菌,也称 L 型细菌。临床上由于抗生素使用不当,可使患者体内细菌发生 L 型变异。细菌的一些特殊结构也可发生变异而失去。如:有荚膜的肺炎链球菌在体外多次传代培养后,荚膜消失,致病力减弱;有鞭毛的变形杆菌在含 1%石炭酸的培养基上生长可失去鞭毛,称为 H-O 变异。

2. 毒力变异　细菌的毒力变异表现为毒力的减弱或增强。用于预防结核病的卡介苗(BCG)是将有毒力的牛型结核分枝杆菌经 13 年人工培养传 230 代后获得的毒力高度减弱的变异株。无毒力的白喉棒状杆菌感染了β-棒状杆菌噬菌体后,获得产生白喉外毒素的能力,成为有毒力的白喉棒状杆菌。

3. 耐药性变异　细菌对某种抗菌药物由敏感变为耐药的变异称为耐药性变异。金黄色葡萄球菌耐青霉素菌株已从 1946 年的 14%上升至目前的 80%以上。有些细菌表现为同时耐受多种药物,即多重耐药性菌株。各种耐药菌株有逐年增加的趋势。近几年更是发现了超级细菌。另外,甚至有的细菌变异后产生对药物的依赖性,如痢疾志贺菌链霉素依赖株离开链霉素不能生长。细菌耐药性变异给临床治疗带来了很大的困难,为减少耐药菌株的出现,用药前应尽量做药敏实验,选择敏感的抗生素进行治疗。

4. 菌落变异　细菌的菌落主要有光滑型(S 型)和粗糙型(R 型)两种。光滑型菌落表面光滑、湿润、边缘整齐,经长期人工培养后菌落变为表面粗糙、干皱、边缘不整的粗糙型菌落,这种变异称为 S-R 变异。当细菌 S-R 变异时,其毒力、免疫原性、理化性状等也会发生改变。一般 S 型菌的致病性较强。

(二) 细菌变异的物质基础

1. 细菌的染色体　细菌的染色体是一条环状双螺旋的 DNA 长链,反复回旋折叠成松散的网状结构,无核膜包绕,无组蛋白。如大肠埃希菌染色体 DNA,有 4000～5000 个基因,编码 2000 多种酶类和结构蛋白质。

2. 质粒　质粒(plasmid)是细菌染色体外的遗传物质,为环状双螺旋 DNA,存在于细胞质中。大质粒可含几百个基因,小质粒仅含 20～30 个基因。质粒的主要特性如下:①自我复制能力;②可自行丢失和消除;③可在细菌间转移;④分相容性与不相容性两种。几种不同的质粒可同时共存于一个细菌内,称为相容性;两种结构相似,密切相关的质粒不能同时共存于一个细菌内,称为不相容性。

质粒并非细菌生命活动不可缺少的遗传物质,但质粒可编码许多重要的生物学性状。医学上重要的质粒如下。①致育质粒(F 质粒):具有编码性菌毛的功能,其中带有 F 质粒的细菌称为雄性菌(F^+菌),无 F 质粒的细菌称为雌性菌(F^-菌)。②耐药质粒(R 质粒):决定细菌耐药性的产生。③毒力质粒(Vi 质粒):编码与细菌致病性有关的毒力因子。④细菌素质粒:编码细菌素,如 Col 质粒编码大肠埃希菌的大肠菌素。

3. 转位因子　存在于细菌染色体或质粒 DNA 分子上的一段特异性核苷酸序列片段,能在 DNA 分子中移动。转位因子不断改变它们在基因组中的位置,能从一个基因组转移到另一个基因组中。转位因子有三类,即插入序列、转座子和转座噬菌体。

4. 噬菌体　噬菌体(phage)是一类能感染细菌、真菌等微生物的病毒。噬菌体具有病毒的基本特性,只能在活的微生物细胞内复制。分布广，有严格的宿主特异性。大多数噬菌体呈蝌蚪形（图 11-11）。噬菌体根据感染细菌后的不同结果，分为毒性噬菌体和温和噬菌体。

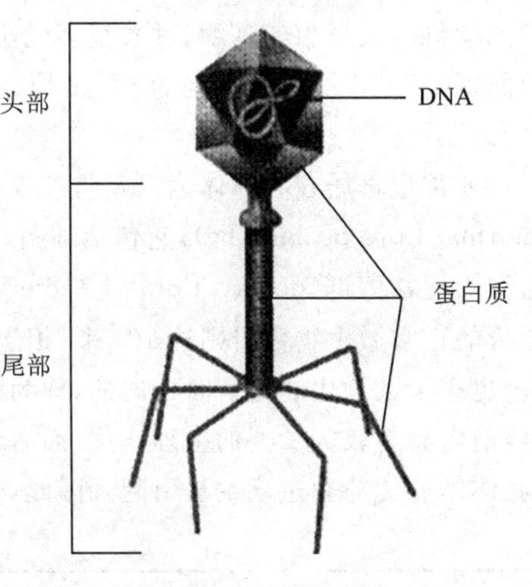

图 11-11　噬菌体结构

（三）细菌变异的机制

细菌的变异分为表型变异和基因型变异。表型变异是环境因素所致，基因结构并未改变，不能遗传。基因型变异是基因结构发生改变所致，不受环境因素的影响，可稳定遗传给后代。基因型变异主要通过基因突变、基因的转移和重组来实现。

（四）细菌变异的意义

细菌变异在疾病诊断、治疗、预防时有重要的应用。细菌变异后引起的形态、结构、染色性、生化反应等不典型，给临床诊断带来了一定的困难。因此，充分了解细菌的变异现象和规律，可避免造成诊断错误。细菌的耐药性变异降低了某些抗生素的疗效。为避免耐药菌株的产生和扩散，应在治疗前做药敏试验，以选用敏感的抗生素，同时应注意足量、合理、联合用药。利用细菌的毒力变异制备的减毒活疫苗广泛应用于预防和控制细菌性疾病。另外，细菌变异在检测致癌物质、流行病学调查和基因工程中有广泛的应用。

第三节　细菌的分布与消毒灭菌

一、细菌的分布与人体的微生态

（一）细菌在自然界的分布

土壤中含有大量的微生物，以细菌为主，放线菌次之；它们绝大多数参与大自然的物质循环，对人类有益。土壤中的细菌为天然生活，包括自养菌和腐物寄生菌，以及随动物排泄物及其尸体进入的细菌。进入土壤的病原微生物容易死亡，但是一些能形成芽胞的细菌如破伤风梭菌、产气荚膜梭菌、肉毒梭菌、炭疽芽胞杆菌等可在土壤中存活多年，因此土壤与创伤感染等关系密切。

水体也是细菌等病原体生存的天然环境，它们来自土壤、尘埃、人畜排泄物及垃圾等。水中微生物种类及数量因水源不同而异，一般地面水比地下水含菌数量多，并易被病原菌污染。水中的病原体如伤寒沙门菌、痢疾志贺菌、霍乱弧菌、钩端螺旋体等主要来自于人和动物的粪便及污染物，因此，粪便管理对控制和消灭消化道传染病有重要意义。

空气为细菌等微生物生存的非适宜环境。空气中的微生物来源于人畜呼吸道的飞沫及地面飘扬起来的尘埃，只有抵抗力较强的细菌、真菌或细菌芽胞才能存留较长时间。室内空气中的微生物比室外多，尤其是人口密集的公共场所、医院的病房和门诊等处，容易受到带菌者和患者污染。常见的病原菌有金黄色葡萄球菌、脑膜炎奈瑟菌、结核分枝杆菌、链球菌、白喉棒状杆菌等，可引起伤口或呼吸道感染。空气中微生物污染程度与医院感染率有一定的关系，空气中的非病原微生物常可造成生物制品、药物制剂等的污染。因此，医院的手术室、病房、制剂室、实验室等要经常进行空气消毒，以防止疾病的传播和手术后的感染。

（二）细菌在正常人体的分布及人体的微生态系

人类生存的自然环境中充满微生物，因此人体体表及与外界相通的腔道栖居着种类繁多、数量庞大的微生物，微生物群内部及其与宿主之间互相依存、互相制约，处于动态平衡状态，由此构成了人体的微生态系统。

医学微生态学是研究寄居在人体体表及与外界相通腔道黏膜表面的微生物与微生物、微生物与人体，以及微生物和人体与外界环境相互依存、相互制约的新兴学科，即研究微生态平衡、微生态失调、微生态调整的学科。大量事实证明，过去很多无法解释的生物学和医学现象，用医学微生态学的观点去审视，就迎刃而解了。“人类的生存与繁衍，必须适应环境：一个是外环境，即宏观生态；另一个是内环境，即微观生态。”

通常把寄居在人体体表以及与外界相通腔道中正常情况下对人体无害的微生物称为正常微生物群(normal flora of microbe)，它包括细菌、病毒、真菌、衣原体、支原体等，其中以细菌的数量最为庞大，故也通称为正常菌群(normal flora of bacteria)(表 11-2)。一个健康成人机体约由 10^{13} 个细胞组成，而定植在全身的正常微生物数目则达 10^{14} 个，相当于人体细胞的 10 倍。其中：大部分为长期居留微生物，称为常住菌；也有少数微生物是暂时寄居的，称为过路菌。正常微生物群中密集度高的优势菌与非优势菌相比较而言，前者具有较为重要的生理作用，而后者则具有较为重要的病理意义，如医院感染通常因人体微生态失调，体内非优势菌过度生长引起。因此，了解正常人体各部位微生态系的组成意义重大。

表 11-2　人体各部位常见的正常菌群

部　位	常见菌种
皮肤	表皮葡萄球菌、类白喉棒状杆菌、铜绿假单胞菌、丙酸杆菌、白假丝酵母菌
外耳道	葡萄球菌、类白喉棒状杆菌、铜绿假单胞菌
眼结膜	表皮葡萄球菌、结膜干燥杆菌、类白喉棒状杆菌
鼻咽腔	葡萄球菌、甲型链球菌、卡他莫拉球菌、流感嗜血杆菌、肺炎链球菌、奈瑟菌、大肠埃希菌、铜绿假单胞菌、类杆菌
口腔	葡萄球菌、甲型链球菌、类白喉棒状杆菌、乳杆菌、消化链球菌、梭杆菌、螺旋体、肺炎链球菌、白假丝酵母菌、类杆菌
肠道	大肠埃希菌、产气杆菌、变形杆菌、铜绿假单胞菌、粪链球菌、葡萄球菌、产气荚膜梭菌、破伤风梭菌、类杆菌、双歧杆菌、乳杆菌、优杆菌、奈瑟菌、放线菌、白假丝酵母菌、消化链球菌
阴道	乳杆菌、大肠埃希菌、白假丝酵母菌、表皮葡萄球菌、类白喉棒状杆菌
前尿道	表皮葡萄球菌、类白喉棒状杆菌、耻垢杆菌

1. 口腔微生态系　口腔适宜的温度和湿度，丰富的营养源，是微生物生长繁殖和定居的良好环境。口腔中的微生物有各种球菌、乳杆菌、梭形菌、螺旋体和真菌等 300 多种。其中甲型链球菌的定植部位是黏膜上皮细胞、牙齿等，而其他细菌的定植部位尚不完全清楚。甲型链球菌被公认为是最重要的代表性种群和主要的拮抗致病菌和条件致病菌的细菌。

2. 食道与胃微生态系　在人类，尚未发现食道上皮细胞上有常住菌群。胃腔是一个极端微生态环境，空腹时胃液 pH 值为 1～2，绝大多数对酸耐受程度低的细菌均被杀死，但有少数耐酸的细菌和真菌可存活、定植。胃内酸性环境对小肠保持“清洁”状态具有重要意义。胃内的微生物群落大部分是过路菌，若存在胃功能障碍，如胃酸分泌降低，往往出现八叠球菌、乳杆菌、芽胞杆菌等。近年发现螺旋体和幽门螺杆菌，因与上皮保持密切的联系，可认为是常住菌群，但与胃炎、胃溃疡和胃癌的发生密切相关，故不属于正常菌群。

3. 肠道微生态系　最为庞大的微生态系：肠内微生物(细菌为主)约占人体微生物总量的 80%。从十二指肠到回肠末端，总菌数和活菌数逐渐增加；大肠积存着食物残渣，酸碱度合适，适用于细菌繁殖，是肠道微生物最多的部位，其菌量可占粪便重量的 1/3。大肠菌群由多达数百种细菌组成，其中最优势的细菌有十余种，均为专性厌氧菌，包括双歧杆菌、优杆菌、类杆菌、消化链球菌、韦荣球菌等。兼性厌氧菌的生物量较少，仅为专性厌氧菌的 1/100，但对维持菌群的稳定起到重要作用。

肠道正常菌群可分为以下三类。

(1) 致病性类型　主要包括葡萄球菌、变形杆菌和假单胞菌等，数量少，通常不会致病，是必要组成部分；病理情况下可大量繁殖，数量超过正常水平则可引起宿主发病。

(2) 共生性类型　包括双歧杆菌、类杆菌、优杆菌和消化球菌等。主要为专性厌氧菌，它们是生理性微生物，数量大，恒定存在，具有合成维生素、促进蛋白质消化吸收、生物拮抗及免疫等生理作用。

(3) 中间性类型　如大肠埃希菌、韦荣球菌等，既有生理作用，也有病理意义。

4. 阴道微生态系　正常情况下，泌尿道仅在外部有微生物存在。人的阴道则存在完整的微生态系。主要的常住菌有乳杆菌、表皮葡萄球菌、大肠埃希菌、梭状杆菌、粪链球菌等；主要的过路菌有金黄色葡萄球菌、肠杆菌、丙酸杆菌、消化链球菌、韦荣球菌等；常住的真菌是白假丝酵母菌。阴道内的细菌随着内分泌的变化而异，从月经初潮至绝经前一般乳杆菌多见；而月经初潮前女孩及绝经期后妇女，主要细菌有表皮葡萄球菌、大肠埃希菌等。孕妇阴道菌群中大肠埃希菌、消化链球菌、类杆菌的检出率低，这有利于孕妇和胎儿在妊娠期的卫生。孕妇中乳杆菌、白假丝酵母菌、丙酸杆菌等分离率都高于健康妇女，提示它们在分解糖原、保持阴道酸性环境中起协同作用。

5. 呼吸道微生态系　在鼻腔、咽喉及扁桃体部位经常可分离到类白喉棒状杆菌、葡萄球菌、肺炎链球菌、溶血性链球菌及流感嗜血杆菌等具有致病潜能的细菌，但人的鼻窦是无菌的，气管和支气管正常情况下仅有少量细菌，细小支气管以下部位、肺及胸腔无菌存在。

6. 皮肤微生态系　皮肤上的微生物因个人卫生及环境状况而有所差异。皮肤微生态系中优势种群是丙酸杆菌和表皮葡萄球菌，是最重要的常住菌。皮脂腺内寄生的丙酸杆菌可将皮脂中三酰甘油分解成游离脂肪酸，对皮肤表面的金黄色葡萄球菌、链球菌和白假丝酵母菌和皮肤癣菌有一定抑制作用。表皮葡萄球菌能分泌自溶酶，常住菌对此不敏感，但能溶解一些潜在致病菌和过路菌，它对保持常住菌的稳定性、维持微生态平衡起重要作用。皮肤表面微生物群落形成的生物屏障是第一道极其重要的保护屏障，有营养、参与皮肤细胞代谢、保持皮肤生理功能和自净作用。

机体的多数组织器官在正常情况下是无菌的，正常人体微生物群偶尔少量侵入血流和器官组织，可由机体天然防御功能如吞噬作用迅速消灭；若有侵入而未被消灭，则可引起感染。因而在手术、注射、穿刺、导尿等医疗实践中，应严格执行无菌操作，以防止感染。

（三）正常菌群的生理作用

1. 生物拮抗作用

(1) 改变 pH 值　专性厌氧菌在代谢过程中可产生挥发性脂肪酸和乳酸，降低环境中的 pH 值与氧化还原电势，从而抑制外来菌的生长繁殖。

(2) 占位性保护作用　大多数正常微生物群的细菌与黏膜上皮细胞接触，形成一层生物膜，通过占据上皮细胞的空间来防止外来菌的黏附定植，从而起到占位性保护作用。

(3) 争夺营养　正常菌群由于数量大、繁殖快，在争夺营养时处于优势。

(4) 抗生素和细菌素的作用　大肠埃希菌产生的大肠菌素可抑制志贺菌的生长。

2. 营养作用　肠道中正常菌群可相互配合，降解未被人体消化的食物残渣，便于机体进一步吸收并参与营养物质转化；部分菌群还可以合成机体所需的维生素、脂质与固醇类等。

3. 免疫促进作用　正常菌群通过对宿主的免疫刺激作用，促进宿主免疫系统的发育和成熟，并使免疫系统产生具有一定保护作用的免疫应答，对有交叉抗原的致病菌有抑制杀灭作用，同时也限制了它们本身对宿主的危害。

4. 抗衰老作用　正常菌群中双歧杆菌、乳杆菌和肠球菌等具有抗衰老作用，这与其产生的超氧化物歧化酶(SOD)等能降解人体有害代谢产物、抗氧化损伤有关。

5. 抑癌效应　正常菌群能将某些致癌物质转化为非致癌物质，还可以增强巨噬细胞等参与的免疫功能，产生一定的抑癌作用，如双歧杆菌和乳杆菌的抑癌作用机制可能与其能降解亚硝酸铵，并能激活巨噬细胞、提高其吞噬能力有关。

二、微生态平衡与失调

（一）微生态平衡

微生态平衡(microeubiosis)是指正常微生物群与其宿主生态环境在长期进化过程中形成生理性组合的动态平衡。也就是说正常微生物群的组成是变化的，宿主的生态环境也随着年龄、生理状态(如妊娠、哺乳)等因素发生相应的变化，但是，当这些因素相对稳定时，正常微生物群的组成也应是稳定的。

微生态平衡是具体的概念,不同种属,不同发育阶段,不同解剖部位,都有不同的微生态平衡标准。所以,确定微生态是否平衡必须考虑环境、宿主(年龄、饮食、激素水平等)与微生物三方面因素的综合影响。而就微生物因素而言则应从以下三方面进行综合判断。

1. 定性标准 可确定正常微生物群的种类,包括微生物群落中所有成员,如细菌、真菌、支原体、衣原体、立克次体、螺旋体、放线菌、病毒以及原虫等。

2. 定量标准 可确定正常微生物群的总菌数和各种群的活菌数。某一解剖部位的优势菌是决定一个微生物群的微生态平衡的核心因素。许多微生物分布广泛,从定性角度意义不大,但定量检查就可确定其意义。如在肠道,专性厌氧菌占优势,如果这种优势减弱或消失,就会导致微生态平衡的破坏。因此只有明确健康人肠道内各主要种群的含量,才能得出微生态平衡的可靠标准。

3. 定位标准 可确定微生物群存在的生态空间。定位标准很重要,因为正常菌群的含义是相对的,正常菌脱离自己的原生态环境就可能成为致病菌。

(二) 微生态失调

微生态失调(microdysbiosis)是指正常微生物群之间及正常微生物群与宿主之间的微生态平衡在外环境影响下被破坏,由生理性组合转变为病理性组合的状态。

1. 微生态失调的分类

微生态失调可分为以下四类。

(1) 菌群失调 因某些原因导致正常菌群的数量、种类和比例发生较大幅度的改变,使微生态失去平衡。菌群失调按其轻重程度分为如下几种。

① Ⅰ度失调 只能从微生物的定量检查中发现,在临床上往往没有表现或只有轻微反应,在诱发因素去除后如停用抗生素等,不加治疗,即可自然恢复,其特点为可逆。

② Ⅱ度失调 其特点为不可逆:当正常菌群的比例失调后,即使诱发因素去除,仍然保持原来的失调状态。菌群由生理性组合状态转变为病理性组合状态,常有慢性疾病的表现,如慢性肠炎、慢性口腔炎或咽峡炎等。

③ Ⅲ度失调 多因长期或大量应用抗菌药物后,正常菌群大部分被杀灭或抑制,而原来的劣势种群或某些耐药种群则大量繁殖演变为优势菌,进而引起疾病,常表现为急性病,且病情凶险。Ⅲ度失调引起的疾病亦称菌群交替症或二重感染。临床上常见的菌群交替症如下:a. 耐药性葡萄球菌繁殖成优势菌而发生腹泻,偶尔发生致死性葡萄球菌脓毒血症;b. 变形杆菌和假单胞菌生长旺盛并侵入组织发生肾炎或膀胱炎;c. 白假丝酵母菌大量繁殖,引起肠道、肛门或阴道感染,也可发展成全身感染;d. 艰难梭菌在结肠内大量繁殖,并产生肠毒素及其他细菌毒素,导致假膜性肠炎。

(2) 定位转移 正常菌群由原定位的生态环境向周围转移。例如,下消化道菌向上消化道转移(小肠污染综合征是其中的例证)、上呼吸道菌转移到下呼吸道、下泌尿道菌转移到肾盂、阴道菌转移到子宫输卵管等均为常见的横向转移。另外,正常微生物群在黏膜和皮肤上的分布是有层次的,如果上层的微生物转移到下层,甚至进入黏膜下层就发生了纵向转移,在这种情况下即使未发生菌群比例失调,也可引起疾病。

(3) 血行感染 血行感染可作为异位菌传播的一种途径,其本身也是一种异位感染,包括菌血症和败血症。健康人群中,有4%～10%的人有一过性菌血症。正常菌群进入血行虽然常见,但在正常情况下并不形成感染,只有在机体免疫功能下降时才会发生。

(4) 异位病灶 正常微生物群在远隔的脏器或组织形成病灶,如肝、肾、腹腔、盆腔等处的脓肿。异位病灶多与血行感染相互促进或互为因果。

2. 微生态失调的主要诱因

(1) 滥用抗生素 机体因感染而长期、大量应用广谱抗生素等抗菌药物后,抑制或杀灭了正常菌群中的敏感菌,使微生物群多样性降低和总生物量减少,同时伴有耐药菌如白假丝酵母菌、金黄色葡萄球菌等过度生长、繁殖,导致正常微生物群在组成和数量上发生了较大幅度的异常改变,进而引起菌群交替症。而窄谱抗生素对正常菌群整体影响程度有限,多导致优势细菌转换,形成Ⅰ度或Ⅱ度菌群失调。由于抗生素种类繁多,其抗菌谱、抗菌活性、在人体内的分布、给药途径等各不相同,因而人体菌群在各种抗生素作用下的具体变化非常复杂。

（2）机体免疫功能下降　肿瘤、慢性消耗性疾病、严重感染、营养不良等疾病因素，以及使用放射线、免疫抑制剂、糖皮质激素、细胞毒类药物等医源性因素，皆可使宿主全身免疫功能下降；而手术损伤、插入性器械检查与治疗等因素则可使宿主局部免疫力受损。上述原因导致正常微生物群与宿主之间的平衡被破坏，易引发定位转移、血行感染、异位病灶等微生态失调。

（三）微生态失调的防治

实践表明，微生态失调的防治必须采取综合性措施，具体如下。

1. 矫正微生态失调　首先应积极治疗宿主的原发疾病，消除引起微生态失调的病理状态，并保护好局部的微生态环境。如对萎缩性胃炎患者的及时治疗，既可以使胃内菌群过度生长的势头得以遏制，又可以恢复胃内酸性环境。

2. 增强机体免疫力　改善营养、科学锻炼、适当使用细胞因子及微生态调节剂等以增强机体的非特异性免疫力，应用疫苗、丙种球蛋白等进行人工免疫则可提高机体的特异性免疫力。上述举措对预防病原微生物的感染、避免微生态失调意义重大。

3. 合理使用抗生素　在临床应用抗生素时应尽量维护和保持微生态平衡。因此，抗生素的使用原则如下：①应根据药敏试验结果和不同药物的特性严格选药，尽可能使用敏感的窄谱抗生素；②在有效剂量范围内尽可能选用小剂量，并科学掌握用药疗程；③对全身感染或肠道外的局部感染最好选择非经口用药途径，这样可避免损害肠道的正常菌群，尤其是占正常菌群绝对优势的厌氧菌；④严格掌握抗生素的局部用药和预防用药的适应证。

4. 及时应用微生态制剂　在发生肠道菌群失调后，在应用抗生素治疗的同时，应该及时用微生态制剂调整和恢复正常菌群。微生态制剂是用于微生态调节的微生物及其代谢产物或其生长促进物质的制品。这样的制品包括如下几种。

（1）益生菌　能改善黏膜菌群平衡，有益于正常微生物的优势种群。目前益生菌制剂的种类很多，研究表明，益生菌的死菌体、菌体成分、代谢产物也具有调整微生态失衡，保持生态平衡，提高机体健康水平的作用，因此有人把其也列入益生菌中。如双歧杆菌作为当今热门的益生菌制剂，具有促进人体对营养物质吸收、提高机体免疫力、抑制肠道病原菌和腐败微生物生长从而促进正常菌群生长等作用。

（2）益生元　不被宿主消化的食物成分或制剂，能选择性地刺激一种或几种肠内常住菌的活性或生长繁殖的物质，如由半乳糖、果糖等构成的低聚糖。大部分益生元并非直接对机体起作用，而主要是通过益生菌间接地发挥生理功能。

（3）合生元　益生菌与益生元的混合制剂。目前新微生态制剂开发已从单纯的“益生菌”或“益生元”转向结构合理、效果更加优越的“合生元”。研究证明，在双歧杆菌活菌制剂中加入双歧因子（例如各种类型低聚糖）后，其效果比不加的制剂提高 10～100 倍。一些能使活菌制剂有更好稳定性的新剂型也不断被开发，例如，肠溶胶囊和微胶囊剂型，它们不仅能延长活菌在产品中的存活时间，而且人体服用后更能通过胃酸这道屏障，保证有更多益生菌进入肠道而使其发挥有益的作用。此外，有人已尝试采用基因工程技术，将目的基因导入受体菌中，构建出优良的工程菌株，从而可研制出更多更有效的新型微生态制剂，以造福于人类。

三、消毒与灭菌

采用物理、化学、生物等方法来抑制或杀灭环境中的病原体，以切断传播途径，从而控制污染、感染或消灭传染病。

1. 消毒（disinfection）　杀灭物体上病原微生物的方法，但不一定杀死细菌芽胞。

2. 灭菌（sterilization）　杀灭物体上包括芽胞在内的所有病原体的方法。灭菌是最常用的方法。

3. 杀菌（bactericidal）　具有杀死细菌的能力。能杀灭细菌的物质称为杀菌剂（bactericide）。

4. 防腐（antisepsis）　防止或抑制细菌生长繁殖的方法，细菌一般不死亡。具有防腐作用的化学物质称为防腐剂（antiseptic）。组织中不含有致病菌的称为腐败的（septic），即专指没有致病病原体存在。反之，则称为无菌（asepsis），即不含活菌，任何病原体均不存在。防止微生物进入机体或物体的操作方法，称为无菌操作或无菌技术。进行微生物实验、外科手术及医疗技术操作等过程，均需进行严格的无菌操作。

5. 清洁(sanitizing)　去除污垢、有机物和污渍，使带菌量降低，不一定杀灭所有细菌。具有清洁作用的化学药剂称为清洁剂(sanitizer)。清洁方法包括刷、吸、干擦、洗涤、肥皂水浸泡或用含清洁剂的湿布拖擦。尘土、污物以及有机物是微生物的栖身之所，并可能影响除污染剂(抗菌剂、杀菌剂以及消毒剂)的杀菌作用。

（一）物理消毒灭菌法

物理消毒灭菌法是通过热力、紫外线、电离辐射、超声波、过滤、干燥、低温等方法达到消毒灭菌。

1. 热力灭菌法　高温对病原体具有明显的致死作用，故最常用。多数无芽胞细菌经 55～60 ℃作用 30～60 min 后死亡。经 80 ℃湿热 5～10 min 可杀死所有细菌繁殖体、真菌。细菌芽胞对高温有很强的耐受力，如炭疽芽胞杆菌的芽胞，耐受 5～15 min 的煮沸，而肉毒梭菌的芽胞则需煮沸 3～5 h 才死亡。

热力灭菌法分为干热灭菌和湿热灭菌两大类。在同一温度下，后者效力比前者为大，这是因为：①湿热中细菌菌体蛋白较易凝固；②湿热的穿透力比干热大；③湿热的蒸汽有潜热存在，水由气态变为液态时释放出的潜热，可迅速提高灭菌物体的温度。

1）干热灭菌　干热灭菌是通过使细胞脱水干燥和大分子氧化变性而起作用的。一般细菌繁殖体在干燥状态下，80～100 ℃作用 1 h 即被杀死，芽胞则需 160～170 ℃作用 2 h 才死亡。

（1）焚烧　一种彻底的灭菌方法，但仅适用于废弃物品或尸体等。

（2）烧灼　直接用火焰灭菌，适用于微生物学实验室的接种环、试管口等的灭菌。

（3）干烤　用烤箱灭菌。一般加热至 160～170 ℃保持 2 h。干烤适用于高温下不变质、不蒸发的物品，如玻璃器皿、瓷器等。

（4）红外线　一种波长 0.77～1000 μm 的电磁波，尤以 1～10 μm 波长的热效应最强。红外线的热效应只能在照射表面产生，因此不能使物体均匀加热。红外线的杀菌作用与干热相似，利用红外线烤箱灭菌所需的温度和时间亦同于干烤。此法多用于医疗器械的灭菌。

2）湿热灭菌　水是一种可使蛋白质、核酸及脂肪等大分子水解的重要生化反应剂。高温的水蒸气可活化细胞内的核酸酶，使之释放，造成核酸破坏，可破坏细胞膜的组成，使酶失活，导致蛋白质凝结，从而可使细胞死亡。

（1）煮沸法　常压下，煮沸的水温为 100 ℃，一般细菌繁殖体煮沸 5 min 即被杀死。细菌芽胞常需煮沸 1～2 h 才被杀死。水中加入 1%～2%的碳酸钠，既可提高沸点达 105 ℃，促进细菌芽胞的杀灭，又可防止金属器皿生锈。饮水、餐具、注射器、剪刀、镊子等器具可用煮沸 10～15 min 来灭菌。

（2）巴氏消毒法(pasteurization)　用较低温度杀灭液体中的病原菌同时又不影响消毒物品的营养成分及香味的消毒方法。常用于牛奶和酒类等的消毒。其热度足以使牛奶中的细菌繁殖体死亡，但无法杀死芽胞。①持续低温法(low-temperature holding method，LTH)：将大桶牛奶加热至62.9 ℃保持 30 min，可杀死结核分枝杆菌、沙门氏菌、链球菌、布鲁菌及贝纳柯克斯体在内的不产生芽胞的细菌繁殖体。②瞬间高温法(high-temperature short-time method，HTST)：让薄层的牛奶通过加热至 71.5 ℃的管 15s，亦可达到消毒的目的，且无需进行冷却。巴氏消毒法能有效地杀灭牛奶中的致病病原体，使牛奶中的含菌量降低 97%～99%，但有些细菌仍能存活，如某些非致病性的链球菌、乳酸杆菌和一些微球菌等，故牛奶常温下放置一段时间会变酸，应冷藏。

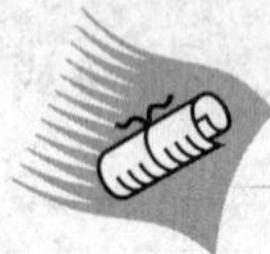

知识链接

巴氏灭菌法来源于解决啤酒变酸的问题。当时，法国酿酒业面临着一个令人头疼的问题，那就是啤酒在酿出后会变酸而无法饮用。著名的微生物学家巴斯德受人邀请研究这个问题。他发现使啤酒变酸的罪魁祸首是乳酸杆菌。采取简单的煮沸法是可以杀死乳酸杆菌的，但是，这样一来啤酒也就被煮坏了。他尝试使用不同的温度来杀死乳酸杆菌，而又不会破坏啤酒本身。1865 年，他采用 50～60 ℃的温度加热啤酒半小时，就可以杀死乳酸杆菌。这一方法挽救了法国的酿酒业。巴氏灭菌法在我们生活中有着广泛应用，如酸奶大多数都是巴氏灭菌法制成的。

(3) 流动蒸汽消毒法(flowing steam method) 又称常压蒸汽消毒法,利用 100 ℃的蒸汽进行消毒。细菌繁殖体经 15～30 min 可被杀灭,但芽胞常不被全部杀灭。该法常用的器具是 Arnold 消毒器,我国的蒸笼具有相同的原理。间歇灭菌法(fractional sterilization)的流动蒸汽温度为 80～100 ℃,将欲灭菌的物质置于流动蒸汽下每天 30 min,连续 3 天,可使所有细菌及芽胞全部杀灭。此法适用于一些不耐高热的含糖、牛奶培养基的消毒。

(4) 高压蒸汽灭菌法(autoclaving) 灭菌效果最好、目前应用最广、在高压蒸汽灭菌器内进行的灭菌方法。加热时蒸汽不能外逸,容器内温度随蒸汽压的增加而升高,杀菌力也大为增强,通常在 1.05 kgf/cm^2(103.4 kPa)的压力下,温度达 121.3 ℃,维持 15～20 min,可杀死包括细菌芽胞在内的所有病原体。高压蒸气灭菌法常用于培养基、生理盐水、手术敷料器械等耐高温、耐湿物品的灭菌。预真空压力蒸汽灭菌器因其灭菌速度快、节能、高效已被广泛采用。

2. 辐射灭菌法 辐射灭菌法分为非电离辐射(日光、紫外线等)和电离辐射(α、β、γ 和 X 射线等)两种。

(1) 紫外线(ultraviolet radiation) 波长 240～300nm 的紫外线(包括日光中的紫外线)具有杀菌作用,其中以 265～266 nm 最强,这与 DNA 的吸收光谱范围一致。紫外线主要作用于 DNA,干扰 DNA 的复制与转录,导致细菌的变异或死亡。紫外线穿透力较弱,普通玻璃、纸张、尘埃、水蒸气等均能阻挡紫外线,故只能用于手术室、传染病房、细菌实验室的空气消毒,或用于不耐热物品的表面消毒。杀菌波长的紫外线对人体皮肤、眼睛角膜有损伤作用,使用时应注意防护。

(2) 电离辐射 包括高速电子、X 射线和 γ 射线等。在足够剂量时,对各种细菌均有致死作用。其机制在于产生游离基,破坏 DNA。电离辐射常用于大量一次性医用塑料制品的消毒,亦可用于食品的消毒,可不破坏其营养成分。

(3) 微波(microwave) 一种波长为 1 mm～1 m 的电磁波,可穿透玻璃、塑料薄膜与陶瓷等物质,但不能穿透金属表面。消毒中常用的微波有 2450 MHz 与 915 MHz 两种,多用于检验室用品、非金属器械、无菌病室的食品食具、药杯及其他用品的消毒。

3. 滤过除菌法(filtration) 用物理阻留的方法将液体或空气中的细菌除去,以达到无菌目的。所用的器具是滤菌器(filter),滤菌器含有微细小孔,孔径大小为 0.005～1.0 μm,一般只允许液体或气体通过,而大于孔径的细菌等颗粒不能通过。滤菌器的除菌性能,与滤器材料的特性、滤孔大小、静电作用等因素有关。常用滤除细菌的滤膜的孔径为 0.45 μm。滤过法主要用于一些不耐高温灭菌的血清、毒素、抗生素以及空气等的除菌。滤菌器的种类很多,目前常用的有薄膜滤菌器、素陶瓷滤菌器、石棉滤菌器(亦称 Seitz 滤菌器)、烧结玻璃滤菌器等。

4. 超声波杀菌法 人耳感受不到的高于 20 kHz 的声波称为超声波。超声波可裂解多数细菌,尤其是革兰阴性菌。目前超声波主要用于粉碎细胞,以提取细胞组分或制备抗原等。超声波裂解细菌的机制主要是它通过瞬时发生的空(腔)化作用,在液体中造成压力改变,应力薄弱区形成许多小空腔,逐渐增大,最后崩破。崩破时的压力可高达 1000 个大气压。

5. 干燥与低温抑菌法 有些细菌的繁殖体在空气中干燥时会很快死亡,例如,脑膜炎奈瑟菌、淋病奈瑟菌、霍乱弧菌、苍白密螺旋体等。但有些细菌的抗干燥力较强,如溶血性链球菌可在尘埃中存活 25 天,结核分枝杆菌可在干痰中数月不死。芽胞的抵抗力更强,如炭疽芽胞杆菌的芽胞耐干燥 20 余年。干燥法常用于保存食物,例如,浓盐或糖渍食品可使细菌体内水分渗出,造成生理性干燥,使细菌的生命活动停止,从而防止食物变质。

低温可使细菌的新陈代谢减慢,故常用作保存细菌菌种。当温度回升至适宜范围时,细菌又能恢复生长繁殖。为避免解冻时对细菌的损伤,可在低温状态下真空抽去水分,此法称为冷冻真空干燥法(lyophilization)。该法是目前保存菌种的最好方法,一般可保存微生物数年至数十年。

【课堂互动】

注射时,皮肤消毒常用哪种消毒剂?注射用液体要达到什么标准?

（二）化学消毒灭菌法

许多化学药物能影响细菌的化学组成、物理结构和生理活动，从而发挥防腐、消毒甚至灭菌的作用。消毒防腐药物一般都对人体组织有害，只能外用或用于环境的消毒。

根据化学消毒剂的杀菌机制，化学消毒灭菌法主要分为以下几类：①促进菌体蛋白质变性或凝固，例如酚类（高浓度）、醇类、重金属盐类（高浓度）、酸碱类、醛类；②干扰细菌的酶系统和代谢，例如某些氧化剂、重金属盐类（低浓度）与细菌的—SH 结合使有关酶失去活性；③损伤菌细胞膜，例如酚类（低浓度）、表面活性剂、脂溶剂等，能降低菌细胞的表面张力并增加其通透性，细胞外液体内渗，可使细菌破裂。

1. 消毒剂的主要种类 人们常称消毒剂为化学消毒剂，按照其作用水平可分为灭菌剂、高效消毒剂、中效消毒剂、低效消毒剂。

(1) 灭菌剂　可杀灭一切微生物使其达到灭菌要求的制剂，包括甲醛、戊二醛、环氧乙烷、过氧乙酸、过氧化氢、二氧化氯等。

(2) 高效消毒剂　可杀灭一切细菌繁殖体（包括分枝杆菌）、病毒、真菌及其孢子等，对细菌芽胞也有一定的杀灭作用。高效消毒剂包括含氯消毒剂、臭氧、甲基乙内酰脲类化合物、双链季铵盐等。

(3) 中效消毒剂　仅可杀灭分枝杆菌、真菌、病毒及细菌繁殖体等微生物，达到消毒要求的制剂。如含碘消毒剂、醇类消毒剂、酚类消毒剂等。

(4) 低效消毒剂　仅可杀灭细菌繁殖体和亲脂病毒，达到消毒要求的制剂。如苯扎溴铵等季铵盐类消毒剂、氯己定（洗必泰）等双胍类消毒剂，汞、银、铜等金属离子类消毒剂及中草药消毒剂。

2. 常用化学消毒剂的作用机制及应用

(1) 含氯消毒剂　溶于水产生具有杀病原体活性的次氯酸的消毒剂，其杀微生物有效成分常以有效氯表示。次氯酸相对分子质量小，易扩散到细菌表面，并穿透细胞膜进入菌体内，使菌体蛋白氧化导致细菌死亡。含氯消毒剂可杀灭各种微生物，包括细菌繁殖体、病毒、真菌、结核分枝杆菌和抵抗力最强的细菌芽胞。这类消毒剂包括：无机氯化合物，如次氯酸钠、漂白粉、漂粉精、氯化磷酸三钠；有机氯化合物，如二氯异氰尿酸钠、三氯异氰尿酸、氯胺 T 等。无机氯性质不稳定，易受光、热、湿的影响而丧失其有效成分，有机氯则相对稳定，但是溶于水之后均不稳定。高浓度含氯消毒剂对人呼吸道黏膜和皮肤有明显刺激作用，对物品有腐蚀和漂白作用，大量使用还可污染环境。因此，按不同病原体污染的物品选用适当浓度和作用时间，一般说来，杀灭病毒可选用有效氯 1000 mg/L，作用 30 min。此类消毒剂常用于环境、物品表面、食具、饮用水、污水、排泄物、垃圾等的消毒。

(2) 过氧化物类消毒剂　由于它们具有强氧化能力，各种微生物对其十分敏感，可将所有微生物杀灭。这类消毒剂包括过氧化氢、过氧乙酸、二氧化氯和臭氧等。它们的优点是消毒后在物品上不留残余毒性，其缺点是化学性质不稳定，须现用现配，使用不方便，且因其氧化能力强，高浓度时可刺激、损害皮肤黏膜，腐蚀物品。其中，过氧乙酸常用于被病毒污染物品或皮肤消毒，一般消毒物品时可用 0.5%，消毒皮肤时可用 0.2%～0.4%，作用时间为 3 min。在无人环境中可用于空气消毒，用 2%过氧乙酸喷雾（按 8 mL/m^3计算），或加热过氧乙酸（按 1 g/m^3计算），作用 1 h 后开窗通风。二氧化氯可用于物品表面消毒，浓度为 500 mg/L，作用 30 min。臭氧也是一种强氧化剂，溶于水时杀菌作用更为明显，常用于水的消毒，饮用水消毒时加臭氧量为 0.5～1.5 mg/L，水中余臭氧量 0.1～0.5 mg/L 维持 10 min 可达到消毒要求，在水质较差时，应加大臭氧加入量 3～6 mg/L。

(3) 醛类消毒剂　包括甲醛和戊二醛。此类消毒剂为一种活泼的烷化剂作用于微生物蛋白质中的氨基、羧基、羟基和巯基，从而破坏蛋白质分子，使微生物死亡。甲醛和戊二醛均可杀灭各种微生物，由于它们对人体皮肤、黏膜有刺激和固化作用，并可使人致敏，因此不可用于空气、食具等的消毒。一般仅用于医院中医疗器械的消毒或灭菌，且经消毒或灭菌的物品必须用灭菌水将残留的消毒液冲洗干净后才可使用。

(4) 醇类消毒剂　最常用的是乙醇（酒精）和异丙醇，它们可凝固蛋白质，导致病原体死亡，属于中效水平消毒剂，可杀灭细菌繁殖体，破坏多数亲脂性病毒，如单纯疱疹病毒、乙型肝炎病毒、人类免疫缺陷病毒等。醇类杀病原体作用受有机物影响，而且由于易挥发，应采用浸泡消毒，或需反复擦拭以保证其作用时间。醇类常作为某些消毒剂的溶剂，而且有增效作用。常用浓度为 75%，据报道，80%酒精对病毒具有良好的灭活作用。近年来，国内外有许多复合醇消毒剂，这些产品多用于手部皮肤消毒。

(5) 含碘消毒剂　包括碘酊和碘伏，靠卤化病原体蛋白质使其死亡。可杀灭细菌繁殖体、真菌和部分病毒。可用于皮肤、黏膜消毒，医院常用于外科洗手消毒。一般碘酊的使用浓度为2%，碘伏使用浓度为0.3%～0.5%。

(6) 酚类消毒剂　包括苯酚、甲酚、卤代苯酚及酚的衍生物，常用的煤酚皂，又名来苏尔，其主要成分为甲基苯酚。卤化苯酚可增强苯酚的杀菌作用，例如，三氯羟基二苯醚可作为防腐剂，已广泛用于临床消毒、防腐。

(7) 环氧乙烷　又名氧化乙烯，属于高效消毒剂，可杀灭所有微生物。由于它的穿透力强，常将其用于皮革、塑料、医疗器械、用品包装后进行消毒或灭菌，而且对大多数物品无损害，可用于精密仪器、贵重物品的消毒，尤其对纸张色彩无影响，常将其用于书籍、文字档案材料的消毒。

(8) 双胍类和季铵盐类消毒剂　属于阳离子表面活性剂，具有杀菌和去污作用，医院里一般用于非关键物品的清洁消毒，也可用于手消毒，将其溶于酒精可增强其杀菌效果，从而可作为皮肤消毒剂。由于这类化合物可改变细菌细胞膜的通透性，常将它们与其他消毒剂复配以提高其杀菌效果和杀菌速度，常用消毒剂的选用参见表11-3。

表11-3　临床上常用消毒剂的用途、种类使用浓度及简要机制

用　途	常用消毒剂	类　别	作用机制
地面、器具表面的消毒，皮肤消毒、术前洗手、阴道冲洗等	3%～5%石炭酸或2%来苏尔、0.01%～0.05%洗必泰	酚类	蛋白质变性、损伤细胞膜、灭活酶类
皮肤、温度计消毒	70%～75%酒精、50%～70%异丙醇	醇类	蛋白质变性与凝固、干扰代谢
非金属器皿的消毒	0.05%～0.1%升汞	重金属盐类	氧化作用、蛋白质变性与沉淀，灭活酶类
皮肤、黏膜、小创伤消毒	0.1%硫柳汞		
新生儿滴眼，预防淋病奈瑟菌感染	1%硝酸银、1%～5%蛋白银		
皮肤、尿道、蔬菜、水果消毒	0.1%高锰酸钾	氧化剂	氧化作用、蛋白质沉淀
创口、皮肤黏膜消毒	3%过氧化氢		
塑料、玻璃器材消毒	0.2%～0.3%过氧乙酸		
皮肤消毒	2.0%～2.5%碘酒		
饮水及游泳池消毒	0.2×10^{-6}～0.5×10^{-6}氯		
地面、厕所与排泄物消毒	10%～20%漂白粉		
水消毒	4×10^{-6}二氯异氰尿酸钠		
空气及排泄物消毒	3%二氯异氰尿酸钠		
室内空气及表面消毒	0.2%～0.5%氯胺		
外科手术洗手，皮肤黏膜消毒，浸泡手术器械	0.05%～0.1%新洁尔灭	表面活性剂	损伤细胞膜、灭活氧化酶等酶的活性，使蛋白质沉淀
皮肤创伤冲洗，金属器械、塑料、橡皮类消毒	0.05%～0.1%杜灭芬		
物体表面消毒，空气消毒	10%甲醛	烷化剂	菌体蛋白质及核酸烷基化
手术器械、敷料等消毒	50 mg/L环氧乙烷		
精密仪器、内窥镜等消毒	2%戊二醛		
浅表创伤消毒	2%～4%龙胆紫	染料	抑制细菌繁殖，干扰氧化过程
空气消毒	5～10 mL/m^3醋酸加等量水蒸发	酸碱类	破坏细胞膜和细胞壁，蛋白质凝固
地面、排泄物消毒	生石灰(按1∶4～1∶8比例加水配成糊状)		

3. 影响消毒剂作用的因素 灭菌和消毒的效力受各种因素影响,主要包括消毒剂的性质、浓度与作用时间,水化作用,环境的酸碱度、温度、微生物本身等。

(1) 消毒剂的性质、浓度与作用时间 各种消毒剂的理化性质不同,对微生物的作用大小也有差异。例如,表面活性剂对革兰阳性菌的杀灭效果比对革兰阴性菌好,龙胆紫对葡萄球菌作用较强。同一种消毒剂的浓度不同,其消毒效果也不同。绝大多数消毒剂在高浓度时杀菌作用大,当降至一定浓度时只有抑菌作用,但醇类例外,70%酒精或50%~80%异丙醇的消毒效果最好。消毒剂在一定浓度下,对细菌的作用时间愈长,消毒效果也愈好。

(2) 水化作用 热和消毒剂对物质(尤其是蛋白质)的凝结或破坏的难易程度,通常与其水化状态有密切关系。物质在溶液内呈离子化状态时,比在干燥状况下更容易被凝结或破坏。细菌的芽胞对热具有极强的抵抗力,与其处于脱水状态有关。

(3) 温度 温度升高可提高消毒效果。例如,2%戊二醛杀灭每毫升含 10^4 个炭疽芽胞杆菌的芽胞,20 ℃时需 15 min,40 ℃时为 2 min,56 ℃时仅需 1 min。

(4) 酸碱度 消毒剂的杀菌作用受酸碱度的影响。如:戊二醛本身呈中性,其水溶液呈弱酸性,不具有杀芽胞的作用,只有在加入碳酸氢钠后才发挥杀菌作用;新洁尔灭的杀菌作用是 pH 值愈低所需杀菌浓度愈高,在 pH 3 时所需的杀菌浓度,较 pH 9 时要高 10 倍左右。

(5) 病原体的种类与数量 同一消毒剂对不同病原体的杀菌效果不同,例如:一般消毒剂对结核分枝杆菌的作用要比对其他细菌繁殖体的作用差;70%酒精可杀死一般细菌繁殖体,但不能杀灭细菌的芽胞。因此,我们必须根据消毒对象选择合适的消毒剂。病原体的数量越大,所需消毒的时间就越长。

(6) 有机物 环境中有机物的存在,能够影响消毒剂的效果。病原菌常随同排泄物、分泌物一起存在,这些物质可阻碍消毒剂与病原菌的接触,并消耗药品,因而减弱消毒效果。湿度、穿透力、表面张力,以及拮抗物质的存在等,亦对消毒灭菌的效果有影响。

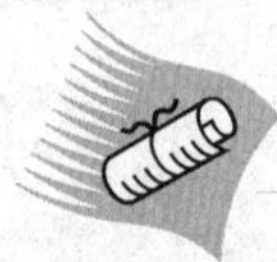

知识链接

生物因素消毒灭菌

在自然界中,细菌与细菌之间、细菌与动植物之间存在着共生或拮抗的关系。我们可以利用生物之间的拮抗作用,使用某些细菌的代谢产物、植物成分等抑制或杀灭病原性细菌。

1. 抗生素 放线菌、真菌或细菌等微生物的代谢产物,能抑制或杀灭其他微生物。抗生素种类很多,有些已能人工合成,抗生素在临床上已经广泛应用于传染病(感染性疾病)的治疗。

2. 噬菌体 寄生于细菌的病毒,具有一定的形态结构和严格的寄生性,需在活的易感细胞内增殖,并常将细菌裂解。

3. 中草药 临床实践和实验研究都证明,很多中草药有抑菌、杀菌作用,如黄连、黄柏、黄芩、连翘、金银花等,它们不仅对多种细菌有抗菌作用,而且对某些抗生素耐药菌株也有抗菌效果。

第四节 细菌的致病性

细菌的感染是指在一定条件下,细菌与机体相互作用并导致不同程度的病理变化的过程。能使宿主致病的细菌称病原菌,其致病的性质称为致病性。在宿主免疫防御功能一定的情况下,细菌的致病性有强弱之分,称为细菌的毒力。致病性及毒力具有相对性,不同的致病细菌毒力可不同,同一种细菌也有强毒株、弱毒株和无毒株的区别。认识不同病原菌的感染和致病机制,有助于防治人类感染性疾病。

一、细菌感染与致病

细菌能否引起感染，首先取决于它的毒力、数量和适当的侵入部位，同时还与机体的免疫状态密切相关。

（一）细菌的致病性

细菌的致病性是细菌对特定宿主而言的一种特性，这种特性由种属特性所决定，是病原菌的特征之一。不同种类的病原菌对宿主可引起不同的病理过程和不同的疾病，例如，鼠疫杆菌引起鼠疫，结核分枝杆菌引起结核。

1. 细菌的毒力 构成病原菌毒力的主要因素是侵袭力和毒素。

1）侵袭力(invasiveness) 病原菌突破机体的防御机能，在体内定居、繁殖、扩散及蔓延的能力。构成侵袭力的主要因素有荚膜、微荚膜、黏附因子等菌体表面结构和释放的侵袭性胞外酶等物质。

(1) 荚膜和微荚膜 细菌荚膜具有抗吞噬细胞吞噬、抵抗杀菌物质的作用。如有荚膜的肺炎链球菌、炭疽芽胞杆菌等不易被吞噬细胞吞噬杀灭；某些细菌表面有类似荚膜的物质，如 A 群链球菌的 M 蛋白、伤寒沙门菌的 Vi 抗原、某些大肠埃希菌的 K 抗原，统称为微荚膜，也具有抗吞噬等作用。

(2) 黏附因子 具有黏附作用的细菌结构称为黏附因子，如革兰阴性菌的菌毛、革兰阳性菌的膜磷壁酸等。菌毛等黏附因子具有对组织细胞的选择黏附作用，原因是宿主易感细胞的表面有相应受体。具有黏附因子的细菌能抵抗黏液的冲刷，也能抵抗呼吸道上皮纤毛的运动以及肠蠕动等作用，有利于病原菌在体内定居。

(3) 侵袭性胞外酶 细菌在代谢过程中常产生对宿主细胞有破坏作用的侵袭性酶，这些酶可帮助细菌抗吞噬或有利于细菌在体内扩散。如金黄色葡萄球菌产生的血浆凝固酶，能使血浆中的纤维蛋白原转化为纤维蛋白，包绕在细菌表面可抵抗宿主吞噬细胞的吞噬作用。这些侵袭性物质一般无毒性，但在感染过程中可保护细菌抵抗吞噬或协助细菌的扩散。

2）毒素 依据毒素(toxin)产生的来源、性质和作用的不同，毒素可分为外毒素(exotoxin)和内毒素(endotoxin)两种。

外毒素主要是由革兰阳性菌和部分革兰阴性菌在细胞内合成并释放到菌体外的毒性蛋白质，但外毒素也有存在于菌体内的，当细菌融溃后才释放至菌外。产生外毒素的细菌，有革兰阳性菌中的破伤风梭菌、肉毒梭菌、白喉棒状杆菌、产气荚膜梭菌、金黄色葡萄球菌等，革兰阴性菌中的痢疾志贺菌、耶尔森菌、霍乱弧菌、肠产毒型大肠埃希菌、铜绿假单胞菌等。外毒素具有以下特征。

(1) 化学成分为蛋白质，多数外毒素蛋白质由 A、B 两个亚单位组成。A 亚单位是毒素的毒性部分，决定着毒素的致病作用；B 亚单位无致病作用，是介导外毒素分子与宿主细胞结合的部分。外毒素的致病作用依赖于毒素分子结构完整，各亚单位单独对宿主无致病作用。提纯的结合亚单位可作为疫苗，预防外毒素所致疾病。

(2) 毒性作用强，对组织器官有选择性。如 1 mg 肉毒毒素纯品能杀死 2 亿只小鼠，毒性比氰化钾强 1 万倍。外毒素对组织器官具有选择作用，通过与特定靶器官的受体结合，引起特征性的病变。如肉毒毒素可阻断胆碱能神经末梢释放乙酰胆碱，使眼和咽肌麻痹，引起眼睑下垂、复视、吞咽困难等。

(3) 对理化因素不稳定，一般不耐热。如破伤风外毒素 60 ℃保持 20 min 即可被破坏。

(4) 免疫原性强，外毒素免疫原性强，其抗体称为抗毒素。外毒素在 0.3%～0.4%甲醛作用下可以脱毒成为类毒素，但保持免疫原性。类毒素主要用于人工主动免疫，抗毒素用于治疗和紧急预防，两者均可用于防治一些传染病。

(5) 种类多，一种细菌可产生几种或多种外毒素。根据外毒素的种类和作用机制，外毒素可分为神经毒素、细胞毒素和肠毒素三大类(表 11-4)。

表 11-4　主要外毒素的种类及作用特点

类　型	细　菌	外　毒　素	所致疾病	作用机制
神经毒素	破伤风梭菌	痉挛毒素	破伤风	阻断上下神经元间正常抑制性神经冲动传递
	肉毒梭菌	肉毒毒素	肉毒中毒	抑制胆碱能神经释放乙酰胆碱
细胞毒素	白喉棒状杆菌	白喉毒素	白喉	抑制细胞蛋白质合成
	葡萄球菌	表皮剥脱毒素	烫伤样皮肤综合征	表皮与真皮脱离
	A 群链球菌	致热外毒素	猩红热	破坏毛细血管内皮细胞
肠毒素	霍乱弧菌	肠毒素	霍乱	激活肠黏膜腺苷环化酶,增高细胞内 cAMP 水平
	产毒型大肠埃希菌	肠毒素	腹泻	不耐热肠毒素作用机制同霍乱肠毒素,耐热肠毒素使细胞内 cGMP 增高
	产气荚膜梭菌	肠毒素	食物中毒	同霍乱肠毒素
	金黄色葡萄球菌	肠毒素	食物中毒	作用于呕吐中枢

内毒素是革兰阴性菌细胞壁中的脂多糖,只有当菌体裂解后才释放出来。内毒素也存在于螺旋体、衣原体、支原体、立克次体中。内毒素是革兰阴性菌的主要毒力物质。内毒素的化学成分为脂多糖,由特异性多糖、核心多糖和脂质 A 三部分组成,脂质 A 是内毒素的主要毒性成分。内毒素耐热,160 ℃保持 2～4 h 才被破坏。内毒素的免疫原性弱,不能脱毒成为类毒素。内毒素毒性作用相对较弱,致病需要的量相对较大,且对组织器官无选择性。各种革兰阴性菌内毒素的毒性作用大致相似,但作用机制复杂,具体毒性作用如下。①发热反应:内毒素作用于巨噬细胞、中性粒细胞等,可使之释放内源性致热原,作用于下丘脑体温调节中枢可使体温升高。②白细胞反应:内毒素进入血液循环后,白细胞先急剧减少,这与它大量移行并黏附于组织毛细胞血管床有关。数小时后骨髓中的中性粒细胞大量释放入血,使血液循环中白细胞数增高。③内毒素血症与休克:当血液中细菌或病灶内细菌释放大量内毒素入血时,可导致内毒素血症,严重时可引起休克。此种内毒素所致的重症感染死亡率高。④弥散性血管内凝血:内毒素直接激活凝血系统,也可通过损伤血管内皮细胞间接活化凝血系统,造成血管内广泛凝血,形成微血栓,广泛沉着于小血管中导致弥散性血管内凝血;由于广泛凝血消耗大量凝血因子,同时内毒素能直接活化纤溶系统,进而产生出血倾向。细菌内毒素与外毒素的区别见表 11-5。

表 11-5　细菌外毒素与内毒素的主要区别

区别要点	外　毒　素	内　毒　素
来源	革兰阳性菌多见	革兰阴性菌多见
存在部位	多由活的细菌释放至细菌体外	细胞壁结构成分,菌体崩解后释出
化学组成	蛋白质	脂多糖
稳定性	60～80 ℃保持 30 min 被破坏	160 ℃保持 2～4 h 被破坏
毒性作用	强,对组织器官有选择性毒害作用,可引起特殊临床表现	较弱,各种细菌内毒素的毒性作用大致相同
抗原性	强,刺激机体产生抗毒素;经甲醛脱毒成为类毒素	弱,不能经甲醛处理成为类毒素

2. 细菌侵入的数量　具有一定毒力的病原菌侵入机体后,还需有足够的数量才能引起感染。一般情况下,细菌毒力愈强,引起感染的菌数愈少,反之则愈多。有些病原菌毒力极强,极少量的侵入即可引起机体发病,如鼠疫耶尔森菌,有数个细菌侵入就可发生感染。对毒力相同的病原菌而言,数量越多,引起感染的可能性越大。

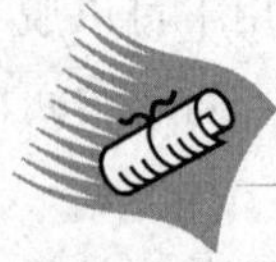
知识链接

鼠疫耶尔森菌

鼠疫耶尔森菌俗称鼠疫杆菌,是鼠疫的病原菌。鼠疫是一种人兽共患的自然疫源性烈性传染病,人类鼠疫多为疫鼠的跳蚤叮咬而感染，是我国法定的甲类传染病。直至十九世纪末，鼠疫耶尔森菌才被分离和命名。此菌引起的是啮齿动物中的自然疫源性疾病，传染性强，病死率高，易酿成大流行，6～19世纪发生过三次大流行。此菌主要累及皮肤和淋巴结，其次为败血症、肺炎、脑膜炎。目前我国仅在青海等个别地区有少数散在病例。第二次世界大战期间，日本侵略军曾利用鼠疫耶尔森菌制造细菌武器，我国东北地区发生过流行。目前世界各地仍有散发病例。印度、越南、缅甸等少数国家每年有数百例散发病例发生。1994年印度发生了鼠疫暴发流行，死亡率高达10%～30%。在美国，统计数据表明，每年约有20例耶尔森菌感染，其中20%累及肺部。未治疗患者病情凶险，病程早期进行治疗可大大降低病死率。

【课堂互动】

在现实工作中，细菌是通过何种途径感染人体的？如何诊断和预防细菌感染？

3. 细菌侵入的途径 具有一定毒力物质和足够数量的致病菌，必须侵入易感机体的适宜部位才能引起感染。如：伤寒沙门菌必须经口侵入，定居于结肠内，才能引起疾病；破伤风梭菌只有经伤口侵入，厌氧条件下在局部组织生长繁殖，产生外毒素，引发疾病，若经口侵入则不能引起感染。也有一些致病菌的适宜入侵部位不止一个，如结核分枝杆菌可经呼吸道、消化道和皮肤创伤等多个部位侵入机体而造成感染。

（二）细菌感染的传播

1. 感染的来源

1）外源性感染　病原菌来自宿主机体以外的感染称为外源性感染，其主要传染源如下。①患者：患者感染后从潜伏期一直到病后恢复期都有可能通过接触和污染环境，使病原菌以各种方式在人与人之间进行水平传播。②带菌者：携带有致病菌但未出现临床症状的健康人，称为带菌者。带菌者不易被发觉，其危害性高于患者，是重要的传染源。③患病及带菌动物：某些细菌可引起人畜共患病，因而患病或带菌动物的病原菌可传染给人，例如鼠疫耶尔森菌。

2）内源性感染　主要指来自体内的细菌引起的感染，又称自身感染。这类感染主要来自正常菌群，少数是以潜伏状态存留在体内的病原菌。内源性感染已成为现代感染中的常见病，成为临床感染性疾病的新动向。

2. 感染的途径

（1）呼吸道感染　患者或带菌者通过咳嗽、喷嚏将带有病原菌的分泌物或飞沫排出，散布到空气中并被他人吸入而感染，如肺结核、白喉、百日咳等呼吸道传染病。

（2）消化道感染　又称粪口途径感染，患者或带菌者的粪便等排泄物污染食物或水，经口食入而引起消化道疾病，如伤寒、痢疾、霍乱等消化道传染病。

（3）接触感染　通过与患者或带菌者的直接接触或间接接触而引起的感染，如淋病奈瑟菌的感染。

（4）创伤感染　通过皮肤、黏膜的细小破损或创伤引起的感染，如致病性葡萄球菌、链球菌等常可引起化脓性感染。现今许多先进的诊疗技术的操作也可因创伤而导致医源性感染。

（5）节肢动物叮咬感染　细菌以节肢动物为媒介，通过叮咬引起的感染，如人类鼠疫由鼠蚤传播。

（三）细菌感染的类型

感染的发生、发展与结局或转归是机体与病原菌相互作用的复杂过程。根据双方力量对比，可出现以下类型。

1. 隐性感染 当机体免疫力较强或入侵的病原菌数量少且毒力较弱时，感染后损害较轻，不出现或出现不明显的临床症状，称隐性感染或亚临床感染。隐性感染后，机体常可获得特异性免疫力，能抵抗同种病原菌的再次感染，但有时也可携带病原菌而成为重要传染源。一般在一次传染病的流行中，感染的人群90%以上为隐性感染。结核、伤寒等许多细菌常有隐性感染。

2. 显性感染 当机体免疫力较弱或入侵的病原菌毒力较强且数量较多时，机体的组织受到较严重损害，生理功能也发生改变，并出现一系列明显症状和体征者，为显性感染。

1）临床上按发病缓急分为急性感染和慢性感染。

（1）急性感染　表现为突然发作，症状明显，病情急，但一般病程短，持续数日至数周，一般病愈后，病原体从宿主体内消失，例如细菌性肺炎。

（2）慢性感染　病情缓慢，病程长，可持续数月至数年，可反复，如结核、麻风等。

2）临床上根据感染发生的部位及扩散程度可分为局部感染和全身感染。

（1）局部感染　入侵的病原菌只局限在宿主一定部位生长繁殖引起局部病变的感染类型，如化脓性球菌引起的疖、痈等。

（2）全身感染　感染发生后，致病菌或其毒性代谢产物向全身播散引起全身性症状的一种感染类型。临床上常见的有下列几种情况：①毒血症（toxemia）：病原菌在局部生长繁殖过程中，细菌不侵入血流，但其产生的外毒素进入血流，引起特征性的中毒症状，如白喉、破伤风等。②菌血症（bacteremia）：病原菌由局部侵入血流，但未在血流中生长繁殖，只是短暂的一过性通过血液循环到达体内适宜部位后再进行繁殖而致病。如伤寒沙门菌早期感染有菌血症期。③败血症（septicemia）：病原菌侵入血流并在其中大量繁殖产生毒性产物，引起严重全身中毒症状。革兰阳性菌和革兰阴性菌均可引起。症状主要有不规则高热、皮肤和黏膜淤血、肝脾肿大甚至肾衰竭等。④脓毒血症（pyemia）：化脓性细菌侵入血流引起败血症时，细菌随血流扩散到机体其他组织或器官，产生新的化脓性病灶的感染类型。如金黄色葡萄球菌脓毒血症，常引起多发性肝脓肿、皮下脓肿、肾脓肿、肺脓肿等。⑤内毒素血症（endotoxemia）：革兰阴性菌侵入血流并在其中大量繁殖，崩解后释放大量内毒素引起的全身感染。也可由病灶内大量革兰阴性菌死亡，释放的内毒素入血所致。其症状可轻可重，因血液中内毒素量的不同而异，轻者仅发热或伴轻微不适，重者则出现严重症状，DIC、休克甚至死亡，如小儿急性中毒性菌痢。

3. 带菌状态　机体在显性感染和隐性感染后，由于病原菌未被消灭而在体内继续存在一定时期，与机体免疫力处于相对平衡状态，称带菌状态。处于带菌状态的宿主称带菌者。例如，患伤寒、白喉后常出现带菌者，带菌者常间歇排出病原菌，是重要的传染源。

二、细菌感染的检查方法与防治原则

细菌感染的诊断，除可根据临床症状、体征和一般检查外，采集合适的临床标本进行病原学和血清学检查，对于确诊病因、指导用药、判断疗效等均有重要作用。

（一）细菌性感染的检查方法

1. 病原学检测

1）标本　标本的采集与送检过程应遵守以下原则。①根据不同疾病以及疾病的不同时期采集不同的标本。②严格无菌操作，避免标本被污染。③尽可能在疾病早期以及抗菌药物使用前采集标本。④尽可能采集病变明显部位的材料，如菌痢患者取其沾有脓血黏液的粪便，肺结核患者取其干酪样痰液等。⑤采集的标本必须尽快送检。送检过程中，除不耐寒冷的脑膜炎奈瑟菌、淋病奈瑟菌等要保暖外，多数菌可冷藏送运。

2）细菌的形态学检查　凡在形态、排列和染色性上具有特征的病原菌外，可将标本直接涂片染色后镜检即可作出初步诊断。例如，痰中查见抗酸性细长杆菌，可初步诊断为结核分枝杆菌。

（1）显微镜放大法　细菌形体微小，肉眼不能直接看到，须借助显微镜放大后才能观察到。在普通光学显微镜的油浸镜头下菌体可被放大 1000 倍左右。普通光学显微镜适用于观察细菌的动力、大小、活菌形态轮廓和繁殖方式等。观察动力时，应选用新鲜的幼稚培养物，并注意区别细菌的真正位移运动与布朗运动。常用的方法有压滴法、悬滴法。电子显微镜放大倍数可达数十万倍，不仅能看清细菌的外形，也能清晰地观察到细菌内部超微结构。电子显微镜标本须在真空干燥的状态下检查，故不能观察活的微生物。此外，在不同情况下尚可用暗视野显微镜、相差显微镜、荧光显微镜和同焦点显微镜观察细菌的形态、结构。

（2）染色法　细菌个体小，呈半透明，经染色后观察较清楚。因细菌多带负电荷，故细菌常用的染色剂是碱性染料，如碱性复红、结晶紫等。染色方法可分为单染色法和复染色法两大类。

单染色法只用一种染料染色，如美蓝染色法。此法常用于观察细菌的形态、大小与排列，但不能显示细菌的结构与染色特性。

复染色法是用两种或两种以上染色剂进行染色，既能观察细菌的大小、形态与排列，还能鉴别细菌不同的染色性。常用的革兰染色法为丹麦细菌学家革兰(Hans Christian Gram)于1884年创建,至今仍在广泛应用。具体操作步骤:标本固定后,先用结晶紫初染,再加碘液媒染,使之生成结晶紫-碘复合物,此时不同细菌均被染成深紫色。然后用95%酒精处理,有些细菌被脱色;最后用稀释复红复染。此法可将细菌分成两大类:不被酒精脱色仍保留紫色者为革兰阳性菌,被酒精脱色后复染成红色者为革兰阴性菌。革兰染色法的实际意义:①鉴别细菌,将细菌分为两大类,便于初步识别细菌,缩小鉴定范围;②选择药物,革兰阳性菌与阴性菌对药物敏感性不同,大多数阳性菌对青霉素、红霉素、头孢菌素等抗生素敏感,而大多数阴性菌对氯霉素、庆大霉素、妥布霉素等抗生素敏感,根据细菌染色性可指导临床用药。③分析致病性,大多数革兰阳性菌主要以外毒素致病,而大多数革兰阴性菌主要以内毒素致病,且两者致病机制和临床表现也不相同。

细菌染色法中尚有抗酸染色法以及鞭毛、荚膜、芽胞、细胞壁、异染颗粒等特殊染色法。

3) 细菌的分离培养与鉴定　标本应及时接种于适宜的培养基中进行分离培养,分离培养后根据菌落的大小、形态、颜色、表面性状、透明度和溶血性等对细菌进行初步识别。同时取单个菌落再次进行革兰染色并镜下观察。结合细菌的菌落特征以及镜下形态特点,选择相关的生化试验进一步确定其菌种、菌型,必要时做血清学试验和动物试验。确定患者所感染的病原菌后,必要时可做药物敏感试验,以指导临床选择有效的药物对患者进行治疗。

4) 其他检测法　如采用聚合酶链反应(PCR)技术检测病原菌核酸,采用特异毒性噬菌体对病原菌进行鉴定分型等。

2. 血清学诊断　用已知病原体抗原检测患者血清或其他体液中未知抗体及其量的变化,可辅助感染性疾病的诊断。由于抗体存在于血清或其他体液中,故此类检测被称为血清学诊断。此法也可用于调查人群对某病原体的免疫水平及检测预防接种效果。

血清学诊断试验最好取患者急性期和恢复期双份血清标本,当后者的抗体效价比前者升高达4倍时有意义。常用于细菌性感染的血清学诊断方法有直接凝集试验、乳胶凝集试验、补体结合试验等。

(二) 细菌感染疾病的防治原则

1. 细菌感染性疾病的预防原则　对细菌感染性疾病应采取综合性预防措施:①控制传染源,注意及时发现、隔离和治疗患者以及带菌者;②切断传播途径,根据不同病原菌的传播特点,针对薄弱环节,采取综合措施,如加强粪便和水源管理,消灭及控制媒介节肢动物,搞好环境卫生,强化医院管理,严格无菌操作等;③保护易感者,加强卫生宣传教育,普及卫生知识,提高人们的自我保护意识。细菌感染性疾病还可采取人工自动免疫和人工被动免疫来提高机体特异性免疫力,如:接种卡介苗可以预防结核病;接种脑膜炎荚膜多糖疫苗可以预防脑膜炎。

2. 细菌感染性疾病的治疗原则　细菌性感染的治疗主要应用抗菌药物来控制。抗菌药物包括微生物合成的抗生素、人工合成的磺胺、喹诺酮类化学药物等。其主要作用机制为干扰细菌细胞壁的合成、损伤细菌细胞膜的功能、影响细菌蛋白质的合成以及影响细菌核酸代谢。在使用抗生素过程中,应注意细菌的耐药性变异,否则研制新抗生素的速度不及细菌产生耐药性变异的速度,从而造成对某些感染的治疗处于无药可选的尴尬局面。

第五节　医院感染

一、概述

医院感染(hospital infection)又称医院内感染或医院内获得性感染(hospital acquired infection),是指包括一切在医院活动的人群(住院患者、门诊患者、探视者、陪护人员及医院工作人员等)在医院内所获得的感染,但主要指患者在住院期间又发生的其他感染。

医院感染随着医院的出现而发生,其感染率随着医院现代化的发展而迅速增长。医院感染使发病率和死亡率显著上升,而且因住院时间明显延长,费用大幅度增加,也增加了患者和国家的经济负担,加重了医疗护理任务并影响病床周转率。据WHO调查,世界上医院感染率为3%~20%,平均为9%。我国每年医院感染病例约为500万,为此医疗费用增加100亿元以上。因此,医院感染已成为当今世界医院面临的非常突出的公共卫生问题。许多国家将医院感染率作为评价医院管理水平的重要指标。

二、医院感染的分类

医院感染按病原体的来源可分为内源性医院感染和外源性医院感染两大类,以前者为主。

(一) 内源性医院感染

内源性医院感染也称自身医院感染或自身感染,是指患者在医院内由于微生物群的寄居部位改变、机体局部和全身免疫功能下降或缺损、菌群失调等原因而使自身的正常微生物群和潜伏的致病性微生物大量繁殖而导致的感染。正常微生物群是内源性医院感染的主要病原体,它们的毒力一般很弱或无毒,定植、寄生于人体皮肤、呼吸道、消化道和泌尿生殖道等部位,不引起健康人感染,且可发挥一定生理作用。除正常微生物群外,潜伏在机体内的致病性微生物如单纯疱疹病毒、巨细胞病毒等也可导致医院感染。

传统的生物病因论认为,感染通常是由于外源性的致病菌侵入易感宿主而引起的,病原菌的确定须符合"科赫三原则",如果以此标准来衡量正常菌群,则其成员均为非病原菌,因为它们皆可以从健康人体分离出来。现代的生态病因论的观点与上述不同,认为感染是微生态平衡与微生态失调相互转化的重要内容。引起感染的微生物不一定是致病菌,感染类型常由正常微生物群或生活环境中的机会致病菌在机体免疫功能下降、微生物寄居部位改变或菌群失调等特定条件下所致,统称为机会性感染(opportunistic infection)。事实上,传染病尤其是烈性传染病现今大多已得到控制,机会性感染已成为临床医学的一个新课题。

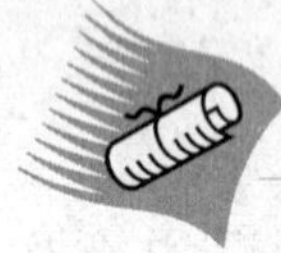

知识链接

"科赫三原则"

罗伯特·科赫总结的"科赫三原则":这种细菌要恒定与该病的病理症状有关;能在患者中找到这种细菌并能分离、培养、纯化;把这种细菌放到健康的动物上也能引出相同的症状和病理特点。罗伯特·科赫(Robert Koch),1843年生于德国汉诺威州克劳斯塔尔小城。他在完成医生工作的同时,业余进行细菌学研究。先后发现了炭疽杆菌、结核分枝杆菌等。这是人类第一次用科学的方法证明某种特定的微生物是某种特定疾病的病原。罗伯特·科赫除了在病原体的确证方面作出了奠基性工作外,他创立的微生物学方法一直沿用至今,为微生物学作为生命科学中一门重要的独立分支学科奠定了坚实的基础。

1. 常见的机会性致病菌 机会性致病菌泛指能引起机会性感染的一类微生物,通常是正常微生物群和非致病性微生物。如大肠埃希菌是典型的肠道正常菌群成员,在正常情况下,对宿主非但无害,而且有益,但其寄居部位改变时,可成为泌尿道感染的常见病原体。机会性致病菌的主要特点是毒力弱或无明显毒力,且常为耐药菌或多重耐药菌。在细菌中以革兰阴性杆菌为多,尤以大肠埃希菌属、克雷伯菌属、假单胞菌属、变形杆菌属、肠杆菌属、沙雷菌属等最常见,革兰阳性菌则以葡萄球菌属常见,真菌中以白假丝酵母菌为最常见,其次为新生隐球菌。

2. 机会性感染的易感染性宿主

1) 基础疾病所致的易感染性宿主主要有以下几种。

(1) 恶性肿瘤患者　患恶性肿瘤时易发生机会性感染,尤以急性白血病时发生率高,其次为恶性淋巴瘤和实体瘤,原因是这些患者体内功能正常的白细胞减少。

(2) 胶原病患者　此病本身虽有免疫异常,但机会性感染主要因长期使用糖皮质激素削弱了患者免疫功能所致。

（3）代谢不全患者　肾衰竭和肝衰竭末期发生的感染是由于营养不良、贫血、黏膜抵抗力低下，以及免疫球蛋白的产生受到抑制所致；糖尿病时的易感染性增高与营养不良和中性粒细胞功能下降有关。

（4）移植术患者　主要在器官移植术后发生，与术后应用免疫抑制剂有关。

（5）烧伤患者　烧伤合并感染的频率很高，因为烧伤可使局部和全身的抵抗力下降以及发生代谢紊乱；烧伤局部的感染可由多种机会性致病菌引起，并易继发败血症。

2）医源性因素所致的易感染性宿主主要有以下几种。

（1）接受药物和射线治疗者　治疗基础疾病应用的抗癌药、激素类药和射线治疗等因素均可造成宿主的免疫抑制，长期大量使用抗生素则可改变正常菌群的生理平衡而发生菌群交替症。

（2）接受外科手术者　外科手术可使局部和全身的抗感染能力低下，各种留置导管及人工呼吸机的使用等也增加了机会性感染。

（3）临床诊查者　各种临床诊查技术如内窥镜、活检、导管插入等均可增加细菌侵袭的机会。

（4）老龄化人群　机会感染的高危人群。

（二）外源性医院感染

外源性医院感染也称交叉感染，是指患者遭受医院内非自身存在的病原体侵袭而发生的感染。病原微生物自然生存繁殖与排出的宿主（人或动物）或场所，称为感染源或病原微生物贮源。外源性医院感染的感染源或病原微生物贮源主要是患者、带菌者、环境感染贮源及动物感染源等。这种感染一般可通过以下几种方式获得。

（1）患者与患者之间、医护人员与患者之间、探视者和患者之间及母婴之间等，通过咳嗽、谈话特别是经手等方式密切接触直接感染，以及通过生活用品等间接感染。

（2）由于把关不严或消毒灭菌不彻底等原因，通过被污染的医护用品或设备以及外环境如通过微生物气溶胶获得感染，即所谓的环境感染。

医院内常有各种患者聚集，病原微生物密度高，增加了感染机会。患者因原有疾病而使机体免疫功能下降，此外，支气管镜、膀胱镜、胃镜等侵入性检查和气管插管、导尿、安装人工心脏瓣膜等侵入性治疗的损伤作用，以及放疗、化疗及滥用激素等对机体免疫功能的负面影响，均增加了感染的易感性；而滥用抗生素则可使正常微生物群在组成和数量上发生异常改变，是导致菌群交替症高发的重要诱因。医院感染又会使患者病情加重并延长住院时间，严重的可造成死亡。医院感染是住院患者发病率和死亡率增加的原因之一。

三、医院感染常见的病原体

引起医院感染的病原体种类很多，主要是细菌，其次是真菌和病毒。医院感染的微生物特点：①主要是机会致病菌，如甲型链球菌等，通常毒力较弱或无毒，适应性强，多为内源性感染，与传统的传染病不同；②常为耐药菌或多重耐药菌；③病原体随着时间的推移不断发生变化，并且新病原体不断出现。如过去认为主要是耐药金黄色葡萄球菌引起的抗生素相关性伪膜性肠炎，近年来已证实主要是由肠道正常菌群的艰难梭菌所致；而军团菌就是以往不被认识的可造成感染威胁的新发现的病原菌。此外，过去有些菌种认为与医学关系不大，而现在却变成了医院感染的流行菌株，如不动杆菌、黏质沙雷菌、肠球菌等，具体见表11-6。

【课堂互动】

医院感染在医院管理中地位愈来愈重要，如何进行医院感染的预防和控制呢？

表 11-6　医院感染常见的病原体

种　类	常见病原体
革兰阳性球菌	葡萄球菌、微球菌、链球菌、肠球菌、厌氧性球菌
厌氧杆菌	脆弱类杆菌、艰难梭菌、梭状芽胞杆菌
革兰阴性杆菌	沙门菌、志贺菌、大肠埃希菌、变形杆菌、克雷伯菌、沙雷菌、肠杆菌、假单胞菌、黄杆菌、不动杆菌
其他细菌	白喉棒状杆菌、李斯特菌、结核分枝杆菌、非典型分枝杆菌、百日咳鲍特菌

续表

种　类	常见病原体
病毒	肝炎病毒、水痘病毒、流感病毒、单纯疱疹病毒、巨细胞病毒、麻疹病毒、风疹病毒、轮状病毒
真菌	白假丝酵母菌、荚膜组织胞浆菌、球孢子菌、隐球菌
寄生虫	卡氏肺孢子虫、弓形虫

四、医院感染的预防和控制

（一）加强医院感染的监测

为控制和降低医院感染的发病率，应当建立由医院感染管理委员会成员、医务科、护理部和临床各科室参加的医院感染监测网络，开展各科室及病房的感染率、各种感染的诱发因素、病原体的特点和耐药谱等的综合性监测。特别是对新生儿室、重症监护病房（ICU）、血液透析室、消毒供应室、手术室、血库等容易发生医院感染的部门，更应予以高度重视。

（二）强化消毒灭菌制度

严格执行对医疗器械、器具的消毒工作技术规范，并达到以下要求。

（1）进入人体组织、无菌器官的医疗器械、器具和物品必须达到灭菌水平。

（2）接触皮肤、黏膜的医疗器械、器具和物品必须达到消毒水平。

（3）各种用于注射、穿刺、采血等有创操作的医疗器具必须一用一灭菌。

（4）采取相应的隔离措施，使患者与健康人群隔离；对患者的分泌物、排泄物等传染性材料应进行消毒灭菌等无害化处理，以净化医院环境；规范无菌操作技术，从而避免病原扩散传播。

（5）其他有可能导致感染的医疗器械、器具必须达到灭菌或者消毒水平，一次性使用的医疗器械、器具不得重复使用。

（三）合理使用抗菌药物

为预防耐药菌带来的医院感染的发生，应按照抗菌药物合理使用的原则，严格选择必须使用抗菌药物的患者，并合理掌握使用的时机、剂量及疗程。

（四）维持人体微生态的平衡

从微生态观点出发，医院感染的防治，应着重保持医院外环境的清洁，必要时可建立隔离室、空气净化层流室等较小隔离区。同时也应注意保护患者微生态平衡，积极治疗原发疾病，改善机体营养，必要时使用微生态制剂，促进正常菌群的恢复。

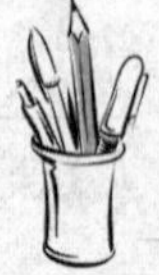

本章小结

细菌是原核型微生物，形体微小，结构简单，以纳米为测量单位。基本形态主要有球形、杆形和螺旋形三种。基本结构主要由细胞壁、细胞膜、细胞质和核质组成，某些细菌还有荚膜、鞭毛、菌毛和芽胞等特殊结构。细菌的结构与细菌的致病性和细菌的鉴别等有密切联系。革兰染色法和抗酸染色法是临床最常用的细菌染色法。

细菌生长繁殖需要一定的条件，同时也具有一定的规律性。根据细菌生长的规律采用不同的培养基对细菌进行培养，培养后的代谢产物具有一定的医学意义。长期对细菌培养或培养基改变时细菌容易发生变异，变异的现象各有不同，变异的机制也不尽相同，了解细菌的遗传和变异具有重要的意义。

细菌在自然界分布广泛，土壤中的细菌主要与创伤感染等关系密切。水中的细菌主要与消化道疾病传播有关。空气中的细菌主要与呼吸道疾病传播和手术后感染有关。正常微生物群因为主要是细菌故又称为正常菌群，正常菌群主要有生物拮抗、营养、免疫促进、抗衰老、抑癌等生理作用。正常人体体表及与外界相通的腔道存在着相对稳定的微生态系统。微生态失衡会导致不同程度的菌群失调而发生疾病。

临床上常用消毒、灭菌等作为术语来规范医务人员的医疗护理行为。临床上常用消毒灭菌的方法有物理法和化学法。物理法中高压蒸汽灭菌法最为常用。消毒剂的性质、浓度、作用时间、温度、酸碱度及被消毒物品中有机物及含有病原体的种类和数量都可以影响消毒的效果。

细菌感染致病与否，取决于其必须有一定的毒力，同时还必须有足够的数量和适当的侵入部位，同时与机体的免疫状态密切相关。构成细菌毒力的因素是侵袭力和毒素。来自机体内外的细菌通过各种途径感染引起不同类型的感染。细菌感染可以用形态学或血清学方法进行诊断。细菌感染性疾病可以采用综合性措施进行预防，同时可以应用抗菌药物进行治疗。

医院感染主要是患者在住院期间又发生的其他感染。医院感染以内源性医院感染为主。医院感染主要通过加强监测、强化消毒灭菌措施、合理使用抗菌药物以及维持人体的微生态平衡来预防和控制。

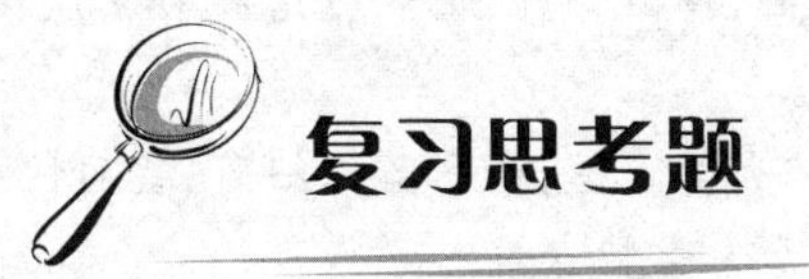

复习思考题

一、单选题

1. 与细菌的运动有关的结构是(　　)。

A. 鞭毛　B. 菌毛　C. 纤毛　D. 荚膜　E. 轴丝

2. 革兰阳性菌与革兰阴性菌细胞壁肽聚糖结构的主要区别在于(　　)。

A. 聚糖骨架　B. 四肽侧链　C. 五肽交联桥

D. β-1,4 糖苷键　E. N-乙酰葡糖胺与N-乙酰胞壁酸的排列顺序

3. 青霉素的抗菌作用机制是(　　)。

A. 干扰细菌蛋白质的合成　B. 抑制细菌的核酸代谢　C. 抑制细菌的酶活性

D. 破坏细胞壁中的肽聚糖　E. 破坏细胞膜

4. 溶菌酶杀灭细菌的作用机制是(　　)。

A. 裂解肽聚糖骨架的β-1,4 糖苷键　B. 竞争肽聚糖合成中所需的转肽酶

C. 与核蛋白体的小亚基结合　D. 竞争性抑制叶酸的合成代谢

E. 破坏细胞膜

5. 维持细菌固有形态的结构是(　　)。

A. 细胞壁　B. 细胞膜　C. 荚膜　D. 芽胞　E. 细胞质

6. 对外界抵抗力最强的细菌结构是(　　)。

A. 细胞壁　B. 荚膜　C. 芽胞　D. 核质　E. 细胞膜

二、简答题

1. 简述革兰阳性菌和革兰阴性菌细胞壁的结构及主要区别。
2. 细菌生长繁殖的条件有哪些？
3. 简述细菌生长繁殖的规律。
4. 高压蒸汽灭菌法常用于哪些物品的灭菌处理？
5. 简述细菌内、外毒素的区别。
6. 细菌感染后是否致病取决于哪些因素？
7. 革兰染色法有哪些实际意义？

(万巧凤　李国立　董忠生)

第十二章 常见病原菌

学习要点

掌握：致病性葡萄球菌的致病性及鉴别要点、链球菌、肺炎链球菌及奈瑟菌属细菌的致病性。肠杆菌科细菌的共性，致病性埃希菌、志贺菌属、沙门菌属、霍乱弧菌和破伤风梭菌、产气荚膜梭菌的致病性及鉴别要点。

熟悉：致病性葡萄球菌、链球菌、肺炎链球菌、奈瑟菌属细菌、致病性埃希菌、志贺菌属、沙门菌属、霍乱弧菌和破伤风梭菌及产气荚膜梭菌的形态学特点。

了解：致病性葡萄球菌、链球菌、肺炎链球菌、奈瑟菌属细菌、致病性埃希菌、志贺菌属、沙门菌属、霍乱弧菌和破伤风梭菌及产气荚膜梭菌所致疾病的防治特点。

【文摘引言】 1944 年 Avery 等首先将Ⅲ型肺炎球菌的转化因子分离和提纯，并证实其基本组分为脱氧核糖核酸(DNA)，从而为 DNA 是基因这一现代遗传学概念提供了化学依据，成为 20 世纪生理学与医学的最重要发现。1944 年以前，科学界对核酸不很感兴趣；继后，认为基因是蛋白质而 DNA 仅在基因复制时提供结构支撑的旧学说长期占据优势，诺贝尔奖评议委员 Hammarsten 还怀疑 Avery 的 DNA 已被蛋白质污染，仍不相信基因由 DNA 组成。因此，1932—1955 年间 Avery 虽多次被提名为候选人，却与获奖无缘。虽然他与诺贝尔奖无缘，但他对于医学界的贡献是无可比拟的，直到今天，肺炎链球菌的转化实验对于我们验证和研究肺炎链球菌致病性都是最有利的方法。

第一节 病原性球菌

一、葡萄球菌属

葡萄球菌属(Staphylococcus)是最常见的革兰阳性化脓性球菌，在多个不规则平面分裂堆积排列成葡萄串状，故称为葡萄球菌。葡萄球菌是科赫(R. Koch，1878)、巴斯德(L. Pasteur，1880)和奥格斯顿(A. Og-ston，1881)从脓液中发现的，但通过纯培养并进行详细研究的是 F. J. Rosenbach(1884)。本菌属目前发现有 30 多个种，大部分为不致病的腐生葡萄球菌，少数为致病菌。本菌属细菌分布广泛，存在于土壤、水、空气、人和动物的皮肤及与外界相通的腔道中。正常人的鼻咽部带菌率可达 60%左右，而医务人员的带菌率可高达 80%，因此是医院内交叉感染的重要传染源。

葡萄球菌属中的金黄色葡萄球菌(S. aureus)是人类的重要致病菌，除能引起多种组织器官的化脓性炎症外，部分菌株还可引起食物中毒等疾病。表皮葡萄球菌(S. epidermidis)和腐生葡萄球菌(S. saprophytic)为人体的正常菌群，致病性弱，甚至没有致病性，但可引起条件致病性感染。

(一) 生物学性状

1. 形态与染色 球形或椭球形，直径平均约为 1.0 μm，由于细菌在多个平面不规则分裂，故典型的葡萄球菌排列呈葡萄串状(图 12-1)。在脓汁或液体培养基常呈单个、成对或短链状排列；在固体培养基中，细菌排列为典型的葡萄串状；在陈旧的培养基中或被吞噬细胞吞噬后的菌体常由革兰阳性菌转变为革兰阴性菌，某些耐药菌染色也常呈革兰阴性，经青霉素作用后可成为 L 形细菌。金黄色葡萄球菌无鞭毛，

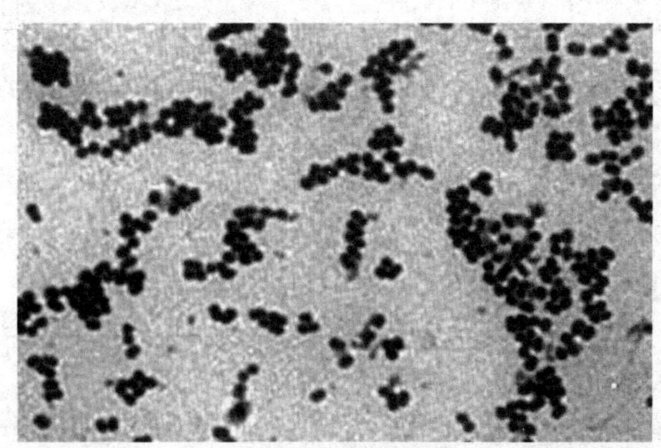

图 12-1 葡萄球菌

无芽胞，在体内常有荚膜而体外培养则很少有甚至没有荚膜。

2. 培养特性与生化反应 兼性厌氧或需氧，对营养要求不高，在普通培养基上生长良好，在含有血液和葡萄糖的培养基中生长更好。耐盐性强，在含有10%～15%NaCl的培养基中仍能生长，因此可在高盐培养基中分离出葡萄球菌。最适pH值为7.4，最适温度为37℃。在肉汤培养基中培养时呈均匀生长，试管底部没有或稍有沉淀。在普通琼脂培养基上37℃培养24～48 h后可形成直径2mm左右的圆形、隆起、表面光滑、湿润、边缘整齐、不透明的菌落，菌落因菌株的不同而呈现出不同的颜色，如金黄色、白色或柠檬色等，呈现颜色主要在于葡萄球菌在培养时产生了胡萝卜素类的脂溶性色素，可用于鉴别不同的葡萄球菌。在血平板上培养，金黄色葡萄球菌的菌落周围可形成明显的完全透明的溶血环，属于β溶血。

触酶试验呈阳性，多数菌株能分解葡萄糖、麦芽糖、蔗糖产酸不产气，金黄色葡萄球菌能分解甘露醇，故可用甘露醇试验鉴定致病菌株。

3. 抗原构造 葡萄球菌的抗原构造复杂多样，目前已发现的有30多种，其中与医学相关的重要抗原主要有以下两种。

(1) 葡萄球菌A蛋白(staphylococcal protein A，SPA) 90%以上的金黄色葡萄球菌的细胞壁上都存在此类蛋白抗原，其本质为单链多肽，是一种具有属特异性的完全抗原。能与人及多种哺乳动物血清中的IgG1、IgG2和IgG4的Fc段发生非特异性结合，使抗体丧失介导调理作用的功能、免疫调节功能。结合后的SPA和IgG复合物具有抗吞噬、由C3旁路途径激活补体、损伤血小板、引起超敏反应等多种生物学效应，并成为有效的促分裂原。IgG分子的Fab段仍具有结合相应抗原分子的功能，因此可利用含有SPA的葡萄球菌作为载体，结合特异性的抗体，开展协同凝集试验，广泛用于微生物抗原的检测，特异性高，可检测微量抗原。

(2) 多糖抗原 具有组的特异性，可用于葡萄球菌的分组。存在于革兰阳性菌细胞壁的磷壁酸组分，化学本质为磷壁酸中的N-乙酰葡萄糖胺核糖醇或甘油残基，并可借此将葡萄球菌对应的分为A组和B组。

4. 分类

(1) 根据葡萄球菌的色素及生化反应等的不同，可将其分为三种，分别为金黄色葡萄球菌、表皮葡萄球菌和腐生葡萄球菌。三种葡萄球菌的主要性状见表12-1。

表 12-1 三种葡萄球菌的主要性状

主要性状	金黄色葡萄球菌	表皮葡萄球菌	腐生葡萄球菌
色素	金黄色	白色	白色或柠檬色
血浆凝固酶	+	−	−
α溶血素	+	−	−
耐热核酸酶	+	−	−
SPA	+	−	−

续表

主要性状	金黄色葡萄球菌	表皮葡萄球菌	腐生葡萄球菌
分解葡萄糖	+	+/-	-
分解甘露醇	+	-	-
磷壁酸类型	核糖醇型	甘油型	两者兼有
噬菌体分型	+	-	-
致病性	强	弱	弱/无

(2) 根据葡萄球菌 DNA 相关程度将其分为 32 个种。

(3) 葡萄球菌可根据噬菌体将其分为 4 组,23 个型。葡萄球菌的噬菌体分型在进行流行病学调查传染源和确定菌型与疾病的关系中有重要的意义。

(4) 根据有无血浆凝固酶可将葡萄球菌分为两种,一种为凝固酶阳性葡萄球菌,一种为凝固酶阴性葡萄球菌。

5. 抵抗力 在不形成芽胞的细菌中,葡萄球菌对外界因素的抵抗力最强。具有耐干燥耐热的性质,在干燥的痰液或脓汁中可以存活 2～3 个月甚至更久;加热至 80 ℃保持半小时或 60 ℃保持 1 h 才被杀死。2%苯酚中 15 min 死亡;1%升汞溶液中 10 min 死亡。对碱性染料敏感,1/100 000 浓度的龙胆紫溶液可抑制其生长。由于抗生素的广泛应用,耐药菌株日益增多,耐甲氧西林金黄色葡萄球菌(methicillin-resistant S. aureus,MRSA)已经成为医院内造成感染的一类常见的致病菌。

(二) 致病性与免疫性

表皮葡萄球菌和腐生葡萄球菌致病性弱甚至没有致病性,只在特殊情况下成为条件致病菌。金黄色葡萄球菌由于能产生多种外毒素与胞外酶类而致病性增强,具有典型的葡萄球菌属细菌的生物学性状,因此成为葡萄球菌属中的模式代表菌株。

1. 致病物质 金黄色葡萄球菌可产生多种外毒素和胞外酶作为其致病物质。

1) 葡萄球菌溶血素 金黄色葡萄球菌都能产生葡萄球菌溶血素(staphylolysin),按照金黄色葡萄球菌抗原性不同可分为α、β、γ、δ、ε五种溶血素,化学本质为相对分子质量为 21000～50000 的蛋白质。其中对人类起致病作用的是α溶血素,是能够损伤机体细胞膜的外毒素,其机制主要是插入到机体细胞膜中破坏细胞膜的完整性。这种外毒素抗原性强,因此可经甲醛脱毒处理制成类毒素α溶血素。除了能造成多种哺乳动物红细胞溶血外,对白细胞、血小板、肝细胞、血管平滑肌细胞、成纤维细胞等均有损伤作用。β、γ、δ、ε溶血素尚未发现对人类有致病性。

2) 表皮剥脱毒素(exfoliative toxin,exfoliatin) 也称表皮溶解毒素(epidermolytic toxin)。其本质是相对分子质量为 24000～33000 的蛋白质,具有较强的抗原性,可被甲醛脱毒形成类毒素。有 A 和 B 两个血清型,都是由噬菌体的基因所编码的,A 型在 100 ℃保持 20 min 而不被破坏,B 型在 60 ℃保持 30 min 即被破坏。能引起葡萄球菌烫伤样皮肤综合征(staphylococcal scalded skin syndrome,SSSS),也称剥脱性皮炎,患者真皮与表皮脱离,多见于婴幼儿及免疫功能低下的人群。

3) 毒素休克综合征毒素-1(toxic shock syndrome toxin 1,TSST-1) 由金黄色葡萄球菌的噬菌体基因编码的一类相对分子质量为 22000 的蛋白质,是一种外毒素,可经甲醛脱毒制成类毒素。其毒性作用主要表现在两个方面。

(1) 引起机体发热并造成机体组织的损伤,主要通过诱导单核细胞产生细胞因子。

(2) 引起脱屑性皮炎并加重休克状态及对内毒素的敏感性,主要通过激活大量 T 细胞与单核细胞所释放的细胞因子起到协同作用。目前发现引起毒素休克综合征的病因并不完全在于毒性休克综合征毒素-1,还与革兰阴性细菌的内毒素等也有关系。

4) 杀白细胞素 杀白细胞素(leukocidine)多由金黄色葡萄球菌产生,由于中性粒细胞和巨噬细胞膜表面具有神经节苷脂和卵磷脂(杀白细胞素受体),杀白细胞素结合细胞膜上受体后可对这两种细胞造成损伤,使细胞膜穿孔,导致两种细胞大量死亡,因此杀白细胞素在增加金黄色葡萄球菌的侵袭力上有重要的意义。

5）肠毒素　临床分离的金黄色葡萄球菌中约一半可产生一种相对分子质量为26000～30000的热稳定的蛋白质，即肠毒素(enterotoxin)。按肠毒素的抗原性的不同可分为9个血清型，分别为A、B、C1、C2、C3、D、E、G和H，可以抵抗胃液中的胃酸和蛋白酶的作用而不被水解，均可引起急性胃肠炎(即食物中毒)，主要通过受污染的食物进入机体而致病。热稳定性好，100 ℃保持30 min也不能被破坏。一般认为其致病机制在于毒素到达中枢神经系统，刺激呕吐中枢导致以呕吐为主要临床症状的急性食物中毒。越来越多的研究表明，肠毒素是一种与金黄色葡萄球菌致病性密切相关的超抗原。

6）凝固酶(coagulase)　一种能使含有抗凝剂(如柠檬酸钠、肝素钠)的人或兔的血浆发生凝固的酶类物质，其本质为耐热的易被蛋白酶类水解的蛋白质。大多数金黄色葡萄球菌都能产生此酶，可以作为鉴别葡萄球菌有无致病性或致病性强弱的重要指标。根据凝固酶的状态可将其分为两类。

(1) 游离的凝固酶　一类能分泌至菌体外的蛋白质，其作用类似于凝固酶原，可被人或兔血浆中的凝固酶原活化因子的激活作用而成为凝固酶，导致血液中的纤维蛋白成为固态的纤维蛋白，导致血浆的凝固。可采用试管法检测，血浆凝固呈现出胶冻状的为阳性，否则为阴性。

(2) 结合凝固酶　此酶可结合于菌体表面，是纤维蛋白原的受体，可结合血液中的纤维蛋白，使细菌发生凝聚。可采用玻片法进行检测，细菌凝聚呈现出颗粒状的为阳性，否则为阴性。

凝固酶与金黄色葡萄球菌的致病性密切相关。凝固酶阳性的金黄色葡萄球菌进入机体后，可使血液中的纤维蛋白迅速沉积到细菌表面，并使细菌发生凝聚，从而可阻碍机体内吞噬细胞对细菌的吞噬作用或细胞内消化的作用，并且可以阻挡血液中杀菌物质对细菌的杀伤作用。金黄色葡萄球菌在局部病灶内易形成血栓，也与凝固酶的产生有密切关系。

7）耐热核酸酶(heat-stable nuclease)　100 ℃保持15 min或60 ℃保持2 h不被破坏，葡萄球菌中只有金黄色葡萄球菌才能产生此酶，因此可作为鉴别金黄色葡萄球菌的重要指标。此酶对RNA或DNA都具有较强的降解能力。目前此酶应用在分子生物学中。

8）扩散因子

(1) 透明质酸酶(hyaluronidase)　利于细菌降解细胞间质的透明质酸是导致细菌在细胞间质扩散的物质。

(2) 脂酶(lipase)　利于细菌分解皮下的脂肪组织，分解产物可作为细菌生长繁殖的营养物质，帮助细菌在皮质层扩散。

(3) 纤维蛋白溶酶(staphylococcal fibrinolysin)　利于细菌降解机体内的蛋白类物质，一方面作为其生长繁殖营养成分，另一方面破坏机体的组织和细胞。

2. 所致疾病

1）化脓性疾病　也称为侵袭性疾病，主要在病灶内引起化脓性炎症。致病性葡萄球菌可在皮肤及软组织或内脏器官引起感染，也可造成全身性感染。通过多种途径，如破损的皮肤黏膜、呼吸道或血液而引起感染。

(1) 局部感染　①皮肤及软组织感染：痈、疖、毛囊炎、脓疱疮、蜂窝织炎、伤口化脓等。此类感染的脓汁呈黄色且黏稠，病灶界限清楚且多为局限性。②器官感染：主要引起气管炎、支气管炎、肺炎、胸膜炎、脓胸、中耳炎、脑膜炎、心包炎、心内膜炎和骨髓炎(相关资料表明，约一半以上的骨髓炎由致病性的葡萄球菌引起)等。

(2) 全身感染　当机体的抵抗力下降或局部病灶的痈和疖等受到外力的挤压而破开时，致病性葡萄球菌易从局部病灶进入血流，在血液中大量生长繁殖引起败血症，感染其他内脏器官则引起脓毒血症，如肝脓肿、肾脓肿等。

2）毒素性疾病　由葡萄球菌产生的相关的外毒素引起。

(1) 食物中毒　食用被葡萄球菌肠毒素污染的食物会引起食物中毒，潜伏期一般为1～6 h，以呕吐为主要症状并伴有恶心、腹痛、腹泻。大多数患者1～3天内可自行恢复。

(2) 烫伤样皮肤综合征　多见于婴幼儿及免疫功能低下的人群。发病起始皮肤有弥漫性红斑，1～2天表皮起皱，而后出现大疱，最后表皮上层脱落，此种疾病病死率高。

(3) 毒素休克综合征　由TSST-1引起。主要表现为急性高热(39 ℃以上)，能引起多个系统的损害。

伴有低血压、弥漫性红疹并脱皮，严重者出现休克、心功能不全、肾衰竭。

(4) 假膜性肠炎　由于应用抗生素而造成的菌群失调性肠炎，肠道内厌氧菌(脆弱类杆菌)等被杀死，而少数耐药的葡萄球菌趁机繁殖产生肠毒素，引起以腹泻为主要临床症状的肠炎。肠黏膜覆盖了一层炎性物质、坏死黏膜和细菌所组成的假膜。

3. 免疫性　人类对葡萄球菌有天然的免疫力。只有当皮肤黏膜破损后或机体免疫力降低时，才易引起葡萄球菌的感染，但对于患有慢性消耗性疾病的人群(糖尿病、肿瘤、结核、布鲁病等患者)则容易发生葡萄球菌感染。葡萄球菌感染后可以获得一定的免疫力，但保护性差，难以防止葡萄球菌的再次感染。

(三) 微生物学检查

(1) 标本　不同的疾病采取不同的标本。化脓性病灶取脓汁、渗出液，脑膜炎取脑脊液，败血症取血液，食物中毒取呕吐物、食物或粪便等。

(2) 直接涂片镜检　根据光镜下观察到的细菌的形态、排列及染色特性等进行初步诊断。

(3) 分离培养和鉴定　血液或脑脊液标本需先经肉汤培养基进行增菌处理，再接种于血平板，37 ℃保持 18～24 h 培养后取可疑菌落进行涂片染色观察，做进一步的鉴定。鉴定致病性葡萄球菌主要从菌落颜色(金黄色)、菌落周围溶血环的性质(完全透明β溶血环)、血浆凝固酶试验(阳性)、耐热核酸酶试验(阳性)及甘露醇试验(阳性)即可做出诊断。

(4) 葡萄球菌肠毒素检查　食物中毒患者取可疑食物或其呕吐物、粪便等做细菌的分离培养，同时在肉汤培养基中增菌，取培养液滤液给 6～8 周幼猫腹腔注射，如果在 4 h 内出现急性胃肠炎症状，即可初步诊断。也可用 ELISA 的方法及 DNA 杂交的方法检测。

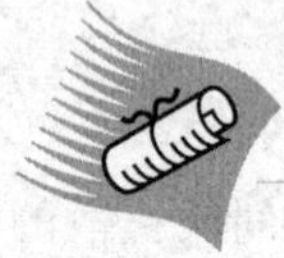

知识链接

金黄色葡萄球菌耐药性的发展

抗生素的广泛应用使人体出现了大量难治的耐药菌群，葡萄球菌也不例外。自 1951 年发现了灭活青霉素的金黄色葡萄球菌以来，葡萄球菌致病菌一个重要变化趋势即耐药菌株尤其是多重耐药菌株普遍出现，除对个别抗生素，如(去甲)万古霉素敏感外，几乎对所有抗生素都耐药，从而对临床治疗形成了很大的威胁。有重要临床意义的多重耐药葡萄球菌包括甲氧西林耐药金黄色葡萄球菌(MRSA)、甲氧西林耐药表皮葡萄球菌(MRSE)和甲氧西林耐药溶血葡萄球菌(MRSH)。MRSA 是院内感染的重要病原菌之一，由于其感染发生率及耐药性快速增长，MRSA 感染已日益成为抗感染治疗的难题。

(四) 防治原则

(1) 加强个人卫生，对皮肤的创伤应做到及时消毒处理，避免造成局部感染。

(2) 对医药及食品卫生行业加强卫生监督与管理，避免发生食物中毒。

(3) 对局部化脓性感染的患者应杜绝其在患病期间从事饮食服务行业。

(4) 加强医院的消毒隔离工作，防止发生医源性感染。

(5) 合理使用抗菌药物，防止出现耐药性。

二、链球菌属

链球菌属(Streptococcus)是另一类常见的化脓性球菌，因排列成链状而得名。广泛分布于自然界、人及动物的粪便和健康人的鼻咽部，大多数为正常菌群不致病，少数致病菌可引起化脓性炎症(扁桃体炎、咽炎、细菌性心内膜炎等)、毒素性疾病(猩红热、丹毒等)以及超敏反应性疾病(风湿热、肾小球肾炎等)，对人类致病的 90%以上属于 A 族溶血性链球菌。

（一）生物学性状

1. 形态与染色 球形或椭圆形，直径 0.6～1.0μm，呈链状排列（图 12-2）。少数成双排列，链的长短与细菌的种类和培养基中的营养成分及培养条件有关，液体培养基比固体培养基培养时培养形成的链长。无鞭毛，不形成芽胞，幼龄菌可形成荚膜（透明质酸），在细菌的生长繁殖过程中，透明质酸酶的产生可使荚膜逐渐消失。

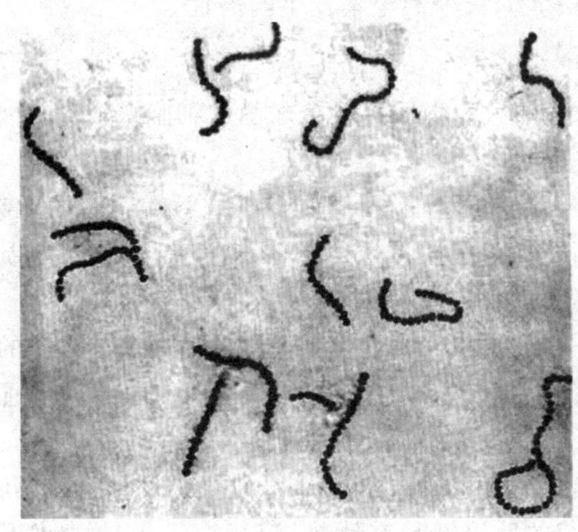

图 12-2 链球菌

革兰阳性球菌，陈旧培养基上培养的细菌或老龄菌以及被中性粒细胞等吞噬细胞吞噬后革兰染色可呈阴性。

2. 培养特性与生化反应 大多为需氧或兼性厌氧菌，少数为厌氧菌。对营养要求高，在普通琼脂糖培养基上生长不良，需在血琼脂糖培养基上培养，液体培养时也可用蛋黄培养基进行培养，在血清肉汤培养基中能形成典型的长链，呈絮状沉淀生长。在血平板上可见到典型的细小菌落，菌落为灰白色、表面光滑、边缘整齐。最适 pH 值为 7.4～7.6，最适生长温度为 37 ℃。不同种类的链球菌在血平板上可形成不同的溶血现象。

分解葡萄糖只产酸不产气，不同菌株对乳糖、甘露醇等的分解能力不同，一般都不分解菊糖。胆汁溶菌试验阴性，可用于鉴定甲型溶血性链球菌和肺炎链球菌；不产生触酶，可作为区别葡萄球菌的依据。

3. 抗原构造 链球菌的抗原构造复杂，主要有以下三种。

(1) 多糖抗原 也称 C 抗原，是链球菌细胞壁的多糖组分，具有组的特异性。

(2) 蛋白抗原 也称表面蛋白抗原，位于 C 抗原的外层，具有型的特异性。A 族链球菌有 M、T、R、S 四种不同性质的表面蛋白抗原。M 蛋白与致病性有关，具有抵抗吞噬细胞的吞噬作用，根据 M 蛋白的抗原性不同将链球菌分为 80 多个型。

(3) 核蛋白抗原 也称 P 抗原，各种链球菌的 P 抗原相同，无特异性，是菌体的主要成分，与葡萄球菌有交叉抗原。

4. 分类 常用的链球菌的分类方法主要有以下三种。

1) 根据溶血现象进行分类 链球菌在血平板上生长繁殖后，按产生的溶血现象可分为三类。

(1) 甲型溶血性链球菌（α-hemolytic streptococcus） 菌落周围有 1～2 mm 宽的草绿色溶血环，称为 α 或甲型溶血，因此，也将此类链球菌称为草绿色链球菌。溶血环中红细胞未被完全溶解，此类细菌多为条件致病菌。

(2) 乙型溶血性链球菌（β-hemolytic streptococcus） 菌落周围有 2～4 mm 宽、界线分明完全透明的溶血环，称为 β 或乙型溶血，溶血环中红细胞被完全溶解，因此，也称溶血性链球菌，此类链球菌致病性强，常引起人类和动物的多种疾病。

(3) 丙型溶血性链球菌（γ-streptococcus） 菌落周围无溶血环，因此，也将其称为非溶血性链球菌，一般不致病，常分布于乳类和粪便中。

2) 按抗原结构进行分类 根据链球菌细胞壁中多糖抗原的不同可分为 A～H、L～V20 个组，对人类致病的90%属于A组，其他组致病性弱或无致病性。

3）按对氧的需求不同进行分类　分为需氧、兼性厌氧、厌氧链球菌三类，对人类致病的主要是前两种，而厌氧链球菌是口腔、消化道、泌尿生殖道的正常菌群，可称为条件致病菌。

5. 抵抗力　链球菌的抵抗力较差，对热敏感，60 ℃保持30 min即可被杀死；对干燥的抵抗力较强，在干燥环境中可存活几个月；对常用的消毒剂敏感，溶血性链球菌对抗生素（青霉素、红霉素、四环素等）敏感，青霉素为链球菌感染的首选药物，极少甚至不发生耐药性。

（二）致病性与免疫性

1. 致病物质　化脓性链球菌的致病物质包括链球菌的细胞壁成分、外毒素及侵袭性酶类。

1）链球菌的细胞壁组分

(1) M蛋白　A族链球菌细胞壁的表面蛋白，具有抵抗吞噬细胞的吞噬和杀菌作用。M蛋白与心肌细胞和肾小球基底膜细胞有共同抗原成分，可诱使机体产生特异性抗体，损坏心血管和肾小球，因此与风湿性心脏病、肾小球肾炎等超敏反应性疾病有关。

(2) 脂磷壁酸(lipoteichoic acid，LTA)　位于M蛋白的外层，在人类的红细胞、白细胞、血小板、淋巴细胞、口腔黏膜和上皮细胞等细胞膜上均有LTA的受体，化脓性链球菌通过LTA的脂肪酸主动黏附于哺乳动物细胞表面。

(3) F蛋白　也称为细胞壁受体，可与IgG、IgA、纤维蛋白原结合，有利于细菌黏附在宿主细胞上。

(4) 肽聚糖　化脓性链球菌的肽聚糖具有致热、溶解血小板、增加血管通透性诱发实验性关节炎等作用。

2）侵袭性酶类　溶解组织细胞，利于细菌及其毒性代谢产物在宿主体内的扩散和增殖。

(1) 透明质酸酶(hyaluronidase)　能分解细胞间质的透明质酸，利于细菌在组织中扩散。

(2) 链激酶(streptokinase，SK)　也称链球菌纤维蛋白溶酶，使血液中纤维蛋白酶原转化为纤维蛋白酶，溶解血块或阻止血浆的凝固，利于细菌在组织中的扩散，已应用于治疗急性心肌梗死。

(3) 链道酶(streptodornase，SD)　也称链球菌DNA酶，能降解脓液中高度黏稠的DNA，使脓液稀薄，促进细菌的扩散。

(4) 胶原酶(collagenase)　能溶解肌肉和皮下组织中的胶原纤维，利于细菌在组织中的扩散。

3）外毒素

(1) 链球菌溶血素(streptolysin)　能溶解红细胞、白细胞，破坏血小板。根据对氧的稳定性不同，链球菌溶血素可以分为两类。链球菌溶血素O(streptolysin O，SLO)：绝大多数A组链球菌和许多C、G组菌株能产生SLO，因其含有巯基，对氧不稳定，易被氧化失去溶血活性，加入还原剂Na_2SO_3或Cys，其溶血性可改变。SLO能破坏中性粒细胞，引起胞内溶酶体释放，导致细胞死亡。SLO对哺乳动物巨噬细胞、血小板、神经细胞、心肌细胞等也具有毒性作用。SLO抗原性强，可刺激机体产生ASO(阻止溶血)，85%～90%感染链球菌的患者2～3周至病愈后数月或1年内都可以检查到ASO。活动期风湿热患者血清中ASO明显增高，因此测定ASO可作为链球菌新近感染及风湿热的指标。②链球菌溶血素S(streptolysin S，SLS)：多数A、C、G组链球菌产生SLS，对氧稳定，SLS决定了链球菌在血平板上形成β溶血。SLS的本质为小分子糖肽，无免疫原性，对热、酸敏感。SLS能破坏白细胞和血小板，动物静注可迅速致死。

(2) 致热外毒素(streptococcal pyrogenic exotoxin，SPE)　也称红疹毒素(erythrogenic toxin)或猩红热毒素(scarlet fever toxin)，由A族溶血性链球菌产生，耐热。目前发现SPE有A、B、C、F四个血清型，其中A、C和F具有超抗原活性，能降低血脑屏障对内毒素和细菌的阻碍作用，直接作用于下丘脑可引起发热，并可导致毒素休克综合征。

2. 所致疾病　人类链球菌感染90%是由A族链球菌引起，传染源为患者和带菌者，通过破损的皮肤黏膜、飞沫以及污染的食物进行传播，引起人类发生多种疾病，这些疾病大致可分为以下三种类型。

1）化脓感染性疾病　局部皮肤或皮下组织的病灶由于链球菌所产生的SK、SD等使脓汁稀薄，从而有利于链球菌的扩散。细菌随血液或淋巴扩散引起败血症、淋巴结炎、淋巴管炎等，还可引起扁桃体炎、咽炎、咽峡炎、鼻窦炎、中耳乳突炎和肾盂肾炎等疾病。

2）毒素性疾病　①猩红热：一种呼吸道传染病，由产生致热外毒素的A族链球菌引起。经呼吸道黏膜进入机体，繁殖并产生致热外毒素引起高热及全身红疹，病后可获得较强的免疫力。②链球菌毒素休克综合征：由产生致热外毒素的A族链球菌所引起的以休克为主要临床症状的感染，常伴有呼吸系统及其他多个脏器的衰竭，病死率较高。

3）超敏反应性疾病　一般链球菌感染后1～4周，过敏体质的个体常发生Ⅱ型和Ⅲ型超敏反应。

（1）急性肾小球肾炎（acute glomerulonephritis）　发病机制在于肾小球基底膜与链球菌的细胞膜的M蛋白有共同抗原成分，导致抗肾小球抗体的出现，引起Ⅱ型超敏反应，M蛋白与产生的抗体形成Ic，沉积在肾小球基底膜，导致发生Ⅲ型超敏反应。由A族链球菌引起，常在儿童和青少年的局部化脓性感染（扁桃体炎、咽炎等）之后发生。

（2）风湿热（rheumatism）　发病机制在于链球菌细胞壁多糖抗原与心脏瓣膜和关节滑膜组织糖蛋白之间有共同抗原成分，产生针对心脏和关节的抗体，引发Ⅱ型超敏反应，M蛋白与抗体形成的免疫复合物引发Ⅲ型超敏反应。多种型别的A族链球菌均可引起，常在链球菌感染引起的咽炎后发生，不同个体潜伏期不同一般2～3周，儿童易发病。

4）除A族链球菌外，其他链球菌也可引起疾病。

（1）B族链球菌感染　也称无乳链球菌，阴道和鼻咽部的正常菌群，当机体免疫力下降时，可成为条件致病菌引起皮肤感染、产后感染、脑膜炎、心内膜炎、新生儿败血症等。

（2）D族链球菌感染　皮肤和腔道中的正常菌群，免疫功能低下者易引起皮肤、胆道、肠道感染。

（3）甲型溶血性链球菌感染　常见的有唾液链球菌、血链球菌、轻型链球菌、变型链球菌和变异链球菌等，是寄居在人类口腔、上呼吸道的正常菌群，机体免疫力降低时可成为条件致病菌引起龋齿、亚急性细菌性心内膜炎等疾病。

3. 免疫性　链球菌感染后，可产生多种抗体，有一定的免疫作用，但因链球菌型别多，各型别间无交叉抗原成分，故可反复发生感染。

（三）微生物学检查

1. 细菌的分离与鉴定

（1）标本　根据疾病的不同类型采取不同的标本，如脓汁、鼻咽拭子、血液、超敏反应性疾病，可取血检查ASO。

（2）直接涂片镜检　脓汁、鼻咽拭子等可直接涂片进行革兰染色镜检，血液需离心取沉淀涂片染色镜检，根据典型的形态可作出初步诊断。

（3）分离培养与鉴定　脓汁等标本可直接接种血平板培养，血液标本需先用肉汤糖培养基增菌，然后再接种血平板分离培养。根据溶血性不同，可将细菌区分为甲、乙、丙三型，如有β溶血应区分金黄色葡萄球菌，α溶血应区分肺炎链球菌。可结合菌落形态、染色性、生化反应等进行鉴别。

2. 血清学诊断　可用ASO试验进行诊断，是一种体外的中和试验，常用于检查风湿热和肾小球肾炎。即用SLO检测血清中的ASO，正常人的ASO效价一般在250单位，而活动性风湿热患者一般ASO效价超过400单位。

（四）防治原则

（1）对患者和带菌者及时治疗，减少传染源。

（2）加强空气、医疗器械、手术敷料、牛乳等的消毒灭菌。

（3）对链球菌感染所致的咽炎、扁桃体炎等要进行根治，防止风湿热和肾小球肾炎的发生。

（4）感染者首选青霉素。

三、肺炎链球菌

肺炎链球菌（*Streptococcus pneumoniae*），俗称肺炎球菌（pneumococcus）。广泛分布于自然界，多数为正常菌群，不致病，常寄居在人的鼻咽部，少数引起鼻窦炎、中耳炎、大叶性肺炎等疾病。

（一）生物学性状

1. 形态与染色　肺炎链球菌菌体呈矛头状，宽端相对，尖端向外，多成双排列（图12-3），因此又称为

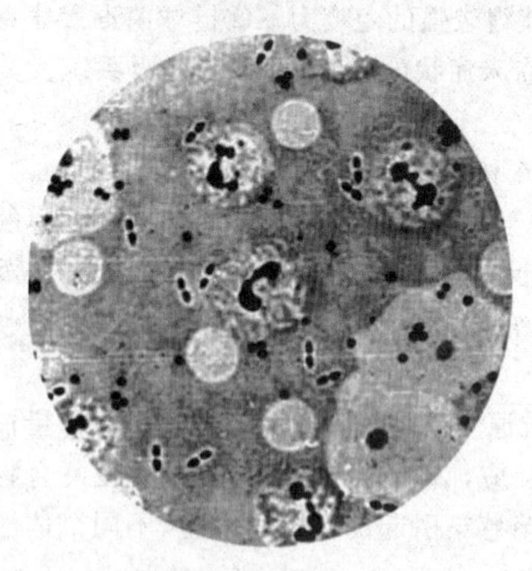

图 12-3　肺炎链球菌

肺炎双球菌。无鞭毛，不形成芽胞，有毒株在患者体内能形成荚膜，人工培养时消失。革兰染色阳性，荚膜不能着色，衰老菌株可呈阴性。

2. 培养特性与生化反应　肺炎链球菌对营养要求高，在含有血液或血清的培养基上才能生长。在血平板上形成细小、圆形、隆起、表面光滑、灰白色的菌落，在菌落周围有草绿色（α）溶血环，类似甲型溶血性链球菌菌落。培养时间过长，细菌会因产生的自溶酶而使菌体溶解，血平板上的菌落中间下陷呈“脐状”；肉汤培养基中培养时间过长，也可因自溶酶的作用而由浑浊变澄清。

肺炎链球菌能分解葡萄糖、麦芽糖、乳糖、蔗糖等产酸不产气。肺炎链球菌自溶酶可被胆盐等物质激活，加速细菌的溶解，故可用胆汁溶菌试验区分甲型溶血性链球菌。也可用菊糖分解试验（新分离的肺炎链球菌能分解菊糖）区别甲型溶血性链球菌。

3. 抗原构造与分型

（1）菌体抗原　①蛋白型特异性抗原：各型免疫原性不同。②C 多糖：细胞壁的磷壁酸组分，可与血清中的 C 反应蛋白（C reactive protein，CRP）发生沉淀，急性炎症时 CRP 含量大增，因此可用 C 多糖检验 CRP，进行疾病的诊断。

（2）荚膜多糖抗原　存在于细菌的荚膜中，具有型特异性的可溶性物质，按其抗原性的不同可将肺炎链球菌分成 80 多个型。

4. 抵抗力　对外界抵抗力较差，53 ℃保持 15～30 min 即被杀死；对常用的消毒剂敏感，3%石炭酸或 0.1%升汞溶液中几分钟就死亡，对碱性去污剂敏感；有荚膜的肺炎链球菌耐干燥能力较强，如干燥的痰中可存活 1～2 个月。对青霉素、红霉素等敏感。

（二）致病性与免疫性

1. 致病物质

（1）荚膜　肺炎链球菌的主要致病物质。荚膜可保护细菌免受吞噬细胞的吞噬，利于细菌在机体中定居繁殖。肺炎链球菌一旦失去荚膜，其致病性也失去。

（2）肺炎链球菌溶血素（pneumolysin）　能溶解动物和人的红细胞，抑制中性粒细胞的趋化及吞噬作用。高浓度时有致死作用。

（3）神经氨酸酶　新分离的肺炎链球菌具有分解神经氨酸酶的作用，这与其在呼吸道黏膜定居繁殖有关。

（4）脂磷壁酸　与肺炎链球菌黏附宿主细胞有关。

（5）紫癜形成因子（purpura-producing principle）　与肺炎链球菌感染后形成紫癜有关。

2. 所致疾病

（1）大叶性肺炎　肺炎链球菌为鼻咽部的正常菌群，在机体免疫力下降时引发感染，临床表现为高热、寒战、胸部剧痛及咳铁锈色痰等，并可伴发菌血症。

（2）肺炎链球菌侵入其他部位造成感染　如胸膜炎、心内膜炎、乳突炎、化脓性脑膜炎及中耳炎等疾病。

3. 免疫性　肺炎链球菌感染后，机体可建立起牢固的型特异性免疫力。机体产生抗肺炎链球菌荚膜的特异性多糖抗体，与荚膜结合后被吞噬细胞吞噬；补体也发挥了调理作用，增强吞噬细胞的功能。

（三）微生物学检查

1. 分离培养与鉴定

（1）采集标本　不同的感染部位采集不同的标本，如痰液、脓液、脑脊液和血液等。

（2）直接涂片镜检　痰液、脓液可直接涂片染色镜检，血液和脑脊液需离心对沉淀涂片染色镜检。可对典型的形态进行初步诊断。

(3) 分离培养与鉴定　痰液或脓液直接接种血平板，而血液和脑脊液需肉汤增菌后接种，37 ℃培养18～24 h后根据菌落特征进行诊断。挑取草绿色溶血的菌落做胆汁溶菌及菊糖分解试验进行鉴别。

2. 动物试验　小鼠对肺炎链球菌易感，小鼠腹腔注射，取解剖死亡小鼠的血液涂片染色镜检并分离培养和鉴定。

(1) 荚膜肿胀试验(capsule swelling test)　新鲜标本悬液与等量肺炎链球菌分型血清混合后，在油镜下观察，如果荚膜出现肿大，则为肺炎链球菌。

(2) 血液凝集试验　用分型诊断血清与标本混合，如果出现肉眼可见的凝集颗粒，则诊断为该型的肺炎链球菌感染。

(四) 防治原则

(1) 避免人群聚集，减少传染源，切断传播途径。

(2) 采用肺炎链球菌荚膜多糖疫苗。

(3) 在应用抗生素治疗过程中，应做药物敏感试验。

四、奈瑟菌属

革兰阴性球菌中能引起化脓性感染的强致病菌是奈瑟菌属(Neisseria)的脑膜炎奈瑟菌(*N. meningitidis*)和淋病奈瑟菌(*N. gonorrhoeae*)，奈瑟菌属的其他细菌属正常菌群，在一定条件下可成为条件致病菌而引起疾病。

(一) 脑膜炎奈瑟菌

脑膜炎奈瑟菌也称为脑膜炎球菌(meningococcus)，是流行性脑膜炎的病原菌。

1. 生物学性状

1) 形态与染色　菌体呈肾形或豆形(直径 0.6～0.8 μm)，常成双排列且凹面相对，因此也称为脑膜炎双球菌。无鞭毛，不形成芽胞，有菌毛，新分离的菌株有荚膜(图 12-4)。脑膜炎奈瑟菌在脑膜炎患者的脑脊液的中性粒细胞内寄生，人工培养菌落形态不典型，菌体大小及排列不规则。血平板上培养形成无色、透明、光滑、凸起、圆形的菌落。革兰染色阴性。

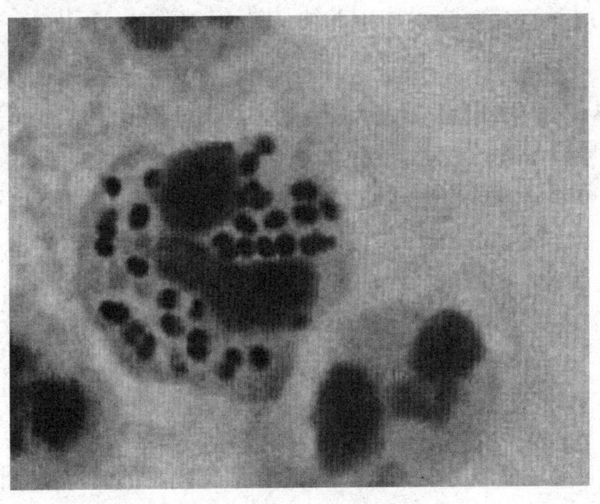

图 12-4　脑膜炎奈瑟菌

2) 培养特性与生化反应　对营养要求高，需要补充生长因子和维生素，普通培养基上不能生长，需在血平板或含卵黄的培养基上才能生长。常用巧克力色血平板培养。专性需氧，但在含5%～10%的CO_2培养时生长更好，最适pH值为7.4～7.6，最适温度为37 ℃，血平板上培养18～24 h可获得典型菌落，若培养时间过长(超过48 h)，菌体易发生自溶而死亡。能分解葡萄糖和麦芽糖，产酸不产气，不能分解乳糖和蔗糖，氧化酶试验阳性。

3) 抗原构造与分类

(1) 荚膜多糖抗原(capsular polysaccharides antigen)　根据其抗原性的不同可分为13个组，与人类疾病相关的主要有A、B、C、Y组等，其中C组致病性最强。

(2) 脂多糖抗原(lipopolysaccharide antigen，LPS)　可作为血清型分类的依据，是脑膜炎奈瑟菌的主要致病物质。

(3) 外膜蛋白抗原(outer membrane protein antigen)　具有型特异性，可将不同组的脑膜炎奈瑟菌进行分型。

(4) 核蛋白抗原　无特异性。

4) 抵抗力　对外界因素的抵抗力弱，对干燥、冷、热、紫外线均敏感；对常用的化学消毒剂敏感(1%石炭酸或75%酒精等数分钟可将其杀死)；对青霉素、链霉素、氯霉素等均敏感，对磺胺类普遍耐药。

2. 致病性与免疫性

(1) 致病物质　主要致病物质是内毒素，细胞崩解后释放内毒素引起发热、小血管和毛细血管内皮细胞损伤、微循环障碍、DIC或中毒性休克。菌毛可辅助细菌吸附于宿主上呼吸道黏膜上皮细胞，荚膜可增强细菌的侵袭力。

(2) 所致疾病　主要通过飞沫传播引起流脑，带菌者是重要的传染源，健康人带菌率可高达70%，潜伏期一般2～3天，患者首先出现上呼吸道感染症状，抵抗力低下时细菌可大量繁殖入血引起菌血症和败血症。临床表现为发热、恶心、呕吐、皮肤与黏膜出现出血点或出血斑等。少数患者发展为脑膜炎，细菌侵入蛛网膜等中枢神经系统，导致脑膜刺激，出现高热、剧烈头痛、喷射性呕吐、抽搐、昏迷、颈项强直等，死亡率高达60%。

(3) 免疫性　机体对该菌的免疫力以体液免疫为主。特异性抗体通过激活补体和增强吞噬细胞活性的调理吞噬作用发挥保护性功能。分泌型IgA可防止细菌对呼吸道黏膜细胞的吸附。

3. 微生物学检查

(1) 分离培养与鉴定　①采集标本：根据患者的不同症状采取不同的标本，如鼻咽分泌物、渗出物、脑脊液及血液等，分离培养时应注意保温和保湿。②直接涂片镜检：对鼻咽分泌物及渗出物直接涂片镜检，脑脊液及血液需离心对沉淀涂片镜检，可对典型的形态的菌体作出初步诊断。③分离培养与鉴定：用巧克力色血平板进行培养，脑脊液及血液需经肉汤培养基增菌后接种分离培养，对典型的菌落直接涂片镜检并进一步做生化及血清学鉴定。

(2) 快速诊断法　可采用对流免疫电泳、SPA协同凝集试验或ELISA。

4. 防治原则

(1) 尽快隔离传染源，切断传播途径。

(2) 对易感人群注射荚膜多糖疫苗。

(3) 抗生素治疗首选青霉素，过敏者可选用红霉素。

(二) 淋病奈瑟菌

淋病奈瑟菌也称为淋病双球菌，简称淋球菌(gonococcus)，是人类淋病的病原体，淋病是我国目前流行性性病中发病最多的性传播疾病。

1. 生物学性状

(1) 形态与染色　淋病奈瑟菌呈肾形或豆形，直径0.6～0.8μm，成双排列且凹面相对，无鞭毛、不形成芽胞、有菌毛，新分离株有荚膜，在中性粒细胞内寄生，感染时存在于细胞外。革兰染色阴性(图12-5)。

(2) 培养特性与生化反应　对营养要求高，需用巧克力色血平板进行培养，专性需氧，初次培养时需5%～10% CO_2。最适生长温度为36 ℃，最适pH值为7.5，生长缓慢，培养24～48 h在血平板上形成圆形、凸起、灰白色、半透明的光滑菌落。分解葡萄糖产酸不产气，不分解麦芽糖(可以用此特征与脑膜炎奈瑟菌相区别)、乳糖和蔗糖，氧化酶试验阳性。

(3) 抗原构造与分类　① 外膜蛋白抗原包括三种，分别为Ⅰ、Ⅱ、Ⅲ，其中：Ⅰ为主要外膜蛋白，也是淋球菌分型的依据；Ⅱ为次要蛋白，能使细菌彼此黏附并黏附于宿主细胞上；Ⅲ与Ⅱ形成复合体。②菌毛蛋白抗原：有毒株才具有菌毛，不同株菌毛的抗原性不同。③脂多糖抗原：具有较强的致热毒性，与致病性有关。

(4) 抵抗力　对理化因素抵抗力差，对冷、热(55 ℃加热5 min死亡)、干燥(1～2 h死亡)均敏感；对常

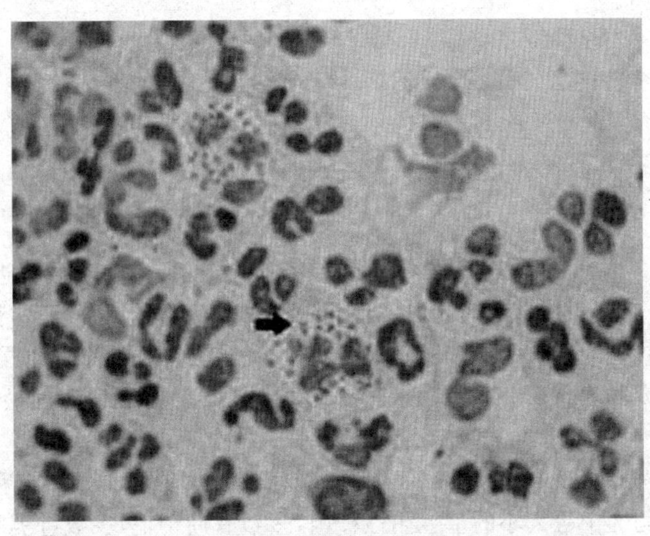

图 12-5 淋病奈瑟菌

用化学消毒剂敏感(在 1%石炭酸保持 3 min 即死亡)。

2. 致病性与免疫性

1) 致病物质

(1) 外膜蛋白 ①可造成中性粒细胞膜的损伤;②具有与菌毛相同的黏附功能;③诱导机体产生封闭抗体,抑制血清中 IgM 等抗体的活性。

(2) 菌毛 与淋球菌黏附宿主细胞有关,是其定植及进一步侵染的基础。

(3) 荚膜 保护淋球菌免受机体内吞噬细胞的吞噬,增强其侵袭力。

(4) 脂多糖 损害生殖道黏膜细胞,减弱纤毛的运动功能。

(5) 内毒素 与补体、IgM 等协同作用,诱导中性粒细胞聚集和吞噬,形成典型的脓性分泌物。

(6) IgA1 蛋白酶 水解黏膜表面的 IgA1,利于淋球菌黏附于黏膜表面。

2) 所致疾病 通过性接触传播,潜伏期一般为 4 天左右,临床表现为尿频、尿急等,女性患宫颈炎、阴道炎及其他妇科炎症(盆腔炎和输卵管炎等导致不育),产妇可在分娩时传染新生儿,引起淋病性眼结膜炎。男性主要为急性尿道炎、前列腺炎、精囊炎和附睾炎等,也会影响到生育。

3) 免疫性 人类对淋球菌感染无天然抵抗力,依靠体液免疫保护机体,病后虽产生 IgM、IgG 和 SIgA,但保护力差,易发生再次感染。

3. 微生物学检查

1) 分离培养与鉴定

(1) 采集标本 采取尿道、阴道及宫颈分泌物,注意保温保湿。

(2) 直接涂片镜检 取上述分泌物直接涂片镜检,革兰染色后观察阴性双球菌,在多形核白细胞内观察到淋病奈瑟菌可初步诊断。

(3) 分离培养与鉴定 巧克力色血平板培养后对典型菌落做生化试验进一步鉴定并确诊。

2) 快速诊断法 ①DNA 探针试验;②连接酶链式反应(ligase chain reaction,LCR);③PCR 检测;④SPA协同凝集试验;⑤ELISA 检测。

4. 防治原则

(1) 开展防治性病知识教育,防止不正常性接触。

(2) 采用药物敏感试验合理选择抗菌药物。

(3) 治疗采用头孢菌素类、氨基糖苷类、喹诺酮类及半合成青霉素类等。

(4) 性接触的双方应该同治。

(5) 婚前做好性病检查,防止婴儿的天然感染。

(6) 新生婴儿无论母亲是否淋病,都应用银盐溶液滴眼防止发生淋球菌性眼结膜炎。

第二节　肠道杆菌

一、肠道杆菌概述

肠道杆菌(*Enteric bacilli*)是一大群寄居在人类和动物肠道中，生物学性状近似的革兰阴性杆菌，随人和动物的排泄物广泛分布于土壤、水和腐物中。大多数肠道杆菌是肠道的正常菌群，常寄居于人和动物的肠道内，与机体呈共生状态，平衡微生态环境。但当宿主免疫力降低或细菌寄居部位改变时也可成为条件致病菌而引起疾病，如大肠埃希菌、变形杆菌等。少数肠道杆菌是致病菌，例如伤寒沙门菌、痢疾志贺菌、致病性大肠埃希菌等，可导致人类某些肠道传染病。

肠道杆菌归属于肠杆菌科(*Enterobacteriaceae*)，目前已有 44 个属，170 多个种，肠道杆菌具有下列生物学特性。①形态结构：均为中等大小的革兰阴性杆菌，多数有周鞭毛，少数有荚膜或包膜，致病菌大多有菌毛。②培养特性：兼性厌氧或需氧，营养要求不高，在普通琼脂平板上形成直径 2～3mm、湿润、光滑、灰白色的菌落。③生化反应：生化反应活泼，能分解多种糖类、蛋白质和有机酸，乳糖发酵试验在初步鉴别肠道致病菌和非致病菌上有重要意义，前者一般不分解乳糖，而后者多数能分解乳糖。④抗原结构：抗原结构复杂，主要有菌体(O)抗原、鞭毛(H)抗原、荚膜(K)或包膜抗原、菌毛抗原和肠道杆菌共同抗原。⑤抵抗力：对理化因素抵抗力不强，60 ℃保持 30 min 即死亡，易被一般化学消毒剂杀灭；但在自然界中生存能力强，在水、冰中可生存数月；胆盐、煌绿等染料对大肠埃希菌等非致病性肠道杆菌有选择性抑制作用，故常加入选择培养基中，分离粪便中致病性肠道杆菌。⑥变异：肠道杆菌易出现变异菌株，除自发突变外，还因相互间存在着密切的微生态关系，可以通过转导、结合或溶原性转换等传递遗传信息，其中最常见的是耐药性转移。

二、埃希菌属

埃希菌属(*Escherichia*)的细菌一般不致病，为人和动物肠道中的正常菌群，其中以大肠埃希菌(*E. coli*)最为重要。本菌寄居于肠道，婴儿出生后数小时肠道就出现有大肠埃希菌并伴随终生。该菌在肠道内一般不致病，并能利用食物残渣合成维生素 B 和 K，供人体吸收利用；其分解代谢产物和产生的大肠菌素能抑制痢疾志贺菌等病原菌的生长；其生命活动能促进肠道淋巴结的发育，促进 sIgA 的分泌，对人体有利。当人体免疫力下降或该菌侵入肠外组织或器官时，可致肠道外感染。某些血清型菌株毒力较强，能直接引起肠道感染，称为致病性大肠埃希菌。在环境卫生和食品卫生学上，大肠埃希菌常被作为粪便污染的卫生学检测指标。

(一) 生物学性状

1. 形态染色　大肠埃希菌大小为(0.4～0.7) μm×(1～3) μm，革兰阴性杆菌。多数有周身鞭毛，有菌毛，有些菌株有包膜，无芽胞。

2. 培养特性　兼性厌氧，营养要求不高，在普通琼脂平板上生长良好，37 ℃培养 24 h 后形成直径 2～3 mm 圆形、湿润、光滑、凸起、灰白色的菌落。在 S. S 琼脂培养基上因能分解乳糖产酸而形成红色菌落，与志贺菌、沙门菌等致病菌易区别。

3. 生化反应　活泼，能分解葡萄糖等多种糖类，产酸并产气。多数菌株能迅速分解乳糖产酸产气。典型大肠埃希菌的靛基质试验、甲基红试验、VP 试验和枸橼酸利用试验四项试验(IMViC 试验)为“＋＋－－”。

4. 抗原构造　复杂，主要有 O、H 和 K 三类抗原。O 抗原超过 170 种，是分群的基础。H 抗原超过 50 种。K 抗原在 100 种以上，分为 2 组(组 1 和组 2)。表示大肠埃希菌血清型别的方法按 O∶K∶H 排列，如 O111∶K58(B4)∶H2。

（二）致病性

1. 致病物质

1）定居因子　又称黏附素，是质粒控制产生的特殊菌毛，能黏附于肠黏膜细胞上，使细菌不被肠蠕动或肠分泌液清除，这是构成感染的第一步。

2）肠毒素　由肠产毒型大肠埃希菌产生。

(1) 不耐热肠毒素(Heat labile enterotoxin, LT)　对热不稳定，65 ℃保持 30 min 即失去活性；能激活肠黏膜细胞上的腺苷酸环化酶，使细胞内 ATP 转化为 cAMP，细胞质内 cAMP 增加，导致肠黏膜细胞过度分泌，肠腔积液，引起腹泻。

(2) 耐热肠毒素(Heat stable enterotoxin, ST)　对热稳定，100 ℃保持 20 min 不被破坏；能激活肠黏膜细胞上的鸟苷酸环化酶，使细胞内 cGMP 升高，导致肠黏膜细胞过度分泌，使肠腔积液而出现腹泻。

3）志贺样毒素　由肠出血型大肠埃希菌产生，能使 Vero 细胞产生病变，故又称为 Vero 毒素，可引起血性腹泻。

4）溶血素　溶血素是外毒素，能溶解红细胞和其他组织细胞，引起细胞因子释放和诱发炎症反应。

5）其他　LPS、抗吞噬作用的 K 抗原等。

2. 所致疾病

1）肠道外感染　大肠埃希菌在肠道内一般不致病，但如移位至肠道外的组织或器官则可引起肠外感染，以化脓性炎症最为常见。肠外感染以泌尿系统感染为主，例如，尿道炎、膀胱炎、肾盂肾炎等。亦可引起肺炎、腹膜炎、胆囊炎、阑尾炎、手术创口感染等。在婴儿、老年人或免疫功能极低下的患者，大肠埃希菌可引起败血症。在新生儿，可引起大肠埃希菌性脑膜炎。

2）肠道感染　某些血清型大肠埃希菌可引起人类腹泻。引起肠道感染的大肠埃希菌主要有五类。

(1) 肠毒性大肠埃希菌(Enterotoxigenic *E. coli*, ETEC)　能产生 ST 和(或)LT，是婴幼儿和旅游者腹泻的最常见病原菌。临床上可表现为轻度腹泻，也可出现严重的霍乱样水泻。常见血清型有 O6、O8 等。

(2) 肠致病性大肠埃希菌(Enteropathogenic *E. coli*, EPEC)　婴儿腹泻的重要病原体，严重者可死亡，成人少见。不产生肠毒素，也无侵袭力，主要在十二指肠、空肠和回肠上段大量繁殖，致使黏膜上皮细胞结构和功能受损，导致严重腹泻。常见血清群有 O111、O128、O55、O114 等。

(3) 肠侵袭性大肠埃希菌(Enteroinvasive *E. coli*, EIEC)　又称志贺样大肠埃希菌，主要侵犯较大儿童和成人。不产生肠毒素，但能侵入结肠黏膜上皮细胞生长繁殖，死亡后产生内毒素引起炎症和溃疡，导致腹泻，为黏液血性便，有里急后重。易误诊为痢疾志贺菌。常见血清群有 O78、O115、O148 等。

(4) 肠出血性大肠埃希菌(Enterohemorrhagic *E. coli*, EHEC)　可产生志贺样毒素，引起出血性结肠炎，5 岁以下儿童易感，主要血清型为 O157：H7，是出血性结肠炎和溶血性尿毒综合征的病原体。

(5) 肠聚集性大肠埃希菌(Enteroaggregative *E. coli*, EAEC)　引起婴儿和旅行者持续性腹泻，伴脱水，偶有便血。主要特点是在细胞表面自动狙击，形成砖状排列，导致微绒毛变短、单核细胞浸润和出血。

（三）微生物学检查

1. 临床细菌学检查　肠道外感染以无菌操作采集中段尿、血液、脓汁、脑脊液、痰等，肠道感染则取粪便。粪便直接接种于肠道选择培养基。血液标本需先经肉汤培养基增菌，再接种于血琼脂平板，其他标本直接接种血琼脂平板进行分离培养。37 ℃孵育 18～24 h 后，观察菌落形态，初步鉴定根据 IMViC(＋＋－－)试验，最后鉴定根据系列生化反应。致病性大肠埃希菌需进一步分群定型，可选用 ELISA、基因探针等方法检测肠毒素和毒力因子。

尿路感染除检测大肠埃希菌外，还应计数中段尿细菌总数，尿含菌≥10 万/mL 时才有诊断价值。实验研究表明，此标准仅适合革兰阴性菌感染，金黄色葡萄球菌等革兰阳性菌感染达不到此数，判断结果时应加以注意。

2. 卫生细菌学检查　寄居于肠道的大肠埃希菌随粪便排出，可污染周围环境、水源和食品。样品检出大肠埃希菌愈多，表示粪便污染愈严重，并间接表明可能有肠道致病菌污染。因此，水、食品等常以细菌总数和大肠菌群数作为卫生细菌学检查的指标。我国卫生标准规定：大肠菌群数在每升饮水中不得超过3个；每100 mL瓶装汽水、果汁中不得超过5个。

（四）防治原则

疫苗接种预防已在畜牧业领域进行了广泛研究，采用菌毛疫苗防治新生畜崽腹泻已获得成功。一种以预防人类ETEC感染为目的，使用人工合成的ST产物与LTB亚单位交联的疫苗正在研究中。

本菌对磺胺、链霉素、卡那霉素、妥布霉素、氯霉素、庆大霉素、氟哌酸、吡哌酸等较敏感，可用来治疗大肠埃希菌感染。许多菌株具有R因子，易产生耐药性，应根据药敏结果，选用抗菌药物治疗。对腹泻患者应及时纠正水电解质平衡。

污染的水和食品是ETEC最重要的传染媒介，EHEC则常由污染的肉类和未消毒的牛奶引起，充分的烹饪可减少ETEC和EHEC感染的危险。

三、志贺菌属

志贺菌属（*Shigella*）的细菌，通称痢疾杆菌，是人类细菌性痢疾（菌痢）最常见的病原菌。1898年由Shiga首先发现，故得名。

（一）生物学特性

1. 形态染色与培养特性　痢疾杆菌为革兰阴性菌，（0.5～0.7）μm×（2～3）μm，有菌毛，无荚膜、芽胞和鞭毛。需氧或兼性厌氧，营养要求不高，在普通琼脂平板上经24 h生长，形成直径达2mm、半透明的光滑型菌落。在S.S培养基上生长的菌落因不分解乳糖而呈无色半透明，易与大肠埃希菌菌落区别。

2. 生化反应　本属菌生化反应能力比其他肠道杆菌弱。发酵葡萄糖，一般产酸不产气。除宋内志贺菌个别菌株迟缓发酵乳糖外，一般不发酵乳糖。在克氏双糖管中，斜面不发酵，底层产酸不产气，不产生H_2S。不分解尿素。IMViC试验为“－＋－－”。

3. 抗原构造与分类　本属菌有O和K两种抗原，无H抗原。K抗原在细菌分类上无意义，但K抗原可阻止O抗原与相应O抗体发生凝集，加热后可消除此种阻抑作用。O抗原是分类的依据，有群和型两种特异抗原。根据O抗原不同将志贺菌属分为A、B、C、D四群和40多个血清型（含亚型）（表12-2）。我国以福氏志贺菌多见，其次是宋内志贺菌。

表12-2　志贺菌属的抗原分类

菌种	群	型	亚型	甘露醇	鸟氨酸脱羧酶
痢疾志贺菌	A	1～10	8a、8b、8c	－	－
福氏志贺菌	B	1～6、X、Y变型	1a、1b、2a、2b、3a、3b、3c、4a、4b	＋	－
鲍氏志贺菌	C	1～18		＋	－
宋内志贺菌	D	1		＋	＋

（二）致病性与免疫性

1. 致病物质

1）侵袭力　主要是菌毛能与回肠末端和结肠黏膜上皮细胞上的糖脂结合，使细菌黏附在上皮细胞上，继而穿入上皮细胞，在细胞内繁殖，并向周围扩散，在黏膜固有层内形成感染病灶。细菌侵入肠壁是致病的先决条件，细菌一般不入血。

2）内毒素　各种志贺菌均有强烈的内毒素。其毒性作用可概括为如下三个方面。

（1）作用于肠黏膜，使其通透性升高，促进内毒素吸收，引起一系列中毒症状，如发热、神志障碍、中毒性休克及DIC。

（2）毒素破坏肠黏膜，形成炎症、溃疡，产生脓血便。

（3）作用于肠壁自主神经，导致肠功能紊乱，肠蠕动共济失调和痉挛，尤以直肠括约肌痉挛明显，因而发生腹痛、里急后重等症状。

3）外毒素　A群志贺菌Ⅰ型和Ⅱ型菌株产生的外毒素称为志贺毒素，与EHEC产生的毒素相同，有相同的生物学活性。

(1) 神经毒性　将毒素注入家兔和小鼠可使中枢神经系统受损，引起动物麻痹和死亡。

(2) 细胞毒性　对人肝细胞、肠黏膜细胞有毒性，可使细胞变性坏死。

(3) 肠毒素毒性　有类似大肠埃希菌肠毒素、霍乱弧菌肠毒素的活性，可致水样泻。

2. 所致疾病　本属细菌引起细菌性痢疾(菌痢)。传染源为患者和带菌者，一般不感染动物。主要经消化道传播。常见的志贺菌感染有以下三种类型。

1) 急性菌痢

(1) 急性典型　具有菌痢的典型症状，如发热、腹痛、腹泻、脓血黏液便、里急后重等。

(2) 急性非典型　主要表现为腹泻，粪便有黏液但无脓血，低热或体温正常，易误诊，影响治疗，可自愈，也可变为慢性或带菌者。

(3) 急性中毒性菌痢　有少数儿童可能对本菌内毒素特别敏感。无明显消化道症状，主要表现为明显的全身中毒症状:高热(40 ℃或以上)、重度毒血症致使微血管收缩或舒张功能紊乱，造成微循环衰竭、感染性休克、中毒性脑炎和 DIC 等，病死率高。

2) 慢性菌痢　病程超过 2 个月，迁延不愈。急性期治疗不适当、营养不良、胃酸过低、伴有肠寄生虫病或免疫功能低下者易患慢性菌痢。由于粪便中志贺菌较少且生物特性常有变异，故培养阳性率甚低。

感染志贺菌后，有些人可成为健康带菌者，是菌痢重要传染源，不宜从事饮食行业和保育工作。部分人可为恢复期带菌者和慢性带菌者，也是菌痢传染源。

3. 免疫性　菌痢为肠道感染，极少出现菌血症，故 sIgA 在肠黏膜表面抗感染中有一定作用。病后免疫力不长久，不稳固，这可能与菌型多、缺乏型间交叉免疫性有关。

(三) 微生物学检查法

在发病早期和在服药前采取黏液脓血便，疑中毒性痢疾者取肛门拭子。标本应立即送检，进行分离培养。如不能立即送检，应保存于 30%甘油缓冲盐水或专门的运送培养基内。

1. 分离鉴定病原菌　标本接种于肠道选择培养基，37 ℃孵育 18～24 h 后挑取无色较透明的可疑菌落，进行生化反应和血清学试验，以确定菌群(种)和菌型。

2. 快速诊断法

(1) 免疫凝集法　粪便标本与志贺菌抗血清在玻片上混匀，在光镜下观察有无凝集现象。

(2) 免疫荧光菌球法　将标本接种于含有荧光素标记的志贺菌免疫血清液体培养基中，经 37 ℃孵育 4～8 h。如标本中有相应型别的志贺菌存在，则生长繁殖后与荧光抗体凝集成带有荧光的菌球。在低倍或高倍荧光显微镜下容易检出。此法简便、快速、特异性高。

(3) 协同凝集试验　先用志贺菌 IgG 型抗体与葡萄球菌 A 蛋白(SPA)结合作为诊断试剂，用来测定患者粪便中有无志贺菌可溶性抗原。凝集为阳性。

(4) 胶乳凝集试验　用志贺菌抗血清致敏胶乳，使之与粪便中的志贺菌抗原发生凝集反应。也可用志贺菌抗原致敏胶乳来诊断粪便中有无志贺菌抗体。

(5) 分子生物学方法　采用 PCR 技术、基因探针技术检测与志贺菌致病性有关的大质粒。

(四) 防治原则

菌痢的防治除对患者和带菌者进行早期诊断、早期治疗，以控制和消灭传染源外，加强饮水、食品卫生管理，防蝇灭蝇均非常重要。

多种志贺菌菌苗目前已研制成功，进入临床实验阶段。所研制的疫苗有两类，其中:一类是口服减毒活菌苗，如链霉素依赖株、福氏 2a 型诱变的温度敏感株、Y 型福氏志贺菌减毒活疫苗等;另一类是针对我国痢疾主要流行型别研制的福氏 2a 型与宋内双价志贺菌菌株 FSM2117、FS 双价菌苗株。

治疗志贺菌感染的药物颇多，如复方新诺明、庆大霉素、氟哌酸、环丙沙星、氧氟沙星等，但该菌很易出现多重耐药株，给防治工作带来很大困难。

四、沙门菌属

沙门菌属(*Salmonella*)是一大群生化反应和抗原构造相似的革兰阴性杆菌，常寄生于人和动物肠道中。自1885年Salmon等首次分离出猪霍乱沙门菌以来已发现沙门菌有2500多个血清型。我国有200多个血清型，其中：绝大多数为动物致病菌，少数对人致病，如伤寒沙门菌和甲、乙、丙型副伤寒沙门菌；有些菌株对人和动物均能致病，如猪霍乱沙门菌、鼠伤寒沙门菌和肠炎沙门菌。

（一）生物学性状

1. 形态结构与染色 沙门菌大小为(0.6～1.0) μm×(2～4) μm，为革兰阴性杆菌。绝大多数都有周鞭毛，无芽胞，一般无荚膜，多数有菌毛。

2. 培养特性与生化反应 沙门菌兼性厌氧。营养要求不高，在普通琼脂平板上能生长，形成中等大小、无色半透明的光滑型菌落。不分解乳糖，不产生靛基质，不分解尿素，甲基红试验阳性，V-P试验阴性。大多数菌种能产生H_2S，对葡萄糖、甘露醇发酵，除伤寒沙门菌不产气外，其他沙门菌均产酸产气。生化反应对本属菌的鉴别有重要参考价值，见表12-3。

表12-3 主要沙门菌的生化特性

菌名	葡萄糖	乳糖	靛基质	硫化氢	枸橼酸盐	甲基红	V-P	赖氨酸脱羧酶
甲型副伤寒沙门菌	⊕	－	－	－/＋	－	＋	－	－
肖氏沙门菌	⊕	－	－	＋＋＋	＋/－	＋	－	＋
鼠伤寒沙门菌	⊕	－	－	＋＋＋	＋	＋	－	＋
希氏沙门菌	⊕	－	－	＋	＋	＋	－	＋
猪霍乱沙门菌	⊕	－	－	＋/－	＋	＋	－	＋
伤寒沙门菌	＋	－	－	－/＋	－	＋	－	＋
肠炎沙门菌	⊕	－	－	＋＋＋	－	＋	－	＋

注：＋表示阳性/产酸；⊕表示产酸产气；－表示阴性。

3. 抗原构造 本属细菌有复杂抗原构造，一般可分O抗原、H抗原和Vi(毒力)抗原三种。

(1) O抗原 为细菌细胞壁脂多糖，耐热，100 ℃保持数小时不被破坏。根据O抗原可将沙门菌分成A～Z、O51～O67(O64缺)共42群(组)，引起人类疾病的沙门菌多在A～E组。O抗原刺激机体产生IgM类抗体。

(2) H抗原 为鞭毛抗原，不耐热。根据H抗原的不同，可将组内细菌分为种和型。H抗原刺激机体产生IgG类抗体。

(3) Vi抗原 是覆盖在细菌细胞壁LPS外的荚膜多糖抗原。不稳定，加热60 ℃或人工培养后易消失。能阻止O抗原与O抗体的凝集反应。抗原性弱，刺激机体产生的抗体效价低。当体内有菌存在时，有一定Vi抗体，细菌清除后，抗体也随之消失，故测定Vi抗体有助于检出伤寒、副伤寒带菌者。

（二）致病性与免疫性

1. 致病物质 沙门菌有较强的内毒素和一定的侵袭力，个别菌株可产生肠毒素。

(1) 侵袭力 沙门菌有毒株以菌毛吸附于小肠黏膜上皮细胞表面，进而侵入细胞，并穿过上皮细胞层到达皮下组织，细胞在此被吞噬细胞吞噬，但不被杀灭，在细胞内继续生长繁殖，成为细胞内寄生菌。这种抗吞噬作用与O抗原和Vi抗原有关。

(2) 内毒素 沙门菌死亡裂解后释放的内毒素，可致宿主体温升高、白细胞数减少和中毒性休克。还可激活补体系统生成趋化因子，吸引白细胞，使肠道局部发生炎症反应。

(3) 肠毒素 某些沙门菌如鼠伤寒沙门菌可产生肠毒素，其性质与肠产毒型大肠埃希菌产生的肠毒素类似，可引起水样便。

2. 所致疾病 人类沙门菌感染主要有三种类型。

1) 肠热症 包括伤寒沙门菌引起的伤寒，以及甲型副伤寒沙门菌、肖氏沙门菌、希氏沙门菌引起的副伤寒。伤寒与副伤寒的致病机制和临床症状相似，但伤寒一般比副伤寒病程长(约4周)，症状重。

传染源为患者和带菌者。病菌随传染源的粪便、污染水源或食物，经口进入胃，如未被胃酸杀死则到达小肠上部，以菌毛吸附在小肠黏膜表面，而后穿过肠黏膜上皮细胞，侵入肠壁淋巴组织，被巨噬细胞吞噬并在其细胞质中生长繁殖，部分细菌经淋巴到达肠系膜淋巴结大量繁殖。此时无症状，称潜伏期。典型伤寒病程有三个阶段。

(1) 初期(病程第 1 周)　病菌在肠系膜淋巴结大量繁殖后，经胸导管进入血流，引起第一次菌血症，患者出现发热、乏力、全身酸痛等前驱症状。病菌随血流进入肝、脾、肾、骨髓、胆囊等器官中，被器官中吞噬细胞吞噬，并在其中大量繁殖。此期，血液、骨髓中含有大量细菌。血清中开始出现伤寒菌抗体。一般 O 抗体(IgM 型)出现早，H 抗体出现稍晚，可随病程而升高。

(2) 极期(病程第 2、3 周)　在肝、脾、肾、骨髓、胆囊中大量繁殖的细菌再次入血，引起第二次菌血症，并释放大量内毒素，加重全身中毒症状。此时症状最重，持续高热，皮肤因毛细血管被细菌栓塞而出现玫瑰疹，骨髓被抑制而致外周血白细胞减少，肝脾肿大。胆囊中细菌随胆汁排至肠道，一部分随粪便排出体外，一部分再次侵入肠壁淋巴组织，使已致敏的淋巴组织发生Ⅳ型超敏反应，导致局部组织坏死、溃疡，易引起肠出血和肠穿孔。肾可见变性肿胀、DIC，有时可发生免疫复合物型肾小球肾炎。肾中细菌可随尿排出。此期，血液、骨髓培养仍为阳性，粪便培养阳性率高，血清抗体开始升高。

(3) 恢复期(第 3 周以后)　特异性免疫逐渐建立，血清抗体增高，细胞免疫功能增强，机体对内毒素的耐受力增强，临床症状趋向缓和，若无并发症，于第 4 周开始病情逐渐好转而痊愈。此期血培养阳性率很低，粪便培养阳性率仍高，血清抗体效价增高。

目前临床上所见肠热症的临床症状以轻型和不典型者为主，部分患者恢复后可继续排菌 3 周至 3 个月，称恢复期带菌者，少数人排菌可达 1 年以上。带菌者是伤寒的重要传染源，不宜从事饮食服务业和保育等工作。

2) 食物中毒(急性胃肠炎)　最常见的沙门菌感染，由于摄入大量鼠伤寒沙门菌、猪霍乱沙门菌、肠炎沙门菌等污染的食物引起。潜伏期短，一般为 6 ~24 h，主要症状有发热、恶心、呕吐、腹痛、腹泻等。病程短，多在 2～4 天完全恢复。病后很少有慢性带菌者。常为集体性食物中毒。

3) 败血症　常由猪霍乱沙门菌、希氏沙门菌和肠炎沙门菌等引起。多见于儿童和免疫力低下的成人。病菌侵入肠道后，很快进入血液，故肠道症状不明显，败血症症状严重，有高热、寒战、厌食、贫血等症状。病菌随血流至组织、器官导致感染，如脑膜炎、骨髓炎、胆囊炎、心内膜炎等。

3. 免疫性　肠热症后可获得牢固免疫力，很少再感染。自发病第 2 周起血中开始出现特异性抗体，至第 3～4 周抗体大量增加，但抗体量的多少与病情轻重不成正比。伤寒免疫以细胞免疫为主，因为抗体仅能杀灭细胞外的细菌，对于细胞内的细菌有赖于细胞免疫。食物中毒病程短，故免疫力不显著，其恢复与局部生成分泌型 IgA 有关。

【课堂互动】

肠热症患者在病程第 1、2、3 周应分别取什么样品为标本？抗体的效价水平如何？

(三) 微生物学检查

1. 病原菌分离与鉴定　肠热症因病程不同分别采取不同标本。第 1 周取外周血，第 2 周起取粪便，第 3 周起还可取尿液，从第 1 周至第 3 周均可取骨髓液。食物中毒取粪便、呕吐物和可疑食物。败血症取血液。

血液和骨髓标本需先增菌，粪便和经离心沉淀的尿沉渣可直接接种于选择培养基上，经 37 ℃培养 18～24 h后，挑取无色透明的可疑菌落，接种于双糖铁半固体培养基上，并涂片染色。若疑为沙门菌，再继续做系列生化反应，符合沙门菌条件时，再用沙门菌多价抗血清及伤寒、副伤寒单价血清做玻片凝集试验予以鉴定。

2. 血清学诊断　用已知伤寒沙门菌 O、H 抗原和甲型副伤寒沙门菌、肖氏沙门菌、希氏沙门菌 H 抗原与患者血清做半定量凝集试验，以测定患者血清中相应抗体的含量，辅助诊断伤寒和副伤寒，此种试验称为肥达试验(Widal test)。

伤寒菌抗体在起病第 2 周开始出现，随病程而增加，于恢复期达高峰。肥达试验的结果判定时，必须考虑以下几点(图 12-6)。

(1) 临床正常值　正常人因隐性感染和预防接种，血清可有一定量的伤寒或副伤寒抗体。一般是 O 凝集价≥1∶80、H 凝集价≥1∶160、副伤寒 H 凝集价≥1∶80，才有诊断价值。

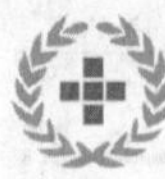

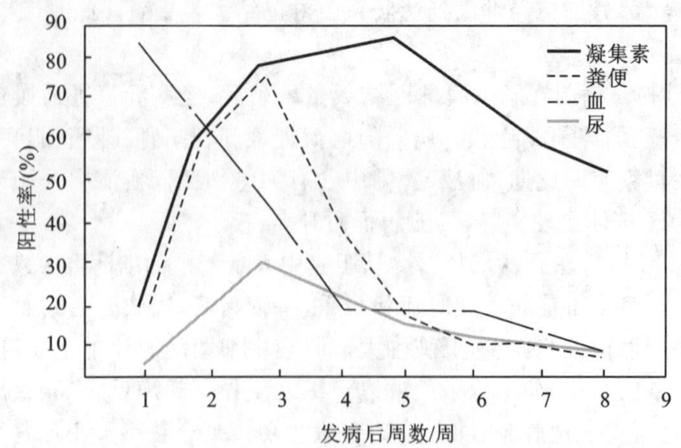

图 12-6　伤寒患者不同病期血、粪、尿中病原菌和特异凝集素的阳性检出率

(2) 动态观察　伤寒自发病第 2 周血清学试验阳性，以后随病程周期增加。病程中应每 5～7 天进行一次复查，抗体效价依次递增或恢复期效价增加达 4 倍者有诊断意义。若病程第 3 周效价仍在 1∶80 以下，排除体液免疫功能缺陷，感染伤寒的可能性不大。

(3) H 与 O 抗体在诊断上的意义　O 抗体为 IgM 型，出现早，维持时间短，仅几个月，消失后不易受非特异性抗原（伤寒、副伤寒沙门菌以外的细菌）刺激而重新出现。H 抗体为 IgG 型，出现稍晚，维持时间长，达数年，消失后易受非特异性抗原刺激而出现凝集效价短暂的回升。因此，若 O、H 凝集效价均超过正常值，则伤寒或副伤寒感染的可能性大；若两者均低，则伤寒的可能性甚小；若 H 凝集价高而 O 凝集价低于正常值，则可能是以往预防接种或非特异性回忆反应的结果；若 O 凝集价高而 H 凝集价不高，则可能是感染早期或与伤寒沙门菌有共同 O 抗原的其他沙门菌感染引起的交叉反应。

(4) 其他　有少数病例，在整个病程中，肥达试验始终在正常范围内。其原因可能是早期应用大量抗生素治疗或免疫功能低下等。

3. 伤寒带菌者检查　一般先用血清学方法检测可疑者血清中 Vi 抗体效价，若达到 1∶10 时，再反复取粪便或尿等进行病原菌分离培养，以确定是否为带菌者。

（四）防治原则

一般预防措施为及早发现患者，隔离治疗。注意灭蝇，加强饮水及食品卫生管理。

特异性预防为预防接种伤寒、副伤寒菌苗。目前采用 Ty21a 口服减毒活疫苗进行特异性预防效果较好，而且安全、稳定，副作用小，有效期至少 3 年。

治疗首选药物为氯霉素，能抑制胞外菌生长，对胞内菌无作用，停药后易复发，故疗程要足。亦可用氨苄西林、诺氟沙星、氧氟沙星、头孢唑啉、丁胺卡那霉素等治疗。

第三节　弧　菌　属

弧菌属（*Vibrio*）为一群菌体短小，弯曲成弧状的革兰阴性菌。本菌属细菌有一根端生鞭毛，运动极活泼，分布广泛，多存在于水中，对人有致病性的主要为霍乱弧菌和副溶血弧菌。

一、霍乱弧菌

霍乱弧菌（*V. cholerae*）是烈性肠道传染病——霍乱的病原菌。霍乱发病急，传染性强，死亡率高，是我国甲类法定传染病。霍乱曾在世界上引起 7 次大流行。前 6 次均由霍乱弧菌古典生物型引起，1961 年开始的第 7 次大流行由霍乱弧菌 E1 Tor 生物型引起。1992 年另一个新的流行株 O139 在印度和孟加拉等一些城市出现，并很快传遍亚洲。

（一）生物学特性

1. 形态染色 霍乱弧菌为革兰阴性菌，新鲜分离的呈弧形或逗点状。有菌毛，个别有荚膜，无芽胞，菌体一端有单鞭毛，运动非常活泼。悬滴观察，细菌呈穿梭样或流星状运动。涂片染色可见细菌呈鱼群状排列(图 12-7)。

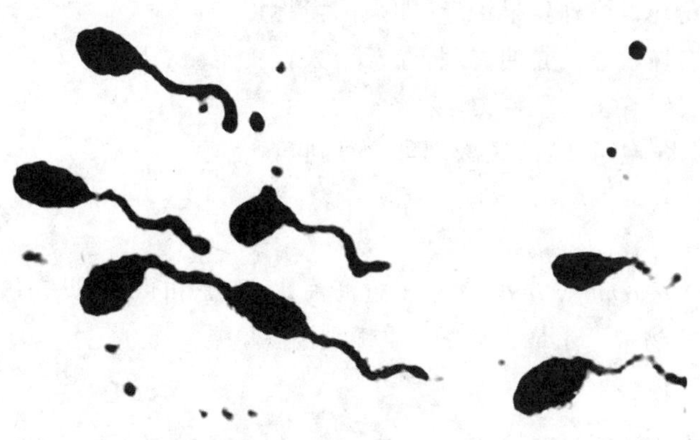

图 12-7 霍乱弧菌

2. 培养特性与生化反应 兼性厌氧，营养要求不高。耐碱不耐酸，在 pH8.8～9.0 的培养基上生长良好，并且能在无盐培养基中生长。霍乱弧菌为过氧化氢酶阳性，氧化酶阳性，发酵单糖、双糖和醇糖，产酸不产气，还原硝酸盐，吲哚反应阳性。

3. 抗原分型 霍乱弧菌有 O 抗原和 H 抗原。H 抗原无特异性。根据 O 抗原不同，有 155 个血清群，其中 O1 群、O139 群可引起霍乱，其余仅引起胃肠炎等疾病。O1 群包括两个生物型：古典生物型和 E1 Tor 生物型。

4. 抵抗力 霍乱弧菌抵抗力较弱，对热和一般消毒剂敏感。100 ℃煮沸 1～2 min 即死亡。不耐酸，在正常胃酸中仅能存活 4 min。在水环境中可存活 1～3 周。用漂白粉按 1∶4 的比例处理患者的排泄物或呕吐物经 1 h 可杀灭该菌。

（二）致病性与免疫性

1. 致病物质 霍乱肠毒素是最主要的致病物质。它是已知的毒性最强的致泻毒素。它由一个 A 亚单位和 5 个相同的 B 亚单位构成，B 亚单位可与小肠黏膜上皮细胞受体(神经节苷脂 GM1 受体)结合，介导 A 亚单位进入细胞内，使细胞内 cAMP 水平升高，肠黏膜上皮细胞分泌功能亢进，导致严重的腹泻和呕吐。另外，黏液素酶、鞭毛和菌毛也是致病物质。黏液素酶有液化黏液的作用，鞭毛有助于霍乱弧菌穿过黏膜表面的黏液层，菌毛可使霍乱弧菌黏附于小肠黏膜上。

2. 所致疾病 霍乱弧菌引起烈性肠道传染病霍乱。人类是霍乱弧菌的唯一易感者。传染源是患者和无症状感染者。传播途径主要是污染的水源或食物：病菌经口传入到达小肠后，黏附于肠黏膜表面并迅速繁殖，不侵入肠上皮细胞和肠腺。细菌在繁殖过程中产生肠毒素而致病。典型病例一般在吞食细菌2～3 天后突然出现剧烈的腹泻和呕吐，排出米泔水样便。在疾病最严重时，每小时失水量可高达 1 L。由于大量水和电解质丧失而导致脱水、代谢性酸中毒、低碱血症、低容量性休克、心律不齐和肾衰竭。若未经治疗，死亡率高达 60%。但若及时给患者补充水和电解质，死亡率可小于 1%。病愈后一些患者可短期带菌，一般不超过 2 周。

3. 免疫性 患者愈后可获得持久免疫力，再感染者少见。体液免疫为主，血液和肠腔中可出现保护性的抗肠毒素抗体和抗菌抗体。O1 群和 O139 群无交叉免疫保护作用。

（三）微生物学检查

霍乱是烈性传染病，对首例患者的病原学诊断应快速、准确，并及时做出疫情报告。

1. 标本 可取患者粪便、呕吐物或肛拭子。流行病学调查还包括水样。标本应及时送检或放入 Cary-Blair 保存液中运输。

2. 直接镜检 革兰染色阴性弧菌。悬滴法观察到穿梭样运动有助于诊断。

3. 分离培养 标本先接种至碱性蛋白胨水增菌，37 ℃孵育 6～8 h 后直接镜检并分离培养。目前常用的选择培养基为 TCBS，霍乱弧菌在此培养基上呈黄色菌落。

（四）防治原则

1. 控制传染源 早发现、早隔离、早治疗，加强国境检疫。

2. 切断传播途径 加强水源及粪便管理，注意个人饮食卫生。

3. 接种疫苗 提高人群抗霍乱免疫力。

4. 治疗 迅速补充水及电解质，纠正酸中毒，及时抗菌治疗。

二、副溶血性弧菌

副溶血性弧菌（*V. parahaemolyticus*）存在于近海海水、海泥和鱼类、贝壳等海产品中。它主要引起食物中毒，是我国沿海地区食物中毒中最常见的一种病原菌。

（一）生物学性状

该菌具有嗜盐性，在含有 3.5%NaCl 培养基中生长良好，无盐时不能生长，NaCl 浓度大于 8%时也不生长。不耐热，90℃ 1 min 即被杀死。不耐酸，1%醋酸或 50%食醋中 1 min 死亡。

（二）致病性与免疫性

副溶血性弧菌引起食物中毒的致病机制尚未明确。所致的食物中毒常因食用烹饪不当的海产品或盐腌制品而传播。该病常年均可发生，潜伏期平均为 24 h，腹泻症状轻重不一。临床表现有腹痛、腹泻、呕吐、低热，水样便。病程短，可自愈。病后免疫力不牢固，可重复感染。

（三）诊断与防治

标本采取患者粪便、肛拭子或剩余食物，经分离培养后做嗜盐性试验与生化检查，最后用诊断血清进行鉴定。基因探针杂交和 PCR 有助于快速诊断。

治疗可用抗菌药物，如庆大霉素或复方 SMZ-TMP，严重病例需补充水和电解质。

第四节 厌氧性细菌

厌氧性细菌（anaerobic bacteria）是指在无氧条件下才能生长繁殖的细菌。根据能否形成芽胞，分为厌氧芽胞梭菌和无芽胞厌氧菌两大类。其中，厌氧芽胞梭菌与医学关系最为密切。本节仅介绍厌氧芽胞梭菌。

厌氧芽胞梭菌（*Clostridium*）是一群革兰阳性、能形成芽胞的大杆菌。其芽胞比菌体宽，使菌体呈梭状，故此得名。大多为严格厌氧菌。主要分布在土壤、人和动物肠道内。多数为腐生菌，少数可引起人类疾病，如破伤风梭菌、产气荚膜梭菌、肉毒梭菌等。

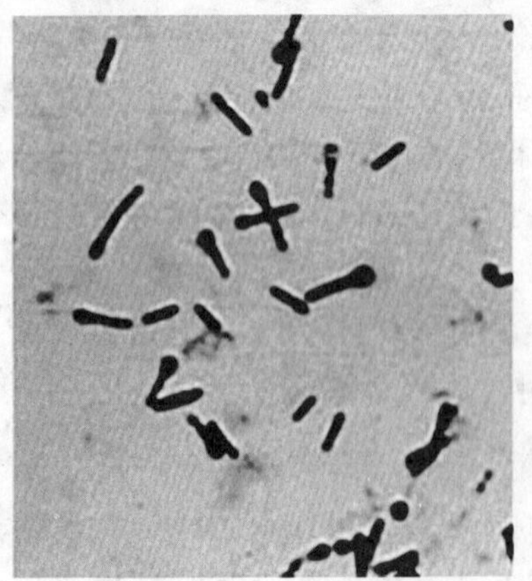

图 12-8 破伤风芽胞梭菌

一、破伤风梭菌

破伤风梭菌（*C. tetani*）是破伤风的病原菌。当机体受到外伤、创口被污染或分娩时使用不洁器械剪断脐带等，本菌均可侵入，引起外源性感染。据估计全世界每年约有 100 万病例，死亡率为 30%～50%。其中新生儿破伤风死亡病例占一半以上。

（一）生物学特性

1. 形态染色 革兰阳性，细杆状，有周鞭毛，无荚膜。芽胞呈正圆形，位于菌体顶端，大于菌体宽度，使细菌呈鼓槌状，为本菌典型特征，见图 12-8。

2. 培养特性 专性厌氧，在血平板上厌氧培养 48 h 后，移行生长，呈薄膜状菌膜，伴有 β 溶血。在普通琼脂平板上厌氧培养后，形成中心紧密、周边疏松、边缘呈锯齿状的菌落。

3. 抵抗力 芽胞抵抗力强，在干燥的土壤和尘埃中可存活数年。

（二）致病性与免疫性

破伤风梭菌经伤口侵入，但发病与否与伤口的条件有关。重要的条件是伤口需形成厌氧微环境：伤口窄而深，混有泥土和异物；大面积创伤、烧伤，坏死组织多，局部缺血；同时伴有需氧菌或兼性厌氧菌的混合感染。上述情况均易造成伤口局部形成厌氧微环境，有利于破伤风梭菌繁殖。该菌仅在局部繁殖，通过释放破伤风痉挛毒素入血引起毒血症而致病。

破伤风痉挛毒素是一种外毒素，毒性极强，仅次于肉毒毒素，对人致死量小于 1μg，不耐热，65 ℃保持 30 min 即可破坏。该毒素与脊髓前角运动细胞及脑干细胞有高度的亲和力。破伤风痉挛毒素可与中枢神经抑制性突触前膜的神经节苷脂结合，阻断抑制性介质的释放，导致神经持续兴奋，骨骼肌强直性痉挛。

本病潜伏期长短不一，可从几天到几周，一般为 7～14 天。潜伏期长短取决于伤口与中枢神经系统的距离。伤口距离中枢神经系统越近，潜伏期越短，病死率越高。典型的症状是咀嚼肌痉挛出现牙关紧闭、苦笑面容，持续性颈背部痉挛出现颈项强直、角弓反张。严重者因呼吸肌痉挛窒息死亡。早期症状还包括流涎、出汗、激动等。

破伤风免疫属体液免疫，主要是抗毒素发挥中和作用。破伤风痉挛毒素毒性很强，只需极少量就可致病，但如此少量的毒素尚不足以引起免疫，且毒素与组织结合后，也不能有效刺激免疫系统产生抗毒素，故一般病后不能获得持久免疫力。因此，愈后的患者仍需注射类毒素，使其获得有效免疫。

（三）微生物学检查

伤口直接涂片镜检和病菌分离培养阳性率很低，故一般不进行。典型的症状和病史即可作出诊断。

（四）防治原则

1. 非特异性预防 正确处理伤口，及时清创和扩创，防止形成厌氧微环境。

2. 特异性预防 包括主动免疫和被动免疫两方面。对 3～6 个月儿童接种百白破三联疫苗进行免疫，可同时获得对百日咳、白喉、破伤风三种疾病的免疫力。对可能引发破伤风的外伤，可立即注射破伤风抗毒素（tetanus antitoxin，TAT）以做紧急预防。剂量为 1500～3000 单位。

3. 特异性治疗 对已发病的应早期、足量使用 TAT，一旦毒素与神经组织结合，抗毒素即失去中和作用。剂量为 10 万～20 万单位。由于目前使用的 TAT 是马血清制品，因此注射前，无论是紧急预防还是治疗，都必须做皮肤试验，以防超敏反应的发生。必要时可采用脱敏疗法或用人抗破伤风免疫球蛋白。抗菌治疗可采用四环素、红霉素等。

二、产气荚膜梭菌

产气荚膜梭菌（*C. perfringens*）广泛分布于土壤、人和动物肠道中，能引起人和动物多种疾病。

（一）生物学性状

1. 形态与染色 革兰阳性粗大杆菌，大小为（0.6～2.4）μm×（1.3～19.0）μm。芽胞呈椭圆形，位于次极端，宽度小于菌体，但在组织中和普通培养基上很少形成。在体内有明显的荚膜，无鞭毛。见图 12-9。

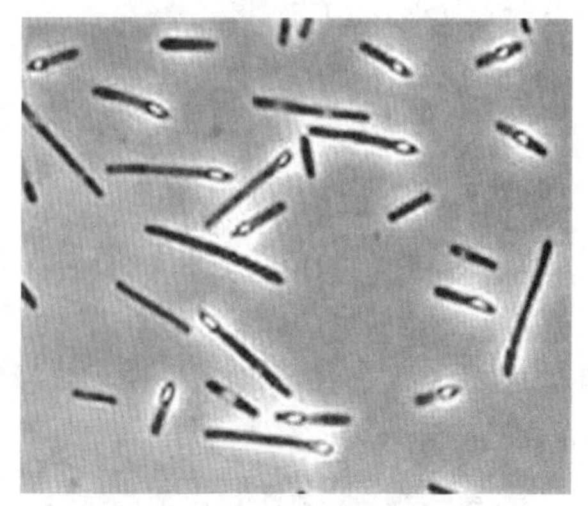

图 12-9 产气荚膜梭菌

2. 培养特性 专性厌氧，营养要求不高，繁殖 1 代仅需 8 min。在血平板上出现双层溶血环，内环是由 θ 毒素引起的完全溶血，外环是由 α 毒素引起的不完全溶血。在蛋黄琼脂平板上，菌落周围出现乳白色混浊圈，若加入抗 α 毒素的抗血清，则不出现混浊，此现象称为 Nagler 反应，为本菌的特点。本菌代谢十分活跃，能分解多种糖类，产酸产气。在牛奶培养基中能分解乳糖产酸，使其中的酪蛋白发生凝固，同时产生大量的气体，可将凝固的酪蛋白冲成蜂窝状，气势凶猛，这种现象称为汹涌发酵(stormy fermentation)。

3. 分型 根据其产生的外毒素种类，分为A、B、C、D、E五个型。对人致病的主要是A型，是引起气性坏疽的病原菌，且可引起食物中毒。C型可引起坏死性肠炎。

（二）致病性

1. 致病物质 产气荚膜梭菌能产生10余种外毒素，有些外毒素即为胞外酶。主要致病物质如下。

1）α毒素（卵磷脂酶） 最重要的致病物质，能分解细胞膜的磷脂，破坏细胞膜，引起溶血、组织坏死，血管通透性增加。

2）κ毒素（胶原酶） 能分解皮下组织和肌肉的胶原蛋白，使局部组织坏死。

3）μ毒素（透明质酸酶） 能分解细胞间质的透明质酸，有利于细菌的扩散。

4）ν毒素（DNA酶） 能分解细胞DNA，降低坏死组织黏稠度。

5）肠毒素 可引起食物中毒。

2. 所致疾病

1）气性坏疽 大多由A型引起，多见于严重创伤后感染，如战伤、大面积创伤的工伤或车祸等。致病条件与破伤风梭菌相似。本病潜伏期短，仅8～48 h。病菌通过产生多种毒素，破坏组织细胞，产生大量气体，造成组织气肿；同时血管通透性增加，造成组织水肿，进而压迫血管和软组织，血液供应障碍，造成组织坏死。严重病例表现为组织胀痛剧烈，水气夹杂，触摸有捻发感，最后产生大面积组织坏死，并伴有恶臭。病菌产生的毒素和组织坏死的毒性产物被吸收入血，引起毒血症、休克，死亡率为40%～100%。

2）食物中毒 A型可产生肠毒素，进食污染的食物后可引起机体腹痛、腹胀、水样腹泻；无发热，无恶心、呕吐。症状较轻，1～2天后自愈。若不进行细菌学检查常难确诊。

（三）微生物学检查

由于气性坏疽发病急剧、后果严重，尽早作出病原学诊断十分重要。

1. 直接涂片镜检 极有价值的快速诊断法。取创伤分泌物及组织直接涂片，革兰染色镜检可见革兰阳性大杆菌，白细胞甚少且形态不典型，并伴有其他杂菌等特点，即可报告初步结果。早期诊断能避免患者最终截肢或死亡。

2. 分离培养与动物试验 取坏死组织制成悬液，接种血平板或庖肉培养基厌氧培养，观察生长情况，取可疑菌落涂片镜检，并用生化反应鉴定。必要时可做动物试验。取细菌培养液0.5～1 mL静脉注射小鼠，10 min后处死，置于37 ℃保持5～8 h，若动物躯体膨胀，出现泡沫肝，取肝或腹腔渗出液涂片镜检并分离培养。疑为产气荚膜梭菌引起的食物中毒，在发病后一日内可取剩余食物或粪便作细菌学检查。若检出病菌大于10^5/g食品或10^6/g粪便可确诊。

（四）防治原则

目前尚无预防用的类毒素。对局部感染尽早进行扩创，切除坏死组织，必要时截肢以防病变扩散。大剂量使用青霉素等抗生素杀灭病菌和其他细菌。有条件者可使用气性坏疽多价抗毒素和高压氧舱法。

三、肉毒梭菌

肉毒梭菌(*C. botulinum*)主要存在于土壤中。在无氧条件下能产生肉毒毒素而引起疾病，最常见的是肉毒中毒和婴儿肉毒病。

（一）生物学特性

革兰阳性粗短杆菌，大小为(0.9～1.2) μm×(4～6) μm。芽胞呈椭圆形，粗于菌体，位于次极端，使菌体呈网球拍状，见图12-10。有周鞭毛，无荚膜。严格厌氧。营养要求不高，可在普通琼脂平板上生长。芽胞抵抗力强。肉毒毒素不耐热，100 ℃ 1 min破坏，但对酸的抵抗力较强，胃液作用24 h不被破坏。

（二）致病性

1. 致病物质 肉毒梭菌主要通过外毒素致病。肉毒毒素是一种极强的神经毒素，是目前已知最剧烈的毒物，毒性比氰化钾强1万倍。纯结晶的肉毒毒素1 mg能杀死2亿只小鼠，对人的致死剂量是0.1 μg。

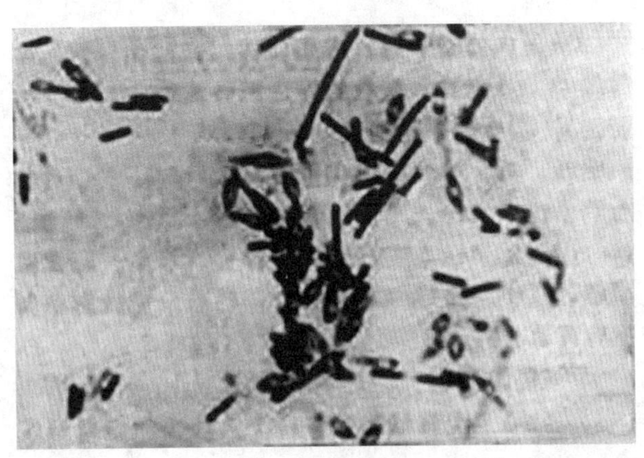

图 12-10 肉毒梭菌

肉毒毒素的作用机制是毒素作用于外周神经，抑制神经-肌肉接头处神经递质乙酰胆碱的释放，导致肌肉弛缓性麻痹。

2. 所致疾病

1）食物中毒 食物被肉毒梭菌芽胞污染，芽胞在厌氧环境中发芽繁殖，产生毒素，食用前又未经加热烹调，食入已产生的毒素，导致食物中毒。该病是单纯性毒素中毒，而非细菌感染。

引起该病的食物一般为封闭保存或腌制的食品，如罐头、香肠、腊肠、发酵豆制品等。据统计，由发酵豆制品（如臭豆腐、豆瓣酱等）引起的占 80%以上，发酵面制品（甜面酱等）占 10%左右。

肉毒中毒的临床表现与其他食物中毒不同，胃肠道症状很少见，主要为神经末梢麻痹。潜伏期短，可为数小时。临床表现先有乏力、头痛等一般不典型症状，然后出现复视、斜视、眼睑下垂等眼肌麻痹症状，接着出现咀嚼不灵、吞咽困难、口齿不清等咽部肌肉麻痹症状，进而膈肌麻痹、呼吸困难直至呼吸停止导致死亡。患者神志清晰，不发热，死亡率可高达 70%。如及时给予支持疗法与控制呼吸道感染，死亡率可明显下降。存活患者恢复缓慢可从几个月到几年，直到被感染的神经末梢重新长出。

2）婴儿肉毒病 多见于 1 岁以下，特别是 6 个月以内的婴儿。因其肠道的特殊环境及缺乏能拮抗肉毒梭菌的正常菌群，食入被肉毒梭菌芽胞污染的食物后，芽胞发芽繁殖，产生毒素而致病。症状与肉毒毒素食物中毒症状类似，早期症状是便闭，吮吸、啼哭无力。婴儿肉毒病死亡率不高，为 1%～2%。

3）伤口型肉毒中毒 若伤口被肉毒梭菌芽胞污染，在伤口局部的厌氧微环境中芽胞发芽繁殖，释放肉毒毒素而致病。

（三）微生物学检查

食物中毒、婴儿肉毒病可取患者剩余食物、粪便分离病菌，同时检测食物、粪便和患者血清中毒素活性。食物、粪便标本可先 80 ℃加热 10 min，杀死标本中的杂菌，再进行厌氧培养分离本菌。毒素检测可将培养滤液或食物悬液上清分成两份，其中一份与抗毒素混合，分别注射至小鼠腹腔，若抗毒素处理小鼠得到保护表明有毒素存在。

（四）防治原则

加强食品的卫生监督和管理。个人防护包括低温保存食物，防止芽胞发芽；80 ℃加热 20 min 破坏毒素。对患者应根据症状尽早作出诊断，迅速注射肉毒多价抗毒素，同时加强护理和对症治疗，特别是维持呼吸功能，可显著降低死亡率。

第五节 分枝杆菌属

分枝杆菌属细菌是一类细长略弯曲的杆菌，有分枝生长的趋势，能引起人类疾病的主要有结核分枝杆菌、牛分枝杆菌、麻风分枝杆菌，多引起慢性感染，如结核病、麻风病等。

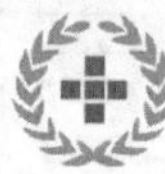

一、结核分枝杆菌

结核分枝杆菌（*M. tuberculosis*）是引起结核病的病原菌，以肺结核最为多见。据 WHO 最新报道，目前全球约 1/3 的人口感染了结核分枝杆菌，每年新增结核病例约 900 万，95%分布在发展中国家。我国亦是结核病高发国之一，近年来我国肺结核的发病率和死亡人数占法定报告传染病的第 1 位。

（一）生物学性状

1. 形态与染色 结核分枝杆菌为细长略带弯曲的杆菌，大小为（1～4）μm×0.4 μm，见图 12-11，呈单个或分枝状排列，无鞭毛及芽胞。电镜下可见细胞壁外有一层荚膜，对菌体起保护作用。衰老及应用抗结核药物等情况下可出现多形性，如球形、串珠形和丝状等。

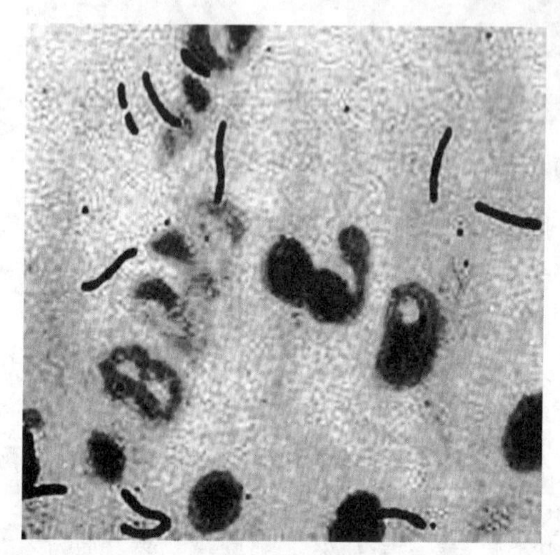

图 12-11 结核分枝杆菌

2. 培养特性与生化反应 专性需氧，最适生长温度为 37 ℃。营养要求高，初次培养常用含蛋黄、甘油、马铃薯、无机盐和孔雀绿等的罗氏培养基。生长缓慢，12～24 h 繁殖一代，接种后培养 3～4 周才出现肉眼可见的菌落。典型菌落呈颗粒状、结节状或菜花状，乳白色或米黄色，干燥，不透明。在液体培养基中易形成皱褶的菌膜浮于表面。生化反应不活泼，不发酵糖类。人型结核分枝杆菌硝酸盐还原试验及烟酸试验均阳性，而牛型结核分枝杆菌为阴性。

3. 抵抗力 结核分枝杆菌对干燥的抵抗力特别强，在干燥痰液中可存活 6～8 个月。但对湿热、紫外线及酒精敏感，在液体中 62～63 ℃加热 15 min、煮沸或直射日光下照射 2～3 h 即被杀死。结核分枝杆菌对酸（3% HCl 或 6% H_2SO_4）或碱（4% NaOH）有抵抗力，15 min 不受影响。故常以酸碱处理有杂菌污染的标本和消化标本中的黏稠物质。

4. 变异性 结核分枝杆菌易对链霉素、利福平、异烟肼等抗结核药物产生耐药性，耐药菌株常伴随活力和毒力降低；另外，结核分枝杆菌的毒力、菌落等也易发生变异。将有毒的牛型结核分枝杆菌在含甘油、胆汁、马铃薯的培养基中培养 13 年经 230 次传代，获得减毒株，用于预防结核病，即卡介苗（bacille Calmette-Guerin，BCG）。

（二）致病性

1. 致病物质 结核分枝杆菌无内毒素，也不产生外毒素及侵袭性酶类，主要靠菌体成分致病，特别是细胞壁中所含的大量脂质。

1）脂质 脂质含量与结核分枝杆菌的毒力呈平行关系，含量越高毒力越强。脂质的主要毒性成分如下。

(1) 磷脂：能促使单核细胞增生，形成结核结节及干酪样坏死。

(2) 脂肪酸：与抗酸性有关，其中 6,6-双分枝菌酸海藻糖能破坏细胞线粒体膜，影响细胞呼吸，抑制白细胞游走和引起慢性肉芽肿。因与有毒结核分枝杆菌的索状生长有关，故又称索状因子。

(3) 蜡质 D：一种肽糖脂与分枝菌酸的复合物，具有佐剂作用，与迟发型超敏反应有关。

(4) 硫酸脑苷脂和硫酸多酰基化海藻糖：有毒株细胞壁上的成分，可抑制吞噬体与溶酶体融合，使结核分枝杆菌在吞噬细胞内长期存活。

2）蛋白质 结核分枝杆菌含有多种蛋白质成分，其中结核菌素是主要成分。其本身无毒，但与蜡质 D 结合可诱发较强的迟发型超敏反应。

3）多糖与核酸 多糖主要包括半乳糖、甘露醇、阿拉伯糖等，可使中性粒细胞增多，引起局部病灶细胞浸润。结核分枝杆菌的核糖体核糖核酸是本菌的免疫原之一，与机体的特异性细胞免疫有关。

4）荚膜 主要成分为多糖，有利于结核分枝杆菌的黏附与穿入，抑制溶酶体与吞噬体融合，有保护菌体的作用。

2. 所致疾病 结核分枝杆菌可通过呼吸道、消化道及损伤的皮肤黏膜等多种途径侵入易感机体，引起多种组织器官的感染，其中以肺结核最为多见。

1）肺部感染 肺部感染可分为原发感染和原发后感染两大类。

（1）原发感染：指首次感染结核分枝杆菌，儿童多见。含有结核分枝杆菌的飞沫或尘埃经呼吸道进入肺泡，引起炎症，称为原发灶。继而引起原发综合征。原发综合征常能自愈，但病灶内常有一定量的结核分枝杆菌长期潜伏，可作为日后内源性感染的来源。仅极少数患者因免疫力低下，结核分枝杆菌经淋巴、血液循环扩散至全身，导致全身粟粒性结核或结核性脑膜炎。

（2）原发后感染：多发生于成年人。主要为内源性感染，极少由外源性感染引起。由于机体已形成特异性细胞免疫，故对结核分枝杆菌有较强的局限能力，病灶常局限于局部，主要表现为慢性肉芽肿性炎症，形成结核结节，发生纤维化或干酪样坏死。病变常发生在肺尖部。

2）肺外感染 部分肺结核患者体内的结核分枝杆菌可经血液、淋巴及痰液被咽入消化道等引起肺外结核病，如脑、肾、骨、关节、泌尿生殖系统及消化系统结核。

（三）免疫性与超敏反应

1. 免疫性 人类对结核分枝杆菌的感染率很高，但发病率不高，这表明人类对结核分枝杆菌有较强的免疫力。抗结核免疫属于传染性免疫或有菌免疫，即指只有当结核分枝杆菌或卡介苗在体内存在时，机体才有免疫力，当体内结核分枝杆菌或卡介苗消失后，抗结核免疫也随之消失。抗结核免疫主要是细胞免疫，致敏的淋巴细胞可产生多种细胞因子，如 TNF-α、IFN-γ、IL-2、IL-6 等可增强对结核分枝杆菌的杀灭、清除作用。

2. 超敏反应 结核分枝杆菌感染机体后，细胞免疫与迟发型超敏反应同时存在。可通过郭霍现象来说明，将微量的有毒结核分枝杆菌初次注入健康豚鼠皮下，10～14 天后局部溃烂，附近淋巴结肿大，结核分枝杆菌扩散至全身，表现为原发感染的特点。若以同量的有毒结核分枝杆菌注入曾感染过结核但已康复的豚鼠皮下，在 1～2 天内局部迅速出现溃疡，但易愈合，邻近淋巴结不肿大，细菌亦很少扩散，表现为原发后感染的特点。由郭霍现象可知，再感染时机体已有一定免疫。但再感染时溃疡发生快，说明在产生免疫的同时有迟发型超敏反应的参与。

3. 结核菌素试验 结核菌素试验是应用结核菌素来测定机体对结核分枝杆菌能否发生迟发型超敏反应的一种皮肤试验，以判断机体对结核分枝杆菌有无免疫力。

结核菌素试剂有两种，一种是旧结核菌素（old tuberculin，OT），另一种为纯蛋白衍生物（purified protein derivative，PPD）。PPD 有两种，即 PPDC 和 BCGPPD，前者来自人结核分枝杆菌，后者来自卡介苗。

试验方法目前多采用 PPD 法：取 PPDC 和 BCGPPD 各 5 U 分别注入两前臂皮内，48～72 h 后，红、肿、硬结小于 5mm 者为阴性反应；超过 5 mm 者为阳性；≥15 mm 为强阳性。两侧红肿中若 PPDC 侧大于 BCGPPD 侧时为感染；反之，则可能为接种卡介苗所致。

此试验用途如下：①选择卡介苗接种对象和免疫效果的测定；②作为婴幼儿结核病诊断的参考；③测定肿瘤等患者的细胞免疫功能；④在未接种过卡介苗的人群中调查结核病的流行情况等。

（四）微生物学检查

1. 标本采集 根据感染部位不同，可采集痰、支气管灌洗液、尿、粪便、脓汁、胸水、腹水、脑脊液等。

2. 直接涂片镜检 直接涂片或集菌后涂片，用抗酸染色镜检，结核分枝杆菌染成红色，而其他非抗酸性细菌及细胞等呈蓝色。若找到抗酸性杆菌，可报告“查到抗酸性杆菌”，需进一步分离培养确定是否为结核分枝杆菌。如果标本含菌量少，为提高检出率可先集菌后检查。对于杂菌较多的标本（如痰液、粪便等），需先用 4％NaOH、3％HCl 或 6％H_2SO_4处理再集菌。

3. 分离培养 将处理后的标本滴加于含血清的液体培养基或涂于玻片上浸入液体培养基内，1～2 周后取沉淀物作涂片或取出玻片染色镜检，可快速获得结果，并可进一步做生化、药敏试验等鉴定和区分结核分枝杆菌与非结核分枝杆菌。

4. 动物试验和快速诊断 将集菌后的材料注入豚鼠腹股沟皮下，观察淋巴结、肺、肝等器官有无结核病变，并作形态、培养等检查。近年来已将 PCR 技术应用于结核分枝杆菌 DNA 鉴定，1～2 天即出结果，可用于早期和快速诊断。此外，核酸探针、RFLP、色谱分析技术等也应用到结核分枝杆菌的鉴定中，具有快速、微量、敏感等优点。

（五）防治原则

1. 预防　加强卫生宣传教育，及早发现并隔离、治疗患者。卡介苗为减毒活疫苗，接种该疫苗是用于预防结核病的特异性方法。目前我国规定出生后即接种卡介苗，7 岁、12 岁对结核菌素试验阴性者再复种一次，一般在接种后 6～8 周可产生免疫力，并维持 5 年左右。

2. 治疗　结核病的治疗在于控制病情，促进病灶愈合，消除症状和防止复发。常用的抗结核药物包括异烟肼、利福平、链霉素、吡嗪酰胺、乙胺丁醇、对氨基水杨酸钠等。为避免耐药菌株的产生，抗结核治疗应坚持早期、联合、适量、规律和全程使用敏感药物的原则。

二、麻风分枝杆菌

麻风分枝杆菌（*N. leprae*）简称麻风杆菌，是麻风病的病原菌，是已知分枝杆菌中唯一能侵犯人和动物周围神经的细菌，也是至今唯一不能人工培养的细菌。麻风是一种慢性传染病，流行地区广泛，主要集中在非洲、亚洲和拉丁美洲，以往我国不少地区有麻风患者，经积极开展防治工作后，病例已大大减少。

（一）生物学性状

麻风分枝杆菌在形态上酷似结核分枝杆菌，是一种典型的胞内菌。刮取病变组织或局部渗出物标本，涂片可见大量麻风分枝杆菌存在于细胞内。这种细胞的细胞质呈泡沫状，称为麻风细胞，通过这一特征可与结核分枝杆菌区别。

（二）致病性与免疫性

麻风主要通过呼吸道、破损的皮肤黏膜和密切接触等方式传播。患者是主要的传染源，尤其是瘤型麻风患者。根据机体的免疫状态、病理变化和临床表现可将大多数患者分为瘤型麻风和结核样型麻风两型。少数患者处于两型之间，又可分为两类，即界线类与未定类，该两类可向两型转化。在我国以结核样型与未定类患者较多，瘤型较少。结核样型麻风占 60%～70%，常为自限性，病变主要发生在皮肤和外周神经组织。皮肤真皮层的病变类似结核结节。神经受累处的皮肤常出现感觉障碍。瘤型麻风占 20%～30%，主要侵犯皮肤黏膜，并累及神经系统，感染后产生的大量免疫复合物沉积在皮肤和黏膜下，形成红斑和结节，面部结节融合可呈狮面状。人对麻风分枝杆菌的抵抗力较强，主要靠细胞免疫。

（三）微生物学检查

主要靠涂片染色镜检。从患者鼻黏膜或皮肤病变处取标本涂片，抗酸染色检查。一般瘤型和界线类患者标本中找到抗酸染色阳性的杆菌有诊断意义。也可用金胺染色荧光显微镜检查以提高阳性率。病理活检也是较好的诊断方法。麻风菌素试验对诊断无实用意义，但可评价患者的细胞免疫状态，瘤型麻风因有免疫抑制而呈阴性反应。

（四）防治原则

麻风病目前尚无特异性疫苗预防。防治主要依靠普查，特别是在麻风病流行地区开展定期的群众性普查，早期发现病例，早期隔离治疗。由于麻风分枝杆菌与结核分枝杆菌有共同抗原，在某些麻风病高发区用卡介苗来预防，可收到一定效果。

治疗药物主要为砜类，如氨苯砜、苯丙砜等。利福平也有较强的抗菌作用。目前多主张几种药物联合应用，以防耐药性产生。

第六节　其他病原性细菌

一、白喉棒状杆菌

白喉棒状杆菌（*C. diphtheriae*）属棒状杆菌属，俗称白喉杆菌。它是引起白喉的病原菌，白喉是一种急性呼吸道传染病，因患者咽喉部出现灰白色假膜而得名。

（一）生物学特性

1. 形态与染色 菌体细长弯曲，粗细不一，常一端或两端膨大呈棒状，排列不规则，呈栅栏状、V形或L形。无荚膜、鞭毛及芽胞。革兰染色阳性。异染颗粒染色法可见异染颗粒，见图12-12，是本菌的特征之一。

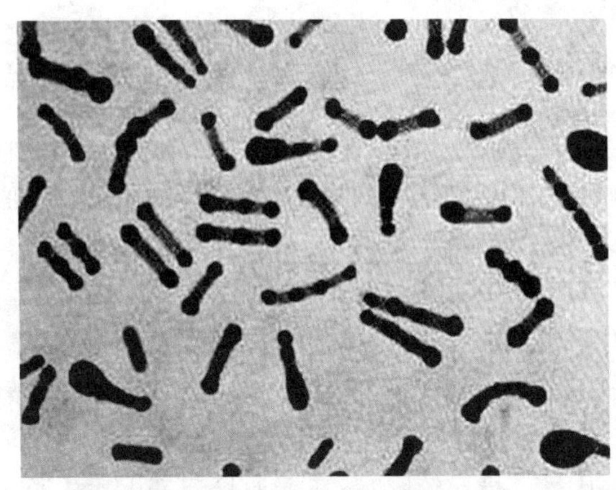

图12-12 白喉棒状杆菌

2. 培养特性 需氧或兼性厌氧，在含全血或血清的培养基上生长良好。在含有凝固血清的吕氏培养基上生长迅速，菌体形态典型，异染颗粒明显。在含有0.03%～0.04%亚碲酸钾血琼脂平板上生长时，能将碲盐还原为单质碲，使菌落呈黑色或灰色。

3. 抵抗力 白喉棒状杆菌对湿热较敏感，100 ℃ 1 min或58 ℃ 10 min即被杀死。对一般消毒剂敏感，1%石炭酸、3%来苏儿10 min内即可杀死。对干燥、日光、寒冷抵抗力强，在干燥的假膜中能存活3个月以上。

4. 变异性 细菌的形态、菌落和毒性均可发生变异。当无毒株白喉棒状杆菌携带β棒状杆菌噬菌体时，便可成为产白喉毒素的产毒株且能遗传下去。

（二）致病性与免疫性

1. 致病物质 主要的致病物质是白喉毒素、索状因子和K抗原。白喉毒素是一种毒性及抗原性均较强的蛋白质，由A、B两个多肽链组成，A链进入细胞内促使辅酶Ⅰ(NAD)上的腺苷二磷酸核糖(ADPR)与细胞内延伸因子2(EF-2)结合，使其失活，导致蛋白质无法合成，从而破坏细胞正常生理功能，引起组织坏死。B链本身无毒，但能与心肌细胞、神经细胞等细胞表面受体结合，介导A链进入细胞内。索状因子是细菌表面的一种毒性糖脂，可破坏细胞的线粒体，影响细胞呼吸与磷酸化。K抗原具有抗吞噬作用，有利于细菌在黏膜表面定植。

2. 所致疾病 白喉多在秋、冬季流行，传染源主要是患者和带菌者，主要经飞沫传播。易感部位以咽、喉、气管、鼻腔黏膜最常见，偶侵犯眼结膜、阴道及皮肤创口等。白喉的典型体征是在喉部有一个假膜，假膜与黏膜下组织紧密相连，不易拭去。咽、喉处的假膜脱落或水肿可引起呼吸道阻塞，甚至窒息死亡。细菌一般不入血，外毒素入血后，与易感细胞结合，引起心肌炎、声嘶、吞咽困难、膈肌麻痹等全身中毒症状。

3. 免疫性 人类对白喉棒状杆菌普遍易感。免疫主要靠抗毒素。病后、隐性感染或预防接种均可产生抗毒素而获得免疫力。新生儿可通过胎盘被动获得抗毒素，故出生6个月内不易感染白喉，但随着抗毒素水平下降，易感性增加，1～5岁最易感。

（三）微生物学检查

1. 直接涂片镜检 用棉拭子从患者病变部位假膜及边缘取材，用美蓝或革兰染色法或Neisser染色法，镜检发现典型异染颗粒的白喉棒状杆菌，结合临床症状可作初步诊断。

2. 分离培养 将标本接种于吕氏血清斜面上，培养6～12 h后，取培养物进行涂片镜检，检出率比直接涂片高。培养至 18 h 可见灰白色小菌落，然后可进一步做生化检查。另外，还可进行毒力试验，鉴别产毒白喉棒状杆菌与其他棒状杆菌。

（四）防治原则

注射白喉类毒素是预防白喉的重要措施。目前我国主要应用白喉类毒素、百日咳菌苗、破伤风类毒素的混合制剂（DPT 混合疫苗）进行人工主动免疫。对于白喉患者应早期、足量注射白喉抗毒素血清，并配合使用抗生素。

二、流感嗜血杆菌

流感嗜血杆菌（*H. infuenzae*）属于嗜血杆菌属，俗称流感杆菌。这类细菌在人工培养时必须提供血液或血液成分才能生长，故名嗜血杆菌。对人类有致病性的主要是流感嗜血杆菌。由于本菌首先从流感患者鼻咽腔中分离到，故被认为是引起流感的病原菌，后来流感病毒成功分离出，才明确流感嗜血杆菌只是流感时引起呼吸道继发感染的病原菌。

（一）生物学特性

1. 形态与染色 流感嗜血杆菌为革兰阴性小杆菌或球杆菌，还可呈长杆状、球杆状或丝状等。无芽胞、鞭毛，有毒株初培养时幼龄菌有荚膜，陈旧培养物中荚膜常消失。

2. 培养特性 需氧或兼性厌氧。培养较困难，在普通培养基上不生长。生长需要Ⅴ因子和Ⅹ因子。最适生长温度为 37 ℃。该菌在巧克力色血平板上生长良好，37 ℃培养 18～24 h 形成细小、无色透明、露滴状菌落。与金黄色葡萄球菌于血平板上共同培养时，在金黄色葡萄球菌菌落周围的流感嗜血杆菌菌落较大，离金黄色葡萄球菌菌落越远的越小，此现象称为卫星现象，有助于流感嗜血杆菌的鉴定。

3. 抵抗力 流感嗜血杆菌抵抗力较弱，对热、干燥及一般消毒剂均敏感，56 ℃加热 30 min 可被杀死，在干燥痰液中 48 h 内死亡。

（二）致病性与免疫性

1. 致病物质 流感嗜血杆菌广泛寄居于人上呼吸道，冬季带菌率较高，易发病。致病物质主要为荚膜、菌毛、内毒素和 IgA 蛋白酶等。荚膜是本菌的主要毒力因子，有抗吞噬作用；内毒素的致病作用尚不清楚；菌毛有黏附和定植作用；IgA 蛋白酶能水解 sIgA，降低局部黏膜免疫力。

2. 所致疾病 包括原发感染与继发感染两种。原发感染多为化脓性感染，如化脓性脑膜炎、鼻咽炎、化脓性关节炎、心包炎等，以小儿多见。继发感染以成人多见，常继发于流感、麻疹、百日咳、结核病等，临床表现为慢性支气管炎、鼻窦炎、中耳炎等。

3. 免疫性 以体液免疫为主。感染后产生的抗荚膜多糖特异性抗体能增强吞噬作用和补体存在时的溶菌作用。此外，菌体外膜蛋白抗体也有促进补体介导的调理作用。

（三）微生物学检查

根据所致疾病，采集痰液、脑脊液、鼻咽分泌物、脓液等，直接涂片染色镜检。或将标本接种于巧克力色琼脂平板上或血琼脂平板上分离培养。根据菌落特征、卫星现象等进行鉴定。另外，还可用免疫学方法检测抗原。

（四）防治原则

目前已有国家制备 b 型流感嗜血杆菌荚膜多糖疫苗进行预防接种，也有将此疫苗与白喉内毒素或脑膜炎奈瑟菌外膜蛋白制成联合菌苗进行特异性预防。治疗可选用广谱抗生素，如氨苄西林、氯霉素等。

三、百日咳鲍特菌

百日咳鲍特菌（*B. pertussis*）属于鲍特菌属，简称百日咳杆菌。该菌属共有 8 个菌种，其中百日咳鲍特菌、副百日咳鲍特菌和支气管败血鲍特菌，是引起呼吸道感染的病原菌。百日咳鲍特菌是百日咳的病原菌，百日咳是儿童常见的急性呼吸道传染病。

（一）生物学特性

1. 形态与染色 革兰阴性、卵圆形短小杆菌。多单个分散存在，多次传代后可呈球杆状、丝状等多形性。无鞭毛及芽胞。有毒株有荚膜和菌毛。

2. 培养特性 专性需氧，最适生长温度为 37 ℃，最适 pH 值为 6.8～7.0。生长缓慢，营养要求较高，初次分离时用含甘油、马铃薯、血液的鲍金培养基，培养 2～3 天后形成细小、光滑、不透明、银灰色的珍珠状菌落。生化反应弱，不分解糖类，不产生吲哚，不产生 H_2S，不分解尿素等。

3. 抗原构造 有耐热菌体(O)抗原和不耐热荚膜(K)抗原。

4. 变异性 常发生菌落变异。新分离菌株呈 S 形，称为Ⅰ相菌，有荚膜，毒力强。人工培养后形成 R 形菌落，为Ⅳ相菌，无荚膜，无毒力。同时其形态、抗原构造、致病性等亦可发生变异。

5. 抵抗力 抵抗力弱，对干燥和一般消毒剂敏感。日光直射 1 h 或 56 ℃加热 30 min 可被杀死。在干燥尘埃中能存活 3 天。

（二）致病性与免疫性

1. 致病物质 有荚膜、菌毛及产生的多种毒素等。百日咳毒素为一种外毒素，可引起纤毛上皮细胞的炎症和坏死。腺苷酸环化酶毒素能使巨噬细胞内 cAMP 增加，抑制巨噬细胞的吞噬和杀伤功能。血凝素能凝集红细胞，与黏附功能有关。

2. 所致疾病 百日咳鲍特菌主要通过飞沫传播，传染源为早期患者和带菌者。儿童易感。细菌不入血，主要造成局部损伤，引起炎症、坏死，抑制上皮细胞纤毛运动及破坏，黏稠分泌物增多且不能及时排出，导致剧烈咳嗽。百日咳临床病程可分为如下三期。

1）卡他期 似普通感冒，持续 1～2 周，传染性强。

2）痉咳期 此期出现阵发性痉挛性咳嗽，常伴鸡鸣样吼声及呕吐、呼吸困难等。一般持续 1～6 周。

3）恢复期 咳嗽减轻，鸡鸣样吼声消失，病情趋于恢复。完全恢复需要数周至数月。因病程较长，故名百日咳。

3. 免疫性 百日咳病后及预防接种后，可获得持久免疫力，很少再次感染。目前认为局部黏膜免疫起主要作用。

（三）微生物学检查

百日咳鲍特菌的检查以分离培养为主。将鼻咽拭子直接接种于鲍金培养基进行分离培养，根据菌落特征、镜检结果及生化反应进行鉴定。再用百日咳鲍特菌Ⅰ相免疫血清鉴定血清型。荧光抗体法检测抗原有利于快速诊断。也可用 ELISA 法检测患者血清中特异性 IgM 进行早期诊断。

（四）防治原则

预防主要靠疫苗接种。目前常用白百破(白喉类毒素、百日咳菌苗、破伤风类毒素)三联疫苗进行特异性主动免疫，取得了良好的预防效果。治疗首选红霉素、氨苄西林等。

四、铜绿假单胞菌

铜绿假单胞菌(*P. aeruginosa*)属于假单胞菌属，在自然界分布极为广泛，土壤、空气、水、动植物、人体皮肤黏膜等处都有该菌分布。假单胞菌属目前已发现 110 个菌种，与人类关系密切的有铜绿假单胞菌、荧光假单胞菌和类鼻疽假单胞菌等。铜绿假单胞菌俗称绿脓杆菌，是一种常见的条件致病菌。由于本菌能产生一种蓝绿色的水溶性色素，感染伤口时形成绿色脓液，故名铜绿假单胞菌。

（一）生物学特性

本菌为革兰染色阴性直或微弯的小杆菌。无芽胞，有荚膜和菌毛。单端有 1～3 根鞭毛，运动活泼。需氧。营养要求不高，在普通培养基上生长良好，最适生长温度为 35 ℃，4 ℃不生长而 42 ℃生长为本菌的一个特点。最适产毒温度为 26 ℃。在普通琼脂平板上，菌落大小不一，形态各异，常互相融合，由于能产生带荧光的水溶性色素(青脓素与绿脓素)，可使培养基呈黄绿色或蓝绿色。在血琼脂平板上有透明溶血环。本菌抵抗力强，对多种化学消毒剂和抗生素不敏感。56 ℃作用 1 h 才可杀死细菌。

（二）致病性与免疫性

本菌为人体正常菌群成员。当机体抵抗力降低时，可引起继发感染或混合感染。主要致病物质为内毒素，此外还有外毒素、菌毛、荚膜、胞外酶等。铜绿假单胞菌也分布于医院环境中，感染多见于皮肤黏膜受损部位，如烧伤、创伤或手术切口等，表现为局部化脓性炎症。铜绿假单胞菌也可引起中耳炎、角膜炎、尿道炎、心内膜炎、脓胸等，还可引起败血症、菌血症及婴儿严重的流行性腹泻。在医院感染中由该菌引起者占 10%左右。在某些特殊病房，如烧伤病房、肿瘤病房等，感染率可高达 30%。感染后产生的特异性抗体，尤其是 sIgA 对黏膜表面的免疫保护作用，也起到一定的抗感染作用。

（三）微生物学检查及防治原则

根据不同感染部位采集相应标本。鉴定主要靠分离培养，根据形态、染色性、菌落特征、色素等进行鉴定。防治主要靠严格消毒及无菌操作，尽量减少医源性感染。治疗可用多黏菌素、庆大霉素等。

五、空肠弯曲菌空肠亚种

弯曲菌属（*Campylobacter*）共有 21 个菌种，对人致病的有空肠弯曲菌空肠亚种、大肠弯曲菌、胎儿弯曲菌等，以空肠弯曲菌空肠亚种最为常见。该属细菌广泛分布于家禽及野鸟等动物肠道内，主要引起人类的败血症及胃肠炎，为动物源性疾病。

（一）生物学性状

菌体细长，弧形、S 形、螺旋形或海鸥状，革兰染色阴性。一端或两端有单鞭毛，运动活泼。无芽胞及荚膜。微需氧，营养要求较高，在 42 ℃条件下，在含 5%O_2、10%CO_2和 85%N_2的环境中能良好生长。生化反应不活泼，不发酵糖类，氧化酶阳性。根据 O 抗原不同，该菌可分为 42 个血清型。抵抗力较弱，56 ℃ 5 min 即被杀死。干燥环境中仅存活 3 h，培养物置于冰箱中很快死亡，但置于室温可存活 2～24 周。

（二）致病性与免疫性

已检测到的致病物质有黏附素、细胞毒性酶类及肠毒素。其作用机制尚未完全清楚。该菌是散发性细菌性胃肠炎最常见的菌种之一。人体常通过摄入被该菌污染的食物、水源等感染。由于本菌对胃酸敏感，经口食入至少 10^4个细菌才有可能致病。细菌进入人体后在小肠内繁殖，侵入肠上皮引起炎症。临床表现为痉挛性腹痛、腹泻、血便或果酱样便，还可出现头痛、不适、发热等全身症状。该病常为自限性，病程 5～8 天。

（三）诊断与防治

取患者粪便涂片、染色、镜检，可见革兰阴性弧形或海鸥状弯曲菌，也可用悬滴法观察鱼群样运动或螺旋状运动。分离培养可用选择性培养基，于 37 ℃和 42 ℃微需氧环境下培养 48～72 h。PCR 技术可直接检出粪便中的弯曲菌。目前尚无特异性预防措施。主要注意饮水和食品卫生，加强人、畜、禽类的粪便管理。治疗可用红霉素、氨基糖苷类抗生素等。

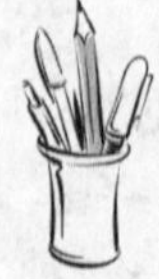

本章小结

呼吸道感染细菌主要引起呼吸道或呼吸道以外器官病变，常见的有结核分枝杆菌、脑膜炎奈瑟菌、白喉棒状杆菌及其他呼吸道感染细菌等。消化道感染细菌主要通过消化道途径传播即粪口途径传播，多引起消化道内感染，常见的有埃希菌属、志贺菌属、沙门菌属及霍乱弧菌等，主要引起腹泻、菌痢、伤寒和霍乱等疾病。创伤感染细菌主要通过皮肤黏膜的机械性创伤、烧伤等途径传播，主要包括葡萄球菌属、链球菌属、厌氧芽胞梭菌属、铜绿假单胞菌等。破伤风梭菌和产气荚膜梭菌主要通过厌氧性伤口感染人体，引起破伤风和气性坏疽。铜绿假单胞菌常引起医源性感染，烧伤患者感染比较常见。引起食物中毒的细菌主要有副溶血性弧菌和肉毒梭菌等，葡萄球菌和沙门菌属也可引起食物中毒。

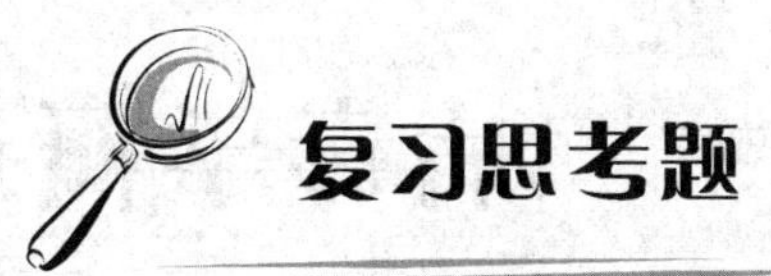

复习思考题

一、单选题

1. 溶血性链球菌的最佳培养基是(　　)。

A. 蛋白胨琼脂　B. 葡萄糖酵母膏　C. 血琼脂　D. 牛肉膏蛋白胨

2. 能引起食物中毒的细菌是(　　)。

A. 金黄色葡萄球菌　B. 结核分枝杆菌　C. 白喉杆菌　D. 大肠杆菌

3. 葡萄球菌所产生的色素是(　　)。

A. 水溶性　B. 脂溶性　C. 醇溶性　D. 没有溶解性

4. 目前对青霉素耐药性产生最多、最快的细菌是(　　)。

A. 链球菌　B. 肺炎链球菌　C. 肺炎克雷白杆菌　D. 金黄色葡萄球菌

5. 葡萄球菌不会产生哪种颜色的色素？(　　)

A. 金黄色　B. 柠檬色　C. 白色　D. 红色

6. SPA 的生物学作用不包括(　　)。

A. 抗吞噬　B. 调理　C. 抗体　D. 引起超敏反应

7. 无芽胞的细菌中抵抗力最强的是(　　)。

A. 金黄色葡萄球菌　B. 铜绿假单胞菌　C. 肺炎链球菌　D. 大肠杆菌

（田小海　饶朗毓　李国立）

第十三章 病毒学概述

学习要点

掌握:病毒的大小、形状结构、化学组成及功能;病毒的传播方式与途径、病毒的干扰现象;病毒感染检查方法的种类。

熟悉:病毒的致病机制;病毒的感染类型。

了解:病毒的增殖;病毒的分类方法;常用抗病毒病治疗药物。

【文摘引言】 类病毒与朊粒:类病毒(viroid)与朊粒(prions)是一些比典型病毒结构更为简单的感染因子,称为亚病毒。类病毒是一类仅有核酸,而不具有衣壳结构的感染因子。其核酸类型为单链环型RNA,核苷酸序列少,通常仅有几百个碱基,不编码任何蛋白质。迄今发现的类病毒仅感染植物细胞,丁型肝炎病毒是唯一与类病毒类似而可引起人类疾病的感染因子。朊粒是一种仅由蛋白质构成的感染因子,无核酸。朊粒抵抗力强,对紫外线、电离辐射及80～100 ℃高温,均有较强的耐受力。朊粒可感染多种哺乳动物,造成脑组织及其他神经组织损伤,引起传染性海绵状脑病。例如,可引起牛的疯牛病,羊的瘙痒症,人类的克-雅病、库鲁病及致死性家族性失眠症,这些疾病到目前为止仍然是病死率100%的不治之症。

病毒(virus)是一类体形微小、结构简单、只含有一种类型核酸(RNA或DNA),必须在活的易感细胞内以复制方式进行增殖的非细胞型微生物。病毒在自然界广泛分布,可寄生于人类、动植物、细菌、真菌等生物的细胞内。

在微生物引起的人类疾病中,约75%由病毒引起,严重危害人类身体健康。病毒引起的传染病具有传染性强、流行广泛、传播途径多、并发症复杂、诊治困难、死亡率高等特点。除引起传染病外,有些病毒尚与肿瘤及自身免疫性疾病的发生密切相关。

随着科学技术的发展,新的病毒不断被人类发现。包括人类免疫缺陷病毒、SARS病毒、高致病性禽流感病毒、甲型H1N1病毒等,都是近几十年发现的新病毒。因此,病毒逐渐成为多学科关注的热点。研究病毒的生物学特性、致病机制与机体的免疫应答、病毒性疾病的诊断和防治及积极寻找抗病毒药物,都是目前医学界的重要任务。

第一节 病毒的基本特性

一、大小与形态

病毒能通过除菌滤器,是体积最小的微生物,必须用电子显微镜放大数千甚至数万倍才能观察得到,常以纳米(nm,1 nm=1/1000 μm)作为其测量单位。各种病毒体大小相差悬殊,大多数病毒体的直径小于150 nm;但最大的病毒直径约为300 nm,如痘病毒;而最小的病毒直径仅20～30nm,如脊髓灰质炎病毒。

病毒的形态多种多样,多数呈球形或近球形,少数呈杆状、丝状、砖块状、子弹状、蝌蚪状等。目前,常用电子显微镜测量病毒的大小,用超速离心沉淀法、电离辐射法和X线衍射法观察病毒的形态结构。

二、结构与化学组成

病毒的基本结构是核酸和衣壳，合称核衣壳。有些病毒在核衣壳外面还有一层包膜，构成完整的病毒颗粒（图 13-1）。病毒的结构模式图如图 13-2 所示。

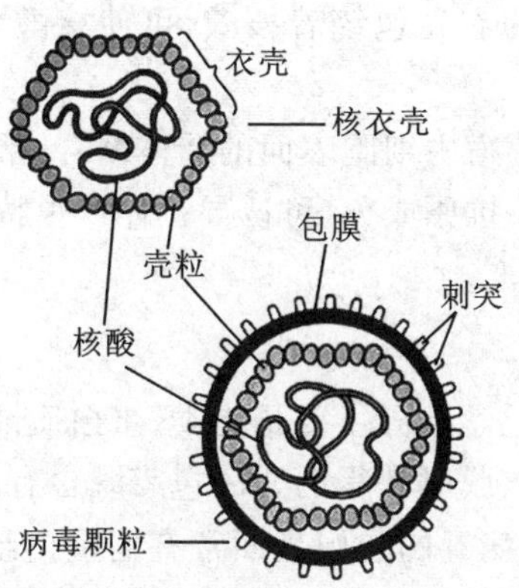

图 13-1　病毒的形态结构模式图

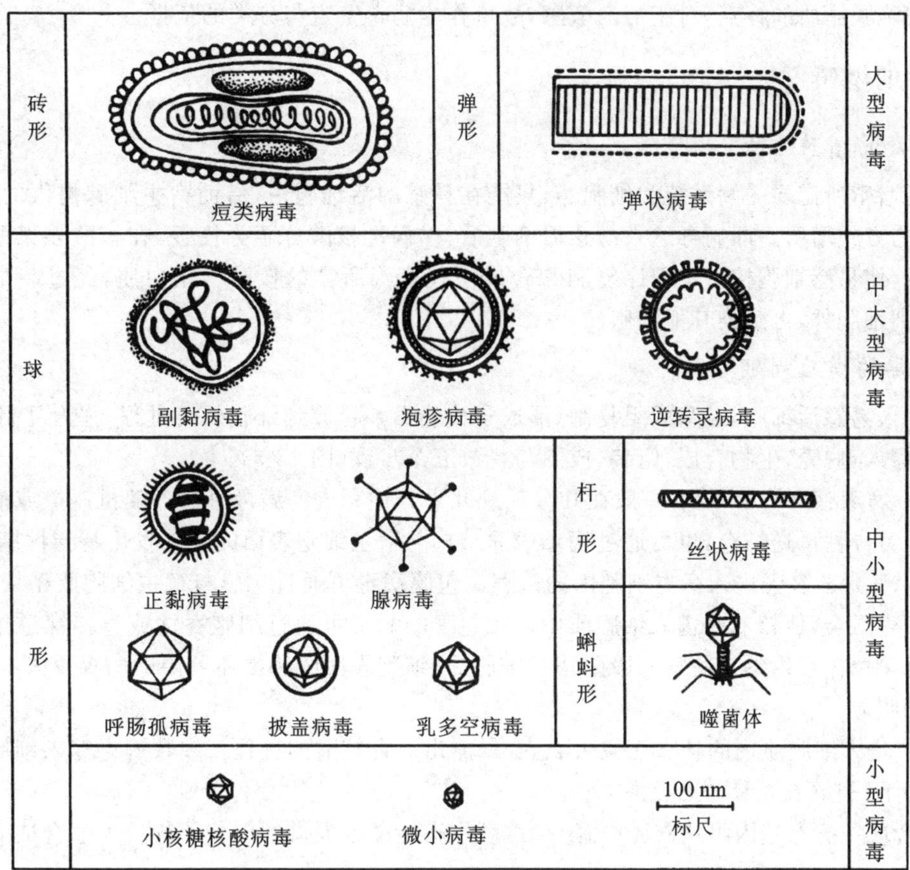

图 13-2　病毒的结构模式图

（一）核心

位于病毒体的中心，由单一核酸（RNA 或 DNA）组成，控制着病毒的感染、增殖、遗传和变异等生物学特性。此外，某些病毒的核心还含有少量功能蛋白，如核酸多聚酶、逆转录酶等。

（二）衣壳

包绕在核心外的一层蛋白质，由一定数量的壳粒组成，每个壳粒又由一个或多个多肽分子组成。不同病毒体的壳粒数量、形态及对称方式均有所不同，故可作为病毒鉴别和分类的依据之一。病毒衣壳可分为下列几种对称类型:①螺旋对称型:壳粒沿螺旋形的病毒核酸链对称排列,如流感病毒。②二十面体立体对称型:核酸浓集在一起呈球形或近似球形,衣壳则包绕在核心外呈二十面体对称型,如脊髓灰质炎病毒。③复合对称型:病毒体结构复杂,病毒壳粒的排列既有螺旋对称,又有二十面体立体对称,如噬菌体。

衣壳蛋白是由病毒基因编码的,其主要功能如下。

1. 保护病毒核酸 蛋白质组成的衣壳包绕着核酸,可使核酸免受环境中核酸酶及其他理化因素的破坏。

2. 具有黏附作用 衣壳能与易感宿主细胞表面的受体结合,帮助病毒进入宿主细胞。

3. 具有免疫原性 病毒体的主要抗原成分,可诱导机体产生特异性免疫,阻止病毒的扩散,也可引起免疫病理损伤。

(三)包膜

包膜是包膜病毒的最外层结构,化学成分主要是脂类、蛋白质及多糖。包膜是某些病毒在成熟过程中以出芽方式释放、穿过宿主细胞膜或核膜时获得的。故包膜既含有来源于宿主细胞膜或核膜的成分,又含有病毒基因编码的糖蛋白成分。一些病毒的包膜表面常有糖蛋白组成的不同形状的突起,称为包膜子粒或刺突。包膜的主要功能如下:①保护病毒的核衣壳,维持病毒的形态;②介导病毒体吸附、融合、穿入至易感细胞内;③刺突具有免疫原性,构成病毒的表面抗原,也可作为区分病毒的种、型及亚型的依据;④包膜具有宿主细胞膜脂质的特点,对脂溶剂敏感,故可作为病毒鉴定与分类的依据。

三、病毒的增殖

(一)病毒的增殖方式

病毒缺乏增殖所需要的酶系统和细胞器,只能在易感的活细胞内,借助宿主细胞提供的原料、能量和场所,以复制的方式增殖。即病毒进入易感活细胞后,以病毒核酸分子为模板,在核酸多聚酶及其他必要因素的作用下,使易感细胞按一定程序复制和合成子代病毒所需的核酸与蛋白质,经过装配形成子代病毒,最终释放到细胞外,再感染其他细胞。

(二)病毒的增殖周期

病毒从进入易感活细胞,经基因组复制、形成子代病毒并释放到细胞外的过程,称为复制周期,可人为地分为吸附,穿入,脱壳,生物合成,组装、成熟与释放五个步骤(图 13-3)。

1. 吸附 病毒感染的第一步,一般在几分钟到几十分钟完成。病毒可通过随机碰撞或静电引力与宿主细胞发生非特异性可逆结合,也可通过病毒表面结构与宿主细胞表面的受体发生特异性结合。

2. 穿入 病毒核衣壳进入宿主细胞内的过程。包膜病毒可通过包膜与宿主细胞膜密切接触,在融合蛋白作用下发生融合,使核衣壳进入细胞质中。无包膜的病毒可通过细胞吞饮或直接穿透细胞膜进入细胞质内。包含噬菌体在内的一些病毒吸附宿主细胞后,细胞表面的酶类还可协助病毒脱去衣壳,使病毒核酸直接进入细胞质。

3. 脱壳 进入细胞质内的核衣壳脱去衣壳、暴露出病毒核酸的过程。多数病毒穿入细胞已在细胞溶酶体酶的作用下,裂解衣壳释放出核酸。

4. 生物合成 病毒基因组从衣壳中释放后,利用宿主细胞提供的低分子物质大量合成病毒核酸和蛋白质的过程。

5. 组装、成熟与释放 子代病毒核酸和蛋白质合成后,在宿主细胞中组装形成新的病毒体,并转移至胞外的过程。病毒的释放方式主要有破胞释放和芽生释放两种。无包膜病毒装配成的核衣壳即为成熟的病毒体;而有包膜病毒装配成核衣壳后,还需以出芽方式释放时包上核膜或细胞膜后方可成为成熟的病毒体。

(三)病毒的异常增殖

有些病毒在宿主细胞内复制时,不能组装成完整的病毒体而出现异常增殖现象。

1. 顿挫感染 当病毒感染的宿主细胞缺乏病毒复制所需的酶、能量及必要的成分时,病毒不能合成自身成分或虽合成却不能组装和释放出有感染性的病毒体,称为顿挫感染。

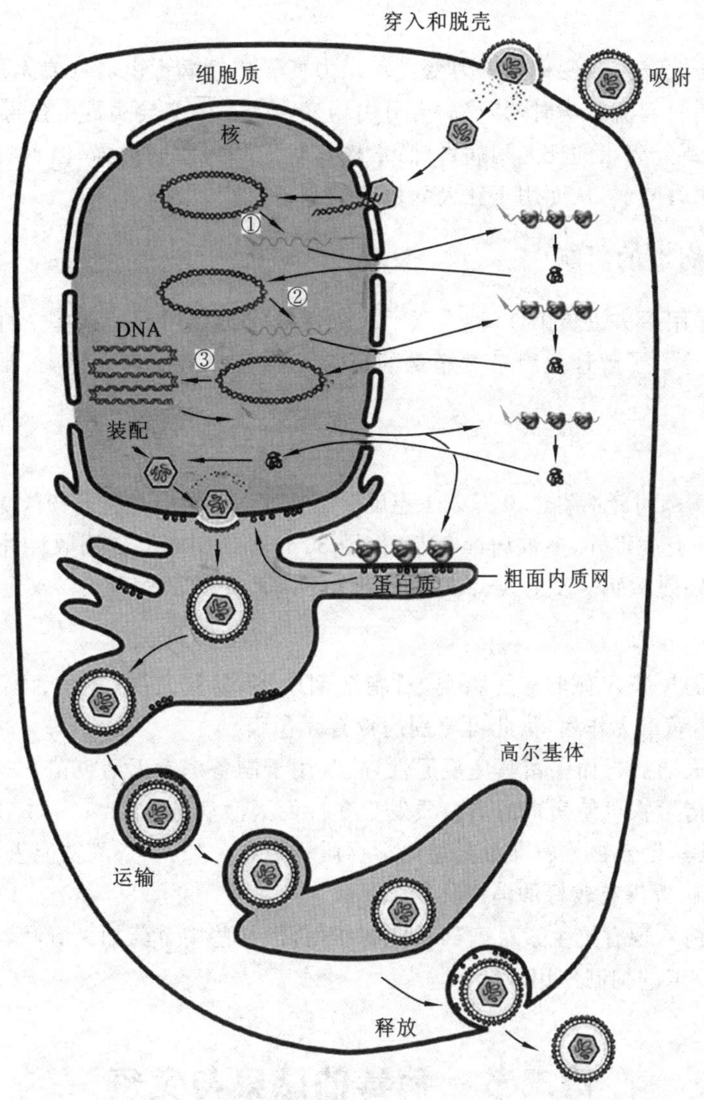

图 13-3　病毒复制周期示意图

2. 缺陷病毒　一些病毒的基因组不完整或者某一基因位点改变，失去了核酸复制时正常的互补作用，使 mRNA 功能受阻，病毒蛋白合成失调，不能复制出完整的病毒颗粒，此病毒即为缺陷病毒，如丁型肝炎病毒。

（四）病毒的干扰现象（viral interference）

当两种病毒同时或先后感染同一种宿主细胞时，可发生一种病毒抑制另一种病毒复制的现象，称为病毒的干扰现象。此现象在异种病毒、同种异株病毒、同种异型病毒之间均可出现，而且灭活病毒也能干扰活病毒的复制增殖。因此，在接种疫苗预防病毒性疾病时，应避免病毒疫苗之间的干扰，同时也要避免病毒野毒株对病毒疫苗的影响。

四、病毒的变异

大多数病毒具有明显的遗传稳定性，但一些病毒在自然或人工条件下，也可发生诸如抗原性变异、毒力变异、耐药性变异、温度敏感性变异等多方面的变异。其中在医学实践中具重要意义的主要是前面两种。

（一）抗原性变异

病毒抗原性的改变可帮助病毒逃避免疫系统的监视，造成病毒在人群间的流行。此外，抗原性变异也可影响抗原或抗体的检出，影响病毒性疾病的诊断。

（二）毒力变异

病毒对宿主的致病性发生改变称为毒力变异。毒力变异包括病毒由弱毒或无毒株变为强毒株，例如，一些病毒在人群中传播引起流行病时，其致病力可由弱变强。毒力变异病毒由强毒株变为弱毒或无毒株，例如，从自然感染动物新分离出的狂犬病病毒（野毒株），对人和犬致病力强，但若将此毒株连续在家兔脑内传代 50 代后，其致病力减弱，从而用于狂犬病疫苗的制备。

五、理化因素对病毒的影响

病毒受理化因素作用后失去传染性，称为灭活。灭活的病毒仍可保留某些活性，如免疫原性、红细胞吸附、血凝及细胞融合等。了解理化因素对病毒的影响，对消毒、防治病毒感染、制备疫苗等均具有指导意义。

（一）物理因素

1. 温度 大多数病毒耐冷不耐热，0 ℃以下温度存活良好，在干冰温度（−70 ℃）和液氮中（−196 ℃）可保存数月至数年。除肝炎病毒外，多数病毒 56 ℃作用 30 min 或 100 ℃作用数秒钟即可被灭活。

2. 辐射 病毒对辐射敏感。X 射线、γ 射线和紫外线等均可灭活病毒。

（二）化学因素

1. 脂溶剂 病毒的包膜含有丰富的脂类，对脂溶剂敏感，易被乙醚、氯仿、丙酮、阴离子去垢剂等溶解。但脂溶剂对无包膜病毒无作用，借此可鉴别病毒有无包膜。

2. 醛类 甲醛可灭活病毒而保留其免疫原性，故常用于制备病毒灭活疫苗。

3. 酚类 酚及其衍生物可使病毒的蛋白质发生变性而灭活病毒，如 1%～5%苯酚可灭活多种病毒。

4. 氧化剂、卤素及其化合物 病毒对上述化学物质均敏感。如：70%酒精能灭活大多数病毒；次氯酸盐、过氧乙酸等对肝炎病毒等有较好的消毒作用。

5. 抗生素与中草药 现有抗生素对病毒无抑制作用，但某些中草药如大青叶、板蓝根、大黄及七叶一枝花等对某些病毒有一定的抑制作用。

第二节　病毒的感染与免疫

一、病毒的传播方式与途径

（一）水平传播

水平传播是大多数病毒的传播方式，指病毒在人群不同个体之间的传播，也包括从动物到动物再到人的传播。病毒主要通过破损的皮肤、黏膜（如呼吸道、消化道或泌尿生殖道黏膜等），或经血液循环（注射、输血、动物叮咬等）等方式感染人体。

（二）垂直传播

垂直传播是指通过胎盘、产道以及哺乳，病毒直接由亲代传给子代。例如，乙型肝炎病毒、人类免疫缺陷病毒、风疹病毒等，均可通过此途径传播，引起死胎、早产、先天畸形等。

二、病毒的致病机制

（一）病毒对宿主细胞的直接作用

不同病毒侵入易感活细胞后，可表现出不同的结果。

1. 杀细胞效应 病毒在宿主细胞内增殖，导致细胞的溶解与死亡，常见于无包膜病毒。

2. 细胞膜改变 感染宿主细胞后可引起细胞膜发生改变，多见于包膜病毒。

3. 包含体形成 某些细胞被病毒感染后，用普通光学显微镜可见在细胞质或细胞核内具有一定形状和特殊染色性的斑块结构，称为包含体。包含体对宿主细胞的结构和功能有破坏作用，可导致宿主细胞损伤。因为包含体与病毒的存在、增殖有关，不同病毒所形成的包含体特征各异，故可作为病毒感染的诊断依据。

4. 细胞转化 一些DNA病毒和逆转录病毒感染细胞后，可将核酸整合在宿主细胞基因组中，导致细胞转化。整合后的病毒核酸称为前病毒，一般不复制出病毒颗粒，细胞也不被破坏。而发生转化后的细胞可以无限制地生长繁殖，常与肿瘤发生密切相关。

5. 细胞凋亡 细胞凋亡是正常生物学现象，是由基因控制的程序性细胞死亡。一些病毒感染宿主细胞后，可诱导细胞发生凋亡，可能促进细胞内病毒的释放。

6. 免疫抑制 一些病毒可侵犯免疫细胞，可导致宿主的免疫功能下降或缺失。例如，人类免疫缺陷病毒常侵犯 $CD4^+$ T 细胞，麻疹病毒、巨细胞病毒等可侵犯巨噬细胞和淋巴细胞。

（二）病毒感染引起的免疫损伤作用

病毒感染宿主细胞后，由于其较强的免疫原性，既可以刺激产生保护性免疫应答，也可导致免疫病理损伤。

1. 体液免疫的病理损伤作用 某些病毒侵入宿主细胞后，可编码病毒抗原表达于细胞表面，刺激机体产生相应的抗病毒抗体（主要为IgG和IgM），激活补体，导致宿主细胞的损伤或破坏。一些病毒感染机体后，病毒抗原可与相应抗体结合形成中等大小的免疫复合物，沉积于血管基底膜，引起Ⅲ型超敏反应。

2. 细胞免疫的病理损伤作用 特异性细胞免疫是机体清除胞内病毒的重要机制，在病毒感染的恢复过程中起关键作用，但它也可引起免疫病理损伤，损伤宿主细胞。CTL可特异性识别在细胞膜上出现新抗原的病毒感染细胞，引起Ⅳ型超敏反应，通过细胞毒作用导致宿主细胞及周围组织损伤。

三、病毒感染的类型

病毒感染因病毒的种类、毒力及机体免疫力等的不同，可呈现不同的感染类型。根据有无临床症状，可将病毒感染分为隐性感染和显性感染。

（一）隐性感染

隐性感染又称亚临床感染，是指病毒侵入机体后不引起明显临床症状。发生此类感染的宿主可获得一定的免疫力，但因不表现出明显症状，易被误诊或漏诊。有些隐性感染者还可向体外播散病毒成为传染源，在流行病学上具有重要意义。

（二）显性感染

显性感染又称临床感染，是指病毒侵入机体后，在宿主细胞内大量增殖，并引起明显的临床症状。根据发病缓急及病毒在体内的持续时间，可分为急性感染和持续性感染。

1. 急性感染 病毒侵入机体后，在宿主细胞内增殖，经数日至数周的潜伏期后发病，出现临床症状。一般潜伏期短、发病急、病程短，病愈后体内不含病毒，如流行性感冒、甲型肝炎等。

2. 持续性感染 病毒感染后，在宿主体内持续存在数月至数年，甚至终身。根据发病机制和临床表现的不同常分为如下三类：①潜伏感染：显性或隐性感染后，病毒可长期潜伏在宿主细胞内不复制，若干年后在一定条件下被激活，又开始增殖使疾病复发。②慢性感染：显性或隐性感染后，病毒未完全清除而持续在血中可检出。患者可无临床症状或表现轻微，但病程长达数月至数十年，如乙型肝炎。③慢发病毒感染：潜伏期长，发病缓慢，一旦出现临床症状，则多为亚急性进行性发展，直至死亡，如麻疹病毒感染后引起的亚急性硬化性全脑炎。

四、抗病毒免疫

病毒感染机体后能诱导机体发生免疫应答，包括非特异性免疫和特异性免疫两部分，以细胞免疫为主。

第三节　病毒感染的检测与防治原则

一、病毒感染的检测方法

临床上病毒引发的感染十分常见，病毒感染的检测不但能帮助临床诊断，而且可用于流行病学调查，有助于病毒性疾病的防治。

（一）标本的采集与送检

1. 标本采集　标本的正确采集与及时送检是病毒感染检查成功的根本。临床上应根据不同病程、不同症状、不同感染部位采集不同的标本。进行病毒分离或病毒抗原及核酸检查时，应采集患者早期或急性期标本；进行血清学检查时，应取急性期和恢复期双份血清，有利于动态观察血清中抗体含量的变化。

2. 标本处理　标本采集时，必须严格无菌操作。对于本身就带有其他微生物或易受污染的标本，如咽拭子、鼻咽洗漱液、痰液、粪便等，应使用高浓度青霉素、链霉素等抗生素进行处理，以抑制其他微生物的生长繁殖。

3. 标本送检　病毒的抵抗力较弱，室温下易失去活性，故标本采集后应立即送检。若标本需较长时间运送，应将标本放入装有冰块的保温容器中冷藏。暂时不能检查或分离培养的标本则应保存在50%的甘油盐水中或低温－70 ℃冷藏。

（二）病毒的分离培养

病毒具有严格的活细胞内寄生性，故应根据病毒的种类选择易感的组织细胞、敏感动物或鸡胚进行分离培养。

1. 动物接种　最原始的病毒分离培养法，目前使用较少。应根据病毒的种类和要求的不同，选择敏感的动物、适宜的部位及途径进行接种，常用的实验动物有鼠类、灵长类、兔类等。

2. 鸡胚培养　此法简便实用，鸡胚对多种病毒敏感。临床上常选用孵化9～14天的鸡胚，根据病毒的特性不同接种于鸡胚的不同部位。

3. 组织细胞培养　目前病毒分离鉴定中最常用的方法，是在实验室将病毒置于离体活组织块或分散的组织细胞中培养。常用的组织细胞有人胚肾细胞、人胎盘羊膜细胞、猴肾细胞等。多数细胞在病毒感染后，于光学显微镜下可观察到细胞病变。

（三）病毒感染的快速诊断

1. 形态学检查　可在电子显微镜下观察病毒颗粒，也可用光学显微镜观察病毒感染后引起的包含体及细胞病变。

2. 血清学检查　检查患者发病早期血清中特异性抗体的含量或双份血清中抗体的动态变化，进行病毒感染的诊断或流行病学调查，也可通过血凝试验和血凝抑制试验进行辅助诊断。

3. 聚合酶链反应(PCR)　PCR是一种体外快速扩增特异性DNA片段的技术，常用于病毒核酸的检测。

二、病毒感染的预防

（一）人工主动免疫

接种疫苗可使机体产生特异性免疫，从而达到预防病毒性疾病的效果。目前常用的生物制品有灭活疫苗、减毒活疫苗、重组载体疫苗及亚单位疫苗等。

（二）人工被动免疫

常用抗病毒血清、人丙种球蛋白、胎盘球蛋白、细胞免疫制剂等。近年来，临床上使用高效价抗乙型肝炎病毒免疫球蛋白预防乙型肝炎，取得了一定的效果。

三、病毒感染的治疗

（一）抗病毒化学制剂

化学药物可通过降低病毒核酸或蛋白的合成，阻止病毒脱壳、成熟等步骤来抑制病毒的增殖。常用的有阿昔洛韦、阿糖腺苷、齐多呋定、双脱氧肌苷、拉米呋定、利巴韦林、赛科纳瓦、英迪纳瓦、金刚烷胺等。

（二）干扰素和干扰素诱生剂

干扰素具有广谱抗病毒作用，毒性小，常用于多种病毒感染的治疗。

（三）中草药

一些中草药（如板蓝根、大青叶、黄芪等）对病毒均有一定的抑制作用，但其抗病毒的机理还有待进一步研究。

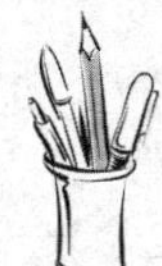

本章小结

病毒是一类非细胞型微生物，其体形微小，结构简单，只含有一种类型核酸，严格细胞内寄生，以复制的方式繁殖。人类传染病中有约75%是由病毒引起的。病毒以纳米为测量单位，化学成分主要由核酸和蛋白质组成，在易感细胞内以复制方式增殖，某些病毒可形成包含体。两种病毒同时或短期内先后进入同一易感细胞会发生干扰现象。绝大多数病毒耐冷不耐热，有机溶剂能破坏包膜病毒。常用的抗菌药物对病毒无抑制作用。

病毒感染根据有无临床症状可分为隐性感染和显性感染。病毒感染可直接破坏宿主细胞，导致细胞变性死亡，也可引起免疫病理损伤。抗病毒免疫以细胞免疫为主。干扰素具有广谱抗病毒作用，可用于多种病毒感染的治疗。

病毒的微生物学检查首先根据感染的部位采取相应的标本，应早期采集并立即送检，否则应保存在50%的甘油盐水中或低温－70 ℃冷藏。常用病毒培养检查法有动物接种、鸡胚培养和组织细胞培养。目前临床上常用核酸杂交技术和核酸扩增技术对病毒性疾病进行快速、准确诊断。

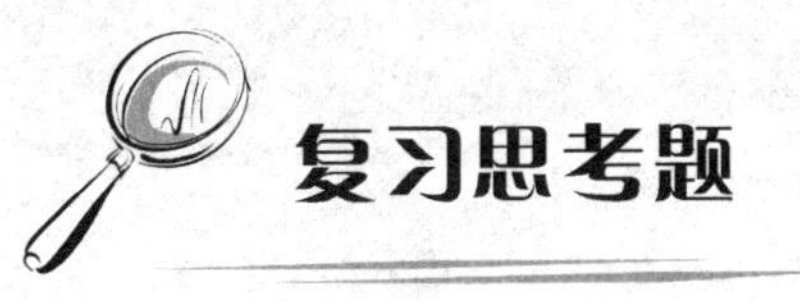

复习思考题

一、单选题

1. 构成病毒最基本的结构是（　　）。

A. 核心　　B. 衣壳　　C. 包膜　　D. 刺突　　E. 核衣壳

2. 有关病毒体，下列说法错误的是（　　）。

A. 包含核衣壳结构　　B. 完整成熟的病毒颗粒

C. 具有感染性　　D. 在宿主细胞内复制的病毒组装成分

E. 细胞外的病毒结构变性

3. 下列哪项不是病毒的特征？（　　）

A. 非细胞型微生物　　B. 只含有一种核酸

C. 可在任何活细胞内增殖　　D. 对抗生素不敏感

E. 干扰素可抑制其增殖

4. 构成病毒核心的化学成分是（　　）。

A. 磷酸　　B. 蛋白质　　C. 肽聚糖　　D. 核酸　　E. 类脂

5. 有关干扰素抗病毒的特点，下列说法错误的是（　　）。

A. 广谱抗病毒作用　　B. 可直接灭活病毒

C. 作用受种属限制　　D. 作用于邻近细胞，使其产生抗病毒蛋白

E. 可激活巨噬细胞，增强其抗病毒作用

6. 有关病毒标本的采集和运送，下列说法错误的是（　　）。

A. 有其他微生物污染的标本应用抗生素处理　　B. 标本采集时严格无菌操作

C. 标本运送时应置于带有冰块的保温容器中　　D. 发病晚期采集标本

E. 标本采集后应立即送检

二、简答题

1. 病毒的结构和各自的化学组成如何？

2. 复制周期可分为哪五个阶段？

3. 简述病毒感染的类型。

4. 病毒分离培养的方法有哪些？

（高江原）

第十四章 常见病毒

学习要点

掌握:呼吸道病毒的种类、所致疾病、流行性感冒病毒抗原变异与流感流行的关系;肠道病毒的种类及共同特征;HAV、HBV 的生物学特性、致病性和防治原则;狂犬病病毒的致病特点及预防措施;HIV 的致病性与免疫性。

熟悉:流行性感冒病毒和麻疹病毒的主要生物学特性;脊髓灰质炎病毒的致病性和特异性预防;柯萨奇病毒、埃可病毒及轮状病毒的致病性;HBV 的抗原抗体系统检测意义;HIV 微生物学检查及防治原则;虫媒病毒的共同特征。

了解:非甲型乙型肝炎病毒的致病性;乙型脑炎病毒的生物学性状、致病性、防治原则;登革病毒和森林脑炎病毒的致病性。

【文摘引言】 1892 年,俄国学者伊万诺夫斯基第一个发现了病毒即烟草花叶病毒,随后许多对人类和动物、植物致病的病毒相继被发现。1983 年 5 月,法国巴斯德研究所的路克博士等从艾滋病患者的血浆里分离出了一种新的被称为淋巴腺病相关性病毒的逆转录病毒。1984 年 4 月 23 日,美国国立癌症研究所的 Gallo 博士分离出了一种名为淋巴瘤病毒Ⅲ型的病毒。两年之后,以上两种病毒被认定为同一种病毒,世界卫生组织将其命名为人类免疫缺陷病毒(HIV)。由于伊万诺夫斯基和路克博士对病毒学的特殊贡献,他们分别于 1892 年和 1983 年获得诺贝尔奖。

常见病毒有很多种,本章主要介绍呼吸道病毒、肠道病毒、肝炎病毒、虫媒病毒、人类免疫缺陷病毒及其他类型病毒。病毒引起的疾病传染性强,传播迅速,并发症复杂,后遗症严重,死亡率高。某些病毒的快速变异,例如,流行性感冒病毒、人类免疫缺陷病毒等对疫苗的设计和对疾病的治疗造成了巨大的阻碍,人类与微生物的斗争永远不会结束。21 世纪是科技迅猛发展的时代,对于病毒学的进一步研究将会在控制传染病、保障人类健康方面作出更大的贡献。

第一节 呼吸道病毒

呼吸道病毒是指由呼吸道侵入,在呼吸道黏膜上皮细胞中增殖,引起呼吸道或其他器官损害的病毒总称。据统计,急性呼吸道感染中 90%以上的由病毒引起。呼吸道病毒具有潜伏期短、传播快、传染性强、可反复感染等特点,常可造成大流行,甚至暴发流行。常见的呼吸道病毒有流行性感冒病毒、麻疹病毒、腮腺炎病毒、冠状病毒、风疹病毒、腺病毒等。

一、流行性感冒病毒

流行性感冒病毒简称流感病毒,是引起流感的病原体。流感病毒分为甲、乙、丙三型,可引起人和动物流行性感冒(简称流感)。其中甲型流感病毒常引起大流行,乙型流感病毒一般呈局部流行或小流行,丙型流感病毒主要侵犯婴幼儿引起普通感冒。

(一) 生物学性状

1. 形态与结构 流感病毒为有包膜的单股 RNA 病毒,多呈球形,直径 80～120 nm,其结构从内到外分为三部分。内层是病毒的核心，为病毒的核衣壳，由病毒核酸、核蛋白（NP）及 RNA 多聚酶组成，病毒核酸为分节段的 RNA，有 7～8 个节段；中层是一种膜结构，称为膜蛋白（即 MP），具有保护核心、维持病毒外形及结构完整的作用；最外层为脂质双层构成的包膜结构，其上镶嵌有血凝素（hemagglutinin，HA）和神经氨酸酶（neuraminidase，NA），呈放射状突起，称为刺突，具有抗原性。甲型流感病毒结构模式图如图 14-1 所示。

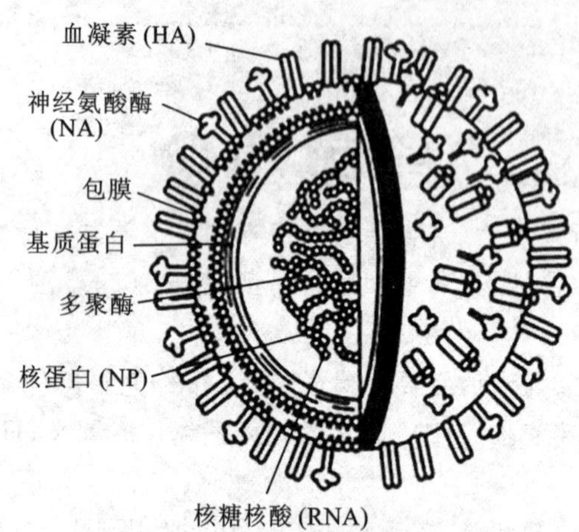

图 14-1　甲型流感病毒结构模式图

2. 分型与变异　根据 NP 和 MP 的抗原性不同将流感病毒分为甲、乙、丙三型，三型之间无交叉反应。甲型流感病毒又根据存在于病毒上的 HA 和 NA 的抗原不同分为若干亚型和株。乙、丙型流感病毒至今尚未发现亚型。

流感病毒的包膜抗原（HA 和 NA）易发生变异，尤以甲型流感病毒变异最为频繁。流感病毒变异有如下两种形式。

1）抗原漂移　由于基因点突变，变异幅度小，属于量变，常引起局部中、小型流行。

2）抗原转换　若变异幅度大，属于质变，常导致新亚型的出现。由于人群对新亚型无免疫力，因此，往往引起较大规模的流行，甚至是世界性大流行。

3. 培养特性与抵抗力　流感病毒可用鸡胚培养和细胞培养。其抵抗力较弱，不耐热，56 ℃ 30 min 即可灭活，室温下感染性很快消失，0～4 ℃可存活数周，－70 ℃以下可长期保存。对干燥、紫外线、甲醛、酸等敏感。

（二）致病性与免疫性

流感病毒所致疾病为流感。传染源主要为患者，传播途径是由飞沫经呼吸道传播，侵入易感者呼吸道上皮细胞，病毒增殖引起细胞变性、坏死、脱落及黏膜充血、水肿等，发病初期 2～3 天内鼻咽分泌物中病毒最多。流感潜伏期一般为 1～4 天。临床表现为鼻塞、流涕、咽痛、咳嗽等局部症状，也可引起畏寒、发热、头痛、全身肌肉和关节酸痛等全身表现，有时还伴有呕吐、腹痛、腹泻等消化道症状。病程大多持续 5～7 天，但少数患者如年老体弱、婴幼儿等易继发细菌感染，使病程延长，导致肺炎等，重者可危及生命。

病后机体可产生相应的抗体，如 IgG、IgM 或 sIgA 等，在抗感染中发挥重要作用，对同型病毒具有免疫力，一般维持 1～2 年，但亚型之间无交叉反应。

（三）微生物学检查

1. 病毒分离与培养　采取发病 3 天内患者的咽漱液或咽拭子，经抗生素处理后进行鸡胚接种或者细胞培养，然后采用血凝抑制试验，进行病毒型别鉴定。

2. 血清学诊断　采取患者急性期（5 天内）和恢复期（病程 2～4 周）的血清做血凝抑制实验，若恢复期血清抗体效价增高 4 倍以上，即可作出诊断。

3. 病毒核酸测定　可采用核酸杂交、PCR 或序列分析检测病毒核酸和进行病毒分型。

（四）防治原则

流感病毒传染性强、传播迅速、易暴发流行，故严密检测流感病毒的变异，切实做好预防工作十分重要。流行期间，应避免人群聚集，公共场所如剧院、宿舍等应常通风换气，还可用乳酸蒸熏进行空气消毒。

接种疫苗是预防流感最有效的方法，但疫苗株必须与当前流行株抗原型别基本相同。目前多使用灭活三价疫苗或流感病毒亚单位疫苗进行预防。

流感无特效疗法，盐酸金刚烷胺及其衍生物可用于流感的预防，发病 24～48 h 内使用可减轻症状。此外，干扰素滴鼻及中药板蓝根、大青叶等有一定疗效。

近年来，由于禽流感等病毒引起的疫情对人类的健康造成重大威胁。由于病毒不断变异，开发新型抗禽流感病毒药物已成为全世界医学领域研究的重点课题。

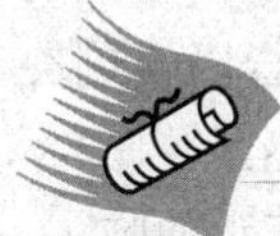

知识链接

2009 年 3 月 18 日，在墨西哥暴发的人感染猪流感疫情，并迅速在全球范围内蔓延。世界卫生组织(WHO)初始将此型流感称为人感染猪流感，后将其更名为甲型 H1N1 流感。2009 年 6 月 11 日，WHO 宣布将甲型 H1N1 流感大流行警告级别提升为 6 级，全球进入流感大流行阶段。此次流感为一种新型呼吸道传染病，其病原为新甲型 H1N1 流感病毒株，病毒基因中包含猪流感、禽流感和人流感三种流感病毒的基因片段。2010 年 6 月 11 日是世界卫生组织认定甲型 H1N1 流感为“流感大流行”一周年。世界卫生组织官员在当天宣布，这一流感已致死 18156 人。

二、麻疹病毒

麻疹病毒是麻疹的病原体，属副黏病毒科。麻疹是一种儿童常见的急性呼吸道传染病，冬、春季好发，传染性强，最易感的人群是 6 个月～5 岁的儿童，无免疫力者接触后发病率几乎达 100%。自普遍使用麻疹减毒活疫苗进行免疫后，发病率大大降低。

（一）生物学性状

麻疹病毒是直径为 120～250 nm 的球形颗粒，核酸为单股负链 RNA，衣壳呈螺旋对称型，外有包膜，包膜上有血凝素和血溶素两种刺突。麻疹病毒抗原性稳定，只有一个血清型。麻疹病毒对理化因素的抵抗力较弱，可通过 56 ℃加热 30 min 或用过氧乙酸等消毒剂灭活。

（二）致病性与免疫性

麻疹病毒所致疾病为麻疹。在自然条件下，麻疹病毒只感染人类并引起麻疹，在极少数患者也可引起中枢神经的慢发感染。传染源为麻疹患者，自潜伏期至出疹期均有传染性。病毒随患者的鼻咽和眼分泌物排出后以飞沫为媒介通过空气传播，也可通过接触污染的用具等传播，冬、春季好发，潜伏期为 9～12 天，临床表现主要包括发热、喷嚏、咳嗽、流涕、眼红、畏光、口颊黏膜斑(科氏斑)、血淋巴细胞减少及全身皮肤相继出现红色斑丘疹。其中科氏斑是麻疹患者的一个特殊体征，有早期诊断意义。皮疹出全 24 h 后，体温逐渐下降，若无并发症，可自然痊愈。但免疫力低下人群常继发中耳炎、支气管炎、肺炎等，严重者可致患者死亡。

机体对麻疹病毒感染的免疫力主要依赖于特异性血清抗体的产生，正常的细胞免疫有助于麻疹患者的康复，患病恢复或接种麻疹疫苗后，机体可形成持久的保护性免疫力，一般不会再次发生麻疹。但也有极个别患者，10 万分之 0.6～2.2 的概率在其恢复后多年(平均 7 年)出现亚急性硬化性全脑炎(SSPE)，预后不良。

（三）微生物学检查

可采集发病 2～3 天患者的鼻咽拭子与血液标本，分离培养麻疹病毒。用特异性荧光抗体法检测病毒抗原，可鉴定麻疹病毒。

麻疹的血清学诊断通常采用 ELISA 法、中和试验、血凝抑制试验等方法，检测患者血清的特异性抗体及其效价。血清学诊断需要分别采集患者急性期与恢复期的双份血清标本，检测其中的特异性抗体效价。

如果恢复期血清特异性抗体效价比急性期血清特异性抗体效价增高4倍或4倍以上，可诊断麻疹。

（四）防治原则

预防麻疹的主要措施是对儿童进行主动免疫。对易感人群进行麻疹病毒减毒活疫苗的免疫接种是预防麻疹的最有效措施。对接触麻疹的易感儿童，采用人工被动免疫，注射丙种球蛋白，可防止发病或减轻症状。

三、腮腺炎病毒

腮腺炎病毒是流行性腮腺炎的病原体，属副黏病毒科。腮腺炎病毒呈球形，直径约为150nm，核酸为单股负链RNA，核衣壳呈螺旋对称型，有包膜，包膜上有血凝素-神经氨酸酶刺突（HN）及融合因子刺突（F）。腮腺炎病毒只有一个血清型，抵抗力较弱，56 ℃ 30 min可被灭活，对紫外线、脂溶剂敏感。

流行性腮腺炎是儿童多发的一种常见呼吸道传染病，在世界各地均有流行。人是腮腺炎病毒的唯一宿主，病毒经飞沫传播，易感者为学龄前儿童，好发于冬、春季，潜伏期2～3周，主要临床表现为一侧或者双侧腮腺肿大、疼痛，伴发热、乏力、肌肉酸痛等，若无合并感染。经历1～2周病程后可自愈。青春期感染者，男性易并发睾丸炎，甚至可致不育；女性易并发卵巢炎，也有少数患者并发无菌性脑膜炎。此外，腮腺炎病毒所致的病毒性脑炎亦常见。病后或隐性感染后，可获得牢固而持久的免疫力。

【课堂互动】

如果一个儿童5岁时得过腮腺炎，那么成年后还会再次得腮腺炎吗？为什么？

四、冠状病毒

冠状病毒为单股正链RNA病毒，核衣壳呈螺旋对称型的有包膜，因包膜上有间隔较宽的突起，呈皇冠形，故称为冠状病毒。冠状病毒引起10%～30%的普通感冒，各年龄组均可发病，以婴幼儿为主，冬季为流行高峰。病毒经飞沫传播，仅侵犯上呼吸道，引起轻度感染，但可使原有的呼吸道感染加重，甚至引起肺炎。另外，还可引起婴儿和新生儿急性肠胃炎，极少数情况下也引起神经系统综合征。病后免疫力不强，仍可再次发生感染。

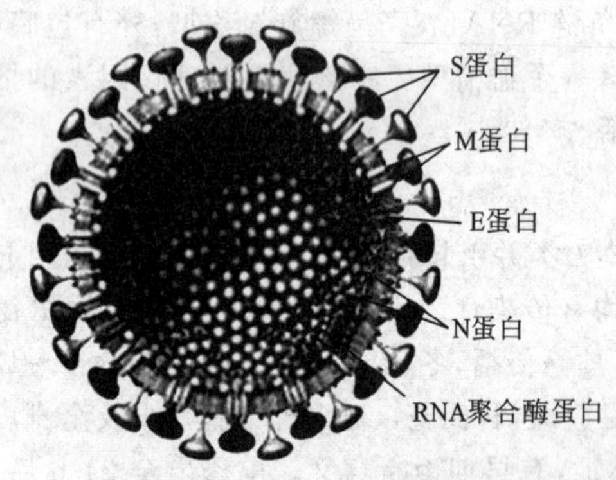

图14-2　SARS冠状病毒结构模式图

一种新的变异的冠状病毒，称为SARS冠状病毒，感染后能引起一种具有明显传染性的、以急性肺部损伤为主的新的呼吸道急性传染病。2003年4月，我国将此病正式列入法定传染病，称传染性非典型肺炎。WHO将其命名为严重急性呼吸综合征（Severe Acute Respiratory Syndrome，SARS）。

现已知，SARS冠状病毒基因组由五个主要开放读码框组成，分别编码RNA聚合酶蛋白、S蛋白、M蛋白、E蛋白和N蛋白，见图14-2。其中，S蛋白是病毒感染过程中吸附与穿入细胞的关键蛋白，也会引起宿主的免疫反应，是疫苗的理想靶位。

SARS冠状病毒的抵抗力较弱，对乙醚等脂溶剂敏感，丙酮、10%甲醛及75%酒精等消毒剂均可灭活该病毒。75 ℃加热30 min、紫外线照射均可杀死该病毒。

SARS的传染源主要是患者，以近距离飞沫传播为主，也可通过手接触呼吸道分泌物，经口、鼻、眼传播，另有研究发现存在粪口传播的可能。SARS起病急，传播快，病死率高。其症状主要表现为发热、头痛、乏力、全身酸痛、干咳少痰、呼吸困难等。SARS病毒能侵犯多种脏器，引起免疫系统对脏器的过度攻击，导致严重的脏器损伤。

SARS主要预防措施如下：提高机体免疫力，严格隔离患者及疑似病例，切断传播途径；保持室内空气流通和良好的个人卫生习惯，流行期间，可用1000 mg/L含氯消毒剂对公共场所、可能受到污染的物品进行喷雾或擦拭消毒。用于SARS特异性预防的疫苗已进入试用。目前尚无特效药，以综合性支持治疗为主，对症治疗为辅。

五、风疹病毒

风疹病毒属披膜病毒科，是引起风疹的病原体。病毒呈球形，直径为50～70 nm，RNA为单股正链。1962年首次分离成功，只有一个血清型，人是唯一的自然宿主。

本病毒主要侵犯15岁以下儿童，经呼吸道感染，先在呼吸道局部细胞增殖，然后进入血液循环，扩散至全身，引起风疹。潜伏期为12～14天。前驱症状有发热、不适、咽痛等，耳后和枕骨下淋巴结有明显压痛，继而在面部首先出现浅红色的斑丘疹，并迅速波及全身。

妇女妊娠早期感染风疹病毒，病毒可经胎盘感染胎儿，引起胎儿畸形或先天性风疹综合征。妊娠月龄越小，发生畸形的可能性越大，表现越严重。常见畸形有先天性心脏病、耳聋、智力发育不全等，有的引起流产或出生后死亡。病后或隐性感染可获得免疫力。

预防可接种风疹减毒活疫苗，接种重点应为非孕期未患风疹的育龄妇女及学龄前儿童，免疫效果良好。风疹病毒抗体阴性的孕妇，若接触风疹患者应立即注射丙种球蛋白进行紧急预防。

第二节　肠道病毒

肠道病毒是小核糖核酸病毒科的一个属。本属病毒在人类消化道细胞中繁殖，通过血液侵犯其他器官，引起各种临床综合征。肠道病毒包括脊髓灰质炎病毒、柯萨奇病毒、埃可病毒及新型肠道病毒。肠道病毒共同特性如下：①呈球形，体积小，直径为24～30 nm，衣壳呈20面体立体对称，无包膜；②基因组为正单链RNA，具有mRNA的功能；③病毒衣壳由60个壳粒组成，每个壳粒又由四种不同的多肽组成；④耐酸、耐乙醚等脂溶剂，在pH3～5时稳定，在污水和粪便中能存活4～6个月，对热、干燥、紫外线敏感；⑤主要经粪口途径传播，并可通过病毒血症侵犯多种脏器，临床表现多样化。

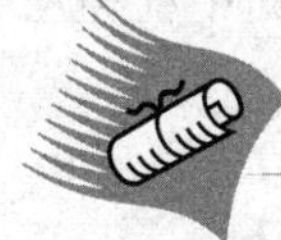

知识链接

2008年3月，在安徽阜阳地区出现多名儿童感染手足口病，随后在北京、重庆、广东、湖北、湖南等地均发生了疫情。该病主要由肠道病毒71型所致，以发热和手、足、口腔等部位出现皮疹为主，个别患者出现心肌炎、无菌性脑膜脑炎等严重并发症。目前我国已将手足口病列入传染病防治法规定的丙类传染病进行管理。

一、脊髓灰质炎病毒

脊髓灰质炎病毒是脊髓灰质炎的病原体。脊髓灰质炎又称小儿麻痹症，是由脊髓灰质炎病毒引起的急性传染病。临床以发热、上呼吸道症状、肢体疼痛为特征，重症感染者可出现中枢神经系统症状，导致肢体弛缓性瘫痪。1954年和1956年灭活疫苗及减毒活疫苗相继研制成功，为预防和最终消灭脊髓灰质炎奠定了坚实的基础。

（一）生物学性状

脊髓灰质炎病毒直径为20～30 nm，内含单股的核糖核酸，无包膜，见图14-3。在电子显微镜下呈圆形颗粒状。大量存在于患者的脊髓和脑部，在鼻咽部、肠道黏膜与淋巴结内亦可查到，按其抗原性不同，可分为Ⅰ、Ⅱ、Ⅲ三个血清型，型间偶有交叉免疫。脊髓灰质炎病毒耐寒，−70 ℃可保存活力达8年之久，在水、粪便和牛奶中可生存数月，在4 ℃冰箱中可保存数周，但对干燥很敏感。不耐热，56 ℃保持30 min可使其灭活，煮沸和紫外线照射可迅速将其杀死。对高锰酸钾、漂白粉等敏感。酸性环境中稳定，不易被胃酸和胆汁灭活。

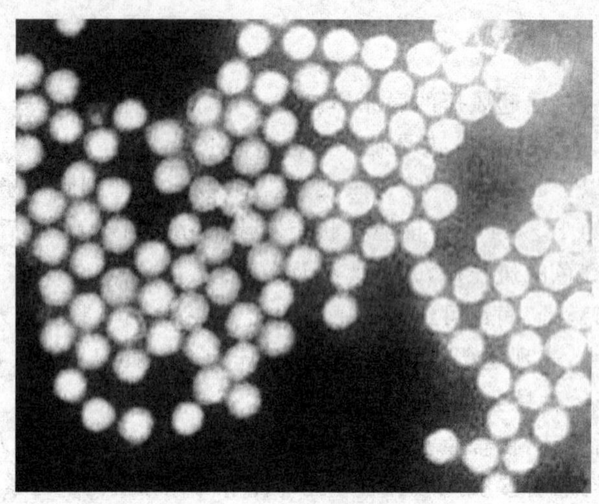

图 14-3 脊髓灰质炎病毒

（二）致病性与免疫性

患者、无症状携带者及隐性感染者是脊髓灰质炎病毒的传染源，病毒主要存在于粪便和鼻咽分泌物中，经粪口途径传播。发病初期鼻咽分泌物可带病毒，粪便排毒时间长，贯穿整个病程，病后 2 周传染性最强。脊髓灰质炎病毒感染后，先在咽部、肠道下段上皮细胞、肠系膜淋巴结中增殖。90％的感染者表现为隐性或轻症感染，患者只出现发热、乏力、咽痛和呕吐等非特异症状，并迅速恢复，1％～2％的患者病毒侵入中枢神经系统和脑膜，产生非麻痹型脊髓灰质炎或无菌性脑膜炎。患者除有上述非特异性症状外，还有颈项强直、肌痉挛等症状。有少数患者产生最严重的后果，可发生暂时性肢体麻痹、永久性迟缓性肢体麻痹，极少数患者发展为延髓麻痹，导致呼吸、循环衰竭而死亡。

脊髓灰质炎病毒感染后，机体可获得对同型病毒的牢固免疫力，主要有分泌型 IgA、IgG、IgM 发挥作用。分泌型 IgA 能清除咽喉部和肠道内病毒，防止病毒入血。血清中抗体可阻止血流中病毒向中枢神经系统扩散。

（三）防治原则

脊髓灰质炎的一般预防措施包括隔离患者、消毒排泄物及加强饮食卫生管理、保护水源等。流行期间，应避免对易感小儿做扁桃体摘除手术或其他各种疫苗的接种，减少麻痹型病例的发生。

用脊髓灰质炎灭活疫苗或减毒疫苗进行人工自动免疫是预防本病的最佳措施。我国规定 12 月 5 日为全国预防脊髓灰质炎强化免疫日。我国采用口服脊髓灰质炎减毒疫苗糖丸进行计划免疫，2 月龄开始连续 3 次，间隔 1 个月，4 岁时加强一次。

二、柯萨奇病毒

柯萨奇病毒是 1948 年在美国纽约州柯萨奇镇从一名脊髓灰质炎患者的粪便中用接种乳鼠的方法首次分离的，因而得名。

柯萨奇病毒型别多、分布广，人类感染的机会较多，主要经粪口途径传播，亦可由呼吸道传播。病毒在体内的扩散方式与脊髓灰质炎病毒相似，但因可侵犯呼吸道、胃肠道、肌肉、关节、皮肤、心脏或中枢神经系统等多种组织器官，导致临床症状多样化。

人体感染柯萨奇病毒后，血清中较早出现特异性中和抗体，对同型病毒有持久免疫力。双份血清抗体检测时，恢复期效价高出 4 倍才有诊断意义。目前，柯萨奇病毒感染尚无特异的防治方法。

三、埃可病毒

埃可病毒是 20 世纪 50 年代初在脊髓灰质炎流行期间，偶从健康儿童的粪便中分离出来的。埃可病毒的传播途径以接触、呼吸道和消化道传播为主，亦可存在于健康人的咽喉和肠道内。这对判断由埃可病毒引起的感染造成困难，仅从临床症状不能对个别病例诊断为埃可病毒的感染。但在下列流行情形时必须考虑埃可病毒感染：①无菌性脑膜炎在夏季流行时；②有红疹的发热病（特别是幼儿）夏季流行时；③暴发性婴幼儿腹泻，但不能查出致病性肠道菌时。

四、轮状病毒

轮状病毒是引起婴幼儿腹泻的重要病原体，属于呼肠病毒科轮状病毒属。

轮状病毒为70～75 nm的球形颗粒，无包膜，具有内、外双层衣壳结构，放射状排列，电镜下呈车轮状，因而称为轮状病毒。病毒基因组由11个节段的双股RNA组成。根据病毒内衣壳抗原性的不同，可将轮状病毒分为A～G 7个组。轮状病毒A～C组可以引起人类和动物腹泻，而D～G组仅引起动物腹泻，其中，A组轮状病毒感染呈世界性分布，主要引起婴幼儿（6个月至1岁）严重腹泻，是发展中国家婴幼儿死亡的重要原因之一；B组轮状病毒引起成人腹泻，仅见于我国，以15～45岁青壮年为主，多为自限性感染，病死率低；C组轮状病毒感染的发病率低，多散发，偶见暴发流行。轮状病毒腹泻的发生具有一定的季节性，以寒冷季节多见。

患者和无症状携带者是传染源，主要通过粪口途径传播。潜伏期为24～48 h，并伴有发热、腹痛和腹水等症状。免疫力健全的患者通常为自限性感染，持续数天即可痊愈。但免疫缺陷的儿童则出现严重腹泻、脱水或慢性腹泻等。

轮状病毒感染后可获得持久免疫力。主要由病毒型特异性的血清抗体和局部sIgA抗体等发挥保护性作用。

目前，采用ELISA法检测粪便标本中的病毒抗原，简便、快速、特异性高；采用分析标本中的病毒RNA聚丙烯酰胺凝胶电泳（PAGE）图谱，可以诊断轮状病毒感染和确定病毒分组。

对轮状病毒引起的急性胃肠炎预防以控制传染源和切断传播途径为主。目前尚无特异性治疗手段，以对症治疗为主。通过及时补充水和电解质，纠正酸中毒，有助于降低死亡率。

五、杯状病毒与肠道腺病毒

（一）杯状病毒

杯状病毒为一类具有典型杯状形态、无包膜的RNA病毒。引起人类急性病毒性胃肠炎的人杯状病毒主要包括两个属，即诺如病毒属和沙波病毒属。诺如病毒属的原型病毒为诺瓦克病毒，诺瓦克病毒是1972年在美国Norwalk地区一所小学发生急性胃肠炎暴发流行时被发现的。

杯状病毒感染呈世界性流行，常见于学龄儿童和成人。患者、隐性感染者及健康携带病毒者均可为传染源；粪口途径为主要传播途径。该病毒传染性强，人群普遍易感。临床表现以低热、恶心、呕吐、腹痛和水样腹泻为主。

目前，杯状病毒感染尚无特异性疫苗和有效的抗病毒疗法。

（二）肠道腺病毒

肠道腺病毒基因组为双链DNA，衣壳为二十面体立体对称型，无包膜。肠道腺病毒已证实是引起婴幼儿病毒性腹泻的第二位病原体。因腹泻而住院治疗的患者中，约15%由肠道腺病毒引起。肠道腺病毒归属于人类腺病毒F组。

世界各地均有小儿腺病毒急性胃肠炎的报告。病毒主要经粪-口途径传播，也可经呼吸道传播，一年四季均可发病，以夏季多见，可引起暴发；主要侵犯5岁以下小儿，引起水样腹泻，可伴有咽炎、咳嗽等呼吸道症状，发热及呕吐程度较轻。通过检查病毒抗原、核酸及血清抗体可进行诊断。目前尚无有效疫苗和抗病毒治疗方法，主要采取对症治疗。

第三节　肝炎病毒

肝炎病毒（hepatitis virus）是指引起病毒性肝炎的病原体。目前已经公认的人类病毒性肝炎的病原体至少有 5 种类型,包括甲型肝炎病毒(HAV)、乙型肝炎病毒(HBV)、丙型肝炎病毒(HCV)、丁型肝炎病毒(HDV)和戊型肝炎病毒(HEV),能分别引起甲、乙、丙、丁、戊型五种病毒性肝炎(见表 14-1)。其中,甲型肝炎病毒和戊型肝炎病毒经消化道途径传播,可引起急性肝炎,不转化为慢性肝炎或慢性携带者。乙型肝炎病毒、丙型肝炎病毒主要经血源性途径传播,除引起急性肝炎外,还可发展为慢性肝炎,并与肝硬化和肝癌密切相关。丁型肝炎病毒为一种缺陷病毒,必须在乙型肝炎病毒辅助下才能复制,故其传播途径与乙型肝炎病毒相同。

表 14-1　五种肝炎病毒的主要生物学性状比较

特点	HAV	HBV	HCV	HDV	HEV
病毒分类	小 RNA 病毒科	嗜肝病毒科	黄病毒科	缺陷病毒	杯状病毒科
基因类别	单正链 RNA	双链 DNA	单正链 RNA	单负链 RNA	单正链 RNA
病毒直径	27 nm	42 nm	30～60 nm	35～37 nm	27～34 nm
传播途径	消化道传播	输血、母婴、性接触传播	输血、母婴、性接触传播	输血、母婴、性接触传播	消化道传播

一、甲型肝炎病毒

甲型肝炎病毒(hepatitis A virus,HAV)是引起甲型肝炎的病原体。甲型肝炎呈世界性分布,主要感染儿童和青少年。人类感染 HAV 后,大多表现为亚临床或隐性感染,仅少数表现为急性甲型肝炎,一般可完全恢复,不转变为慢性肝炎。

(一)生物学性状

HAV 归属于小 RNA 病毒科的嗜肝病毒属。病毒直径约为 27nm,呈球形,无包膜,衣壳为二十面体立体对称型,病毒基因为单股正链 RNA,由 7478 个核苷酸组成,见图 14-4。HAV 抗原性稳定,仅发现一个血清型。

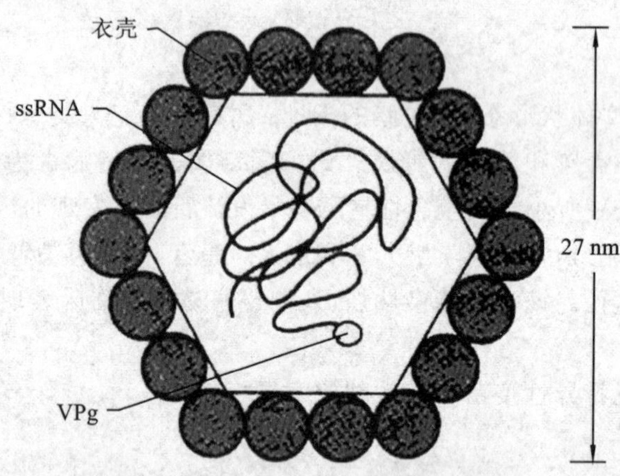

图 14-4　甲型肝炎病毒结构模式图

HAV 在自然界存活能力强,60 ℃作用 1 h 不被灭活,在 25 ℃干燥环境下至少存活 1 个月,4 ℃可存活数月,在水、泥沙和毛蚶中存活数天至数月,对乙醚、酸及有机物溶剂均有抵抗力。100 ℃加热 5 min、紫外线作用 1 h 可破坏其传染性。

(二)致病性与免疫性

HAV 的传染源主要是患者或隐性感染者,主要通过粪口途径传播,病毒随粪便污染水源或食物、用具等,可造成散发或大流行。HAV 的潜伏期为 15～50 天(平均为 30 天)。通常在患者的转氨酶升高前 5～6 天,其粪便中可排出病毒,几乎与转氨酶升高同时血液中出现病毒。病毒经消化道侵入人体后,先在肠黏膜和局部淋巴结中增殖,然后侵入血流形成病毒血症,最终侵入肝细胞而引起肝炎。患者有发热、疲乏、食欲下降、肝大、肝区压痛和肝功能受损等临床表现,部分患者可出现黄疸。

显性或隐性感染后,机体可产生特异性 IgM 和 IgG 抗体。前者在急性期和恢复期出现;后者在恢复后期出现，可维持多年，对同型病毒的再感染有免疫力。

（三）微生物学检查

目前对甲型肝炎的微生物学检查以检测 HAV 的抗原和抗体为主。应用的方法主要包括 ELISA、放射免疫测定(RIA)等。抗 HAV 的 IgM 具有出现早、消失快的特点，故成为 HAV 新近感染的标志，可作为早期诊断的指标。血清 HAV-IgG 检测主要用于流行病学检查。此外，应用 RT-PCR 技术或 cDNA-RNA 分子杂交技术可以检查标本中的 HAV-RNA。

（四）防治原则

1. 预防

(1) 控制传染源：早期发现并隔离患者和隐性感染者，对密切接触者进行医学观察 45 天。

(2) 切断传播途径：加强卫生宣教工作和饮食安全管理，加强粪便管理，保护水源，是预防甲型肝炎的主要环节。

(3) 注射丙种球蛋白及胎盘球蛋白应急预防甲型肝炎，能预防或减轻临床症状。目前我国研制出的减毒活疫苗 H2 株经试用后证明主动免疫效果良好。

2. 治疗　甲型肝炎缺乏有效的抗病毒药，急性期强调卧床休息和对症治疗。

二、乙型肝炎病毒

乙型肝炎病毒(hepatitis B virus，HBV)是乙型肝炎的病原体。乙型肝炎为一种世界性疾病，主要经输血、注射和母婴传播。该病毒传播广泛，据统计全世界 HBV 携带者达 3.5 亿，我国人群 HBV 携带者约为 1.2 亿。HBV 感染后临床表现可多样性，可表现为重症肝炎、急性肝炎、慢性肝炎或无症状携带者，其中部分慢性肝炎可演变为肝硬化或肝癌。

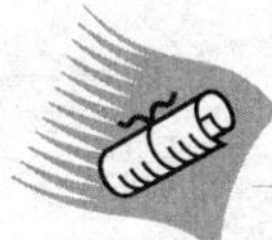

知识链接

1963 年，Blumberg 在两名多次接受输血治疗患者的血清中发现一种异常的抗体，它能与一名澳大利亚土著人血清中的异常抗原发生沉淀反应，直到 1967 年才明确这种抗原是乙型肝炎病毒的表面抗原，与乙型肝炎有关。

（一）生物学性状

1. 形态与结构　患者血清中存在三种形态的乙型肝炎病毒颗粒，即大球形颗粒、小球形颗粒和管形颗粒，见图 14-5。

(1) 大球形颗粒　又称为 Dane 颗粒。大球形颗粒是有感染性的 HBV 完整颗粒，呈球形，直径为 42nm，具有双层衣壳。外衣壳相当于一般病毒的包膜，由脂质双层与蛋白质组成，HBV 的表面抗原即镶嵌于此脂质双层中。用去垢剂去除病毒的外衣壳，可暴露一电子密度较大的核心结构，其表面为病毒的内衣壳，是 HBV 核心抗原(HBcAg)。在酶或去垢剂作用后，可暴露出 e 抗原(HBeAg)。HBeAg 可自肝细胞分泌而存在于血清中，而 HBcAg 则仅存在于感染的肝细胞核内，一般不存在于血液循环中。HBV 大球形颗粒的内部含有病毒的 DNA 和 DNA 多聚酶。

(2) 小球形颗粒　直径为 22 nm，成分为 HBsAg，是由 HBV 感染肝细胞时产生的过剩的病毒衣壳装配而成的，大量存在于血液中，不含病毒核酸 DNA 及 DNA 多聚酶，因此无感染性。

(3) 管形颗粒　成分与小球形颗粒相同，长度为 100～500 nm，直径为 22 nm，亦存在于血液中。这种颗粒是由小球形颗粒串联而成，内无核酸，具有与 HBsAg 相同的抗原性。

2. 抗原组成

(1)表面抗原　表面抗原(HBsAg)存在于三种颗粒的表面，见图 14-6，其化学成分为糖蛋白。因 HBsAg 大量存在于感染者血液中，是 HBV 感染的主要标志。HBsAg 具有抗原性，可刺激机体产生特异

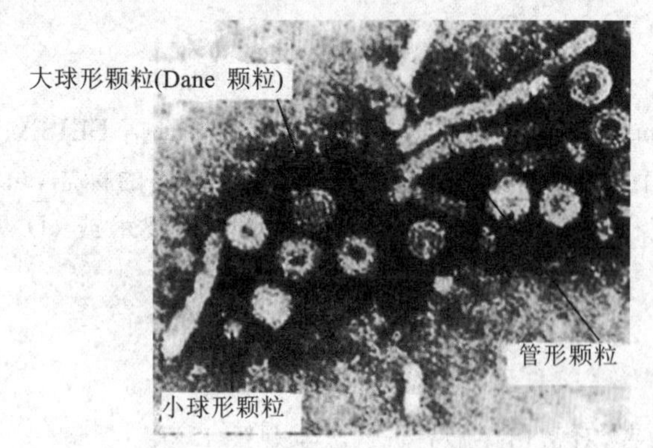

图 14-5 HBV 颗粒的三种形态

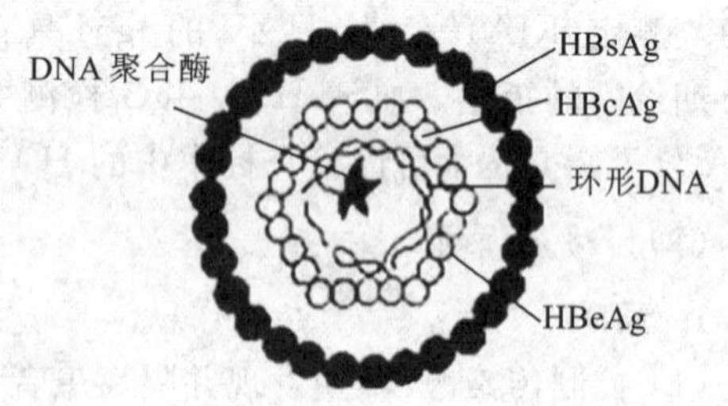

图 14-6 HBV 结构示意图

保护性的抗-HBs。抗-HBs 为中和抗体,具有防御 HBV 感染的作用。患者血清中出现抗-HBs,是既往感染恢复或注射疫苗产生的免疫效应。

(2) 核心抗原　核心抗原(HBcAg)存在于大球形颗粒核心结构的表面,为内衣壳成分,其外被 HBsAg 所覆盖,故不易在血液循环中检出。HBcAg 的抗原性强,能刺激机体产生抗-HBc。抗-HBcIgG 在血液中持续时间较长,为非保护性抗体;抗-HBcIgM 的存在常提示 HBV 处于复制状态。

(3) e 抗原　e 抗原(HBeAg)为可溶性蛋白质,游离于血中,可作为 HBV 复制及具有强感染性的一个指标。HBeAg 可刺激机体产生抗-HBe,抗-HBe 能与受染肝细胞表面的 HBeAg 结合,故对 HBV 感染有一定的保护作用。抗-HBe 的出现是预后良好的征象。

3. 抵抗力　HBV 对外界环境的抵抗力较强,对低温、干燥、紫外线、70%酒精均有耐受性。高压蒸汽灭菌法、100 ℃加热 10 min 和环氧乙烷等均可灭活 HBV,0.5%过氧乙酸、3%漂白粉溶液、5%次氯酸钠亦可用于消毒,使 HBV 失去传染性,但仍可保留 HBsAg 的免疫原性。

(二) 致病性与免疫性

1. 传染源　HBV 的传染源主要是患者和无症状携带者。

2. 传播途径

(1) 血液、血制品等传播　输血、血制品、注射、外科或牙科手术、针刺等可造成医源性传播;共用剃须刀、牙刷和皮肤黏膜的微小损伤等均可引起传播。

(2) 母婴传播　分娩经产道时,通过婴儿的微小伤口受母体的病毒感染。哺乳也是传播 HBV 的途径。有些婴儿在母体子宫内已被感染,表现为出生时已呈 HBsAg 阳性。乙型肝炎有明显的家庭聚集倾向,尤其是母亲携带 HBV 的家庭。

(3) 性接触传播　HBV 也可通过唾液、经血、阴道分泌物、精液等传播。西方国家已将乙型肝炎列为性传播疾病。

3. 致病机制　HBV 潜伏期为 60～160 天,平均为 90 天,临床表现多样,可由无症状携带病毒至急性肝炎、慢性肝炎、重症肝炎等。一般认为,病毒在肝细胞内增殖不是引起肝脏器官组织损害和功能异常的主要原因,主要原因是由于病毒刺激机体产生的免疫反应造成的免疫病理损伤。HBV 在肝细胞增殖过程中肝细胞表面表达病毒 HBsAg、HBcAg 或 HBeAg 抗原成分,病毒抗原致敏的 T 细胞对病毒感染细胞(即靶细胞)直接杀伤,清除病毒的同时肝细胞遭到损伤。细胞免疫应答的强弱与临床过程的轻重及转归有密切关系:当病毒感染波及的肝细胞数量不多、免疫应答处于正常范围时,特异的 Tc 可摧毁病毒感染的细胞,释放至细胞外的病毒可被抗体中和而清除,临床表现为急性肝炎,可恢复痊愈。但如果受感染的肝细胞数目众多,机体的细胞免疫超过正常范围,引起大量的细胞坏死、肝衰竭时,表现为重症肝炎。当机体免疫功能低下,病毒在感染细胞内复制,受到 Tc 细胞的部分杀伤,病毒不断释放但无有效抗体中和而长期存在并继续感染其他肝细胞,则造成慢性肝炎。慢性肝炎造成的肝病变又可促进成纤维细胞增生,引起肝硬化。

另外,HBV 的 HBsAg、HBcAg 或 HBeAg 抗原与相应抗体形成免疫复合物,易沉积在肝脏和血管中,阻塞肝毛细血管,造成急性重型肝炎而导致死亡。同时还可引起Ⅲ型超敏反应伴有肾小球肾炎、关节炎等肝外损害。

人群流行病学研究显示，乙型肝炎患者或 HBsAg 携带者的原发性肝癌的发生率明显高于无 HBV 感染的正常人群，肝癌组织检测发现患者肝细胞核内有整合的 HBV DNA，故 HBV 的感染可能是导致肝脏肿瘤发生的一大诱因。

4. 免疫性 病后痊愈可获得免疫力，起保护作用的主要是抗-HBs，抗-HBe 也有一定的保护作用。抗-HBs 可中和血液循环中的 HBV，阻止病毒与健康肝细胞结合，是清除细胞外病毒的主要因素。如病后长期不出现抗-HBs，急性肝炎可转为慢性。

（三）微生物学检查

1. 乙型肝炎抗原、抗体检测 目前主要采用 ELISA 法检测患者血清中“两对半”，即 HBsAg、抗-HBs、HBeAg、抗-HBe 和抗-HBc，此法是临床上诊断乙型肝炎最常见的检测方法。HBV 抗原、抗体的血清学标志与临床关系较为复杂，必须同时对几项指标进行分析，才能做出临床判断，见表 14-2。

表 14-2 HBV 抗原及抗体检测结果的临床分析对照表

HBsAg	抗-HBs	HBeAg	抗-HBe	抗-HBc	结果分析
+	−	−	−	−	HBV 感染或无症状携带者
+	−	+	−	−	急性或慢性乙型肝炎，或无症状携带者
+	−	+	−	+	急性或慢性乙型肝炎（俗称大三阳）
+	−	−	+	+	急性感染趋向恢复（俗称小三阳）
−	+	−	−	−	既往感染或接种过疫苗
−	+	−	+	+	既往感染恢复期

2. 血清 HBV DNA 的检测 近年来，临床上采用核酸杂交技术、聚合酶链式反应（PCR）技术来检测 HBV DNA，以帮助诊断。

（四）防治原则

对于乙型肝炎的预防，应采用以切断传播途径为主的综合性措施。严格筛查供血人员，做好患者的分泌物，用过的食具、药杯、衣物及注射器等的消毒，提倡使用一次性注射器具。加强育龄妇女 HBsAg 的检测，阻断母婴垂直传播。经常开展人群 HBsAg 普查，有利于乙型肝炎的防治。对高危人群如医务人员、儿童等，注射乙型肝炎疫苗是最有效的预防方法；高效价的乙型肝炎疫苗（HBIg）可用于紧急预防。

目前治疗乙型肝炎仍无特效药物。广谱抗病毒药物和具有调节免疫功能的药物同时使用，可达到较好的治疗效果。利巴韦林、干扰素及清热解毒、活血化瘀的中草药，对部分病例有一定疗效。

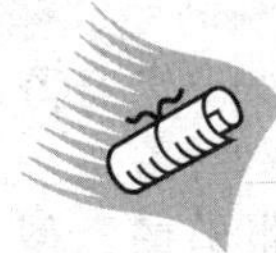

知识链接

乙型肝炎患者的禁忌

乙型肝炎患者在日常生活中除了定期复查外，还需在日常生活中做到如下几点：禁忌乱用药物；忌酗酒；忌过食；忌情绪波动过大；忌体力和脑力劳动过多；忌恣情纵欲。若是不重视自我保健，不注意上述几点就会使病情快速恶化，加重病情。

三、丙型肝炎病毒

丙型肝炎病毒（hepatitis C virus，HCV）是引起丙型肝炎的病原体。丙型肝炎的临床特点类似乙型肝炎，但临床症状较轻，易演变为慢性肝炎，部分患者可发展为肝癌。HCV 过去曾被称为肠道外感染的非甲非乙型肝炎病毒，1989 年被命名为丙型肝炎病毒，1991 年被归属于黄病毒科丙型肝炎病毒属。HCV

不能在体外培养，在血液循环中含量很少。

（一）生物学性状

HCV是一类具有包膜结构的单正链RNA病毒。HCV呈球形，大小为30～60 nm，基因长度为9500～10000 bp，分为编码区和非编码区，编码区又可分为结构区和非结构区。结构区编码结构蛋白，包括编码核心蛋白的C区，编码外膜蛋白的E1/E2区基因容易发生变异，使包膜蛋白的抗原性改变而不被原有的抗包膜抗体识别，使病毒得以持续存在，这是HCV易引起慢性丙型肝炎的原因之一。根据HCV毒株基因序列的差异，可将HCV分为不同的基因型。Ⅰ型多在欧美国家流行；亚洲地区以Ⅱ型为主，Ⅲ型为辅；埃及以Ⅳ型为主；Ⅴ、Ⅵ型主要在东南亚流行。在我国以Ⅱ型为主。

HCV对温度敏感，100 ℃加热5 min或60 ℃加热10 h可使其灭活。20%次氯酸钠可消除其传染性。碱性环境中较稳定。

（二）致病性与免疫性

多数丙型肝炎患者不出现症状，发病时已呈慢性过程。临床表现亦轻重不等，约20%可发展为肝硬化。HCV引起丙型肝炎，是引起输血后慢性肝炎及肝硬化的主要原因之一。传染源为患者和隐性感染者，其传播途径与HBV相似。HCV的长期存在引起淋巴细胞浸润，导致肝细胞损坏，部分患者出现肾小球肾炎，少数可诱发肝癌，

HCV感染人体后，机体可产生IgM和IgG型抗体，但这种抗体对机体的免疫力不强，在免疫力低下的人群中，可能同时感染HBV及HCV，这种双重感染是否会导致疾病加重，尚无定论。

（三）微生物学检查

用ELISA法检测抗HCV，可快速筛选献血人员，并用于诊断丙型肝炎患者。抗-HCV阳性者表示已被HCV感染，不可献血。采用PCR荧光法可定量检测HCV-RNA。

（四）防治原则

因HCV的免疫原性不强，且毒株易变异，疫苗的研制有一定的难度。目前尚无有效的丙肝疫苗，故献血者的严格筛查极为重要。聚乙二醇干扰素与利巴韦林联合治疗是目前最有效的抗病毒治疗方案。

四、丁型肝炎病毒

1977年，意大利学者Rizzetto在用免疫荧光法检测乙型肝炎患者的肝组织切片时，发现肝细胞内除HBcAg外，还有一种新的抗原，当时称其为δ抗原。通过黑猩猩实验发现，自肝提取的这种因子可引起实验动物感染。以后证实这是一种缺陷病毒，必须在HBV或其他嗜肝DNA病毒辅助下才能复制，现已正式命名为丁型肝炎病毒(hepatitis D virus，HDV)。

HDV为球形，直径35～37 nm，有包膜，但包膜蛋白由HBV编码，是HBV的HBsAg。基因组为一单负链环状RNA，其RNA长度为1.7 kb，是已知动物病毒中最小的基因组。HDV与其他嗜肝DNA病毒共同增殖，其RNA可编码一种HDV抗原(HDAg)，该抗原刺激机体产生相应抗体(抗-HDV)。

流行病学调查表明，HDV感染呈世界性分布，我国以四川等西南地区较多见。全国各地报道的乙型肝炎患者中，HDV的感染率为0～10%。HDV的传播途径与HBV相同，HDV的感染常可导致HBV感染者的症状加重与恶化，故在发生重症肝炎时，必须注意有无HBV伴HDV的共同感染。由于HDV是缺陷病毒，若能抑制乙型肝炎病毒，则HDV亦不能复制。

一般可用ELISA检测患者血清中的HDAg或抗-HDV，亦可用血清斑点杂交法或PCR检测HDV基因组进行诊断。

HDV的疫苗尚在研制中，接种乙型肝炎疫苗可预防HDV感染。急性丁型肝炎多呈自限性。慢性丁型肝炎的治疗目前尚无有效方法。

五、戊型肝炎病毒

戊型肝炎病毒(hepatitis E virus，HEV)是通过消化道传播，引起戊型肝炎的病原体。1955年首次在印度地区发生戊型肝炎流行，约12万人发病，死亡700余人，是迄今世界上最大的一次流行。

HEV呈球形，直径为27～34 nm，无包膜，其基因组为单股正链RNA。该病毒在细胞中培养尚未成功。猕猴、食蟹猴、恒河猴等动物易感，HEV在4～20 ℃时易被破坏，加热100 ℃5 min，60 ℃ 10 h，紫外线或20%次氯酸处理后失去传染性。

HEV主要通过粪口途径传播，潜伏期为10～60天，平均40天。人感染后可表现为临床型和亚临床型，病毒随粪便排出，污染水源、食物和周围环境而发生传播，潜伏期末和急性期初期机体排出病毒量最大，传染性最强，是戊型肝炎的主要传染源。HEV通过对肝细胞的直接损伤和免疫病理作用，引起肝细胞炎症或坏死。临床上表现为急性戊型肝炎、重症肝炎及胆汁淤滞性肝炎。该病呈自限性，常于发病后4～6周内好转并痊愈，不发展为慢性肝炎。孕妇感染HEV后，常引起流产或死胎，病死率高达10%～20%。

第四节　虫媒病毒

虫媒病毒为一群以节肢动物为媒介的病毒，它们能在节肢动物（如蚊、蜱等）体内增殖和储存，对节肢动物不致病；但可通过昆虫叮咬传染给其他脊椎动物或人类，引起自然疫源性疾病。对人类致病的虫媒病毒超过100种。在我国流行的有流行性乙型脑炎病毒、登革病毒、森林脑炎病毒等。

一、流行性乙型脑炎病毒

流行性乙型脑炎病毒（encephalitis B virus）又称乙脑病毒或日本脑炎病毒，是流行性乙型脑炎（简称乙脑）的病原体。流行性乙型脑炎病毒传播范围广，引起疾病死亡率高，存活者可伴随神经性后遗症。由于在儿童中普遍进行疫苗接种，我国乙脑发病率显著下降。

（一）生物学特性

流行性乙型脑炎病毒呈球形，直径约45 nm，有包膜。最易感动物为乳鼠，鼠龄越小、敏感性越高。脑内接种病毒后，3～5天后即可发病，乳鼠出现耸毛、蜷伏、神经系统兴奋性增高、肢体痉挛等症状。乙脑病毒抗原性稳定，较少发生变异，目前只发现一个血清型。因此，应用免疫疫苗效果良好。乙脑病毒抵抗力弱，对热敏感，56 ℃加热30 min或100 ℃加热2 min可被灭活；但在低温下存活时间较长，－20 ℃可以存活数月，－70 ℃可存活数年。

（二）致病性与免疫性

流行性乙型脑炎病毒主要存在于蚊子、家畜体内。蚊子是该病毒的传播媒介，在我国传播媒介主要是三带喙库蚊。当病毒在蚊子肠道和唾液腺内增殖至一定数量后，可以随着蚊子（带毒期为14天）叮咬而传播至猪、牛、羊等家畜。家畜被病毒感染后出现短暂（4天左右）的病毒血症，而多无明显的症状。病毒可以在猪和三带喙库蚊之间形成自然感染循环，在猪体内增殖的病毒经三带喙库蚊传给人。

流行性乙型脑炎病毒感染人体引起乙脑。病毒随蚊子叮咬侵入人体后，首先在皮下毛细血管内皮细胞等处增殖，并释放病毒进入血液，形成第一次病毒血症；病毒随血液循环进入肝、脾等器官并在其吞噬细胞中继续增殖，经10天左右潜伏期，病毒再次侵入血液造成第二次病毒血症，引起发热、寒战及全身不适等症状。有少数患者体内的病毒可以突破血-脑屏障而进入脑组织细胞中增殖，临床表现为高热、头痛、呕吐、昏迷等脑膜刺激症状及脑炎，部分患者病后有后遗症，如瘫痪、痴呆、耳聋、失语等。

机体感染流行性乙型脑炎病毒后，首先出现IgM型抗体，感染后2周达高峰；其次是IgG型中和抗体，在病后1周内出现。机体免疫以体液免疫为主，完整的血-脑屏障和细胞免疫对抗流行性乙型脑炎病毒感染也具有重要作用。乙脑愈后免疫力稳定、持久，隐性感染后同样可获免疫力。

（三）微生物学检查

临床诊断主要采用血清学检测法。血清中抗乙脑病毒IgM抗体主要采用ELISA检测，血液或脑脊液中的乙脑病毒抗原主要采用ELISA法和免疫荧光法检测。

（四）防治原则

防蚊灭蚊是预防乙脑的重要措施。对易感人群(6个月～10岁以下儿童)的预防接种是预防本病的关键。流行季节前对幼猪进行预防接种,有可能控制乙脑在猪群及人群间的传播和流行。乙脑目前尚无特异性治疗方法。我国采用中西医结合治疗法,使用白虎汤、清瘟败毒汤等中医验方,使乙脑的病死率明显下降。

二、登革病毒

登革病毒是登革热的病原体。登革热是一种由伊蚊传播的急性传染病,于热带、亚热带地区特别是东南亚、中南美洲、西太平洋地区流行,我国广东、海南及广西等地区均有发生。

登革病毒属黄病毒科黄病毒属,形态结构与流行性脑炎病毒相似,为小球型正链RNA病毒,有包膜。根据抗原性不同,分为4个血清型,各型病毒间有交叉抗原。病毒可在多种组织细胞中增殖培养(如地鼠肾细胞等哺乳动物细胞、伊蚊传代细胞等),可产生明显的细胞病变。

登革病毒的自然宿主是人和猴。患者为其主要传染源,伊蚊是主要传播媒介。病毒经蚊叮咬进入人体,先在毛细血管内皮细胞和单核细胞中增殖,随后经血流播散,引起发热、肌肉和关节剧痛(故又称断骨热)、淋巴结肿大、皮肤出血(表现为淤点和淤斑)及休克等症状。初次感染为普通型登革热,症状较轻,约1周内恢复;再次感染者为登革出血热(登革休克综合征),症状重,病死率高,其发生机制尚未完全清楚,多数学者认为免疫病理反应起重要作用。登革病毒感染的预防措施主要是灭蚊及改善卫生、减少蚊虫孳生和对人的叮咬。疫苗尚未研制成功。

三、森林脑炎病毒

森林脑炎病毒又名俄罗斯春夏型脑炎病毒,是引起森林脑炎的病原体。它是一种由蜱传播的自然疫源性疾病,在我国东北和西北的一些林区曾有流行。

森林脑炎病毒生物学性状与流行性乙型脑炎病毒近似。动物感染范围广,以小白鼠的敏感性最高,多种途径接种均能感染。该病毒能在鸡胚和多种细胞培养中增殖并引起病变。

森林脑炎是一种中枢神经系统的急性传染病,蜱是传播媒介,病毒在蜱体内增殖,并能经卵传代,也可由蜱携带病毒越冬。因此,蜱也是储存宿主。在自然情况下,蜱传染森林中的兽类和野鸟,在动物之间循环。蜱每年春、夏、秋季在林区(也可在草原、荒漠地区)大量增殖,此时,易感人群进入这些地区被蜱叮咬而感染。近年来发现森林脑炎病毒亦可通过消化道(摄入带病毒的动物乳品,如羊奶)传播。人感染森林脑炎病毒经7～14天的潜伏期后突然发病,出现高热、头痛、昏睡、肌肉麻痹萎缩,死亡率高。病后可获持久免疫力。特异性预防是对有关人员接种地鼠肾细胞培养的灭活森林脑炎病毒疫苗。

第五节　人类免疫缺陷病毒

人类免疫缺陷病毒(human immunodeficiency virus, HIV)是获得性免疫缺陷综合征(acquired immune deficiency syndrome, AIDS)的病原体。HIV在分类学上属逆转录病毒科,慢病毒亚科。HIV主要有HIV-Ⅰ与HIV-Ⅱ两型。HIV具有潜伏期长、传播迅速、病情凶险及死亡率高的特点。获得性免疫缺陷综合征又名艾滋病,是目前危害人类健康最严重的疾病之一,已成为全球最重要的公共卫生问题之一。

一、生物学性状

（一）形态与结构

HIV呈球形,直径为100～120 nm,核心为两条单股正链RNA,并含有逆转录酶、蛋白酶和整合酶,核酸外包绕着双层衣壳,见图14-7。外衣壳蛋白(P17)的外面包被有类脂成分的双层包膜,其中嵌有gp120和gp41两种病毒特异的糖蛋白。gp120构成包膜表面的刺突,其折叠的肽链上有一些高易变区,不同的HIV其高易变区氨基酸序列不同,决定了HIV的高度变异性。因糖蛋白易发生抗原性漂移,极易变异,

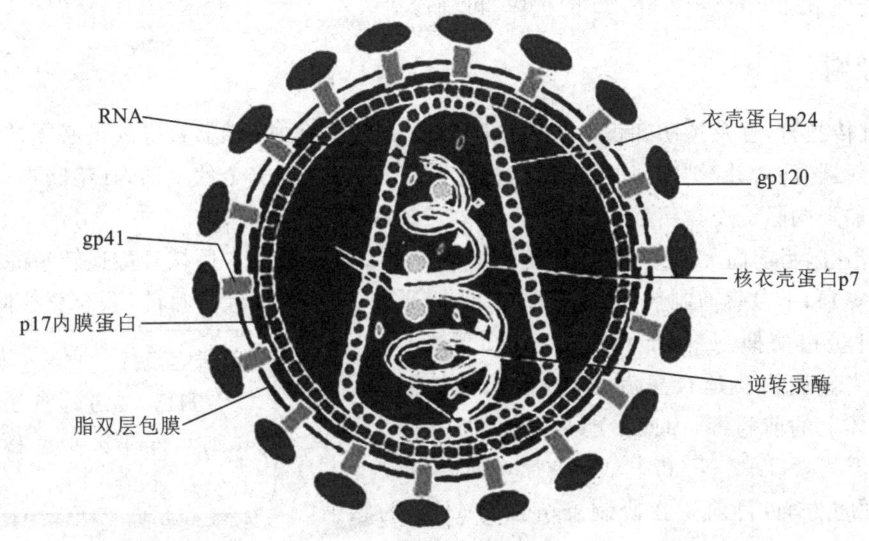

图 14-7　HIV 结构模式图

故使 HIV 容易逃避免疫系统的识别清除而潜伏体内，这也给疫苗的研制带来困难。

（二）培养特性

HIV 仅感染表面有 $CD4^+$ 分子的细胞（包括 Th 细胞、单核-巨噬细胞等）。体外培养常用新鲜分离的正常人 T 细胞，或用患者自身分离的 T 细胞培养，由于感染 HIV 的细胞表面表达大量的 gp120，可与周围没有被感染的 $CD4^+$ 细胞发生融合而形成多核巨细胞，使细胞出现不同程度的病变，培养细胞中可查到病毒的抗原。由于 Th 细胞表面 $CD4^+$ 分子丰富，故感染病毒量多，细胞受损较重。

（三）抵抗力

HIV 抵抗力较弱，56 ℃保持 30 min 可被灭活。用 0.2％次氯酸钠、0.1％漂白粉、0.3％H_2O_2、70％酒精或 50％乙醚，均可在 5～10 min 被灭活。

二、致病性与免疫性

HIV 携带者和 AIDS 患者是传染源，主要经血液、精液、阴道分泌液、眼泪、乳汁等分泌物传染。传播途径主要有三种：①同性或异性间的性接触感染；②血液传播，输入带 HIV 的血液或血液制品、人工授精、器官移植、静脉药瘾者共用不经消毒的注射器和针头造成严重感染；③母婴传播，包括经胎盘、产道或经哺乳等方式传播。

当病毒侵入机体后，经过 3～5 年或更长时间的潜伏期才发病。病毒所攻击的靶细胞是 $CD4^+$ T 细胞。病毒在 $CD4^+$ T 细胞内大量增殖引起细胞变性、坏死，导致以 $CD4^+$ T 细胞缺陷为主的严重免疫缺陷。$CD4^+$ T 细胞大量减少，而 $CD8^+$ T 细胞相对增多，使 $CD4^+/CD8^+$ 比例倒置，引起机体免疫功能降低。患者会出现一系列的临床表现，HIV 感染至典型 AIDS 可分为 4 个阶段：①急性感染期：通常发生在初次感染 HIV 后 2～4 周。临床主要表现为发热、咽痛、皮疹、关节痛、淋巴结肿大及神经系统症状。多数患者临床症状轻微，持续 1～3 周后缓解。②无症状感染期：长达 6 个月到 10 年，无明显临床症状。③艾滋病相关综合征：可有持续性发热、盗汗、腹泻、皮炎、湿疹、疱疹、口腔念珠菌病、黏膜白斑病等。④艾滋病：临床表现主要为机会感染（如卡氏肺孢菌感染性肺炎、弥散性隐球菌病、弓形体病等）、恶性肿瘤和神经系统症状等。

HIV 侵入机体后，可刺激机体产生一些抗体，如包膜蛋白抗体、核心蛋白抗体等，但不能清除潜伏于细胞内的病毒。此外，感染能使机体丧失免疫应答能力及 HIV 抗原性的改变等均可逃避免疫清除作用，影响疾病的恢复。

三、微生物学检查

主要检测 HIV 抗体，常用 ELISA 法常规筛选 HIV 抗体阳性患者，再选用蛋白质印迹法、免疫荧光染色法检测衣壳蛋白 p24 和糖蛋白 gp120 的抗体,可确诊。

四、防治原则

开展广泛宣传教育,普及预防知识。具体预防措施如下:对献血、献器官等人员必须进行 HIV 抗体检测;禁止共用注射器、注射针、剃须刀等,并严格消毒医疗器械;提倡安全性生活;杜绝吸毒;阻断母婴传播;建立检测机构,加强国际检疫。

对 HIV 的治疗,目前尚无有效疗法,常使用多种药物综合治疗。常用核苷酸逆转录酶抑制剂(如齐多夫定、去羟肌苷等)和蛋白酶抑制剂(如沙奎那韦、茚地那韦等)进行治疗。目前,联合交替使用两种逆转录酶抑制剂和一种蛋白酶抑制剂(即鸡尾酒疗法)可减少病毒复制,推迟发病、减轻症状及延长患者寿命,但无法清除整合在 $CD4^+$ 细胞染色体上的前病毒,因此不能从体内彻底清除 HIV。免疫调节剂(如干扰素、IL-2 等)和中草药治疗,可缓解症状。

在特异性预防方面,目前正在研制疫苗预防 HIV 的感染,但仍处于试验阶段。

【课堂互动】

HIV 可通过蚊虫叮咬进行传播吗?为什么?应如何预防艾滋病?

第六节 其他病毒

一、单纯疱疹病毒

(一) 生物学性状

单纯疱疹病毒(herpes simplex virus,HSV)属于 α 疱疹病毒亚科,有 HSV-1 和 HSV-2 两个血清型。病毒颗粒中央为病毒核心,基因组为双股线形 DNA,由两个共价连接的长片段(L)和短片段(S)组成,基因组长约 150kb。蛋白质衣壳为 20 面体立体对称,外有包膜。HSV 能在多种细胞中增殖,常用原代兔肾、人胚肺、人胚肾细胞或地鼠肾等传代细胞分离培养病毒。感染数天内产生细胞病变效应,可见细胞肿胀、变圆,出现核内嗜酸性包含体。

(二) 致病性与免疫性

人群中 HSV 感染非常普遍。患者和健康带毒者是传染源。直接密切接触与性接触为主要传播途径,亦可经空气飞沫传播,病毒经口腔、呼吸道和生殖器黏膜及破损皮肤侵入人体。病毒先在局部繁殖并导致感觉神经末梢感染,人感染 HSV 后大多无明显症状,最常见的临床表现是黏膜或皮肤的局部疱疹,偶尔也可发生严重甚至致死性的全身性感染。

1. 原发感染 HSV-1 的原发感染多见于儿童,以腰以上的感染为主,常表现为龈口炎,在牙龈、咽颊部黏膜产生成群疱疹,疱疹破裂后形成溃疡,病灶内含大量病毒。此外,还可引起疱疹性角膜结膜炎、皮肤疱疹性湿疹、疱疹性甲沟炎或疱疹性脑炎。HSV-2 的原发感染多起于性生活后,主要引起腰以下及生殖器的感染。约 80%的原发性生殖器疱疹由 HSV-2 引起,少数由 HSV-1 所致。

2. 潜伏感染与复发性感染 HSV 感染后,易形成潜伏感染。HSV 原发感染后,若机体不能彻底清除病毒,HSV 则由感觉神经纤维逆轴索传递到感觉神经节,以潜伏状态长期存在。HSV-1 潜伏于三叉神经节和颈上神经节,HSV-2 潜伏于骶神经节,潜伏的病毒并不复制,当人体受到各种非特异性刺激时,潜伏的病毒可被激活而引起复发性局部疱疹。其特点是每次复发病变往往发生于同一部位,常位于唇、鼻、皮肤与黏膜交界处,表现为成群小疱疹,有疼痛、烧灼、痒等感觉。

HSV 原发感染后 1 周左右,血中出现中和抗体,3～4 周达高峰,可持续多年。这些抗体可中和游离病毒,但不能清除潜伏于神经节中的病毒和阻止复发,机体在抗 HSV 感染的免疫中,细胞免疫较体液免疫发挥更重要的作用。

3. 先天性及新生儿感染 妊娠期妇女因 HSV-1 原发感染或潜伏感染的病毒被激活,病毒可经胎盘感染胎儿,诱发流产、早产、死胎或先天性畸形,孕妇有生殖器疱疹者,分娩时病毒可通过产道或出生后按触传给婴儿而发生新生儿疱疹感染。此外，HSV-2 可能与宫颈癌的发生密切相关。

（三）微生物学检查法

采集水疱液、唾液、脑脊液、角膜刮取物、阴道拭子等标本，接种于人胚肾、人羊膜或兔肾等易感细胞，观察细胞病变，最后可用 HSV-2 和 HSV-2 的单克隆抗体做免疫荧光染色鉴定。快速诊断取病变部位标本直接检查病毒抗原和 DNA。

（四）防治原则

目前尚无有效的疫苗，主要预防途径是减少传播机会。目前已有一些较为有效的抗 HSV 药物，如阿昔洛韦、碘苷、阿糖胞苷等。其中阿昔洛韦是临床上治疗 HSV 感染的首选药物。用碘苷、阿糖胞苷等滴眼，对治疗疱疹性角膜炎亦有良好的疗效。

二、狂犬病病毒

狂犬病病毒是狂犬病的病原体，是弹状病毒科、狂犬病病毒属的一种嗜神经病毒。病毒主要在狼、狐狸等野生动物和犬、猫等家养动物中传播，人可因被带病毒动物咬伤或抓伤而感染。

（一）生物学特性

狂犬病病毒外形似子弹。病毒大小为 75 nm×180 nm，为单股 RNA 病毒，衣壳为螺旋对称型，外有包膜。表面有血凝素刺突，与病毒的感染和毒力有关。动物感染范围广，在易感动物或人的中枢神经细胞中增殖时，于细胞质中形成圆形或椭圆形嗜酸性包含体，称为内基小体(negri body)，具有诊断价值。

狂犬病病毒抵抗力不强，易被强酸、强碱、甲醛、碘及酒精等灭活，热、紫外线、干燥等可迅速降低病毒的活力。肥皂水和去垢剂也能使之灭活。

（二）致病性

狂犬病是一种人畜共患病，所有温血动物对该病毒敏感，野生动物（如狼、狐狸、臭鼬、浣熊、蝙蝠等）为其储存宿主和传播媒介，通过动物间的撕咬而传播。病犬是人狂犬病的主要传染源，其次是猫、猪、牛、马等。在动物发病前 5 天，其唾液中可含有病毒，人被带毒动物咬伤后，病毒通过伤口进入体内。潜伏期一般为 1～3 个月，但亦有短至 1 周或长达数年才出现症状者。

病毒的感染过程分为 3 个阶段。病毒首先在感染局部的肌细胞中少量增殖，然后沿神经轴索上行至中枢神经系统大量增殖，引起急性弥漫性脑脊髓炎，随后病毒从中枢神经下行向周围神经扩散，到达唾液腺和其他组织。典型的临床表现是早期对刺激兴奋性增高，表现为恐惧不安、恐声、恐光、恐水、咽喉肌肉痉挛等症状，又称恐水病。最后转入麻痹期，因昏迷、呼吸及循环衰竭而死亡。病死率几乎达 100%。

（三）微生物学检查

人被犬或其他动物咬伤后，检查动物是否患有狂犬病，应将其捕获隔离观察，若经 7～10 天不发病，一般可认为该动物没有狂犬病或咬人时唾液中尚无狂犬病病毒；若观察期间发病，即将其杀死，取脑海马回部位组织涂片，用免疫荧光抗体法检查抗原，做组织切片检查内基小体；最近常用 RT-PCR 法检测标本中的狂犬病病毒 RNA，此法敏感、快速且特异性高。

（四）防治原则

捕杀野犬、加强家犬管理、注射犬用疫苗是预防狂犬病的主要措施。被动物咬伤后，应立即采取下列措施。

1. 伤口局部处理 立即用 20%肥皂水、0.1%苯扎溴铵或清水反复冲洗伤口，再用 75%乙醇及 2%碘酊涂擦。

2. 被动免疫 用高效价抗狂犬病病毒血清或狂犬病免疫球蛋白在伤口周围与底部行浸润注射及肌内注射，作被动免疫。

3. 主动免疫 及早接种疫苗可以预防发病，我国目前用地鼠肾原代细胞或二倍体细胞培养制备的灭活病毒疫苗，于第 1、3、7、14、28 天各注射 1 mL，免疫效果好，不良反应少。此外，对有可能接触狂犬病病毒的人员（兽医、动物管理员及野外工作者等），也应进行狂犬病疫苗的预防。

三、细小病毒

细小病毒(parvovirus)是广泛分布的鸟类和哺乳类动物病毒，已知有50多个型，其中最常见的导致人类疾病者为细小病毒B19。细小病毒归类于细小病毒科的细小病毒亚科，该亚科包括三个属，即细小病毒属、依赖性病毒属和红病毒属，细小病毒B19为红病毒属的代表种。细小病毒B19是红斑传染病(也称第五疾病)的病原体，也与慢性贫血患者再障危象的发作、溶血性贫血、AIDS、关节炎和宫内感染相关。

（一）生物学特性

细小病毒B19是一种非常细小的病毒，直径18～26nm，核衣壳呈20面体结构，无包膜。病毒基因组为线性单链DNA，长为5.5kb，编码三种结构蛋白和一种非结构蛋白。本病毒可在人骨髓细胞、人胚胎肝细胞培养中自主复制。对热、干燥、冻融等有很强的耐受性。

（二）致病性与免疫性

约90%以上的成人可检测到细小病毒抗体，病毒感染多发于40岁以内，25%的感染者可无临床症状，50%伴有皮疹。传染性红斑最常见于4～15岁的儿童，有冬、春季发病的趋势。该病毒可通过呼吸道、消化道、血液和母婴等途径传播。

病毒首先在上呼吸道复制，接着发生病毒血症，并在骨髓中的红系前体细胞内复制。病毒的复制抑制了红细胞前体的增殖。宿主感染后可表现轻微的非特异性的症状，如咽喉疼痛、身体不适、肌痛、血红蛋白轻度降低等，可持续1周左右，此后，症状自发减退。在此之后，呈现出接近2～3周的免疫期。免疫期包括红疹和关节疼痛，故有传染性红斑之称。传染性红斑的主要临床表现如下：早期在面部出现特征性的红疹，似被打过的面颊。红疹通常扩散，尤其是扩散至四肢暴露的部位，虽可自发消退，但常常复发。成人患者易出现手、腕、膝或踝关节等关节炎，而红疹可不出现或出现于关节炎之前。此外，妊娠妇女感染此病毒可引起胎儿畸形；慢性症状还有神经病变、慢性贫血和脉管炎等。

感染细胞病毒B19后，可刺激机体产生特异性的IgM和IgG抗体。

（三）微生物学检查

细小病毒B19可用酶和放射免疫分析、核酸杂交、免疫电镜等方法，直接检测血清或咽喉洗漱液的病毒；PCR检测该病毒的DNA是非常敏感的方法。

（四）防治原则

目前尚无特异性的抗病毒疗法，也无特异性预防细小病毒B19的疫苗。控制呼吸道感染可减少细小病毒B19的传播。

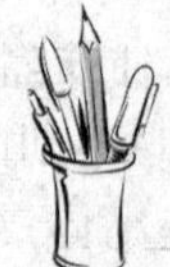

本章小结

本章介绍了多种常见病毒，主要有呼吸道病毒、肠道病毒、肝炎病毒、虫媒病毒、人类免疫缺陷病毒及其他类型病毒。

常见的呼吸道病毒有流行性感冒病毒、麻疹病毒、腮腺炎病毒、冠状病毒、风疹病毒、腺病毒等。流感病毒分为甲、乙、丙三型。甲型流感病毒的HA和NA变异最为频繁，常导致流感反复发生、流行，甚至造成世界性大流行。接种疫苗是预防流感最有效的方法。

肠道感染病毒包括肠道病毒、急性胃肠炎病毒。肠道病毒是小核糖核酸病毒科的一个属。肠道病毒包括脊髓灰质炎病毒、柯萨奇病毒、埃可病毒及新型肠道病毒。本属病毒在人类消化道细胞中繁殖，通过血液侵犯其他器官，引起各种临床综合病症，如麻痹性疾病、腹泻、心肌损伤、无菌性脑膜炎、皮疹等。急性胃肠炎病毒，大多数的急性胃肠炎由病毒引起，主要包括轮状病毒、杯状病毒和肠道腺病毒等。这些病毒所致的胃肠炎临床表现相似，主要以腹泻、呕吐为主，缺乏有效的疫苗及有效的抗病毒药物。

本章主要介绍了五种肝炎病毒，分别为HAV、HBV、HCV、HDV和HEV。HAV主要经粪口途径传播，人类感染HAV后，一般可完全恢复，不转变为慢性肝炎。HBV是引起乙型肝炎的病原体，HBV感染后可表现为重症肝炎、急性肝炎、慢性肝炎或无症状携带者，其中部分慢性肝炎可演变为肝硬化或肝癌。其主要传播途径有：血液及血制品途径、母婴途径和性接触途径。对于乙型肝炎的预防，应采用以切断传播途径为主的综合性措施。对高危人群如医务人员、儿童等，注射乙型肝炎疫苗(HBIg)是最有效的预防方法；高效价的乙型肝炎疫苗可用于紧急预防。目前治疗乙型肝炎仍无特效药物。

人类免疫缺陷病毒(HIV)是引起艾滋病的病原体，临床上可引起以细胞免疫功能缺陷为中心的一系列临床表现。艾滋病的治疗多采用多种药物综合治疗，疫苗正在研制中。

狂犬病病毒是引起人和动物狂犬病的病原体。狂犬病病死率极高。潜伏期一般为1～3个月，典型症状为烦躁、恐水、恐声、吞咽时喉痉挛。人被动物咬伤后，应立即进行伤口清创和局部注射抗病毒血清的处理，并尽早接种狂犬病疫苗。

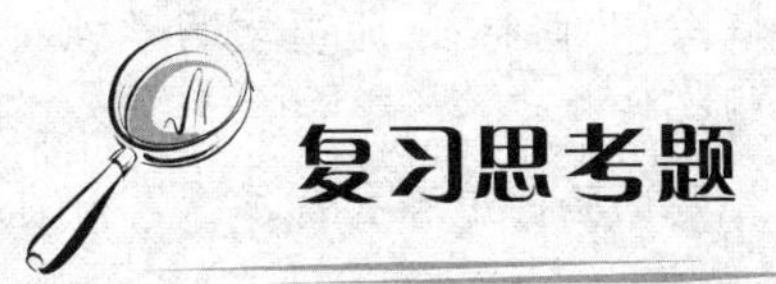

一、单选题

1. 甲型流感病毒分亚型的依据是下列哪一项？(　　)

A. 核蛋白　　B. M 蛋白　　C. RNA　　D. DNA　　E. NA 和 HA

2. 关于流感病毒的抵抗力，下列叙述不正确的是(　　)。

A. −70 ℃以下或冷冻真空干燥可长期保存　　B. 56 ℃作用 30 min 灭活

C. 对干燥、紫外线及乙醚等化学试剂敏感　　D. 对青霉素敏感

E. 0～4 ℃可存活数周

3. 经垂直感染导致畸胎的病毒是(　　)。

A. 麻疹病毒　　B. 风疹病毒　　C. 流感病毒　　D. 乙脑病毒　　E. 甲肝病毒

4. 下列不属于肠道病毒的是(　　)。

A. 乙脑病毒　　B. 柯萨奇病毒　　C. 脊髓灰质炎病毒

D. 埃可病毒　　E. 新型肠道病毒

5. 关于脊髓灰质炎疫苗，正确的是(　　)。

A. 减毒活疫苗口服后可在肠道增殖　　B. 皮下注射要比口服的效果好

C. 疫苗安排在夏秋季服用　　D. 耐热

E. 只需服用 1 次

6. 可导致慢性乙型肝炎或肝硬化的病毒为(　　)。

A. HAV、HBV 和 HCV　　B. HBV、HCV 和 HDV　　C. HCV、HDV 和 HAV

D. HDV、HEV 和 HAV　　E. HEV、HAV 和 HBV

7. 可高度传染乙型肝炎病毒的血液中含有(　　)。

A. HBsAg、HBcAg、HBeAg　　B. HBsAg、抗-HBe、抗-HBc

C. HBsAg、抗-HBs、HBeAg　　D. HBsAg、HBeAg、抗-HBc

E. 抗-HBs、抗-HBe、抗-HBc

8. 狂犬疫苗的接种对象是(　　)。

A. 儿童　　B. 犬　　C. 被下落不明的犬咬伤者

D. A+B+C　　E. B+C

二、简答题

1. 试述流感病毒抗原变异与流感流行的关系。

2. HBV 抗原与抗体系统检测的临床意义如何？试列表比较之。

(胡艳玲)

第十五章 其他病原微生物

学习要点

掌握:支原体、立克次体、衣原体的概念、共同特征、主要生物学性状;梅毒螺旋体、钩端螺旋体的主要生物学性状及所致疾病;真菌的主要生物学性状。

熟悉:支原体的诊断与防治原则。外斐试验的原理和应用。真菌的致病类型、免疫性;白假丝酵母菌、新生隐球菌的微生物学检查。

了解:支原体的分类、抵抗力;立克次体的生物学特性;真菌在生物学分类上的地位和种类;真菌的微生物学检查与防治原则;其他感染真菌的主要生物学特性、所致疾病。

【文摘引言】 在临床上,细菌和病毒是常见的病原微生物。而其他的病原微生物也不容忽视,近年来由其他的病原微生物引起的感染性疾病也不少,如支原体引起的不孕不育症、由衣原体引起的沙眼、由支原体或衣原体引起的非淋菌性尿道炎、由梅毒螺旋体引起的梅毒、由钩端螺旋体引起的钩端螺旋体病和白假丝酵母菌引起的阴道炎等。临床医生也越来越重视由其他病原微生物引起的各种感染性疾病,对其他病原微生物的认识和研究也不断深入,了解和掌握其他病原微生物的生物学性状、致病性与免疫性、微生物检查和防治原则等帮助临床上诊断和治疗相关的疾病。

第一节 支 原 体

支原体(mycoplasma)是一类缺乏细胞壁、呈高度多形性、能通过滤菌器、在无生命培养基中生长繁殖最小的原核细胞型微生物。

支原体首先由 Nocard 等在 1898 年从牛传染性胸膜肺炎的胸水中发现,当时命名为牛胸膜肺炎微生物(PPO)。1937 年由 Dienes 首先从人体分离出此微生物。1967 年,科学家们将其正式命名为支原体。

支原体分布广泛,存在于人、植物、动物、组织培养物以及土壤、污水等中。支原体没有细胞壁,归属于柔膜体纲支原体目支原体科,下分 4 个属。4 个属中和人类疾病密切相关的是支原体属和脲原体属,支原体属有 119 种,脲原体属有 7 个种。从人体中分离出来的支原体有 16 个种,其中对人类致病的主要是肺炎支原体(*M. pneumoniae*)和解脲脲原体(*U. urealyticum*)。另外人型支原体(*M. hominis*)、生殖支原体(*M. genitalium*)及发酵支原体等也有一定的致病性。近年来通过培养技术的不断改进,电子显微镜及分子生物学技术的应用,难培养的支原体新种陆续被分离出。

一、生物学性状

(一) 形态与结构

支原体体积微小,大小一般为 0.3～0.5 μm,可通过滤菌器。无细胞壁,不能维持菌体的固有形态,故形态上呈高度多形性,有球形、杆形、丝状和分枝状等。革兰染色阴性,但不易着色。常以 Giemsa 染色为佳,染成淡紫色。细胞膜由外、中、内三层组成,内、外层含蛋白质和糖类,中间层为脂类,主要为磷脂。胆固醇位于磷脂分子之间,对保持细胞膜的完整性起到一定的作用。二性霉素 B、皂素、洋地黄甙等凡能作用于胆固醇的物质均可破坏支原体的细胞膜令其死亡。有的支原体细胞膜外有一种由多聚糖组成的荚膜，有毒性，与其致病性相关。有的支原体（如肺炎支原体和生殖支原体等）具有一特殊顶端结构，能使其黏附在宿主的上皮细胞表面，有利于其侵入，与致病性有关。

（二）培养特性

支原体对营养的要求比一般细菌要高，须在其培养基中加入10%～20%人或动物血清，为其提供生长繁殖所需的胆固醇和其他长链脂肪酸。多数支原体的适宜pH值为7.6～8.0，解脲脲原体pH值为5.5～6.5。支原体为兼性厌氧，以二分裂方式繁殖为主，也可见出芽、分枝等繁殖方式。支原体生长比较缓慢，在琼脂含量较少（低于1.5%）的固体培养基上孵育2～3天后出现菌落。典型的菌落呈荷包蛋样。在低倍镜下可见菌落呈圆形，中心致密隆起，深入琼脂，外周包绕以颗粒。支原体也可以在鸡胚绒毛膜上或细胞培养中生长。

（三）生化反应

根据支原体能否分解葡萄糖、水解精氨酸和尿素对其进行鉴别，见表15-1。

表15-1 人类主要支原体生物学性状

支原体	葡萄糖	精氨酸	尿素	还原四氮唑	pH	吸附血细胞
肺炎支原体	+	−	−	+	7.5	+
人型支原体	−	+	−	−	7.0	−
生殖支原体	+	−	−	+	7.5	+
解脲脲原体	−	−	+	−	6.0	−
穿透支原体	+	+	−	+	7.5	+

（四）抗原构造

支原体的抗原主要存在于细胞膜上，由蛋白质与糖脂组成。各种支原体均有型特异性抗原，交叉较少，在鉴定上具有重要意义。

（五）抵抗力

支原体因为没有细胞壁，容易被脂溶剂、清洁剂及常用的消毒剂（如酚、甲醛等）灭活。对紫外线敏感。对青霉素、头孢菌素、万古霉素等干扰细胞壁合成的抗生素不敏感。对四环素、氯霉素、红霉素、链霉素、喹诺酮类抗生素等干扰蛋白质合成的抗生素敏感。

（六）与细菌L型的区别

细菌L型为细胞壁缺陷型，与支原体在生物学特性和致病性方面都非常相似，例如，它呈多形态，能通过滤菌器，对渗透压敏感，在固体培养基上形成荷包蛋样菌落等；两者均可引起泌尿生殖道感染，所以在进行支原体分离鉴定时应注意区别，见表15-2。

表15-2 支原体与细菌L型的区别

主要性状	支原体	细菌L型
遗传	在遗传上与细菌无关	在遗传上与细菌相关
返祖	在任何情况下，不能变成细菌	在无诱导因素作用下，易回复为原菌
固体培养基	生长慢，菌落较小，直径0.1～0.3 mm	菌落稍大，直径0.5～1.0 mm
液体培养基	液体培养时混浊度极低	液体培养时混浊度低，可黏附于管壁或沉于管底
营养	生长时需要胆固醇	不一定需要胆固醇

二、主要致病性支原体

（一）肺炎支原体

肺炎支原体是引起人类原发性非典型肺炎的病原体，其病理变化以间质性肺炎为主，有时伴有支气管肺炎。主要通过飞沫传播，多发生于夏、秋季，青少年多见。

肺炎支原体经飞沫侵入人体呼吸道后,利用其特殊顶端结构与宿主细胞受体相结合进而吸附于呼吸道上皮细胞上,从细胞膜上获得营养物质如胆固醇等,产生代谢产物过氧化氢,破坏宿主细胞。

肺炎支原体感染以隐性感染多见。临床症状一般较轻。主要以头痛、发热、咳嗽等呼吸道症状为主。X线检查肺部呈羽毛状浸润。个别患者可伴有呼吸道以外的并发症,如心血管症状、神经症状和皮疹。这可能与免疫复合物形成和自身抗体的出现有关。

肺炎支原体感染后呼吸道局部黏膜产生 sIgA 对再次感染有较强的防御作用。

(二) 解脲脲原体

解脲脲原体可引起泌尿生殖道感染,是引起非淋菌性尿道炎(NGU)的重要病原体,主要通过性接触传播。还可引起前列腺炎、盆腔炎、阴道炎、输卵管炎等,并能通过胎盘感染胎儿,引起流产、早产和死胎等。感染新生儿可引起新生儿呼吸道感染。解脲脲原体还能吸附精子表面,阻碍精子的运动,干扰精子与卵子结合,并通过与精子有共同抗原,对精子造成免疫损伤,引起不孕症。

(三) 其他支原体

1. 人型支原体 形态结构与解脲脲原体相似。寄居于泌尿生殖道中,主要通过性接触传播,可引起尿道炎、盆腔炎、输卵管炎、宫颈炎、阴道炎和肾盂肾炎等。

2. 生殖支原体 1981 年自非淋菌性尿道炎患者中分离出,形态似烧瓶,能黏附在人类泌尿生殖道上皮细胞上,主要引起非淋菌性尿道炎。

3. 穿透支原体 1991 年自艾滋病患者尿中分离出,为杆状或长烧瓶状。顶端结构能黏附在人红细胞、单核细胞、$CD4^+$ T 细胞及泌尿道上皮细胞上,并能穿过细胞膜进入细胞内生长繁殖,造成宿主细胞损伤、死亡。目前认为,该支原体可能是艾滋病发病的一个辅助因素。

三、微生物学检查

(一) 分离培养

取可疑患者的痰或咽拭子接种于含血清和酵母浸液的培养基中培养,典型的菌落呈荷包蛋样。分离的支原体可通过形态、糖发酵、溶血性及特异性抗血清做生长抑制试验与代谢抑制试验进一步鉴定。解脲脲原体的感染可采取患者泌尿生殖道标本进行检测。

(二) 血清学检查

1. 冷凝集试验 在 4 ℃的条件下,用患者血清与人 O 型红细胞混合过夜,出现凝集,而在 37 ℃时凝集消失。但仅 50%左右的肺炎支原体感染患者表现为阳性,为非特异性。此外,呼吸道合胞病毒感染、腮腺炎、流感等患者也可出现阳性。

2. 生长抑制试验和代谢抑制试验 将含有特异性抗血清纸片贴于接种有支原体的琼脂平板表面,若二者相应则纸片周围生长的菌落受到抑制,为生长抑制试验(GIT)。将支原体接种在一个含有抗血清与酚红的葡萄糖培养基中,若抗体与支原体相应,则支原体的生长代谢受到抑制,酚红不变颜色,为代谢抑制试验(MIT)。

(三) PCR 技术

利用 PCR 技术检测患者标本中肺炎支原体 DNA 及通过检测患者标本中的尿素酶基因检测解脲脲原体。

四、防治原则

肺炎支原体减毒活疫苗在动物实验中有预防效果,但在人群中的应用尚未见报道。预防解脲脲原体的感染主要通过加强宣传教育,注意性卫生安全,切断传播途径。

肺炎支原体感染可选择罗红霉素、阿奇霉素或喹诺酮类抗生素治疗。解脲脲原体感染可选择四环素类或喹诺酮类抗生素治疗。

第二节 衣 原 体

衣原体(*chlamydiae*)是一类严格细胞内寄生、能通过细菌滤器,并具有独特发育周期的原核细胞型微生物。

衣原体的共同特性:①革兰阴性,圆形或椭圆形;②有细胞壁,但无肽聚糖,只含微量胞壁酸;③严格细胞内寄生,有独特的发育周期,以二分裂方式繁殖;④含有 DNA 和 RNA 两种核酸;⑤有核蛋白体和独立的酶系统;⑥对多种抗生素敏感。

衣原体广泛寄生于人、哺乳动物及禽类。对人类致病的衣原体有沙眼衣原体、肺炎衣原体及鹦鹉热衣原体。衣原体感染较常见,发病率有上升趋势,应给予重视。

一、生物学性状

(一) 形态、染色与发育周期

1. 形态染色 普通光学显微镜下观察衣原体可见两种大小形态各异的颗粒。一种为小而致密的颗粒,称为原体(elementary body,EB);一种为大而疏松的颗粒,称为网状体(reticulate body,RB)。原体具有强感染性,Giemsa 染色呈紫色,Macchiavello 染色呈红色。网状体,亦称为始体,以二分裂方式繁殖,为繁殖型,无感染性,Macchiavello 染色呈蓝色。

2. 发育周期 衣原体在宿主细胞内生长繁殖时具有独特的发育周期。原体具有感染性,感染后吸附于易感细胞表面,通过吞饮作用进入细胞内,而后由宿主细胞膜包围形成空泡。原体在空泡内发育、增殖成网状体。网状体代谢活跃,以二分裂方式繁殖,在空泡内形成许多子代原体,子代原体聚集,由膜包绕形成各种形态的包含体。不同衣原体的包含体形态及在宿主细胞的位置不尽相同,根据此特点可鉴别衣原体。子代原体成熟后即从破坏的感染细胞中释出,再感染新的易感细胞,开始新的发育周期(图 15-1)。一个发育周期为 48～72 h。

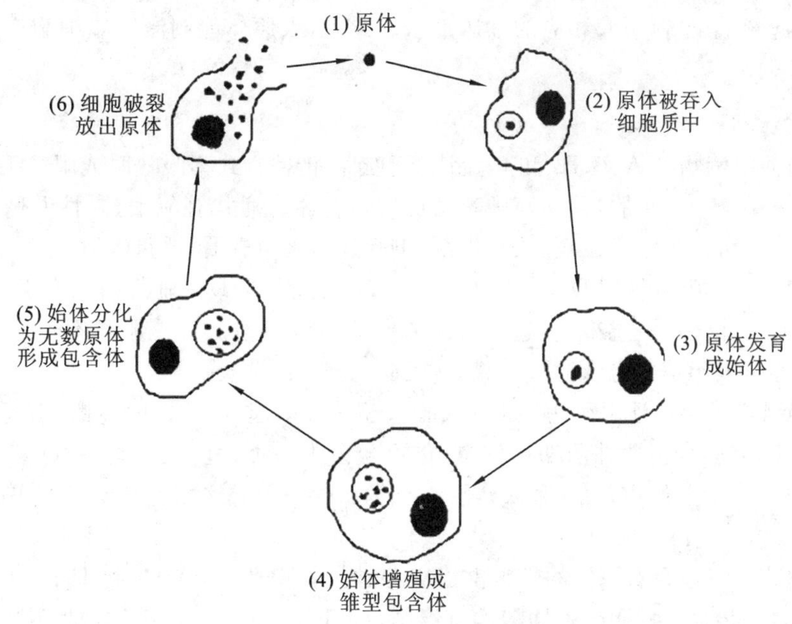

图 15-1 衣原体发育周期

(二) 培养特性

严格细胞内寄生,不能在人工培养基上生长繁殖。绝大多数能用鸡胚卵黄囊接种培养,在卵黄囊膜内可找到包含体、原体和网状体颗粒。在某些原代或传代细胞株如 Hela-299、McCoy、FL 或 HL 细胞株中生长良好。

（三）抗原构造与分类

1. 抗原构造 原体有三种抗原即属特异性抗原、种特异性抗原及型特异性抗原。

2. 分类 根据抗原构造、包含体特点及对磺胺类药物的敏感性，可将衣原体属分为沙眼衣原体（*Chlamydia trachomatis*）、肺炎衣原体（*Chlamydia pneumoniae*）和鹦鹉热衣原体（*Chlamydia psittaci*）三个种，见表15-3。沙眼衣原体有三个生物变种，即沙眼生物变种、性病淋巴肉芽肿生物变种和鼠生物变种，每种衣原体又可分成不同的血清型。

表15-3 三种衣原体的性状差异

性　状	沙眼衣原体	肺炎衣原体	鹦鹉热衣原体
自然宿主	人	人	鸟类、低等哺乳类
主要人类疾病	沙眼、传播疾病、婴幼儿肺炎	肺炎、气管炎	肺炎、不明原因发热
原体形态	圆形、椭圆形	梨形	圆形、椭圆形
包含体糖原	+	−	−
血清型	18	1	4
对磺胺的敏感性	敏感	不敏感	大多数不敏感

（四）抵抗力

耐冷不耐热，60 ℃仅存活5～10 min，在−60 ℃环境下可保存数年。对石炭酸、甲醛溶液等消毒剂敏感。对红霉素、四环素类及利福平等抗生素敏感。

二、致病性与免疫性

（一）致病机制

沙眼衣原体主要是接触传播。衣原体能产生类似革兰阴性菌内毒素的毒性物质，侵入机体后，先在杯状或柱状黏膜上皮细胞内增殖，继而进入单核吞噬细胞内增殖。其产生的毒性物质能抑制宿主细胞代谢、破坏宿主细胞及引起超敏反应，引起相应的临床症状。此外，衣原体能刺激巨噬细胞产生IL-1，引起炎症反应和瘢痕形成。

（二）所致疾病

1. 沙眼 要由沙眼生物型A、B、Ba和C血清型引起。传播方式为眼—眼或眼—手—眼。

沙眼衣原体感染结膜上皮细胞，并在其中繁殖形成包含体。症状有流泪、黏性及脓性分泌物、结膜充血及滤泡增生等。晚期可出现结膜瘢痕、眼睑内翻、倒睫及角膜血管翳，严重者可导致失明。

2. 包含体结膜炎 沙眼生物型D、Da、E、F、G、H、I、Ia、J、K及Lza血清型感染引起。表现为婴儿型和成人型。婴儿型是婴儿经产道感染，引起化脓性结膜炎（也称包含体脓漏眼），不侵犯角膜。成人型则由性接触、经手至眼、亦可因污染的游泳池水而感染，引起滤泡性结膜炎。

3. 泌尿生殖道感染 要由沙眼生物型D～K血清型感染引起，经性接触传播，引起非淋菌性尿道炎。男性多表现为尿道炎，可转变慢性并周期性加重，也可合并附睾炎、直肠炎及Reiter综合征（非对称性反应性多关节炎）。女性可引起尿道炎、宫颈炎、盆腔炎、输卵管炎等。输卵管炎反复发作可导致不孕症或宫外孕。

4. 性病淋巴肉芽肿 沙眼衣原体的性病淋巴肉芽肿生物变种（LGV）生物型L1、L2、L2a及L3感染引起。主要通过性接触传播。侵犯男性腹股沟淋巴结，可引起化脓性淋巴结和慢性淋巴肉芽肿，常形成瘘管。侵犯女性会阴、肛门、直肠，引起皮肤瘘管及会阴-肛门-直肠狭窄与梗阻。

5. 呼吸道感染 要由肺炎衣原体和鹦鹉热衣原体感染引起，表现为肺炎、支气管炎、咽炎、扁桃体炎和鼻窦炎等。沙眼衣原体可引起婴幼儿肺炎。

（三）免疫性

病后可获得型特异性免疫力。免疫力不强且短暂，常导致持续感染和反复感染。

三、微生物学检查

(一) 直接涂片镜检

对急性期沙眼及包含体结膜炎的患者采取眼穹隆部及结膜分泌物作涂片或从患者结膜病灶作刮片，用 Giemsa、碘液或荧光抗体染色镜检，观察上皮细胞内有无特殊包含体。泌尿生殖道感染、性病淋巴肉芽肿患者可采取病变部位标本，染色镜检，观察有无衣原体或包含体。

(二) 分离培养

取感染组织渗出液或刮取物接种鸡胚卵黄囊或传代细胞进行分离培养，再以免疫荧光单克隆抗体或 ELISA 等进行鉴定。

(三) 血清学试验

采用微量免疫荧光法进行抗衣原体抗体的检测。用该法测肺炎衣原体感染患者血清 IgG 和 IgM，明显增高者有诊断意义，而且能区分近期感染与既往感染。

(四) 分子生物学检测

主要利用 DNA 探针核酸杂交技术及 PCR 技术，敏感性高，特异性强。

四、防治原则

无特异性预防沙眼方法，尚无有效的沙眼衣原体疫苗。主要以加强个人卫生，不共用毛巾及脸盆，避免接触传染等作为预防沙眼的主要措施。生殖道衣原体感染的预防与其他性病的预防相同。衣原体病应早期使用四环素及红霉素类抗生素进行治疗。

第三节　立 克 次 体

立克次体(rickettsia)是一类严格细胞内寄生的原核细胞型微生物，与节肢动物关系密切，是引起斑疹伤寒、恙虫病、Q 热等传染病的病原体。其名称是为纪念首先发现而后在研究中不幸牺牲的美国病理学家立克次(Howard Taylor Ricketts)而命名的。

立克次体的共同特点：①多引起自然疫源性疾病；②与节肢动物关系密切，以其作为传播媒介或储存宿主；③大小介于细菌和病毒之间；④多形态性，主要为球杆状；⑤专性细胞内寄生。

对人类致病的立克次体主要包括四个属：立克次体属(*Rickettsia*)、柯克斯体属(*Coxiella*)、罗沙利马体属(*Rochalimaea*)与埃立克体属(*Ehrlichia*)。在我国分布的主要致病立克次体有：普氏立克次体、斑疹伤寒立克次体、Q 热柯克斯体及恙虫病立克次体等。

一、生物学性状

(一) 形态与染色

球杆状或呈多形态性，大小介于细菌和病毒之间[(0.3～0.6) μm×(0.8～2.0 μm)]，革兰染色阴性，但不易着色。常用 Giemsa 法及 Giemenez 法染色。用 Giemsa 法立克次体被染成紫蓝色，用 Giemenez 法立克次体被染成红色。立克次体在感染细胞内排列可呈单个、成双或聚集成团排列。在宿主细胞内，不同立克次体的寄居部位并不同，如普氏立克次体分散分布于细胞质中，恙虫病立克次体则多成堆排列分布于核旁，斑点热立克次体可分布于细胞质或细胞核内，Q 热柯克斯体则在细胞质空泡(吞噬溶酶体)内繁殖。立克次体的结构及化学组成与革兰阴性菌相似。

(二) 培养特性

立克次体酶系统不完善，缺乏细胞器，属专性细胞内寄生，只能在活的细胞内生长。以二分裂方式繁殖，生长缓慢。可用动物接种、鸡胚卵黄囊接种及细胞培养等方法进行分离培养。培养温度以 32～35 ℃

最为适宜。

（三）抗原构造

立克次体主要抗原有两种：群特异性和型特异性抗原。斑疹伤寒等立克次体与普通变形杆菌 OX_{19}、OX_2、OX_K 菌株的菌体具有共同的耐热性多糖类抗原。临床上常用普通变形杆菌 OX_{19}、OX_2、OX_K 菌株代替立克次体抗原进行非特异性凝集反应，检测人或动物血清中的相应抗体。这种交叉凝集试验称为外斐反应（WeiL-Fellix reaction），可用于某些立克次体病的辅助诊断。

（四）抵抗力

多数立克次体的抵抗力与细菌繁殖体相似。56 ℃保持 30 min 可使之死亡，Q 热柯克斯体的抵抗力较强，能耐 70 ℃数分钟。对四环素、土霉素、氯霉素等敏感，而磺胺类药物不仅不能抑制其生长，反而可促进其繁殖。

二、致病性与免疫性

（一）致病物质

主要为内毒素和磷脂酶 A 等。其内毒素的主要成分为脂多糖，生物学活性与肠道杆菌内毒素相似。磷脂酶 A 能溶解宿主细胞膜或吞噬体膜，有利于立克次体的侵入。立克次体表面的黏液层具有黏附和抗吞噬作用，增强其侵袭力。

（二）致病机制

立克次体通过节肢动物的叮咬、呼吸道、消化道或眼结膜等侵入人体后，与宿主细胞膜上的特异受体结合，继而被吞入细胞内。立克次体先在局部淋巴组织或小血管内皮细胞中进行生长繁殖。大量增殖后再次入血引起第二次菌血症并产生毒性物质，引起毒血症和一系列的临床症状。主要病变为受感染细胞肿胀破裂、阻塞血管腔形成血栓、组织坏死、凝血功能障碍、DIC 等。晚期免疫复合物形成后，导致病理变化和临床症状的加重。

立克次体的抗感染免疫包括体液免疫和细胞免疫，但立克次体为细胞内感染，故以细胞免疫为主。病后可获得较强的免疫力。

（三）所致疾病

1. 流行性斑疹伤寒　普氏立克次体引起，又称为虱传斑疹伤寒。患者是唯一传染源，体虱为主要传播媒介。传播方式为虱—人—虱，见图 15-2。虱叮咬患者受感染，立克次体在虱肠管上皮细胞内繁殖，并随粪便排出至另一个被叮咬人的皮肤上，经伤口进入机体。此外，干虱粪中的立克次体也可经呼吸道或眼结膜等途径感染人。该病多流行于冬春季节，好发于条件拥挤、卫生状况较差地区。人感染后，经两周左右的潜伏期骤然发病，出现高热、头痛、肌痛、皮疹等临床症状。有时伴有神经系统、心血管系统及其他实质器官的损害。病后获得持久免疫力。

2. 地方性斑疹伤寒　由斑疹伤寒立克次体引起，又称鼠型斑疹伤寒。鼠是主要储存宿主，鼠蚤和鼠虱是主要传播媒介。传播方式见图 15-3。

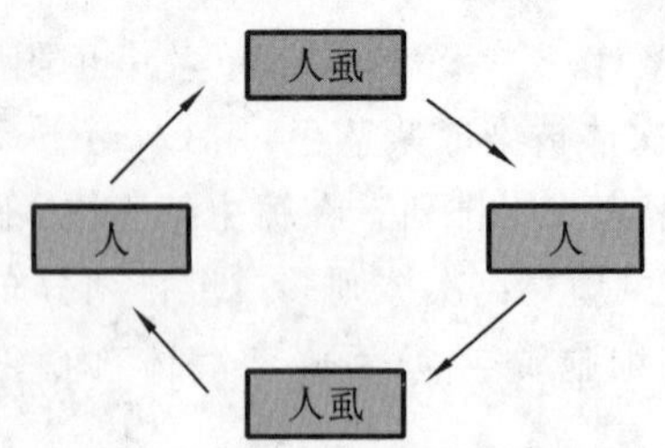

图 15-2　流行性斑疹伤寒的传播方式

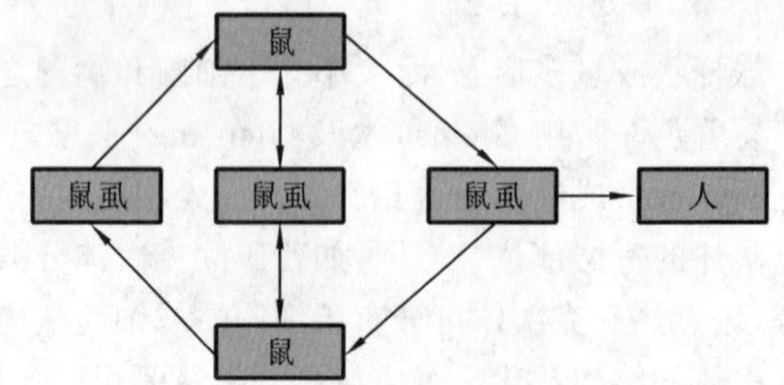

图 15-3　地方性斑疹伤寒的传播方式

立克次体在鼠蚤肠管上皮细胞内繁殖，然后随粪便排出。粪便中的立克次体可经破损皮肤或口、鼻、眼结膜侵入人体而致病，亦可因叮咬而感染。

临床特征与流行性斑疹伤寒相似，但发病缓慢，症状与体征较流行性斑疹伤寒轻，病程较短，一般很少累及中枢神经系统、心肌和肾脏等。病后可获得持久免疫力。

3. 恙虫病 恙虫病立克次体引起。主要流行于东南亚、西南太平洋岛屿。国内主要见于东南和西南地区，特别是沿海各省（自治区）如广东、海南、福建、台湾、广西等。恙虫病是一种自然疫源性疾病，主要流行于啮齿类动物。野鼠和家鼠为主要传染源，鸟类等也能感染或携带恙螨而成为传染源。恙螨是传播媒介，同时又是储存宿主。传播方式见图 15-4。

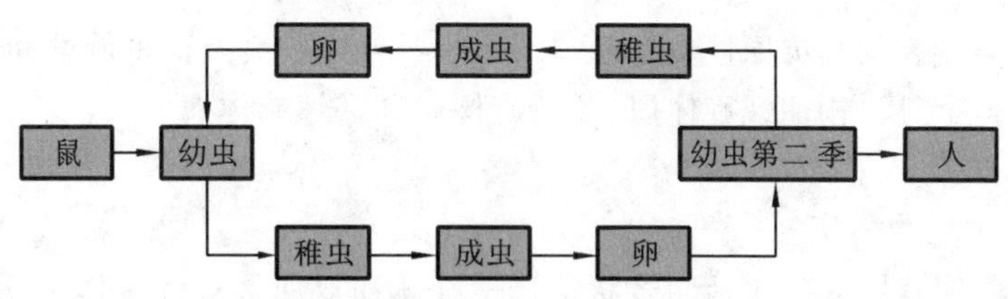

图 15-4 恙虫病立克次体的传播方式

恙虫病立克次体在恙螨体内寄居，经卵传代。人被恙螨幼虫叮咬后，立克次体经皮肤侵入引起恙虫病。被叮咬处出现红色丘疹，形成水疱后破裂，中央溃疡、上盖黑色痂皮的“焦痂”。此为恙虫病特征之一。

立克次体在局部繁殖后侵入血流，释放的毒素引起各内脏器官的炎症和变性。出现高热、皮疹、全身淋巴结肿大等临床症状，并可出现肺、肝、脾、脑等损害。病后可获得较持久的免疫力。

4. Q 热 Q 热柯克斯体引起。牛、绵羊等家畜是主要传染源和储存宿主。Q 热柯克斯体以吸血的蜱为传播媒介，经卵传代。受染动物的尿、粪含有大量 Q 热柯克斯体，尿、粪排出后污染环境，人可经接触、呼吸道、消化道等途径感染致病。临床症状表现为：发热、头痛、腰痛、腓肠肌痛等临床症状。严重者可发生心内膜炎。乳牛感染后可导致慢性乳腺炎，故未经消毒的乳制品亦可能引起传播。

三、微生物学检查

（一）标本采集

主要采集患者血液，于发病初期或急性期使用抗生素之前采血，做血清学试验尚需采集急性期和恢复期双份血清，以观察抗体 4 倍增长情况。流行病学调查时则需采集野生小动物和家畜的器官及节肢动物等。

（二）分离培养与鉴定

取患者血液或组织悬液接种于动物（豚鼠）腹腔。接种后，每天测量动物体温。若发现动物体温超过 40 ℃并有阴囊水肿，表示可能有立克次体感染。取接种部位的腹壁刮片、睾丸鞘膜、脑、脾等做涂片染色检查及用免疫学试验进行鉴定。

（三）血清学试验

外斐试验，若抗体滴度≥1∶160 或双份血清滴度有 4 倍增长趋势，可辅助诊断某些立克次体病。但该试验为非特异性试验，判断结果时应结合流行病学和临床症状。

（四）分子生物学检测

PCR 检测或是核酸探针检测。

四、防治原则

立克次体病与节肢动物密切相关，故预防立克次体病，重点应控制和消灭储存宿主及媒介节肢动物，应灭虱、灭蚤、灭鼠、灭螨、灭蜱。注意个人卫生与防护是预防立克次体病的有效措施。特异性预防主要用死疫苗或减毒活疫苗接种。可选择氯霉素、四环素类抗生素（包括多西环素）进行治疗。

第四节 螺旋体

螺旋体(spirochete)是一类运动活泼、细长、柔软、弯曲呈螺旋状的原核细胞型微生物。基本结构与细菌相似,有细胞壁、核质,在细胞壁与外膜之间有轴丝,轴丝的屈曲与收缩使螺旋体能自由活动,繁殖方式为二分裂,对抗生素敏感。

螺旋体分布广,种类多。依其抗原性、螺旋数目、大小与规则程度及两螺旋的间距不同分为五个属,其中对人和动物致病的有三个属:钩端螺旋体属、疏螺旋体属和密螺旋体属。

一、钩端螺旋体

钩端螺旋体(简称钩体)种类多,包括问号状钩端螺旋体和双曲钩端螺旋体。问号状钩端螺旋体能引起人和动物的钩端螺旋体病(钩体病),为人兽共患病,呈世界性分布,我国绝大多数省份有不同程度的流行,南方各省最为严重。

(一) 生物学性状

1. 形态结构与染色 身体长6～20 μm,宽0.1～0.2 μm,其螺旋盘绕细致、规则而紧密,一端或两端弯曲呈钩状,常呈C、S或8字形。暗视野显微镜下可见钩体像一串发亮的细珠粒,运动活泼,革兰染色阴性,不易着色。常用Fontana镀银染色,染成棕褐色。也可以在暗视野显微镜下观察钩体的形态和运动情况。

2. 培养特性 钩端螺旋体能人工培养获得,但营养要求较复杂。常用含10%兔血清或牛血清的Korthof培养基进行人工培养。血清不但可以促进钩体的生长,还能中和钩体生长过程中所产生的毒性代谢产物。适宜温度为28～30 ℃,pH 7.2～7.6,生长缓慢,培养1～2周后,在液体培养基中,呈半透明云雾状生长。固体培养基上,菌落扁平、透明、不规则。生化反应不活泼,不分解糖类和蛋白质,能产生过氧化氢酶。

3. 抗原构造和分类

(1) 属特异性抗原 为类脂多糖复合物,用于钩体分群的依据,也用于钩体病的血清学诊断。

(2) 群特异性抗原 为类脂多糖复合物,存在于钩端螺旋体的内部。

(3) 型特异性抗原 型特异性抗原为多糖与蛋白质复合物,是钩体分型的依据,存在于钩体的表面。目前,已发现有25个血清群273个血清型,新的血清型别仍不断被发现。我国至少发现了19个血清群161个血清型。

4. 抵抗力 各种理化因素的抵抗力比其他致病性螺旋体要强,在水或湿土中可存活数周到数月,在钩体病的传播上具有重要意义。对热、干燥、日光直射的抵抗力较弱,60 ℃保持1 min即死亡,在4 ℃冰箱中可存活2周以上。常用的消毒剂如10 g/L漂白粉浸泡10～30 min可将其杀死。对青霉素、庆大霉素等抗生素敏感。

(二) 致病性与免疫性

1. 致病物质 致病物质类似细菌的内毒素和外毒素。

(1) 内毒素样物质 钩体的细胞壁中含有脂多糖样物质,其化学结构与细菌脂多糖不同,毒性也比细菌内的毒性低。也可以使动物发热,引起炎症和坏死。

(2) 溶血素 耐热,56 ℃保持30 min失活,对氧稳定,作用类似磷脂酶C,能破坏红细胞膜产生溶血。注入小羊体内,可造成贫血、出血、肝大及黄疸等临床表现。

(3) 细胞毒因子 可存在于钩体病患者或是感染钩端螺旋体动物的血浆中。将其注入小鼠脑内,1～2 h后观察,发现小鼠出现肌肉痉挛,呼吸困难而死亡。

(4) 致细胞病变作用物质 该物质对胰蛋白酶敏感,56 ℃保持30 min失活。某些型别的钩端螺旋体可产生致细胞病变物质,导致细胞退行性变。

2. 所致疾病 由钩体所引起的钩体病是人兽共患的传染病，其主要传染源和储存宿主为鼠类和猪，带菌率高，排菌时间长。动物感染后一般不发病，呈现为慢性或无症状的“带菌状态”，钩体在肾脏内生长繁殖，随着尿液不断排出体外，污染水源和土壤等自然环境。人通过田间作业、防洪、捕鱼等方式接触污染有钩端螺旋体的水或土壤后，钩体通过破损的皮肤或黏膜侵入人体，导致人感染。若孕妇感染钩体后，可通过胎盘感染胎儿造成流产。另外，尚可通过吸血昆虫得以传播。

钩端螺旋体通过破损的皮肤或黏膜侵入机体后，在局部生长繁殖，潜伏期1～2周，继而进入血液中继续迅速生长繁殖，引起钩体血症和毒血症。表现为乏力、发热、头痛、肌痛（尤以腓肠肌疼痛明显）、眼结膜充血、淋巴结肿大等症状。钩体还侵犯肝、肾、心、肺以及中枢神经系统，造成肝肾功能的损害，病情严重时会导致休克、黄疸、出血、心功能不全及脑膜炎等。钩端螺旋体感染所引起的疾病类型、病程长短、病程轻重与入侵机体的免疫状态、入侵钩体的型别、毒力和数量不同等因素密切相关，故个体间表现差异较大。临床上较为常见的是流感伤寒型、黄疸出血型、肺出血型及肾功能衰竭型等，其中最为凶险的是肺大出血，可导致患者死亡。部分患者在恢复期可能出现并发症，如脑动脉炎、失明、瘫痪及脉络膜炎等，可能与超敏反应有关。

人类对钩体普遍易感，其发病率与是否接触被钩端螺旋体污染的水源或土壤有关，与机体的免疫状态也有关系。患者中，以农民、饲养员及农村青少年居多。

3. 免疫性 隐性感染或病后，可获得对同型菌株比较持久的免疫力，以体液免疫为主。感染钩端螺旋体1～2周后，体内可产生特异性抗体，发挥调理吞噬、ADCC等作用，破坏和溶解侵入体内的钩体。但是，在肾脏内的钩体不易被破坏。细胞免疫也发挥一定的作用。

（三）微生物学检查

1. 病原学检查

（1）标本采集 疾病的不同阶段，采集不同的标本，7～10天内采集血液，第2周以后采集尿液，表现有脑膜炎症状者采集脑脊液。

（2）直接镜检 采集的标本经过差速离心集菌后作暗视野镜检或用Fontana镀银染色法染色后镜检。亦可以用免疫荧光法或免疫酶染色法进行检查。

（3）分离培养 标本接种于Korthof培养基，温度28～30 ℃，培养2～3周，若为阳性标本，培养基变混浊，用暗视野镜检，观察有无螺旋体生长，对于生长者，进一步采用血清学方法鉴定其血清群和血清型。

（4）动物试验 用于伴有其他杂菌污染标本的检查，是分离钩端螺旋体的敏感方法。将伴有其他杂菌污染的标本接种于豚鼠或金地鼠的腹腔内，每日观察体温及发病情况，发现可疑者，采取血液、腹腔液等标本进行暗视野镜检、分离培养，并利用血清学方法进行鉴定。动物死后解剖病检。

2. 血清学检查 应在发病初期和病后2～3周各采取一次血液标本，有脑膜炎症状者可采集脑脊液标本，进行特异性抗体的检测。

（1）显微镜凝集试验 目前应用最广泛的方法。用活的已知标准菌株或当地流行菌株作为抗原，分别同患者不同稀释度的血清反应，温度37 ℃作用2 h，进行暗视野显微镜检查，阳性反应可见钩端螺旋体凝集成团，像蜘蛛。若血清效价大于1∶400或双份血清标本效价增高4倍以上有诊断意义。

（2）间接凝集试验 钩端螺旋体的属特异性可溶抗原吸附于载体上，然后进行玻片凝集试验检测患者血清中有无相应抗体，患者血清中若有相应的抗体，反应呈阳性。此法特异性和敏感性不如显微镜凝集试验高，但简便、快速，可用于钩体的快速诊断。

除上述血清学方法外，还可用酶联免疫吸附试验（ELISA）、间接免疫荧光试验等方法进行检测。

3. 分子生物学检查 分子生物学技术发展飞速，可以采用DNA探针技术及PCR技术。

（四）防治原则

1. 预防 钩体病是一种人畜共患传染病，消灭传染源、切断传播途径和增强机体抗钩体免疫力是其预防的主要措施。做好防鼠、灭鼠，加强对带菌家畜的管理。保护水源，避免接触被污染的水或土壤。保护易感人群可用灭活的多价死疫苗进行接种。近年来，我国研制的钩端螺旋体外膜疫苗，接种效果理想，副作用轻，推广使用，将成为新的预防钩体病的理想疫苗。

2. 治疗 抗菌治疗是最基本而有效的治疗措施,首选青霉素,过敏者可选庆大霉素、多西环素、氨苄西林等抗生素。

二、梅毒螺旋体

梅毒螺旋体(treponema pallidum,TP)又称苍白密螺旋体,是引起人类梅毒的病原体。梅毒是一种性传播疾病(STD),且危害较为严重。

(一)生物学性状

1. 形态结构与染色 梅毒螺旋体长5～20 μm,宽0.1～0.2 μm,由8～14个致密而规则的螺旋组成,两端尖直,运动活泼。采用普通染色法染色不易着色。常采用Fontana镀银染色,螺旋体被染成棕褐色。在电镜下观察,有轴丝,并可见外膜、内鞭毛及胞质膜,内鞭毛位于外膜与胞质膜之间,但与运动无关,轴丝才是梅毒螺旋体的运动器官。在暗视野显微镜下,可见梅毒螺旋体的形态及运动方式。

2. 培养特性 目前为止,利用人工培养方法培养梅毒螺旋体尚未真正成功。一般接种在兔的睾丸或眼前房内,但生长很缓慢,常用于菌种的保存。

3. 抵抗力 极弱,无论是对干燥和热,还是对冷都特别敏感。4 ℃放置3天便死亡,故血库中血液在4 ℃冰箱储存3天以上者,无传染梅毒的危险性。离开人体后,干燥1～2 h便死亡。50 ℃作用5 min死亡。对常用消毒剂敏感,使用10～20 g/L石炭酸数分钟死亡。对青霉素、四环素、红霉素等抗生素敏感。

(二)致病性与免疫性

1. 致病物质 梅毒螺旋体侵袭力极强,但其是否具有内、外毒素尚未被证实。其强大的侵袭力可能与其荚膜样物质和黏多糖酶有关。

(1)荚膜样物质 表面的酸性黏多糖及唾液酸,具有抗吞噬的作用,并可以阻止大分子物质(如抗体)穿透,从而保护菌体。

(2)黏多糖酶 梅毒螺旋体利用表面的黏多糖酶可吸附到细胞表面,然后分解基质黏多糖。黏多糖被梅毒螺旋体分解后,导致组织、血管损伤破坏,从而表现为血管塌陷、炎症、坏死、溃疡等梅毒特征性病理变化。

2. 所致疾病 梅毒螺旋体所致疾病为梅毒。自然情况下,梅毒螺旋体只会感染人,故患者是唯一传染源。根据其传染方式的不同可把梅毒分为两种:先天梅毒和后天梅毒两种。先天梅毒是因为孕妇感染通过胎盘传给胎儿,后天梅毒通过性接触传染。

1)先天梅毒 孕妇感染梅毒螺旋体,梅毒螺旋体随着血流通过胎盘传染给胎儿,所以先天梅毒也称为胎传梅毒。可以导致流产、早产或死胎,也可以引起胎儿畸形,也可能生出有生命的表现为梅毒疹、梅毒性鼻炎、实质性角膜炎、神经性耳聋、半月形门齿等症状的梅毒儿。

2)后天梅毒 后天梅毒分为一期、二期和三期梅毒,临床常表现为反复、隐伏及再发的特点。

(1)一期梅毒 传染性强,破坏性小。通过性接触感染梅毒螺旋体后3～4周,局部出现无痛性硬下疳(硬结及溃疡),常见部位为外阴、阴茎、大小阴唇等,溃疡渗出液中含有大量梅毒螺旋体,传染性极强。一般1个月左右,硬下疳可自愈。进入机体血液循环中的梅毒螺旋体潜伏在体内,表现为无症状的潜伏期,时间为2～3个月,继而进入二期梅毒。

一期梅毒的早期发现、早期诊断在梅毒的防治上,具有非常重要的意义。若能早期诊断并及时给予治疗,可彻底治愈,不再传染他人。

(2)二期梅毒 传染性强,破坏性小。二期梅毒常发生于硬下疳自愈后的1个月。表现为全身皮肤黏膜出现梅毒疹、全身淋巴结肿大,有时亦可累及骨、关节、眼和神经系统。在梅毒疹及淋巴结中存在有大量的梅毒螺旋体,传染性极强,二期梅毒若不治疗,症状一般在1～3个月消退,但常发生复发性二期梅毒。一期、二期梅毒都属于早期梅毒。

(3)三期病毒 称晚期梅毒,传染性小,破坏性大,可危及生命。常发生在感染后2年。病变不仅导致皮肤、黏膜溃疡、坏死性损害,还表现为对内脏器官或组织的损害,如动脉瘤、脊髓瘤或全身麻痹等。

3. 免疫性 梅毒螺旋体感染免疫属于传染性免疫,即体内有梅毒螺旋体存在时具有免疫力,一旦体内没有梅毒螺旋体,其免疫力消失。主要以细胞免疫为主。梅毒螺旋体感染机体后被吞噬细胞巨噬杀伤,继而逐渐产生针对梅毒螺旋体的体液免疫和细胞免疫。但这种免疫力并不完全,不能完全清除体内的梅毒螺旋体,表现为潜伏状态,逐渐发展为二期、三期梅毒。梅毒患者在其体内可产生两类抗体。一类是抗梅毒螺旋体抗体,对机体起保护作用;另一类是抗磷脂抗体(反应素),没有保护作用,仅供血清学诊断。

(三)微生物学检查

1. 病原学诊断

(1)标本采集　标本可采取硬下疳、梅毒疹的渗出液或淋巴结抽取液。

(2)直接镜检　标本采集后,直接用暗视野显微镜观察梅毒螺旋体形态和运动。

(3)其他方法　可用直接免疫荧光法或ELISA法进行检测。

2. 血清学诊断

1)非螺旋体特异性抗原试验　将正常的牛心肌成分心脂质作为抗原,测定患者血清中是否含有反应素,常用不加热血清反应素试验(USR试验)、血浆反应素环状卡片快速试验(EPR试验)等方法进行检测。均用于初筛,一期梅毒阳性率可达70%左右,二期梅毒可高达100%,三期梅毒阳性率较低。这些试验方法所用抗原为梅毒非特异性抗原,系统性红斑狼疮、类风湿关节炎等非梅毒疾病可出现假阳性反应,分析结果时应注意。

2)螺旋体抗原试验　梅毒螺旋体作为抗原,检测患者血清中是否含有抗梅毒螺旋体抗体,特异性强,可用于辅助诊断梅毒。

(1)荧光密螺旋体抗体吸附试验　此为间接免疫荧光试验,特异性强,敏感性亦高,可用于早期梅毒的诊断,但其操作较烦琐,且治疗后,数年甚至终身都可表现为阳性,不宜作为疗效的检测。

(2)梅毒螺旋体血凝试验　此为一种间接血凝试验,特异性及敏感性均高,可用于特异性诊断,其效价大于1∶80为阳性。

3)分子生物学检查　PCR技术与DNA探针技术相结合,可显著提高敏感性,特异性有所增强,在诊断梅毒的应用上,前景非常广阔。

(四)防治原则

梅毒是危害性较大的一种性传播疾病,预防的主要措施是加强性卫生教育和加强社会管理。一经确诊,特别是早期梅毒(包括一期、二期梅毒)应及时彻底治疗,并控制传染源。治疗主要应用青霉素,足量、足疗程治疗,并定期监测患者体内抗体的动态变化。疗程结束后定期复查。在治疗3个月至1年血清学诊断转阴者为治愈,否则继续治疗。

【课堂互动】

在细菌学的学习中也有某些细菌的免疫属于传染性免疫,请举一个例子。

三、伯氏疏螺旋体

伯氏疏螺旋体是莱姆病的病原体。1977年在美国康涅狄格州莱姆(Lyme)镇首先发现。莱姆病在世界上很多国家都有流行,我国自1988年首次从患者血液中分离出病原体。

(一)生物学性状

1. 形态结构与染色　菌体细长,长10～40 μm,宽0.2～0.3 μm。有5～10个稀疏的螺旋,两端尖直,用暗视野显微镜观察,可见螺旋体运动活泼,表现为扭曲、抖动及翻转等多种运动形式。革兰染色阴性,但不易着色。采用姬氏染色,螺旋体被染成淡紫色,镀银染色螺旋体呈棕褐色。

2. 培养特性　营养要求高,常用含有氨基酸、牛血清白蛋白及热灭活兔血清等营养物质的BSK(Barbour-Stoenner-Kelly)培养基,微需氧,最适温度为32～34 ℃,pH 7.5,5%～10% CO_2促进生长,生长缓慢,培养需2～3周,可见边缘整齐的细小菌落。

3. 抗原构造和分类　根据伯氏疏螺旋体分离株基因组的异质性,分为Ⅰ、Ⅱ、Ⅲ三个基因种。

(二)致病性与免疫性

1. 致病性　莱姆病是一种自然疫源性传染病,人被感染有伯氏疏螺旋体的蜱叮咬后感染。传播媒介主要是蜱，被蜱叮咬后，伯氏疏螺旋体随蜱唾液侵入皮肤，在局部繁殖，潜伏期为3～30天，叮咬部位出现一个或多个慢性游走性红斑。亦可经血液和淋巴扩散至全身许多器官。早期临床表现为发热、无力、寒战、头痛及肌肉酸痛等症状，晚期临床表现为关节炎、心内膜炎及神经系统的异常等。

2. 免疫性 感染伯氏疏螺旋体后，机体可产生特异性抗体，由其发挥的体液免疫作用是清除伯氏疏螺旋体，另外，单核细胞和中性粒细胞也发挥了很重要的抗感染作用。

（三）微生物学检查

在莱姆病的病程中，伯氏疏螺旋体的数量始终较少，故微生物学检查主要依赖血清学诊断和分子生物学诊断。

1. 血清学诊断 检测患者血清中伯氏疏螺旋体的特异抗体。常用ELISA、免疫印迹技术等方法进行检测。

2. 分子生物学诊断 应用PCR技术检测标本中伯氏疏螺旋体DNA，敏感性高。

（四）防治原则

预防为主，避免被蜱叮咬。人用疫苗尚在临床试验中。早期可选择多西环素、红霉素或羟氨苄青霉素口服治疗，晚期一般采用青霉素联合头孢曲松等静脉滴注。

第五节 放线菌属

放线菌属（*Actinomyces*）为原核细胞型微生物，广泛分布于自然界，种类繁多，为人体的正常菌群成员，可引起内源性感染。对人致病的主要有衣氏放线菌，牛放线菌可使牛和猪患病。另外，医学上许多重要的抗生素，如氨基糖苷类、蒽环类、β-内酰胺类、大环内酯类等均为放线菌产生的。

一、生物学特性

革兰染色阳性，非抗酸性丝状菌，菌丝细长无分隔，有分枝，直径0.5～0.8 μm。放线菌以裂殖方式繁殖，培养比较困难。在患者的病灶和脓汁中可找到肉眼可见的黄色小颗粒，称硫黄颗粒，是放线菌在病变中形成的菌落。压片后镜检可见菌丝末端膨大呈棒状、放射状，形似菊花，故将该菌称为放线菌。用革兰染色，菊花形中央部位的菌丝为阳性，四周菌丝末端膨大部分为阴性。

二、致病性与免疫性

放线菌大多寄居于人和动物口腔、上呼吸道、消化道及泌尿生殖道，属于正常菌群。当机体抵抗力降低、口腔卫生不良、拔牙或口腔黏膜受损时，可致内源性感染，引起放线菌病。放线菌病是一种软组织的化脓性炎症，若无继发感染，多呈慢性肉芽肿，好发于面颈部，也可进入胃肠道和肺部，引起相应感染。

放线菌病患者血中可找到多种抗体，但这些抗体既无诊断意义，对机体也无保护作用。机体对放线菌的免疫主要靠细胞免疫。

三、微生物学检查

放线菌病最主要和最简单的检查方法是在标本中寻找有无硫黄颗粒。取颗粒制成压片后，在显微镜下检查是否有菊花状排列的菌丝。必要时取脓、痰标本作厌氧培养，放线菌生长缓慢，常需培养2周以上，才可见菌落生长。亦可取活组织切片染色检查。

四、防治原则

注意口腔卫生，及时治疗口腔疾病。对于脓肿与瘘管应进行外科清创，同时配合应用大剂量抗生素治疗，首选青霉素，亦可用红霉素、林可霉素和磺胺类药物。

第六节 真 菌

真菌(fungus)是一类真核细胞型微生物。细胞结构比较完整,有细胞壁与完整的细胞核,不含叶绿素,无根、茎、叶的分化。少数为单细胞,大多数为多细胞。真菌种类繁多,有10万种以上,大多数对人类有益无害,如用于酿酒、制备氨基酸和抗生素等。引起人类发病的真菌仅有300余种,包括致病性真菌、条件致病性真菌、产毒以及致癌真菌。近年来,真菌感染明显上升,这与滥用广谱抗生素引起的菌群失调、经常应用激素及免疫抑制剂、抗癌药物导致机体免疫功能低下有关。

一、生物学性状

(一) 形态与结构

真菌比细菌大几倍甚至几十倍。结构比细菌复杂,按形态可分为单细胞真菌和多细胞真菌两大类。单细胞真菌呈圆形或卵圆形,常见于酵母菌或类酵母菌。对人致病的主要有新生隐球菌和白假丝酵母菌。多细胞真菌有菌丝和孢子,且相互交织成团,称丝状菌(filamentous fungus),又称霉菌(mould)。有些真菌可因环境条件如营养、温度、氧气等改变,两种形态可互变,此真菌称二相性真菌。多细胞真菌的菌丝和孢子,随真菌种类不同而异,是鉴别真菌的重要依据。

1. 菌丝 菌丝(hypha)是由真菌的孢子在基质上萌发产出的芽管进一步延长而形成的。许多菌丝交织成团称菌丝体。

(1) 菌丝按功能可分为以下几种。

① 营养菌丝:菌丝伸入培养基中吸取营养,以供生长。

② 气生菌丝:暴露于空气中的菌丝。

③ 生殖菌丝:能产生孢子的气中菌丝。

(2) 菌丝按结构可分为以下几种。

① 无隔菌丝:菌丝中无横隔将其分段,整条菌丝是一个细胞,含有多个核,是一种多核细胞。

② 有隔菌丝:菌丝内有横隔(隔膜),把一条菌丝分隔成多个细胞,隔膜中有小孔,可允许细胞质流通,多数菌丝属于此种。

菌丝有多种形态:网状、螺旋状、球拍状、结节状、鹿角状和梳状等。不同种类的真菌有不同形态结构的菌丝,有助于真菌的鉴别(图15-5)。

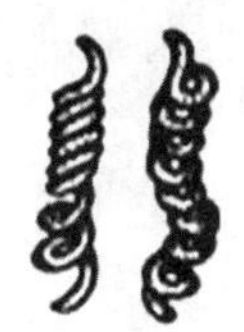
(a)螺旋菌丝

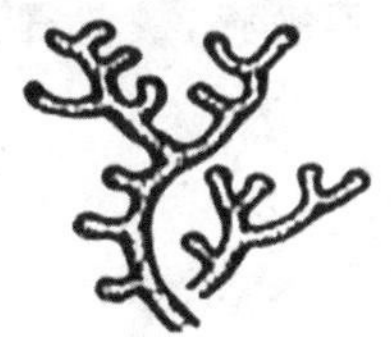
(b)鹿角菌丝

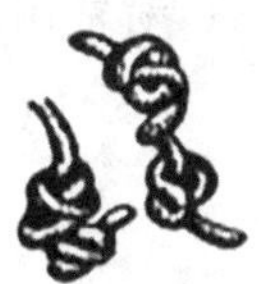
(c)结节菌丝

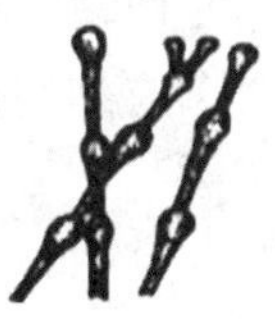
(d)球拍菌丝

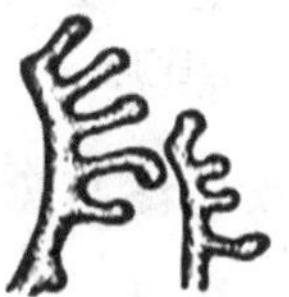
(e)梳状菌丝

图15-5 真菌菌丝

2. 孢子 孢子(spore)是真菌的繁殖器官,一条菌丝可长出多个孢子。在适宜条件下孢子可发芽并发育成菌丝。孢子与细菌的芽胞不同。它的抵抗力不强,加热至60～70 ℃短时间内即死亡。真菌孢子分无性孢子和有性孢子两大类。致病性真菌多为无性孢子,可分为叶状孢子、分生孢子、孢子囊孢子等类型。真菌孢子的形态如图15-6所示。

1) 叶状孢子 由菌丝内细胞直接形成。

(1) 芽生孢子 由菌丝细胞出芽生长,常见于白假丝酵母菌和新生隐球菌,一般芽生孢子长到一定大小即与母体脱离,若不脱离则形成假菌丝。

(2) 厚膜孢子 菌丝内细胞质浓缩、胞壁增厚,在不利环境中形成,抵抗力增强,当条件适宜时又可出

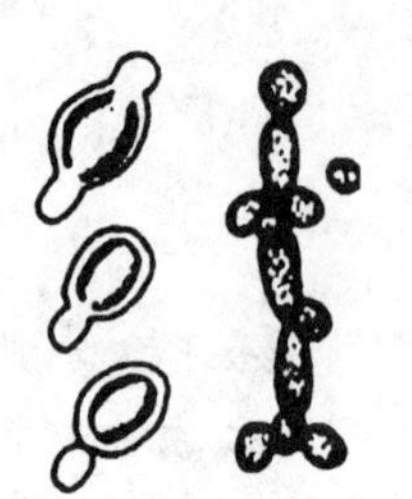
(a)芽生孢子

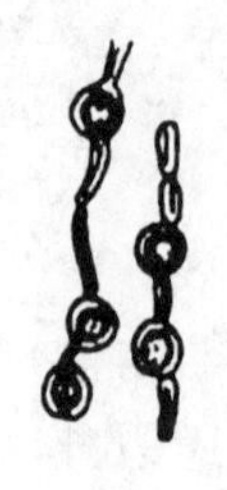
(b)厚膜孢子

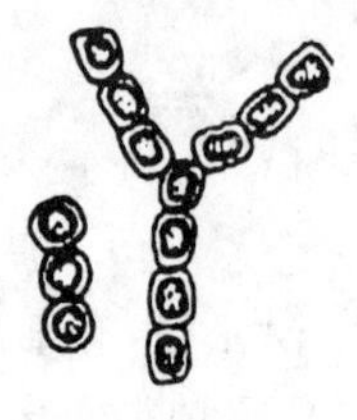
(c)关节孢子

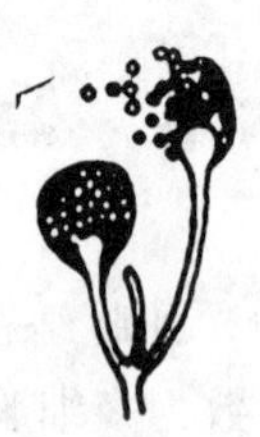
(d)孢子囊孢子

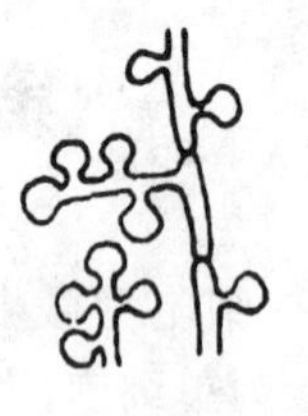
(e)小分生孢子

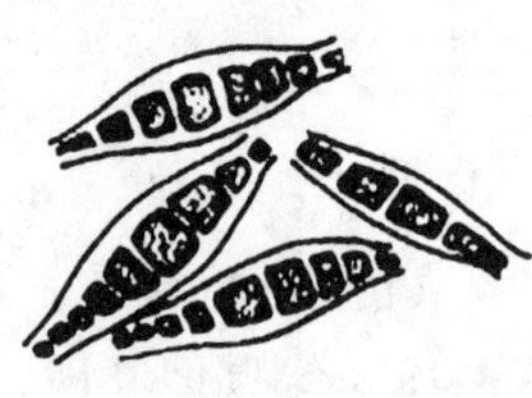
(f)大分生孢子

图 15-6　真菌孢子

芽繁殖。

(3) 关节孢子　在陈旧培养基中常见。菌丝胞壁增厚，形成长方形节段，呈链状排列。

2) 分生孢子　由生殖菌丝末端细胞分裂或收缩形成，也可以在菌丝侧面出芽形成。根据其大小、组成和细胞的多少又可分为大分生孢子和小分生孢子两种。

(1) 大分生孢子　体积较大，由多个细胞组成，常呈梭状、棍棒状、梨状等。

(2) 小分生孢子　体积较小，一个孢子只有一个细胞，有球形、卵圆形、梨形及短棍棒状等。真菌都能产生小分生孢子，其诊断意义不大。

3) 孢子囊孢子　菌丝末端膨大成孢子囊，内含许多孢子，孢子成熟则破囊而出，如毛霉菌。

(二) 培养特性

真菌的营养要求不高，常用沙保弱(Sabouraud)培养基培养。最适酸碱度是 pH 4.0～5.0，最适温度为 22～28 ℃，但深部感染真菌最适宜温度为 37 ℃。多数病原性真菌生长缓慢，特别是皮肤癣菌，需培养 1～4 周。真菌菌落有以下两大类。

1. 酵母型菌落　此为单细胞真菌菌落，形态与一般细菌相似，菌落光滑湿润，柔软而致密。镜下可见卵圆形单细胞酵母菌以出芽方式繁殖，如新生隐球菌菌落。有的单细胞真菌在出芽后，芽管延长不与母细胞脱离而形成假菌丝。假菌丝向培养基内部生长，这种菌落称类酵母型菌落，如白假丝酵母菌菌落。

2. 丝状菌落　此为多细胞真菌菌落，由许多疏松菌丝体构成。菌落呈絮状、绒毛状或粉末状，菌落的正背两面可显出各种不同的颜色。丝状菌落的这些特征，可作为鉴别真菌的依据。

真菌易发生变异，在培养基上人工传代或培养时间过久，其形态、培养特征、毒力均可发生变异。

(三) 抵抗力

真菌对干燥、日光、紫外线及一般消毒剂均有较强的抵抗力，但不耐热。60 ℃作用 1 h 可被杀死。对 1%～2%石炭酸、2.5%碘酊、0.1%升汞等较敏感。对常用抗生素不敏感，灰黄霉素、制霉菌素、两性霉素 B、克霉唑、酮康唑等对某些真菌有抑制作用。

二、致病性与免疫性

(一) 致病性

不同的真菌可以通过不同方式致病，引起的疾病有致病性真菌感染、条件致病性真菌感染、真菌变态反应性疾病、真菌性中毒和肿瘤等。

1. 致病性真菌感染　主要为外源性感染，可引起皮肤、皮下组织和全身性真菌感染。

2. 条件致病性真菌感染　主要为内源性感染，如白假丝酵母菌。这类真菌致病力不强，一般情况下不致病，只有当机体免疫力下降时才发病。这种感染常发生在长期使用广谱抗生素造成菌群失调或者使用皮质激素、免疫抑制剂、放射治疗等造成机体免疫力下降的过程中。

3. 真菌变态反应性疾病　过敏体质者吸入或接触真菌的菌丝或孢子可引起各类超敏反应，如荨麻疹、接触性皮炎、哮喘、过敏性鼻炎等。

4. 真菌性中毒　有些真菌在粮食或饲料上生长，人、畜食后导致急性或慢性中毒，称为真菌性中毒。毒素不同，产生病变不同。有的引起肝肾损害，有的引起血液系统的变化，有的引起神经系统的损害，出现抽搐、昏迷等。

5. 真菌毒素与肿瘤的关系 现已证实真菌毒素与肿瘤有关。如黄曲霉毒素，毒性很强，小剂量就可导致癌症。引起的癌症以原发性肝癌多见。肝癌的发生与毒素的摄入量有关。摄入量越多，肝癌发生率越高。其他真菌毒素如黄褐毒素、镰刀菌 T-2 毒素可引起肝、肾、胰、垂体等处的肿瘤。

（二）免疫性

真菌感染与机体的非特异性免疫和特异性免疫有关。儿童易患头癣，成人手足癣多见。主要原因是儿童头皮脂肪酸分泌量比成人少，故易患头癣；而成人手、足汗较多，且掌部缺乏皮脂腺，易促进真菌生长，故易患手足癣。长期使用广谱抗生素引起的菌群失调，或因恶性肿瘤长期应用化学及放射治疗、免疫抑制剂，使机体免疫力下降，均可继发真菌感染。

抗真菌免疫以细胞免疫为主。深部真菌感染可出现多种抗体，但其作用不大。黏膜表面的 sIgA 对真菌的局部感染有一定的保护作用。另外，真菌感染还可引起迟发型变态反应，如癣菌疹。

三、微生物学检查

浅部真菌感染取病变部位的皮屑、毛发、指（趾）甲屑等标本检查。深部真菌感染可根据病情取痰、脑脊液等标本检查。

（一）直接镜检

取标本先用 10%KOH 微加热处理后不染色直接镜检，如看到菌丝和孢子可初步诊断为真菌病，如疑为新生隐球菌感染则取脑脊液做负染色后再观察。

（二）分离培养

直接镜检不能确诊时应做真菌培养。一般常用含抗生素的沙保弱培养基经 37 ℃培养 2 天后转 25 ℃继续培养 2～4 周，观察镜下特征，再做玻片小培养，于镜下观察菌丝和孢子的特征，进行鉴定。

（三）血清学检查

血清学检查为辅助性检查。可用 ELISA 夹心法、对流免疫电泳、放射免疫法等方法检查患者血清中真菌抗原或抗体。

四、防治原则

无特异性预防方法。主要是注意皮肤卫生，保持鞋袜干燥，避免与患者直接或间接接触。治疗可用灰黄霉素、克霉唑等抗真菌药物。

对深部真菌病的预防主要是提高机体免疫力。对长期应用广谱抗生素、免疫抑制剂者及肿瘤或糖尿病患者应注意防止并发真菌感染。治疗用两性霉素 B、克霉唑、酮康唑等抗真菌药物。

五、常见病原性真菌

（一）浅部感染真菌

浅部感染真菌是指寄生或腐生于角蛋白组织的真菌，具有嗜角蛋白的特征，侵犯部位仅限于皮肤角质层、毛发和指（趾）甲，引起浅部真菌病。皮肤癣真菌分为毛癣菌、表皮癣菌、小孢子癣菌三个属。

（二）皮下组织感染真菌

引起皮下组织感染的真菌有着色真菌与孢子丝菌。一般经外伤感染，在局部皮下组织中繁殖，也可缓慢扩散至周围组织，或经淋巴、血液向全身扩散。

1. 着色真菌 此为腐生性真菌，常腐生于朽木、杂草和土壤等处。引起的感染都发生在暴露部位，病损皮肤变黑，称着色真菌病。在人体主要侵犯肢体皮肤。潜伏期为一个多月，长者为数月乃至一年。病损皮肤发生丘疹、结节、溃疡及疣状或菜花状赘生物。病程长达几十年。随病情发展，老病灶结疤愈合后，新病灶又在四周产生。日久瘢痕广泛，影响淋巴回流，形成肢体象皮肿。免疫力低下时可侵犯中枢神经或经血行扩散。

2. 申克孢子丝菌 此为腐生性真菌，广泛分布于土壤、尘埃、植物中。可经皮肤微小创口入侵，然后沿淋巴管分布，引起亚急性或慢性肉芽肿，使淋巴管形成链状硬结，称孢子丝性下疳。此菌也经口或呼吸道侵入，沿血行扩散至其他器官。此病呈世界性分布，我国东北、华东、华南地区较多。

此菌为二相性真菌。脓、痰、血等标本在油镜下观察可见梭形或圆形孢子。在沙保弱培养基上经 25 ℃培养 3～5 天，可长出灰褐色皱褶膜菌落。在含有胱氨酸的血平板上经 37 ℃培养则长出酵母型菌落。

（三）深部感染真菌

引起深部感染的真菌包括两大类：致病性真菌与条件致病性真菌。

1. 白假丝酵母菌 白假丝酵母菌(Candida albicans)，又称白色念珠菌，通常存在于人体表和腔道中，一般不致病，当正常菌群失调或免疫力下降时，引起深部组织感染。

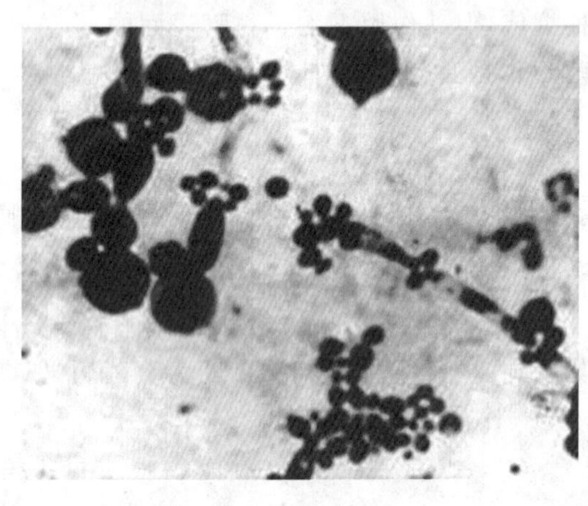

图 15-7 白假丝酵母菌

1）生物学性状 菌体为圆形、卵圆形(2 μm×4 μm)，革兰染色阳性(图 15-7)。以出芽方式繁殖。孢子伸长形成芽管，不与母体菌脱离，形成较长的假菌丝。

白假丝酵母菌在沙保弱培养基、普通培养基、血平板上均可生长良好。在室温或 37 ℃中培养 2～3 天，可形成类酵母型菌落。在玉米培养基上可长出厚膜孢子。白假丝酵母菌的芽生孢子伸长成假菌丝和厚膜孢子有助于鉴定。

2）致病性与免疫性 白假丝酵母菌可侵犯人体许多部位，如皮肤、黏膜、肺、肠、肾和脑，引起病变。近年来，随着广谱抗生素、激素和免疫抑制剂的广泛应用，白假丝酵母菌感染日益增多。

(1) 皮肤黏膜感染 皮肤白假丝酵母菌感染好发于皮肤皱褶处，如腋窝、腹股沟、臀沟、会阴部、乳房下和指(趾)间。皮损特点为界限清楚的糜烂面。黏膜感染有鹅口疮、口角炎、阴道炎、龟头炎等，其中以鹅口疮最多，好发于新生儿。本菌还可侵犯指(趾)甲，引起甲真菌病。

(2) 内脏感染 主要有肺炎、支气管炎、食管炎、肠炎、膀胱炎和肾盂肾炎等，偶可引起败血症。

(3) 中枢神经系统感染 主要有脑膜炎、脑膜脑炎、脑脓肿等。

对白假丝酵母菌过敏者可引起变应性假丝酵母菌疹、哮喘等。抗感染以细胞免疫为主。sIgA 在抗本菌感染中有一定的作用。

3）微生物学检查

(1) 直接镜检 脓、痰等标本可直接涂片做革兰染色后镜检，皮肤、指(趾)甲先用 10% KOH 处理后镜检。镜检必须同时看到有出芽的酵母菌和假菌丝才能说明白假丝酵母菌在组织中定居。

(2) 培养 必要时可将标本接种于沙保弱培养基培养，并观察玉米培养基中是否形成厚膜孢子。

(3) 分子生物学方法 如特异性 DNA 探针、PCR 等。

4）治疗 局部可涂 2%甲紫、制霉菌素、克霉唑等软膏或益康唑霜。对内脏假丝酵母菌病可用两性霉素 B、5-氟胞嘧啶、酮康唑等抗真菌药物治疗。

2. 新生隐球菌 新生隐球菌(Cryptococcus neoformans)广泛分布于自然界，在鸽粪中最多，正常人体内也可分离到此菌。

1）生物学性状 新生隐球菌为酵母菌，直径为 4～20 μm，外周有宽大的荚膜(3～5 μm)，折光性强。一般染色难以着色，用墨汁负染后镜检，可见黑色背景中菌体发亮，外包宽大透明的荚膜，荚膜比菌体大 1～3 倍。菌体常有出芽，但无假菌丝。

2）致病性 新生隐球菌主要经呼吸道侵入至肺引起肺部感染，并不引起症状，但可以从肺播散到全身其他部位，如中枢神经系统、皮肤、骨、心脏等，而最易侵犯的是中枢神经系统，引起慢性脑膜炎，临床表现类似结核性脑膜炎，预后不良。近年来，抗生素、激素和免疫抑制剂的广泛使用，也是新生隐球菌病增多的原因。

3）微生物学检查 标本加墨汁，在玻片上做负染后镜检，如有出芽的菌体和宽大透明的荚膜，可以鉴定。必要时做分离培养或动物试验。

血清学诊断具有高度特异性和敏感性。通常用 ELISA 法与胶乳凝集试验测定患者脑脊液或血清中的荚膜多糖抗原。可用 PCR 法检测 DNA。

4）治疗　采用两性霉素 B、5-氟胞嘧啶等药物治疗。

深部感染真菌除临床多见的白假丝酵母菌和新生隐球菌外，还有许多腐生性真菌，一般不致病，只有在机体免疫力发生改变后，因吸入孢子而造成感染，临床上常见的有曲霉、毛霉和肺孢子菌。

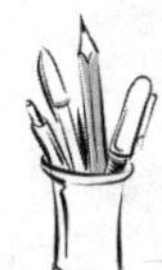

本章小结

支原体是一类缺乏细胞壁、呈高度多形性，并能在无生命培养基中生长繁殖的最小原核细胞型微生物。立克次体是一类严格细胞内寄生的原核细胞型微生物，与节肢动物关系密切，是引起斑疹伤寒、恙虫病、Q 热等传染病的病原体。衣原体是一类严格细胞内寄生、能通过细菌滤器，并具有独特发育周期的原核细胞型微生物。支原体、立克次体和衣原体可引起多种人类疾病，如人类原发性非典型肺炎、泌尿生殖道感染、流行性斑疹伤寒、沙眼、性病淋巴肉芽肿等。可通过涂片镜检、分离培养、血清学试验和分子生物学方法对支原体、立克次体和衣原体进行检测。选择不同的抗生素对支原体病、立克次体病和衣原体病进行治疗。钩端螺旋体螺旋盘绕细致、规则而紧密，一端或两端弯曲呈钩状，常呈 C、S 或 8 字形，所引起的钩体病是人兽共患的传染病，治疗钩体病首选青霉素。梅毒螺旋体又称苍白密螺旋体，螺旋致密而规则，两端尖直，抵抗力极弱，所致疾病为梅毒，是一种性传播疾病（STD）。梅毒可分为先天梅毒和后天梅毒。后天梅毒可分为一期、二期和三期梅毒。预防梅毒的主要措施是加强性卫生教育和加强社会管理。伯氏疏螺旋体是莱姆病的病原体。莱姆病以预防为主，避免被蜱叮咬。

放线菌属为原核细胞型微生物，可引起内源性感染。对人致病的主要有衣氏放线菌，医学上许多重要的抗生素，如氨基糖苷类、β-内酰胺类等均由放线菌产生。

真菌是一类不含叶绿素，无根、茎、叶分化的真核细胞型微生物。可分为单细胞和多细胞两类。多细胞真菌由菌丝和孢子组成。孢子是真菌的繁殖器官。常用沙保弱培养基进行培养，单细胞真菌形成酵母型或类酵母型菌落，多细胞真菌形成丝状菌落。

不同的真菌可以通过不同方式致病，引起的疾病有致病性真菌感染、条件致病性真菌感染、真菌变态反应性疾病、真菌性中毒和肿瘤等。真菌感染与机体的非特异性免疫和特异性免疫有关。能引起人类致病的真菌称为病原性真菌。可引起浅部或深部组织感染，常见的有皮肤癣真菌，为浅部感染真菌，引起各种浅部真菌病；白假丝酵母菌为内源性机会致病性真菌，可引起人类黏膜、皮肤和内脏的假丝酵母菌病；新生隐球菌为外源性深部感染真菌，可引起肺、脑慢性感染。

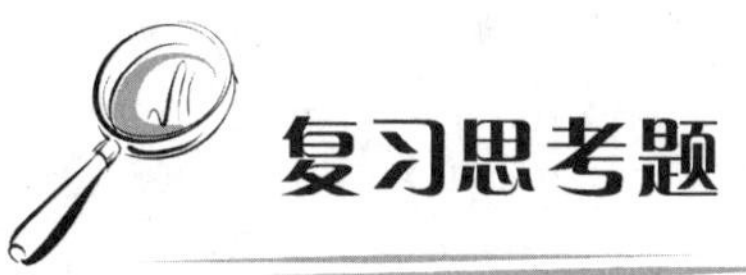

复习思考题

一、单选题

1. 能在无生命培养基上生长繁殖的最小的原核细胞型微生物是（　　）。

A. 细菌　　B. 衣原体　　C. 支原体　　D. 立克次体　　E. 病毒

2. 立克次体与细菌的主要区别是（　　）。

A. 有细胞壁和核糖体　　B. 含有 DNA 和 RNA 两种核酸

C. 严格的细胞内寄生　　D. 以二分裂方式繁殖

E. 对抗生素敏感

3. 衣原体发育周期中具有感染性的是（　　）。

A. 网状体　　B. 原体　　C. 始体　　D. 包含体　　E. 六邻体

4. 关于梅毒螺旋体致病性与免疫性的描述,错误的是(　　)。

A. 人是梅毒的唯一传染源

B. 梅毒螺旋体是通过内毒素和外毒素致病

C. 一期、二期梅毒传染性强,而对机体的破坏性小

D. 三期梅毒传染性小,而对机体的破坏性大

E. 梅毒的免疫力为传染性免疫

(陈锦龙)

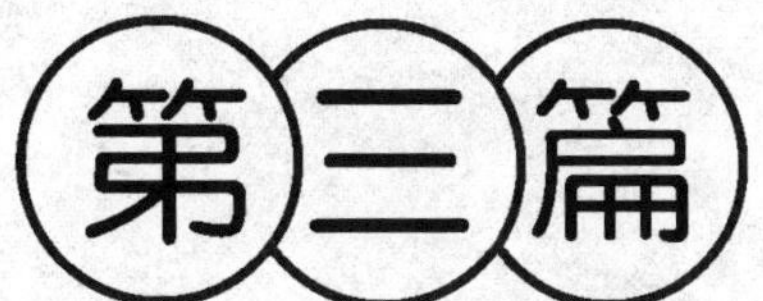
第三篇

第十六章 人体寄生虫学概述

学习要点

掌握:寄生虫对宿主的损害作用、寄生虫病的流行环节、寄生虫病流行的影响因素。

熟悉:寄生虫病的防治原则、寄生虫感染的特点。

了解:寄生虫相关的基本概念。

【文摘引言】 在1926年,约翰内斯·菲比格注意到体内有寄生虫的老鼠会形成肿瘤。这一现象引起了他的强烈兴趣。所以,在以后的研究中,约翰内斯·菲比格将有寄生虫感染的蟑螂喂给实验室老鼠吃,后来受感染的老鼠长出了肿瘤。约翰内斯·菲比格在他的研究成果的结论中指出寄生虫可能会导致癌症,所以他认为癌症的预防是有可能的。在1926年约翰内斯·菲比格被授予了诺贝尔医学奖。虽然约翰内斯·菲比格获得诺贝尔医学奖的这一事实受到了众多科学家和学者的质疑,但他的研究精神却是值得所有医学工作者学习的。

第一节 基本概念

一、寄生关系

自然界中的生物种类繁多,在长期的生物进化过程中,形成了错综复杂的关系。

1. 共生 共生(symbiosis)指两种不同的生物共同生活在一起的现象。

2. 互利共生 互利共生(mutualism)指两种不同的生物共同生活在一起,彼此相互依靠和受益的现象。

3. 片利共生 片利共生(commensalism)也称为共栖,是指两种不同的生物共同生活在一起,其中一方受益,另一方既不受益也不受害的现象。

4. 寄生 寄生(parasitism)指两种不同的生物共同生活在一起,其中一方受益,另一方受害,由受害者提供营养物质和居住场所给受益者的现象。受益者称为寄生物(parasite),受害者称为宿主(host)。

二、寄生虫的类型

(一) 按照寄生部位的不同分类

1. 体内寄生虫 体内寄生虫(endoparasite)是寄生于宿主体内的器官或组织细胞内的寄生虫,如寄生于横纹肌组织的旋毛形线虫幼虫。

2. 体外寄生虫 体外寄生虫(ectoparasite)是寄生于宿主体表,吸血时暂时侵袭宿主的寄生虫,也称为暂时性寄生虫(temporary parasite),如蚊、虱等。

(二) 按照寄生性质的不同分类

1. 专性寄生虫 专性寄生虫(obligatory parasite)指生活史中的各个时期或某个阶段必须营寄生生活,否则不能生存的寄生虫,如疟原虫的各个发育阶段都必须在人体和蚊体内进行,才能完成其生活史。

2. 兼性寄生虫 兼性寄生虫(facultative parasite)指主要在外界营自由生活,在某种情况下可侵入宿主过寄生生活的寄生虫，如粪类圆线虫一般在土壤内过自由生活，但也可侵入人体寄生于肠道营寄生生活。

3. 偶然性寄生虫 偶然性寄生虫（accidental parasite）指因偶然机会进入非正常宿主体内进行寄生生活的寄生虫，如某些蝇蛆可侵入到宿主的肠道内寄生。

4. 机会致病性寄生虫 机会致病性寄生虫（opportunistic parasite）指有些在宿主免疫功能正常时处于隐性感染状态，但当宿主免疫功能低下时，出现异常增殖，导致宿主出现临床症状的寄生虫，如隐孢子虫。

（三）按照寄生时间的长久不同分类

1. 长期性寄生虫 长期性寄生虫（permanent parasite）是成虫期必须过寄生生活的寄生虫，如蛔虫。

2. 暂时性寄生虫 暂时性寄生虫（temporary parasite）是仅在取食时侵袭宿主，取食后即离开宿主的寄生虫，如跳蚤。

三、宿主的类型

不同种类的寄生虫完成其生活史所需要的宿主的数目不尽相同，有的仅需要一个宿主，有的需要两个或两个以上的宿主。根据寄生虫的不同发育阶段对宿主的需求不同可将宿主分为以下四种类型。

（一）终宿主

终宿主（definitive host）也称为终末宿主，是寄生虫成虫或有性生殖阶段所寄生的宿主。血吸虫成虫寄生于人体并在人体内产卵，人是血吸虫的终宿主。

（二）中间宿主

中间宿主（intermediate host）是寄生虫幼虫或无性生殖阶段所寄生的宿主。有些寄生虫在其发育过程中需要两个中间宿主，按其寄生顺序依次称为第一中间宿主和第二中间宿主。华支睾吸虫的第一中间宿主是某些种类的淡水螺，第二中间宿主是某些淡水鱼。

（三）保虫宿主

保虫宿主（reservoir host）也称为储存宿主或储蓄宿主。某些寄生虫既可寄生于人，又可寄生于某些脊椎动物，脊椎动物体内的寄生虫在一定条件下可传播给人，流行病学意义上这些脊椎动物为储存宿主。华支睾吸虫的成虫既可寄生于人，又可寄生于猫，猫则成为该寄生虫的保虫宿主。

（四）转续宿主

某些寄生虫的幼虫侵入非适宜的宿主后不能发育为成虫，但可存活并维持幼虫状态，当有机会进入适宜的宿主体内时便可继续发育为成虫，这种非适宜的宿主称为转续宿主（paratenic host）。蛇和鸟都不是曼氏迭宫绦虫裂头蚴的适宜宿主，猫和犬则是其适宜的宿主。感染曼氏迭宫绦虫裂头蚴的蛙被蛇和鸟食入后，曼氏迭宫绦虫裂头蚴在其体内存活而不发育，而猫和犬食入上述蛇和鸟后，曼氏迭宫绦虫裂头蚴则可继续发育为成虫，蛇和鸟是曼氏迭宫绦虫裂头蚴的转续宿主。

> **【课堂互动】**
>
> 卫氏并殖吸虫童虫侵入野猪体内后不能发育为成虫，仅维持在幼虫状态，当人或犬生食或半生食含有此种幼虫的野猪肉，童虫可在二者体内继续发育为成虫，请问野猪是该虫的何种宿主？

四、寄生虫的生活史

（一）寄生虫的生活史

寄生虫完成一代的生长、发育和繁殖的整个过程，是寄生虫的生活史（life cycle）。寄生虫完成生活史需要适宜的宿主和外界环境条件。

（二）寄生虫生活史的过程

寄生虫生活史的过程包括寄生虫的感染阶段侵入宿主的方式和途径，寄生虫在宿主体内移行或到达寄生部位的途径，正常的寄生部位，离开宿主的方式，所需要的终宿主、保虫宿主、中间宿主和传播媒介。

(三) 寄生虫生活史的分类

依据寄生虫是否需要中间宿主,可将其大致分为以下两类。

1. 直接发育型 寄生虫完成生活史不需要中间宿主,虫卵或幼虫在外界发育至感染期后直接感染终宿主。人体肠道内寄生的蛔虫、蛲虫、鞭虫和钩虫等蠕虫都属于直接发育型。

2. 间接发育型 寄生虫完成生活史需要中间宿主,幼虫在中间宿主体内发育至感染期后才能感染终宿主。丝虫、旋毛虫、血吸虫、华支睾吸虫和猪带绦虫等都属于间接发育型。

五、寄生虫的演化

寄生虫在适应寄生生活的过程中,在形态结构和生理功能上发生了一系列的变化,主要表现在以下方面。

(一) 形态改变

由于寄生空间的局限性,寄生虫在形态上发生了一些适应性的变化。日本血吸虫寄生在血管中,虫体呈细长的线状,不同于多数背腹扁平的吸虫。

(二) 产生附着器官

寄生虫为了适应体内或体表的寄生,逐渐产生和发展了一些特殊的附着器官。如:吸虫产生了吸盘;绦虫产生了小钩;线虫产生了唇、齿和口囊;棘头虫产生了具有倒钩的吻突;吸血虱产生了爪。

(三) 器官的退化或消失

一些寄生虫为了适应寄生生活完成生活史,而使自身的一些器官发生了退化或消失,如消化器官和运动器官。如:吸虫仅具有简单的消化器官;绦虫的消化器官完全退化,依靠体表直接从肠道中吸收营养;吸虫仅在毛蚴和尾蚴阶段才具有运动器官,其余阶段都没有运动器官;圆叶目绦虫各发育阶段都没有运动器官。

(四) 生理功能和代谢方式的改变

肠道寄生虫在失去了自由生活状态下,不以三羧酸循环方式进行有氧代谢,而采用糖酵解的方式获取能量。

(五) 侵入机制加强

血吸虫尾蚴在前端的钻腺分泌某些水解酶的作用下进入皮肤,溶组织阿米巴可分泌蛋白水解酶穿透肠黏膜。

(六) 繁殖能力增强

生殖系统越来越发达,线虫雌雄异体,一般产卵量大,雌性蛔虫一天可产 24 万个虫卵。绦虫雌雄同体,每一个节片内都具有雌、雄生殖器官,繁殖能力极强。无论是无性繁殖还是有性繁殖都能使寄生虫个体数量增加,种群扩大。生殖系统的发展和繁殖能力的增强以及繁殖方式的多样化都是寄生虫不断适应生活环境的表现。

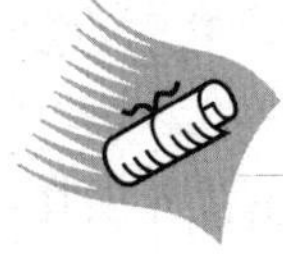

知识链接

寄生虫病的危害

寄生虫对人体的危害,主要包括其作为病原引起寄生虫病及作为疾病的传播媒介两方面。寄生虫病对人体健康和畜牧家禽业生产的危害均十分严重。在占世界总人口 77%的广大发展中国家,特别在热带和亚热带地区,寄生虫病依然广泛流行,威胁着人们的健康甚至生命。寄生虫病的危害仍是普遍存在的公共卫生问题。联合国开发计划署、世界银行、世界卫生组织联合倡议的热带病特别规划要求防治的六类主要热带病中,除麻风病外,其余五类都是寄生虫病,即疟疾(malaria)、血吸虫病(schistosomiasis)、丝虫病(filariasis)、利什曼病(leishmaniasis)和锥虫病(trypanosomiasis)。

六、寄生虫的营养与代谢

(一) 寄生虫的营养

寄生虫因种类及生活史的不同,所需营养物质的种类与数量、营养方式和来源也不同,一般寄生虫所需要的营养物质主要有碳水化合物、蛋白质、脂肪、维生素、水和无机盐等。体内寄生虫可直接摄取宿主的组织、细胞和非细胞性物质。

(二) 寄生虫的代谢

寄生虫的代谢中能量主要来源于糖酵解。

七、寄生虫的分类和命名

(一) 寄生虫的分类

1. 动物界

——原生动物亚界(Subkingdom protozoa)

——肉足鞭毛门(Phylum sarcomastigophora)、顶复门(Phylum apicomplexa)和纤毛门(Phylum ciliophora)。

2. 动物界

——无脊椎动物界(Invertebrate)

——扁形动物门(Phylum platyhelminthes)、线形动物门(Phylum nematoda)、棘头动物门(Phylum acanthocephala)和节肢动物门(Phylum arthropoda)。

(二) 寄生虫的命名

遵循动物命名的二名制(binomial system)原则,即学名(scientific name)由属名(genus name)和种名(species name)组成。一般属名在前,种名在后,种名后可有亚种名,之后是命名者的姓名和命名年份,如日本血吸虫 schistosoma japonicum katsurada,1904。

第二节　寄生虫与宿主的相互关系

寄生虫与宿主的相互关系包括寄生虫对宿主的损害作用及宿主对寄生虫的影响。二者相互作用后寄生虫可以出现形态和功能的改变,宿主会出现病理和生理的变化。

一、寄生虫对宿主的损害

寄生虫在侵入、移行、定居、发育和繁殖的过程中,会以多种方式对宿主细胞、组织、器官乃至系统造成损害。

(一) 掠夺营养

寄生虫生长发育繁殖所需要的营养物质主要来源于宿主,寄生虫可通过掠夺营养导致宿主营养损耗,甚至营养不良和抵抗力降低。

1. 直接摄取宿主的营养物质　绦虫缺乏消化系统,成虫寄生在宿主肠道内,通过体壁直接吸收各种营养物质。

2. 吸取宿主的血液　寄生于小肠内的钩虫通过吸血使宿主丧失铁和蛋白质造成贫血。

(二) 机械性损伤

机械性损伤是寄生虫在入侵、移行、定居、发育和繁殖过程中对宿主局部组织和器官造成的损伤。

1. 机械性堵塞　蛔虫在肠道内相互缠绕可堵塞肠腔，引起肠梗阻，也可以在胆道内造成胆管堵塞。

2. 机械性压迫　某些寄生虫在宿主体内不断生长增大，会对周围组织和器官造成压迫，使组织和器官发生萎缩、变性和坏死，从而引起相应的功能障碍。细粒棘球蚴可对宿主的肝、肺造成压迫，引起肝、肺功能障碍。

3. 机械性损伤　某些寄生虫幼虫钻入宿主及在宿主体内移行时，引起侵入部位的皮肤、黏膜、组织和器官的损伤。布氏姜片吸虫依靠强有力的吸盘吸附在肠壁上，可造成肠壁损伤；并殖吸虫童虫在宿主体内移行可引起肝、肺等多个器官损伤；疟原虫寄生在红细胞内，大量繁殖造成红细胞破裂引起损伤。

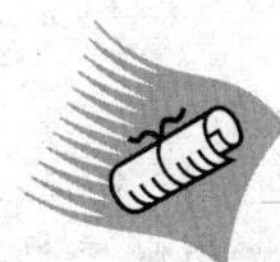

知识链接

蛔虫性肠梗阻

蛔虫性肠梗阻在非肿瘤性堵塞性肠梗阻中占首位，多为部分性单纯性梗阻。20 世纪 70 年代前我国蛔虫性肠梗阻的发病率占机械性肠梗阻的 5.1%～17.7%，少数地区高达 25%～45%。多见于儿童，3～10岁的小儿，蛔虫性肠梗阻发病率占机械性肠梗阻发病率的 60%。农村发病率较城市高。随着预防卫生事业的发展和生活卫生习惯的改善，本病的发病率已下降至 2.2%～4.8%，有报道称其 1980 年后下降到 0.5%，但在农村、边远地区，估计其发病率仍较高。

（三）毒性作用

寄生虫在宿主内生长发育和繁殖不断产生代谢产物、排泄物和分泌物，并且虫体和虫卵死亡所产生的崩解产物，都会对宿主产生毒性作用，造成寄生部位组织的增生、坏死等损害，甚至导致癌变。溶组织内阿米巴滋养体分泌溶组织酶导致肠黏膜形成溃疡；蜱的涎液具有神经毒性，叮咬后可导致宿主肌肉麻痹甚至瘫痪。

（四）免疫病理损伤

寄生虫作为异物性抗原能诱导宿主产生免疫病理反应，其结果是造成人体自身组织的损伤。日本血吸虫虫卵的可溶性抗原引起肝、肠肉芽肿病变。

二、宿主对寄生虫的影响

（一）宿主对寄生虫的免疫作用

1. 非特异性免疫　宿主对某些寄生虫具有先天不易感性。鼠疟原虫不能感染人，牛囊尾蚴也不能感染人类。此外，宿主的皮肤、黏膜、胎盘、体液和巨噬细胞是人体的天然屏障，对入侵的各种病原体均具有一定的屏障作用。

2. 特异性免疫　由寄生虫的抗原刺激宿主免疫系统诱发免疫应答所产生的针对该类抗原的免疫反应，主要通过体液免疫和细胞免疫两种方式对寄生虫起到免疫作用。

（二）宿主与寄生虫之间作用的结果

1. 宿主清除体内寄生虫　宿主感染某种寄生虫后所产生的获得性免疫清除了体内寄生虫，完全能够抵抗寄生虫的再感染。皮肤利什曼病患者痊愈后对同种病原具有完全免疫力。

2. 宿主清除体内部分寄生虫　宿主能够通过免疫作用清除大部分的寄生虫，对再感染具有部分抵抗力，见于大多数寄生虫的感染。

3. 宿主不能有效清除寄生虫　寄生虫在宿主体内大量生长发育和繁殖，引起寄生虫病，出现明显的临床症状，甚至引起死亡。

第三节　寄生虫病的流行与防治原则

一、寄生虫病流行的基本环节

寄生虫病在一个地区的流行必须具备三个基本条件，也是寄生虫病流行的三个环节。当这三个环节在某一地区同时存在并相互联系时，就会构成寄生虫病的流行。

（一）传染源

人体寄生虫病的传染源是指感染了寄生虫的人和动物，包括患者、带虫者和保虫宿主。作为传染源，其体内寄生虫在某一生活阶段可以直接或间接地进入另一个易感宿主体内继续发育，如某些蠕虫的受精卵或含感染期幼虫的虫卵。

（二）传播途径

传播途径是指寄生虫从传染源排出，借助于某些传播因素，侵入另一个宿主的全过程。通过传播途径，寄生虫实现了宿主的转换，是寄生虫得以维系物种的必然方式。

1. 经水传播　水源是寄生虫病传播的重要途径。水源若被某些感染阶段的寄生虫污染，人可因饮水或直接接触疫水而发生感染。饮用被溶组织内阿米巴成熟包囊污染的水可感染阿米巴痢疾。

2. 经食物传播　施用未经无害化处理的粪肥，感染期的虫卵或幼虫会污染蔬菜和瓜果，生食蔬菜和瓜果会感染寄生虫病，如蛔虫病。生食或半生食鱼、虾、蟹肉都可感染食源性寄生虫病，如肝吸虫病、肺吸虫病和旋毛虫病等。

3. 经土壤传播　某些寄生虫在土壤中发育为感染阶段，人可因接触被感染期虫卵或幼虫污染的土壤而发生感染。蛔虫和钩虫都可经土壤传播。

4. 经空气传播　某些寄生虫感染期虫卵或包囊利用空气或飞沫进行传播。蛲虫卵可在空气中飘浮，并伴随人的呼吸进入体内引起感染。

5. 经节肢动物传播　节肢动物是某些寄生虫的重要宿主，许多危害严重的寄生虫都需要在节肢动物体内完成一定的发育过程，发展至感染期后，会因节肢动物叮咬而发生感染，如疟原虫。

6. 直接传播　有些寄生虫可通过人际间的直接接触而传播。如阴道毛滴虫可通过性接触传播。

（三）易感人群

一些人对寄生虫缺乏先天性免疫和获得性免疫，所以容易发生寄生虫感染，这样的人群称为易感人群。人体感染寄生虫后，可产生获得性免疫，但寄生虫免疫多属于带虫免疫，当感染的寄生虫被清除后，免疫力也随之消失，重新处于易感状态。Duffy阴性血型的人对间日疟原虫感染具有先天抵抗力，非洲患镰刀状贫血症的儿童不易感染恶性疟原虫。

二、寄生虫病的流行因素

（一）自然因素

寄生虫的种类和生活既受到自然环境中的温度、湿度、雨量、光照等气候因素的影响，又受到地理环境和生物种群的影响。自然因素通过流行过程中三个环节的影响而发挥作用。日本血吸虫的中间宿主钉螺的分布决定了我国北方不会发生血吸虫病。

（二）社会因素

社会制度、政治、经济、文化、教育、生产活动和生活习惯、科技水平、医疗卫生和防疫保健等都属于社会因素的范畴，社会因素往往和自然因素相互作用，共同影响着寄生虫病的流行结果。政府重视对寄生虫病的预防和治疗，寄生虫病的发病率将减少。社会稳定，经济发达，科学知识的丰富都将大大减少寄生虫病的发病率。

（三）生物因素

某些寄生虫在其生活史过程中需要中间宿主或节肢动物的存在，而这些节肢动物和中间宿主存在与否，决定了这些寄生虫病能否流行。

三、寄生虫病的流行特点

（一）地方性

寄生虫病的分布和流行有明显的地方性。受自然因素和社会因素的影响，包括当地的气候条件、中间宿主或节肢动物的地理分布、人群生活习惯等的影响，导致寄生虫的种类不同，使得寄生虫病的流行具有了地方性的特点。钩虫病在气候湿润的地方较为流行，但在干旱的地方则少有流行。肝吸虫病的发生与当地居民的饮食习惯密切相关。

（二）季节性

寄生虫的感染与气候的季节性变化有关，主要通过不同季节的气候对寄生虫感染力的影响、对中间宿主及媒介数量的影响和宿主的生产活动及行为方式的影响发挥作用。

1. 季节对寄生虫感染力的影响 温度影响寄生虫对人体的侵袭力。血吸虫尾蚴的溢出及对人、畜的感染力均与温度密切相关。

2. 季节对中间宿主及媒介数量的影响 气候影响中间宿主及媒介的活动和生活，血吸虫感染发生在钉螺大量孳生季节。

3. 季节对宿主生产活动及行为方式的影响 夏秋两季农作物耕种和瓜果蔬菜上市增加了寄生虫感染发生的危险。

（三）自然疫源性

某些寄生虫可以在人和脊椎动物之间传播，这种寄生虫病称为人兽共患寄生虫病。寄生虫病的这种自然疫源性反映了人类寄生虫的进化来源。目前人畜共患的寄生虫病为 70 多种，我国已知的有 30 多种。

四、寄生虫病的防治

寄生虫病防治的基本原则是控制寄生虫病流行的三个环节。

（一）控制传染源

在寄生虫病的传播和流行过程中，传染源是主要环节。在寄生虫病流行地区，普查、普治寄生虫病患者、带虫者及保虫宿主是控制传染源的重要措施。在非寄生虫病的流行地区，检测和控制来自流行区的流动人口是防止传染源输入和扩散的必要手段。

（二）切断传播途径

寄生虫病传播途径不尽相同。加强对水源和排泄物的管理，注意管理环境和个人卫生，控制和杀灭节肢动物和中间宿主，这是切断寄生虫病流行和传播的重要手段。

（三）保护易感人群

人类对多种人体寄生虫缺乏先天特异性免疫力，因此要对人群采取必要的保护措施来防止寄生虫的感染。加强健康教育，改变不良的饮食习惯和行为方式，提高人群的自我保护意识。

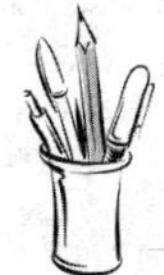

本章小结

本章主要从三个方面简述了人体寄生虫学的基本内容。在人体寄生虫的基本概念中，分别从寄生关系、寄生虫的类型、宿主的类型、寄生虫的生活史、寄生虫的演化、寄生虫的营养和代谢、寄生虫的分类和命名七个方面进行阐述。其中寄生关系、寄生虫的类型、宿主的类型和寄生虫的生活史的内容较为重要。

寄生虫与宿主的相互关系包括寄生虫对宿主的损害作用及宿主对寄生虫的影响。两者相互作用后寄生虫可以出现形态和功能的改变，宿主会出现病理和生理的变化。在寄生虫对宿主的危害中，要掌握掠夺营养、机械性损伤、毒性作用和免疫病理损伤是其主要作用。

寄生虫病的流行与防治原则中，要重点掌握寄生虫病流行的基本环节、寄生虫病的流行因素、寄生虫病的流行特点及寄生虫病的防治。

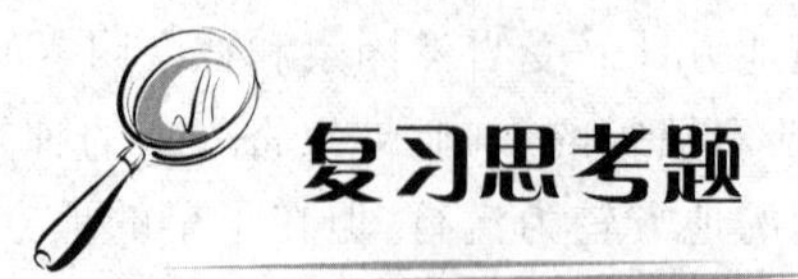

复习思考题

一、单选题

1. 下列哪种类型不属于共生？（　　）

A. 片利共生　　B. 互利共生　　C. 腐生　　D. 寄生

2. 下列哪种属于按照寄生虫的寄生部位作出的分类？（　　）

A. 体内寄生虫　　B. 长期性寄生虫　　C. 兼性寄生虫　　D. 偶然性寄生虫

3. 下列哪种是寄生虫的成虫或有性生殖阶段所寄生的宿主？（　　）

A. 中间宿主　　B. 保虫宿主　　C. 转续宿主　　D. 终宿主

4. 寄生虫对宿主的损害不包括（　　）。

A. 寄生虫被清除　　B. 掠夺营养　　C. 机械性损伤　　D. 毒性作用与免疫损伤

5. 哪种不是影响寄生虫病流行的因素？（　　）

A. 自然因素　　B. 社会因素　　C. 自身因素　　D. 生物因素

6. 哪种不属于寄生虫病流行的基本环节？（　　）

A. 社会因素　　B. 传染源　　C. 传播途径　　D. 易感人群

（田小海）

第十七章 常见人体寄生虫

学习要点

掌握：常见人体寄生虫的基本形态、生活史及致病。

熟悉：常见人体寄生虫病的病原学和免疫学诊断原理及方法；寄生虫病的防治原则。

了解：医学节肢动物常见种类、生态特点以及传病方式。

【文摘引言】 现在因爱美而热衷于减肥的人群当中流行着一种减肥方法叫"蛔虫减肥法"。蛔虫减肥法就是食入感染性蛔虫卵后使其在体内自由繁衍，在小肠里夺取营养物质并消耗多余的营养而达到减肥的目的。这种方法虽然能奏效但可以导致各种并发症，使患者痛苦不堪。

对寄生虫的研究历史可以追溯到数百年前，1626 年 Redi 在一篇报道中就用"在活动物内可见到活动物"来对蠕虫进行了描述。相继有很多科学家研究发现原虫亦可寄生在人体内引起寄生虫病，同时发现有些节肢动物可参与寄生虫病的传播过程。因此现代人体寄生虫学可分为医学蠕虫、医学原虫和医学节肢动物三个部分。

第一节 线 虫

一、线虫概述

线虫属于线形动物门的线虫纲，种类繁多，分布广泛，多数为自生生活，仅少部分营寄生生活。寄生于人体危害健康的线虫有 10 余种。

（一）形态

1. 成虫 虫体圆柱形或线形，左右对称。雌雄异体，雄虫较雌虫小，尾端卷曲或膨大、呈伞状，雌虫粗大尾、端直。各虫种大小不一，小者不足 1 cm，如旋毛虫，大者可达 100 cm 以上，如麦地那龙线虫。

虫体表面有由角皮层形成的环纹、嵴、刺、乳突、唇瓣、交合伞等结构。体壁与消化道之间没有体腔，称原体腔，腔内充满液体，是虫体营养及代谢物的交换场所。

消化系统包括口、咽管、中肠、直肠和肛门。各虫种随摄食习性的不同，在中肠前的部位变化各异，如口孔周围的唇瓣、口囊内的钩齿、咽管矛及咽管后端膨大的咽管球等。中肠壁的上皮细胞具有微绒毛，有分泌及吸收功能。肛门位于虫体末端。

生殖系统呈细长弯曲的管状结构。雄性生殖系统为单管型，有睾丸、输精管、贮精囊及射精管组成，射精管通入泄殖腔，自泄殖腔的背侧伸出 1～2 根交合刺。雌性生殖系统多为双管型，由 2 套卵巢、输卵管、受精囊、子宫组成，2 个子宫的末端汇合通入阴道，阴门开口于虫体腹面。

2. 虫卵 线虫卵多为卵圆形，无卵盖。卵壳由三层组成：外层薄，称受精膜，在光镜下不易看到；中层较厚，为壳质层，能抵抗一定的机械压力；内层为脂层或称蛔甙层，具有调节渗透作用的功能。有的虫卵外面附有一层子宫分泌的蛋白质膜。卵壳内含 1 个或多个卵细胞，有的已发育成蝌蚪期胚胎。

（二）生活史

线虫的发育有虫卵、幼虫、成虫三个阶段。虫卵在外界适宜条件下逐渐发育到感染期，或孵出幼虫。

幼虫的发育特征为蜕皮，线虫幼虫一般蜕皮数次后发育为成虫。根据生活史中是否需要中间宿主分为以下两类。

1. 土源性线虫 这类线虫在生活史过程中不需要中间宿主，称直接型生活史。虫卵在外界适宜条件下，经一定时间发育成具感染性的虫卵或幼虫，经皮肤或口直接侵入人体，如蛔虫等。肠道线虫多属于这一类。

2. 生物源性线虫 这类线虫在生活史发育过程中需要中间宿主，称间接型生活史。幼虫在中间宿主体内发育为感染期幼虫后，通过中间宿主经皮肤或口感染人体。如人食生肉可将旋毛虫幼虫囊包吞入而感染旋毛虫。组织内寄生线虫多属于这一类型。

（三）主要种类

1. 肠道内寄生的线虫 主要有蛔虫、鞭虫、钩虫和蛲虫等。

2. 组织内寄生的线虫 主要有丝虫。

3. 消化道兼组织内寄生的线虫 主要有旋毛虫及美丽筒线虫。

二、似蚓蛔线虫

似蚓蛔线虫（*Ascaris lumbricoides* Linnaeus，1758）又称蛔虫，是人体最常见的寄生虫之一。寄生在人体小肠，夺取人体营养，影响儿童发育，甚至引起严重的并发症。

（一）形态

1. 成虫 虫体呈长圆柱状，形似蚯蚓，头尾两端较细，头端较钝而尾端较尖。生活史虫体呈乳白色或粉红色，死后为灰白色。雌虫长 20～35 cm，尾直。雄虫长 15～31 cm，尾向腹面弯曲，并有两根可以伸缩的交合刺。蛔虫体表光滑，但有极细的横纹。虫体两侧各有一条白色侧线，背、腹亦各有一条背线和腹线。蛔虫头部有三个唇瓣，排列如“品”字形。雌虫子宫内充满大量虫卵，每条雌虫每日约可排出 24 万个虫卵。

2. 虫卵 蛔虫卵有受精卵及未受精卵。

受精卵为椭圆形，大小为（45～75）μm×（35～50）μm，其表面常有一层粗糙不平的蛋白质膜，因受胆汁染色而呈棕黄色。卵壳较厚，卵内有一大而圆的卵细胞。

未受精卵常为长椭圆形，大小为（88～94）μm×（39～44）μm，形状不规则，卵壳与蛋白质膜均较薄，卵内有许多大小不等的屈光颗粒。

不论受精卵或未受精卵，它的蛋白质膜有时均可脱落，受精的脱膜卵无色透明，易与钩虫卵混淆，应注意鉴别。

（二）生活史

成虫寄生在人体小肠内，以肠内半消化食物为营养。雌、雄虫经交配产卵，卵随粪便排出体外，只有受精卵才能进一步发育。受精卵在阴暗、潮湿，氧气充足，温度在 21～30 ℃时，约经 3 周发育成含蚴卵。幼虫在卵内蜕皮一次，成为感染性虫卵。

人若误食感染性虫卵，卵内幼虫在小肠内孵出，钻进肠壁，进入淋巴系统或小血管里，然后经过胸导管或门静脉，到达右心，再随血液经肺动脉到达肺部，幼虫在此穿破微血管进入肺泡，停留 10 天左右，并蜕皮两次，然后再沿支气管、气管至咽部，随吞咽动作又经食管、胃而进入小肠，再蜕皮一次发育为成虫。幼虫在移行过程中，亦有随血液到达其他器官的，但它们一般不能发育。从感染性虫卵被人吞食到成虫在人体内成熟产卵，需 2～3 个月。蛔虫的寿命一般在一年左右，蛔虫生活史见图 17-1。

（三）致病

1. 幼虫的致病作用 蛔虫幼虫在人体内移行的过程中，最常受损的器官是肺。幼虫到肺时，由毛细血管移行入肺泡，很容易造成出血、水肿和肺实变，患者可出现发烧、干咳、气急、哮喘、胸痛、痰中带血丝或荨麻疹等症状。患者肺部 X 线透视可显示典型的浸润性改变，血中嗜酸性粒细胞增多。多数病例在发病后 4～14 天自愈。

2. 成虫的致病作用 蛔虫以小肠内半消化食物为食，不但夺取宿主营养，而且影响人体对营养物质的消化和吸收。其代谢产物或死亡虫体分解产物对宿主都有毒性作用。患者体内蛔虫数量少时，可以不

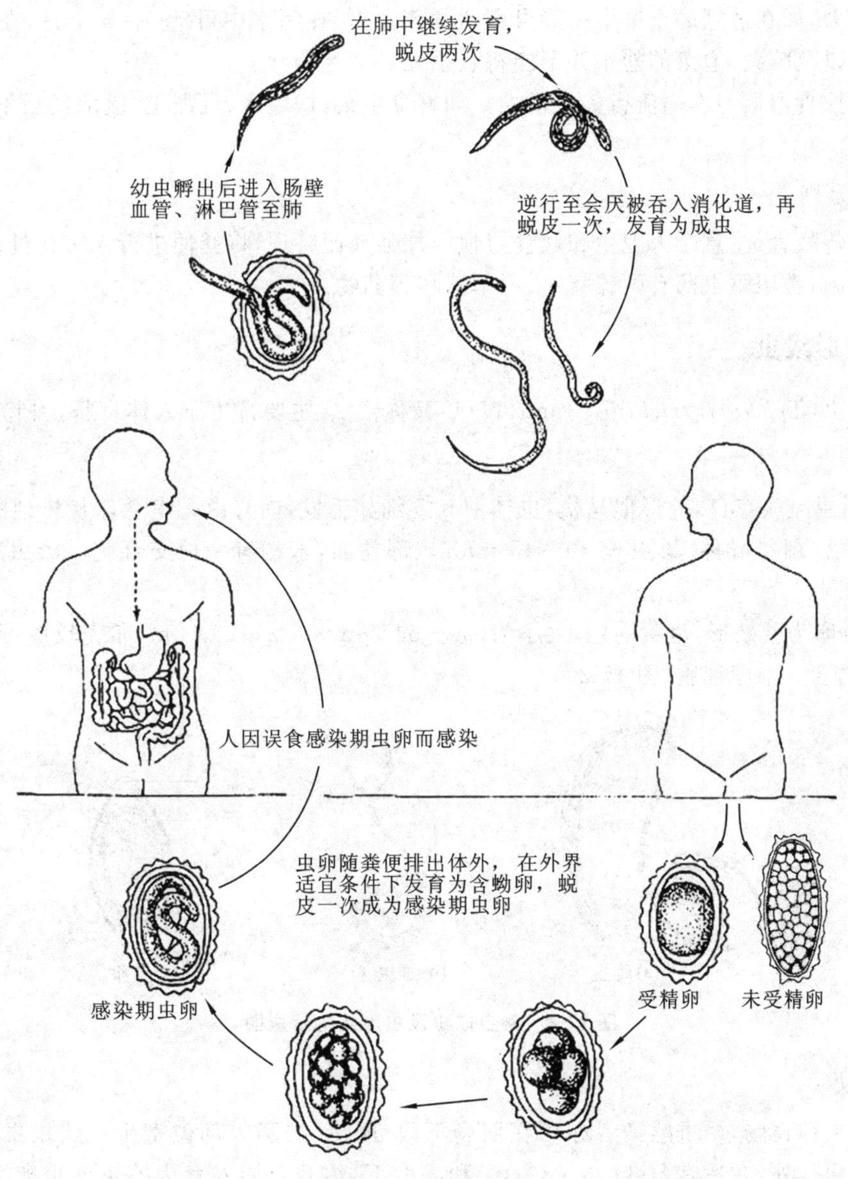

图 17-1 蛔虫生活史

产生症状；蛔虫数量多时，儿童患者可出现营养不良、智力迟钝或发育障碍，常有腹部不适或疼痛、食欲减退、易饿、夜间磨牙、嗜酸性粒细胞增多等，在幼儿尚可出现惊厥。

蛔虫成虫性喜钻孔，可造成严重并发症。最常见的是胆道蛔虫病。蛔虫有时还可钻入肝脏、阑尾、胰腺，可引起相应器官的并发症，甚至引起肠穿孔导致腹膜炎。蛔虫数量较多时，可以造成肠梗阻。

【课堂互动】
你认为吃蛔虫卵减肥安全吗？

（四）实验诊断

1. 检查虫卵 因蛔虫产卵量大，故粪便中含卵量多，用直接涂片法即可检出。一张涂片检出率为80％，三张涂片检出率可达95％。若用漂浮法或沉淀法可提高检出率。

2. 虫体鉴定 吐出、随粪便排出或由其他部位取出的虫体，可根据其形态特征进行确诊。

（五）流行

蛔虫的分布是世界性的，也是我国常见的人体寄生虫。无论男女老少均可感染，通常以儿童感染率为高，农村感染率比城市高。

蛔虫产卵量大，粪中含卵多，用未经处理的粪便作肥料或随地大便等原因使虫卵对泥土、饮水、瓜果、蔬菜等造成污染，人因吞食被虫卵污染的食物而受染。蛔虫卵发育的温度为12～36 ℃。它在外界环境中有相当强的抵抗力，如在适宜的土壤中一般可存活一年左右，在污水中可活 5～8 个月，在土壤、蔬菜上可以越冬，酱油、醋以及腌菜、泡菜的盐水并不能将它杀死。

个人卫生和饮食习惯与本病流行关系很大。如喜食生菜、饮生水、玩泥土、饭前便后不洗手等，均易造成感染。

（六）防治原则

加强卫生宣传教育，注意个人卫生和饮食习惯。加强粪便管理，将粪便进行无害化处理。驱虫是治疗蛔虫病的重要措施，常用驱虫药有丙硫咪唑、甲苯咪唑等药物。

三、毛首鞭形线虫

毛首鞭形线虫（*Trichuris trichiura* Linn，1771）又称鞭虫，主要寄生于人体盲肠，引起鞭虫病。

（一）形态

1. 成虫 活虫呈淡灰色，外形似马鞭，虫体前 3/5 细如毛发，内有由一串念珠状排列的细胞所形成的食管，后 2/5 粗大。雌雄异体，雄虫长 30～45 mm，尾部卷曲，末端有一根交合刺。雌虫略大，长 35～50 mm，末端直而钝圆。

2. 虫卵 虫卵为腰鼓形，呈黄褐色，大小为（50～54）μm×（22～23）μm，卵壳较厚，两端各有一个透明栓（盖塞），卵内含一个卵细胞（图 17-2）。

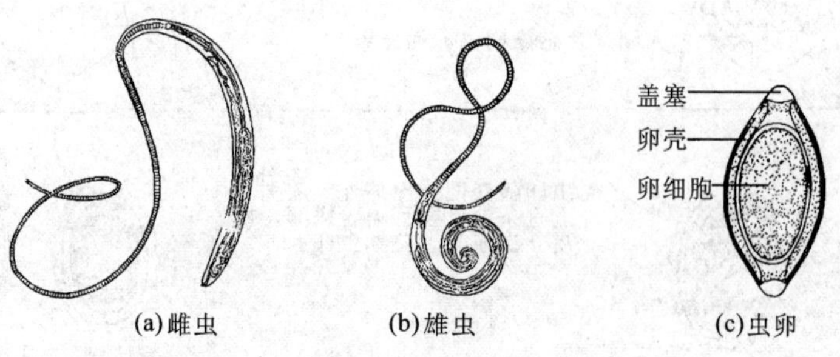

图 17-2 鞭虫成虫及虫卵结构示意图

（二）生活史

成虫寄生于人体盲肠，严重感染者亦可在回肠下段、阑尾、结肠等部位寄生。雌雄虫交配后，雌虫产卵。卵随粪便排出体外，在适宜温度（26～30 ℃）和湿度下，约经 3 周发育为感染性虫卵。虫卵随污染的食物或饮水等途径进入体内，幼虫在小肠孵出后下行至盲肠发育为成虫。自吞入感染性虫卵到发育为成虫产卵，约需一个月，成虫在人体内寿命为 3～5 年。

（三）致病

成虫以其前端钻入宿主肠黏膜内，以血液及溶解的肠黏膜为食，可引起局部黏膜充血水肿、出血及慢性炎症反应。轻度感染者多无明显症状，重度感染者可出现食欲减退、下腹部阵发性疼痛、腹泻、大便潜血或带有鲜血、身体虚弱和贫血等。

（四）实验诊断

用直接涂片法或饱和盐水漂浮法检查粪便中的虫卵。

（五）流行

鞭虫呈世界性分布，我国南、北方均有。由于鞭虫卵发育需要较高的温度和湿度，因此在南方感染率较高。

我国鞭虫流行的主要因素是粪便污染土壤和新鲜粪便施肥的缘故。人的感染是食入了被感染性虫卵污染的食物、蔬菜和饮水等引起的。

（六）防治原则

注意个人卫生，养成饭前洗手的习惯。不用新鲜粪便施肥。治疗患者的药物有丙硫咪唑、甲苯咪唑等。

四、蠕形住肠线虫

蠕形住肠线虫(*Enterobius vermicularis* Linnaeus,1758)又称蛲虫,寄生于人体回盲部,引起蛲虫病。小儿和成人均可患病,尤以小儿多见。

(一) 形态

1. 成虫 虫体细小,乳白色,线头状,前端两侧具有头翼,无明显的口腔,咽管后端膨大呈球形,称咽管球,下连肠管和肛门。雌虫大小为(8～13) mm×(0.3～0.5) mm,虫体中部粗大,尾部末端长而尖细。雄虫大小为(2～5) mm×(0.1～0.2) mm,尾端向腹侧卷曲,有一根交合刺。

2. 虫卵 近似椭圆形,大小为(50～60) μm×(20～30) μm,无色透明,卵壳厚,一侧扁平,另一侧略突出,形似柿核。刚排出的虫卵,卵内即含一头粗尾细的蝌蚪期胚蚴。

(二) 生活史

成虫寄生在人体回盲部,以盲肠、升结肠和回肠末端为最多见,有时也可达小肠上段甚至胃。头部附着在肠黏膜上,吞食肠内容物、组织液或血液。雌、雄虫交配后,雄虫很快死亡,妊娠的雌虫晚间移向直肠,宿主睡眠后,爬出肛门,在肛周产卵。雌虫产卵后,往往在肛门外死亡,但亦有的能爬回直肠,有时雌虫还可以进入阴道、膀胱等处,导致异位寄生。在肛门周围的虫卵发育很快,约经 6 h,卵内幼虫即发育成熟,变成感染性虫卵,这种卵污染手和食物,被人吞食后,幼虫在小肠内孵出,逐步移行到回盲部,发育为成虫。自吞入了感染性虫卵至发育为成虫开始产卵,约需 1 个月(图 17-3)。

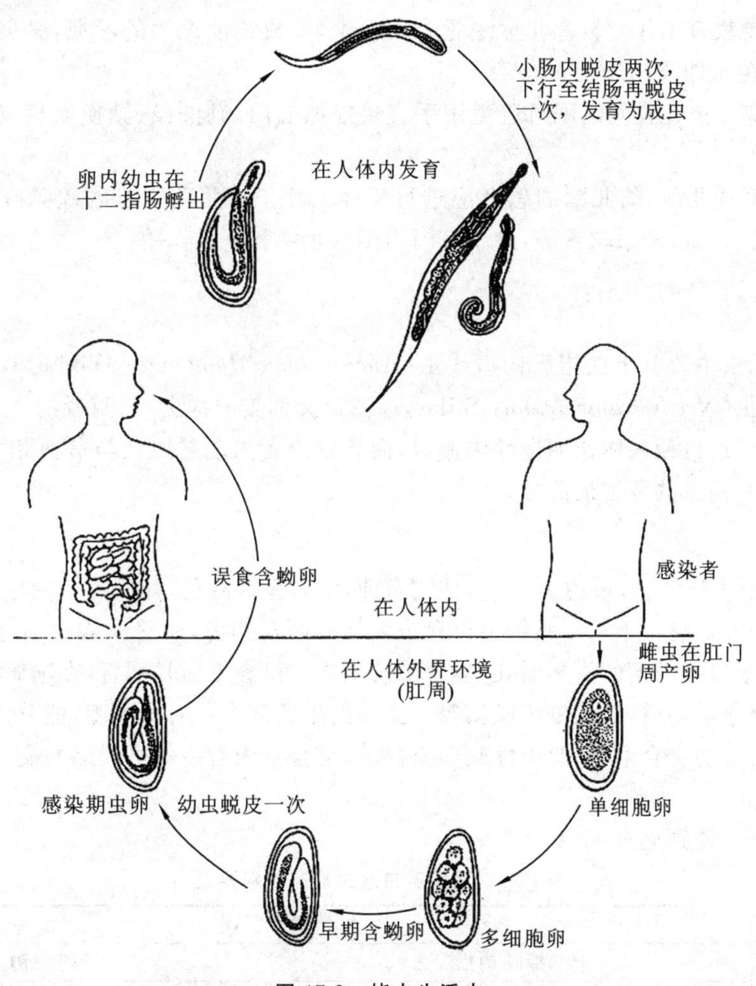

图 17-3 蛲虫生活史

(三)致病

由于雌虫在肛门附近产卵,刺激皮肤引起肛门及会阴部奇痒,是蛲虫病的主要症状。患者往往用手搔痒时抓破皮肤,极易引起继发性炎症,患儿常有烦躁不安、易怒、夜惊、失眠、食欲减退、消瘦和神经衰弱等症状,长期反复不愈。成虫在偶然的情况下可以钻入阑尾,引起阑尾炎,或雌虫侵入阴道、输卵管、腹腔中引起慢性炎症。

(四)实验诊断

由于雌虫在夜间于肛门外产卵,在粪便中很难检获虫卵。常用方法为在肛门周围检查虫卵,即肛周拭子法,具体有透明胶纸拭子法和棉拭子法。检查时间最好在患者清晨排便前进行。

(五)流行

蛲虫感染较普遍,流行于全世界,特别是集体生活的儿童最易感染,如托儿所、幼儿园和多儿童的家庭等,儿童感染率可高达40%~70%。虫卵在外界抵抗力很强,在潮湿的皮肤上或在指甲缝中可生存10天之久;在室温下虫卵可以生存3周左右。5%石炭酸及10%来苏儿液可使虫卵死亡。

感染方式简单,主要是食入被虫卵污染的饮食而引起感染,亦可因吸吮手指等方式感染。由于蛲虫夜间在肛门周围产卵,肛门奇痒,患儿常用手搔抓,虫卵污染手指,经手带入口中,致自身反复感染。由于蛲虫容易反复感染,给预防和根治带来较大困难。此外,又因虫卵具有黏性,容易黏在玩具、内衣和被褥上,当打扫床铺、整理内衣时,将虫卵混入尘埃,飞扬于空气中,可经口、鼻吸入虫卵而感染。

(六)防治原则

蛲虫寿命仅2~4周,如果注意避免重复感染,虽不经治疗,一般也可自愈,故应抓好预防这一环节。

1. 做好卫生宣传教育工作　教育儿童注意个人卫生,养成饭前洗手的习惯,勤剪指甲,不吸吮手指。室内应提倡湿扫,避免虫卵飞扬。

2. 防止自体感染　患儿夜间睡眠时避免用手直接搔抓肛门,勤洗澡、勤换衣裤、勤晒被褥,污染的衣裤要用开水烫洗。

3. 治疗患者　对托儿所、幼儿园的患者应进行集体治疗。常用药物有丙硫咪唑、甲苯咪唑、噻嘧啶等。外用药如蛲虫膏、2%白降汞软膏等,涂于肛门周围有止痒和杀虫作用。

五、钩虫

寄生于人体的钩虫主要有十二指肠钩口线虫(*Ancylostoma duodenale* Dubini,1843)(又称十二指肠钩虫)和美洲板口线虫(*Necator americanus* Stiles,1902)(又称美洲钩虫)。两者的发育过程基本相似,成虫寄生于人的小肠上段,可使人体长期慢性失血,从而导致患者出现贫血及与贫血相关的症状,在寄生于人体消化道的线虫中,钩虫的危害最严重。

(一)形态

1. 成虫　虫体细小呈线状,长约10 mm,体略弯曲,活时呈肉红色,死后为灰白色。头略向背侧仰屈,其前端有一个圆形角质口囊。十二指肠钩虫口囊腹侧缘有两对钩齿,而美洲钩虫则有一对板齿。虫体前端有一对头腺,开口于口囊两侧的头感器孔,能分泌抗凝素。口囊下面是咽管,在咽管壁内有三个咽管腺,能分泌多种酶和其他化学物质,如乙酰胆碱酶等。虫体的中后部有一对排泄腺,能分泌蛋白酶。

雄虫尾部具有膜状的交合伞,由肌肉性辐肋支撑着,交合伞内有一对可收缩的交合刺。雌虫稍大于雄虫,尾端呈圆锥形。

两种钩虫成虫形态鉴别见表17-1。

表17-1　两种钩虫成虫形态鉴别要点

鉴别点		种类	
		十二指肠钩虫	美洲钩虫
大小	雌虫	(10~13) mm×0.6 mm	(9~11) mm×0.4 mm
	雄虫	(8~11) mm×(0.4~0.5) mm	(7~9) mm×0.3 mm

续表

鉴别点		种类	
		十二指肠钩虫	美洲钩虫
体态		头和尾向背侧弯曲呈C形	头向背弯,尾向腹弯呈S形
口囊		腹侧缘有两对钩齿	腹侧缘有一对板齿
雄虫	交合伞	略呈圆形	略呈扁圆形
	背辐肋	远端分两支,每支再分三小支	基部分两支,每支远端再分两小支
	交合刺	两根分开	两根末端合并形成倒钩状
雌虫	阴门	虫体中部略后	虫体中部略前
	尾刺	有	无

2. 虫卵 两种钩虫卵的形态不易区别。均为卵圆形,大小为(56～76) μm×(36～40) μm,平均大小为60 μm×40 μm,无色透明,卵壳薄,卵内含有4～8个细胞,卵壳与卵细胞之间有透明空隙。

（二）生活史

寄生在人体的两种钩虫,生活史大体相同。成虫寄生在人体的小肠上部,以口囊内钩齿或板齿吸附在肠壁上,摄取血液及黏附肠黏膜上皮细胞。雌雄虫交配后产卵,虫卵随粪便排出体外,在潮湿、阴暗、荫蔽、含氧充分的疏松土壤中,温度在25～30 ℃,约经24 h,幼虫即可孵出。刚孵出的幼虫称为第一期杆状蚴,孵出后2～3天第一次蜕皮,发育为第二期杆状蚴,5～8天后,再次蜕皮成为丝状蚴,亦称感染性幼虫,为本虫的感染阶段。丝状蚴长0.6～0.7 mm,头端钝圆,尾端尖细。丝状蚴生活在泥土表层,具有向温、向湿、向组织等特性,当与人体皮肤接触时,受到体温的刺激,丝状蚴便可产生一种极为活跃的穿刺运动,从手指或足趾间的嫩皮、毛囊开口处,钻入人体,需时0.5～1 h。

丝状蚴侵入皮肤后24 h内,大多仍可滞留在皮下组织,然后进入小静脉或淋巴管,随血流经右心到肺,穿过肺微血管进入肺泡。再经支气管、气管到达咽喉部位,然后被吞下,经胃到小肠蜕皮两次发育为成虫。自丝状蚴钻入皮肤至成虫产卵,一般需5～7周。此外丝状蚴亦可通过胎盘侵入婴儿,但很少见。美洲钩虫的成虫可存活5年以上,十二指肠钩虫可存活7年。钩虫生活史见图17-4。

（三）致病

1. 幼虫的致病作用 感染性幼虫侵入皮肤后,经数分钟至1 h,患者即有局部烧灼、针刺、发痒的感觉,此后则出现丘疹伴奇痒,称为钩蚴性皮炎,常见于手背、指(趾)间、足背、足缘等处。1～2天后皮疹可变为内含浅黄色液体的水疱,若被抓破后,由于继发性感染而变成脓疱。一般若无细菌感染,1周左右经过结痂、脱皮而自愈。

当大量感染性幼虫移行至肺时,破坏肺毛细血管及肺泡,患者可能出现发热、咳嗽、痰中带血丝等症状。重者可有剧咳、血中嗜酸性粒细胞增多性哮喘等。常在受感染后3～7天出现症状,经数日至十余日可自愈。

2. 成虫的致病作用 钩虫对人体的损害,主要在于成虫。

1) 消化道病变及症状 成虫以口囊咬附肠黏膜,可造成散在性出血点及小溃疡,有时也可形成片状出血性淤斑,病变深在可累及黏膜下层,甚至肌层。患者初期主要表现为上腹部不适及隐痛,继而可出现恶心、呕吐、腹泻等症状,食欲多显著增加,而体重却逐渐减轻。少数患者可出现异嗜症。

2) 贫血 钩虫对人体的危害主要是由于成虫的吸血活动,致使患者长期慢性失血,铁和蛋白质不断损耗而致贫血,属小细胞低色素型贫血。患者出现皮肤蜡黄、黏膜苍白、眩晕、乏力,严重者可引起心慌、气短。部分患者有面部及全身水肿,尤以下肢为甚,亦可有贫血性心脏病的表现。患者肌肉松弛,反应迟钝,最后完全丧失劳动能力。妇女则可引起停经、流产等。

钩虫寄生引起慢性失血的原因包括以下几个方面:虫体自身的吸血及血液迅速经其消化道排出造成宿主的失血;钩虫吸血时,自咬附部位伤口渗出的血液,其渗血量与虫体吸血量大致相当;虫体更换咬附部位后,原伤口在虫体分泌抗凝素作用下仍可继续渗出少量血液。

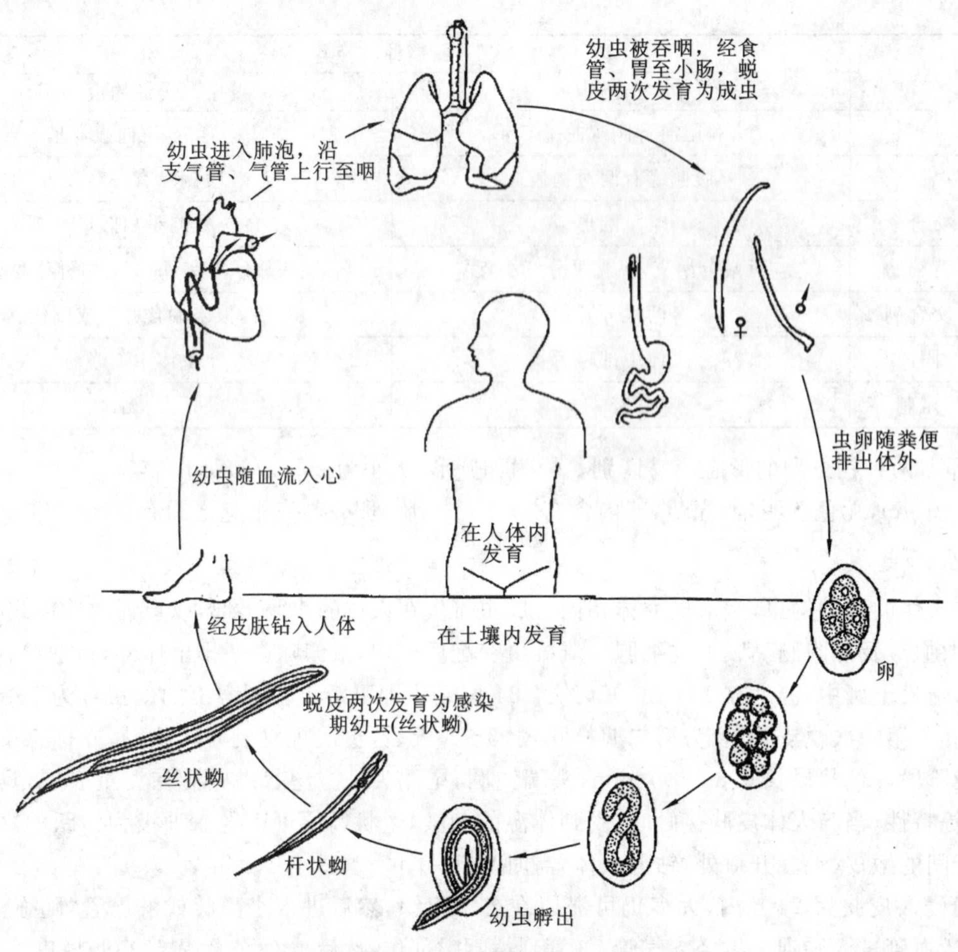

图 17-4 钩虫生活史

3）婴儿钩虫病　最常见的症状为柏油样黑便、腹泻、食欲减退等。此外贫血多较严重，心尖区有收缩期杂音，肝、脾肿大，发育极差，并发症多，病死率较高。

（四）实验诊断

粪便中检出钩虫卵或孵出钩蚴即可确诊。一般常用的粪便直接涂片法容易漏检。饱和盐水漂浮法检出率高，是诊断钩虫感染最常用的方法。钩蚴培养法检出率高，不用显微镜，且可鉴别两种钩虫，有利于治疗时选择药物。

（五）流行

钩虫感染呈世界性分布。我国大部分省、市、自治区均存在和流行。南方以美洲钩虫为主，北方以十二指肠钩虫为主，不少地区两种钩虫混合感染。

钩虫病患者和带虫者是本病的传染源。利用新鲜粪便施肥，气候温暖、潮湿，人们赤手、赤脚经常和被污染的土壤接触，则易造成本病的流行。钩虫的传播与农作物耕种的方式有密切关系。如夏秋季节的旱地作物，在种植过程中施用新鲜人粪，农民赤脚耕作，经常接触被钩蚴污染的土壤，极易引起流行。在矿井下的特殊环境，由于温度高、湿度大、空气流通不畅、阳光不能射入以及卫生条件差等原因，亦有利于钩虫的传播。

（六）防治原则

【课堂互动】

你认为在草坪上玩耍的时候应注意什么？为什么？

1. 开展卫生宣传教育　不随地大便，在流行区，夏秋季节在菜地或田间劳动时，注意穿鞋或使用一些简单工具，尽量减少手、足直接与土壤接触的机会，或将皮肤裸露处涂以防护剂，防止钩蚴侵入。加强粪便管理，不用新鲜粪便施肥。

2. 驱虫治疗 常用的药物有丙硫咪唑、甲苯咪唑等。严重贫血的患者，首先要适当补充铁和蛋白质，待贫血纠正后再进行驱虫。

3. 钩蚴性皮炎的治疗 杀灭移行期幼虫的药物为噻苯达唑，内服或涂抹均可。

六、旋毛形线虫

旋毛形线虫（*Trichinella spiralis* Owen，1835）又称旋毛虫，主要寄生于猪、犬、猫、鼠等的小肠内，亦可寄生于人体。幼虫寄生在同一宿主的肌肉内，引起旋毛虫病。

（一）形态

1. 成虫 虫体细小呈线状，前端较后端细。雌虫大小为(3～4) mm×0.06 mm，尾直而钝圆。成熟幼虫自阴门排出。雄虫大小为(1.4～1.6) mm×0.04 mm，尾部末端有两个叶状小片，此为交配附器。

2. 幼虫 寄生在横纹肌纤维内，形成梭状囊包，囊包和肌纤维平行排列，其大小为(0.25～0.66) mm×(0.21～0.42) mm，囊包内有1～2条幼虫卷曲在其中。

（二）生活史

当人食入含有活旋毛虫囊包的猪、犬等肉后，囊包的幼虫在消化液作用下，数小时内在十二指肠自囊包逸出，立即侵入肠黏膜，24 h内又返回肠腔，在小肠末端及盲肠发育为成虫。雌虫感染后第5天开始排幼虫，幼虫进入淋巴管或静脉，经右心、肺部再进入主动脉，到达全身各组织器官，但只有到达横纹肌才能进一步发育。感染后约一个月，在横纹肌内形成囊包。6～7个月后囊包两端开始钙化。幼虫在囊包中可活数年之久，最长可达10年以上。雌虫寿命一般为1～2个月。雄虫寿命很短，交配后随即死亡。旋毛虫生活史见图17-5。

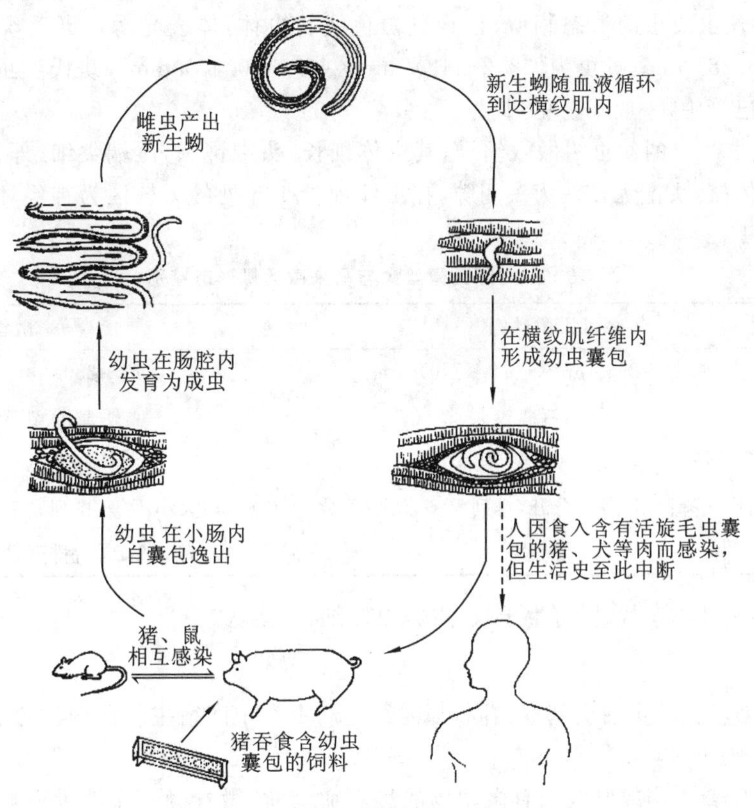

图17-5 旋毛虫生活史

（三）致病

旋毛虫幼虫脱囊侵入肠黏膜时，黏膜充血水肿，引起十二指肠、空肠发生炎症，此时患者可有恶心、呕吐、腹痛、腹泻等症状。当雌虫开始产生大量幼虫，经血流侵入肌肉，此时出现弛张型发热，全身肌肉酸痛，尤以腓肠肌为重。幼虫寄生部位的不同可以引起相应部位的病变和症状。多数患者血中嗜酸性粒细胞增高。当幼虫在肌肉内形成囊包后,急性炎症消退,全身症状逐渐消失,患者显著消瘦,肌肉酸痛乏力可持续甚久。

(四) 实验诊断

从患者肌肉组织内查出幼虫囊包即可确诊,故必要时进行活组织检查,也可采用免疫学方法进行诊断。

(五) 流行

人体旋毛虫病在西藏、云南等地多次发生流行。猪、犬、猫、鼠等动物均为本虫的宿主。囊包在腐肉中能生存 2~3 个月,熏烤、腌制及暴晒等常不能杀死囊包,70 ℃时可杀死囊包。因此人生食或半生食含囊包的猪肉、野猪肉而感染,也有因吃凉拌的狗肉等而感染。

(六) 防治原则

预防本病主要是加强肉类检查,不吃生的或半生的猪肉、狗肉等。治疗患者可用噻苯咪唑等药,噻苯咪唑既可杀灭成虫,也可杀灭幼虫,疗效较好。

七、丝虫

寄生在人体的丝虫(filaria)共 8 种,在我国只有班氏吴策线虫[*Wuchereria bancrofti*(Cobblod,1877),Seurat,1921](简称班氏丝虫)及马来布鲁线虫[*Brugia malayi*(Brug,1927),Buckley,1958](简称马来丝虫)。丝虫的成虫寄生在人的淋巴系统内,可引起丝虫病。

(一) 形态

1. 成虫 两种丝虫成虫的形态相似,皆为乳白色线状虫体,体表光滑。班氏丝虫雌虫大小为(72~105) mm×(0.2~0.28) mm,雄虫为(28.2~42) mm×(0.1~0.15) mm。班氏丝虫大于马来丝虫,成虫寄生在淋巴结和淋巴管中,一般不易见到。

2. 微丝蚴 丝虫产出的幼虫叫做微丝蚴,其虫体细长,头端钝圆,尾端尖细,外被有鞘膜。体内有很多圆形或椭圆形的体核,头端无核区为头间隙,在虫体前端 1/5 处的无核区为神经环,尾逐渐变细。两种微丝蚴的鉴别见表 17-2。

表 17-2 班氏微丝蚴与马来微丝蚴形态鉴别

项　目	班氏微丝蚴	马来微丝蚴
大小	(244~296) μm×(5.3~7.0) μm	(177~230) μm×(5~6) μm
体态	柔和,弯曲较大	硬直,大弯上有小弯
头间隙(长:宽)	较短(1:1 或 1:2)	较长(2:1)
体核	圆形或椭圆形,各核分开,排列整齐,清晰可数	椭圆形,大小不等,排列紧密,常互相重叠,不易分清
尾核	无	有 2 个,前后排列,尾核处角皮膨大

3. 感染期幼虫 又称丝状蚴,寄生于蚊体内,虫体细长,活跃。

(二) 生活史

班氏丝虫和马来丝虫的生活史基本相同,都需经过幼虫在中间宿主蚊体内发育和成虫在终宿主人体内发育的两个阶段(图 17-6)。

1. 在蚊体内的发育 当蚊叮咬带有微丝蚴的患者血液时,微丝蚴随血液进入蚊胃,穿过胃壁经血腔侵入胸肌,蜕皮 2 次,发育为活跃的感染期幼虫(丝状蚴)。丝状蚴离开胸肌,进入蚊血腔,当蚊叮人吸血时,经吸血伤口或正常皮肤侵入人体。

2. 在人体内的发育 丝状蚴迅速侵入附近的淋巴管,再移行至大淋巴管及淋巴结,经 2 次蜕皮发育为成虫。雌、雄虫常互相缠绕在一起,以淋巴为食。成虫交配后,雌虫产出微丝蚴,微丝蚴可停留在淋巴系统内,但大多数随淋巴进入血液循环。

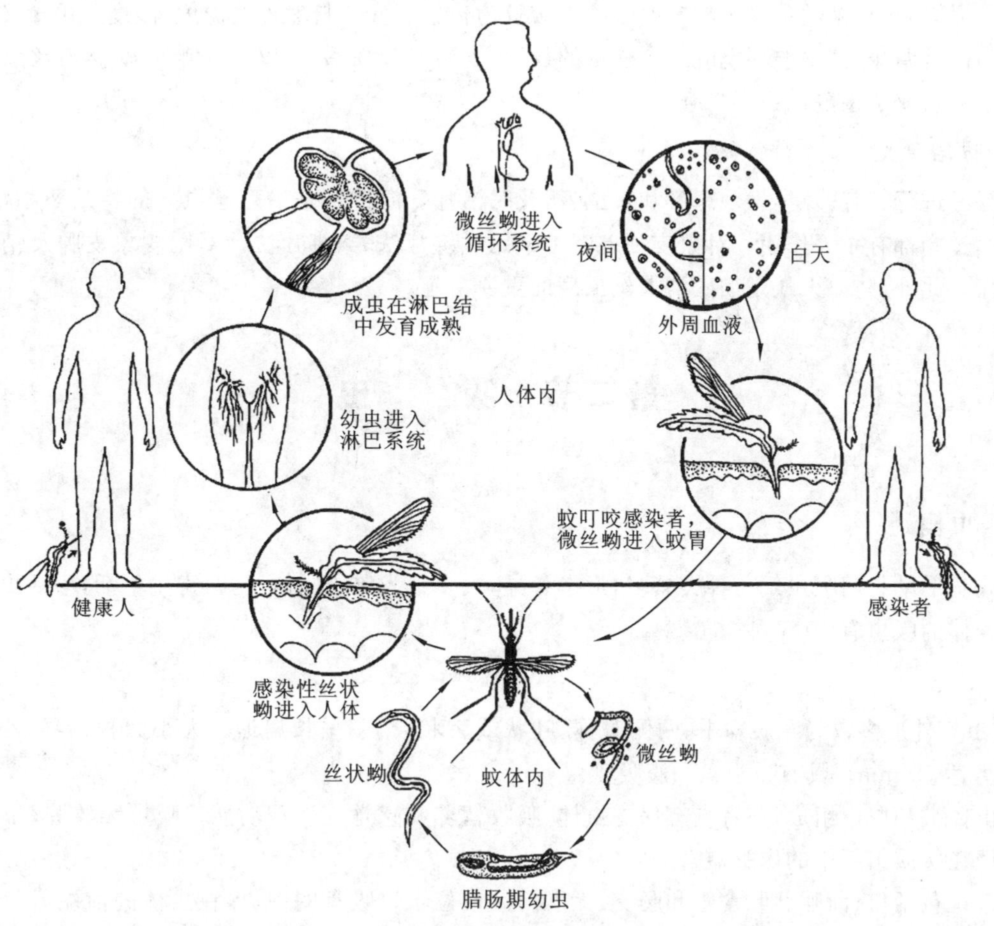

图 17-6　丝虫生活史

两种丝虫成虫寄生于人体淋巴系统的部位有所不同。班氏丝虫除寄生于浅部淋巴系统外，多寄生于深部淋巴系统中，主要见于下肢、阴囊、精索、腹股沟、腹腔、肾盂等处。马来丝虫多寄生于上下肢浅部淋巴系统，以下肢为多见。此外，两种丝虫均可有异位寄生。

微丝蚴在人体外周血液中，白昼滞留于肺的微血管内，在夜晚则出现于外周末梢血液内。一般夜晚 8 时以后微丝蚴逐渐增多，班氏微丝蚴以夜晚 10 时至次晨 2 时为多，马来微丝蚴则以夜晚 8 时至次晨 4 时为多，这种现象称为微丝蚴的夜现周期性。

（三）致病

丝虫对人体的危害，主要由成虫和丝状蚴所引起。有些轻度感染的患者很少出现症状，仅在血中查到微丝蚴，成为带虫者。感染较重的患者，病情可分为以下两期。

1. 急性期过敏及炎症反应　丝虫的感染性幼虫侵入人体后，幼虫和成虫可刺激人体产生局部或全身反应，可表现为急性淋巴管炎、淋巴结炎或丹毒样皮炎等，同时患者常伴有畏寒发热、头痛、关节酸痛等，称为丝虫热。

2. 淋巴系统阻塞病变　由于急性病变不断发展，淋巴管壁不断增厚，加之虫体的阻塞，最后造成淋巴管部分堵塞以至完全堵塞，可出现淋巴结肿大、淋巴管曲张、鞘膜积液、乳糜尿、象皮肿等。

（四）实验诊断

丝虫病的诊断包括病原检查和免疫学诊断。由于微丝蚴有夜现周期性，应在晚 9 时后采血。象皮肿等晚期患者，虽体征明显但成虫多已死亡或淋巴管阻塞，不易查到微丝蚴。常用的检查微丝蚴的方法有厚血膜法和新鲜血滴检查法。

（五）流行

我国南方大部分地区均有丝虫病。丝虫病患者及带虫者为传染源。在我国班氏丝虫以淡色库蚊、致倦库蚊为传播媒介，马来丝虫以中华按蚊和嗜人按蚊为传播媒介。自然界的温度、湿度及雨量又与蚊虫的生长、繁殖有关，温暖、潮湿的环境既适合蚊虫的发育、繁殖和吸血活动，又可影响到蚊体内丝虫幼虫的发育。感染季节与蚊子接触机会多少有关。

（六）防治原则

在流行区进行普查，及早发现患者和带虫者，及时治疗。海群生是治疗丝虫病的特效药物，对两种丝虫成虫及微丝蚴都有杀灭作用。对象皮肿患者可采用烘绑疗法、桑绑疗法。对阴囊象皮肿及鞘膜积液可用手术治疗。此外，防蚊灭蚊是彻底消灭丝虫病的重要措施。

第二节　吸　　虫

一、吸虫概述

吸虫属扁形动物门吸虫纲。种类繁多，形态各异，大多数为雌雄同体，均营寄生生活，生活史复杂。常见寄生于人体的吸虫有 10 多种。

（一）形态

1. 成虫　外形多数为背腹扁平、两侧对称、叶状或舌状，个别呈长扁形。大小因种而异，小者约 0.5 mm，大者可达 75 mm。具有口吸盘和腹吸盘。

体壁由体被和肌肉组成，前者具有保护虫体、吸收营养和感觉等生理功能。吸虫无体腔，中间为实质组织和包埋在实质组织中的内脏器官。

消化系统包括口、前咽、咽、食管和肠支，无肛门。口位于口吸盘的中央，在虫体的前端或亚前端。前咽短小，咽呈球形，食管为细管状。吸虫的肠管通常在腹吸盘前分为左右两支，沿虫体两侧直行或呈波浪形延伸至虫体末端，为盲管。有的虫种两肠支在虫体后部又合二为一，如日本血吸虫。

生殖系统除日本血吸虫外，其他虫种均为雌雄同体。生殖器官位于两肠支之间。雌性生殖器官由卵巢、输卵管、卵模、梅氏腺、受精囊、劳氏管、卵黄腺、卵黄管和子宫组成。雄性生殖器官由睾丸、输出管、输精管、储精囊、前列腺、射精管或阴茎、阴茎袋组成。雌、雄性生殖器官末端均开口于生殖孔。吸虫可自体受精也可异体受精。

2. 毛蚴　运动时外观形似圆柱形，静止时近似梨形。体表遍被纤毛，运动活泼，体内有原肠、头腺、胚细胞等结构。

3. 胞蚴　母胞蚴和子胞蚴均有一袋状的体壁，内有数目不等的胚细胞团。依虫种不同，体内的胚细胞团可分裂发育为多个雷蚴或子胞蚴，再分化为许多尾蚴。

4. 雷蚴　圆筒状，体前端有口、咽，后接囊状的原肠。体内有胚细胞团，分化发育为下一代的形态，依虫种不同，可分化为多个子雷蚴或尾蚴。

5. 尾蚴　尾蚴分体部和尾部。体部有口、腹吸盘，消化器官有口、咽、食管和肠支，排泄系统有收集管和排泄囊，以及由单细胞构成的各种分泌腺。尾部形态因种而异，有长、短及分叉或不分叉之别。

6. 囊蚴　圆形或椭圆形，外有 1～2 层囊壁，囊内的虫体有口吸盘、腹吸盘、消化道和排泄囊等结构。

（二）生活史

吸虫的生活史比较复杂，均需经过有性世代与无性世代的交替。无性世代通常在中间宿主体内进行，有性世代在终宿主体内完成。吸虫的虫卵必须入水方可继续发育，在水中孵出毛蚴，毛蚴侵入中间宿主体内发育为胞蚴、雷蚴、尾蚴，尾蚴发育成熟后从母体逸出入水后，侵入第二中间宿主体内或吸附在植物媒介的表面形成囊蚴。吸虫因种的不同，有的具有两代胞蚴（母胞蚴、子胞蚴）、两代雷蚴（母雷蚴、子雷蚴）；有的缺雷蚴或囊蚴期，由尾蚴直接侵入终宿主，如血吸虫。多数吸虫是由囊蚴经口侵入终宿主，在消化道脱囊而出，移行至寄生部位发育为成虫。

（三）常见种类

我国常见寄生人体的吸虫种类及寄生 部位见表 17-3。

表 17-3　我国常见寄生人体的吸虫种类及寄生部位

属　名	种　类	寄生部位
支睾属	华支睾吸虫	肝胆管
姜片属	布氏姜片吸虫	小肠
并殖属	卫氏并殖吸虫	肺、组织
狸殖属	斯氏狸殖吸虫	组织
裂体属	日本血吸虫	血管

二、华支睾吸虫

华支睾吸虫（*Clonorchis sinensis* Cobbold，1875）又称肝吸虫，成虫寄生在人体肝胆管内，引起华支睾吸虫病，又称肝吸虫病。

（一）形态

1. 成虫　虫体狭长，前端较细，后端钝圆，背腹扁平，呈半透明，大小为（10～25）mm×（3～5）mm。口吸盘略大于腹吸盘，腹吸盘位于虫体前 1/5 处。消化道有口、咽、食管及两分支的盲肠至虫体末端。雄性生殖器官有一对高度分支的睾丸，前后排列于虫体的后 1/3 处。雌性生殖器官有一个分叶的卵巢，位于睾丸前。卵黄腺分布于虫体中段两侧。管状的子宫始于卵模，盘绕于卵巢与腹吸盘之间，其内充满虫卵，开口于腹吸盘前缘的生殖腔。

2. 虫卵　黄褐色，平均为 29 μm×17 μm，为人体寄生蠕虫卵中最小者之一，前端较窄，后端钝圆，形状似芝麻，一端有明显的卵盖，卵壳与卵盖的结合处稍厚并隆起称肩峰，另一端有一疣状突起。卵内含有 1 个成熟的毛蚴。

（二）生活史

成虫寄生于人或哺乳动物的肝胆管内，虫卵随胆汁进入消化道，与粪便混合排出体外。虫卵落入水中，被第一中间宿主赤豆螺、长角涵螺、纹沼螺等吞食，在螺的消化道孵出毛蚴，穿肠壁到肝脏，经胞蚴、雷蚴增殖发育成许多尾蚴。成熟的尾蚴从螺体逸出，遇到第二中间宿主淡水鱼、虾即可侵入其体内发育为囊蚴，囊蚴主要分布于肌肉内。终宿主因食入含活囊蚴的生鱼、虾而感染。囊蚴在十二指肠内脱囊，经胆总管至肝胆管并发育为成虫，成虫在人体的寿命为 20～30 年。华支睾吸虫生活史见图 17-7。

（三）致病

华支睾吸虫寄生于肝胆管，其病变程度与感染虫数多少有关。轻者仅感染几条至几十条，重者可达千条以上。病变主要由于虫体在肝胆管内机械性刺激和代谢产物所引起，使胆管内壁上皮细胞脱落、增生，管壁因结缔组织增生而变厚，引起管腔狭窄、阻塞，导致胆汁郁积，病变以肝左叶边缘较为显著，可出现阻塞性黄疸，如有细菌继发感染可引起胆管炎、胆囊炎。邻近肝细胞有脂肪性变、萎缩和坏死，导致胆汁性肝硬变。本虫感染尚可诱发肝胆管或胆囊内胆色素结石形成。

轻度感染者临床上无明显症状。中度感染者有消化不良、头晕、食欲减退、乏力、上腹部不适、腹痛、腹泻、肝区隐痛、肝肿大、消瘦、嗜酸性粒细胞增多。重度感染者早期有寒战、高热、肝肿大及变态反应等症状，晚期可出现肝硬化、腹水、肝性脑病、消化道出血甚至死亡。儿童感染可引起发育障碍或侏儒症。

（四）实验诊断

1. 病原检查　检获肝吸虫卵为确诊依据。

（1）粪便检查　常用自然沉淀法及离心沉淀法。

（2）十二指肠液检查　对粪便检查阴性的可疑者，可抽取十二指肠液检查虫卵，其检出率高于粪便检查。

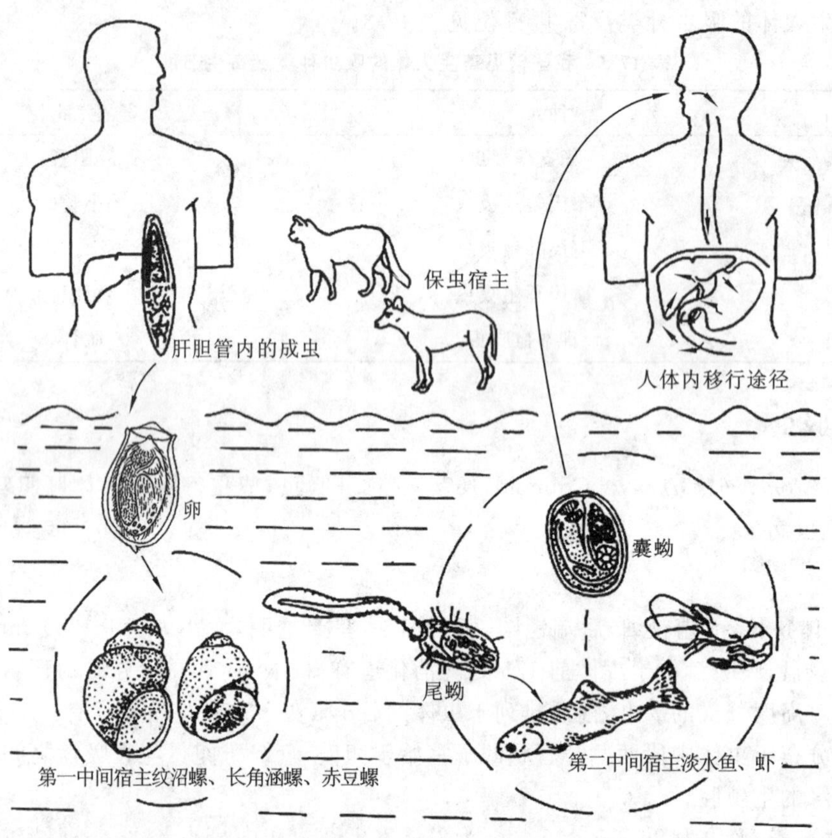

图 17-7　华支睾吸虫生活史

2. 免疫诊断　皮内试验可用于普查筛选和临床辅助诊断。间接血凝试验、酶联免疫吸附试验、斑点酶联免疫吸附试验等的敏感性、特异性均较强。

（五）流行

肝吸虫主要分布于亚洲的中国、日本、朝鲜、越南、菲律宾等地。国内 25 个省、市、自治区都有不同程度的流行，其中广东、山东、河南、辽宁等地较为严重。

患者、带虫者和猫、犬、猪、狐等哺乳类保虫宿主都是本病的传染源。在尚未发现人体感染的地区，保虫宿主对人群的感染具有潜在的威胁。肝吸虫的感染主要是食入含有活囊蚴的生鱼、虾引起。我国南北各地的河、湖、塘的水域中有大量的第一中间宿主赤豆螺、长角涵螺、纹沼螺存在，有第二中间宿主白鲢、黑鲢、编鱼、大头鱼、土鲮鱼、鲤鱼、麦穗鱼、克氏鲦鱼等大量鱼类及沼虾、米虾等存在。因粪便管理不善，人和动物粪便经常污染水域，有的甚至将厕所建在鱼塘上，以粪便作为鱼的饲料，虫卵直接入水，水中又有鱼、螺，从而具备了肝吸虫完成其生活史的条件。

（六）防治原则

1. 开展卫生宣传教育　提高人群对防治本病的知识，大力宣传不食生的或半生的鱼、虾。不要用生鱼、生虾喂动物，鱼鳞和内脏不要随地丢弃，以防动物吞食。生、熟食的刀具、砧板、餐具要分用。对大鱼应切块烹调，注意熟透。

2. 加强粪便管理　禁止在鱼塘上或池塘旁修建厕所，不许用粪便喂鱼，不用新鲜的未经处理过的粪便施肥，不随地大便，合理处理粪便，防止虫卵污染水域。并结合鱼塘管理定期进行灭螺。

3. 查治患者　开展对本病的流行病学调查，查清人群和动物的感染情况，在治疗患者和带虫者的同时亦要治疗病狗、病猫，捕杀野生动物以消灭传染源。治疗患者首选吡喹酮。

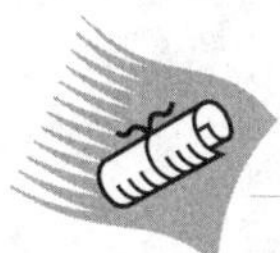

知识链接

中山东凤镇小沥村李某，男，49岁，平时喜食生鱼片，反复右上腹痛10年，先后住院6次，83天，做了两次手术，第二次术中见肝门部有大量肝吸虫，一颗结石，且胆汁混浊不清，住院费用花了78474元。之后才进行了粪便检查并且检查到每克粪便含肝吸虫卵1680个。

三、布氏姜片吸虫

布氏姜片吸虫(*Fasciolopsis buski* Lankester，1857)又称姜片虫，寄生在人体小肠内，能引起布氏姜片吸虫病(姜片虫病)。

(一) 形态

1. 成虫 虫体扁平肥厚，长椭圆形，似姜片，肉红色。大小为(20～75) mm×(8～20) mm×(2～3) mm，为人体寄生吸虫中最大者。口吸盘小，位于虫体前端，其后为腹吸盘，比口吸盘大4～5倍，两吸盘相距很近。消化道有口、咽、食管、波浪状弯曲的肠支。雌雄同体，睾丸两个，前后排列，高度分支，位于虫体后2/3，卵巢1个，位于虫体中部，在睾丸之前，卵黄腺分布在虫体两侧，子宫盘曲在梅氏腺与腹吸盘之间，内充满虫卵。

2. 虫卵 椭圆形，淡黄色。大小为(30～140) μm×(80～85) μm，为人体寄生蠕虫卵之最大者。卵壳薄而均匀，前端卵盖小。卵内有1个卵细胞和20～40个卵黄细胞。

(二) 生活史

成虫寄生在人和猪的小肠上段，产卵后，卵随粪便排出体外，落入水中，孵出毛蚴，遇到中间宿主扁卷螺后即钻入其体内，在螺体内经胞蚴、母雷蚴、子雷蚴等无性增殖阶段，生成许多尾蚴。尾蚴成熟后逸出螺体，进入水中，附着于菱角、荸荠、茭白、水浮莲、浮萍等植物媒介表面形成囊蚴。当人食入带有囊蚴的水生植物，囊蚴经消化液的作用后变成尾蚴逸出，吸附在肠黏膜上，发育为成虫。成虫在猪体内的寿命一般不超过2年；在人体内的寿命一般不超过1年，最长可达4年。布氏姜片吸虫生活史见图17-8。

(三) 致病

成虫寄生在患者十二指肠及小肠上段，以其吸盘吸附在肠黏膜，可致局部发生炎症、点状出血及水肿，甚至形成小的溃疡，严重时影响消化吸收，以致营养不良，发育障碍，甚至形成侏儒症。虫数多时可发生肠梗阻。布氏姜片吸虫病的主要症状为消化系统症状，如腹痛、腹泻、食欲减退，腹部膨隆。感染后期可发生水肿、腹水。

(四) 实验诊断

采用粪便直接涂片法、沉淀法等查出虫卵即可确诊。沉淀法检出率较高。如有吐虫或排虫情况，细查虫体形态即可确诊。

(五) 流行

1. 分布 国外流行于亚洲东部及东南亚。国内分布于浙江、江苏、上海、福建、广东、广西、江西、湖南、湖北、四川、山东、河北、云南、台湾等地区。

2. 流行因素

(1) 生食带有囊蚴的水生植物而感染。猪常因吃带囊蚴的青饲料而感染。

(2) 扁卷螺与植物媒介的存在：扁卷螺为小型淡水螺，分布较广，主要孳生在水生植物繁茂处，喜栖息在水生植物的叶下面。流行区内植物媒介有水红菱、荸荠、茭白、浮萍、水浮莲及日本水仙等。

(3) 患者和保虫宿主的存在：姜片吸虫病是一种人兽共患寄生虫病，猪是布氏姜片吸虫的保虫宿主。

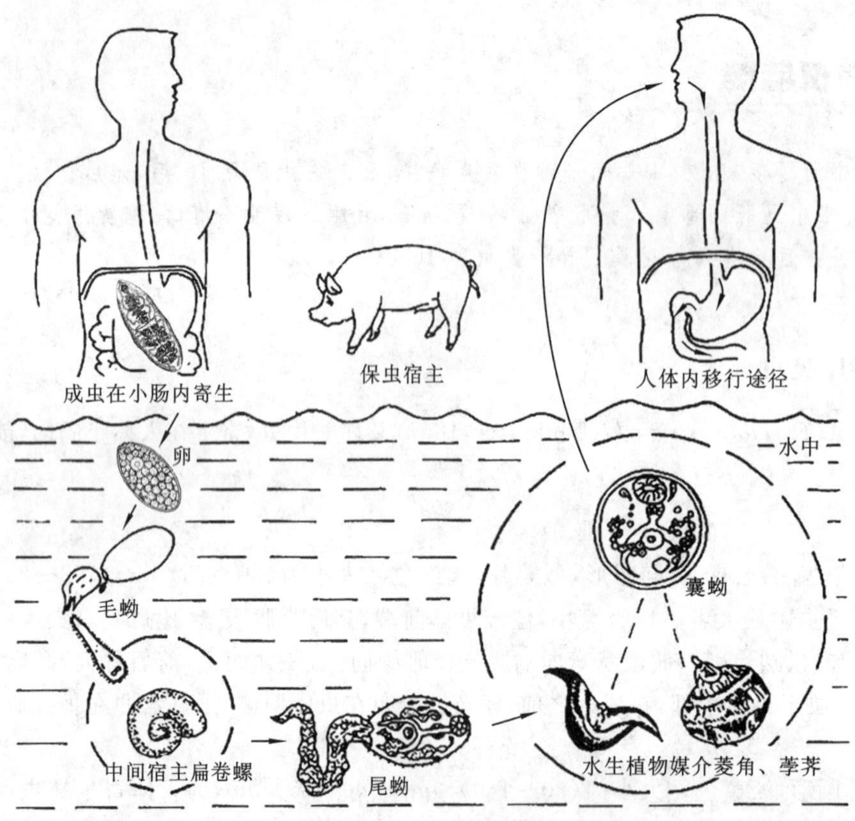

图 17-8　布氏姜片吸虫生活史

（六）防治原则

1. 开展卫生宣传教育　加强粪便管理，生吃荸荠、菱角等水生植物时一定要刷洗干净，最好用开水烫洗以杀死囊蚴。

2. 科学养猪　猪要圈养，用煮熟或发酵饲料喂猪。

3. 普查普治　目前最有效的药物为吡喹酮。

四、卫氏并殖吸虫

卫氏并殖吸虫（*Paragonimus westermani* Kerbert，1878）的成虫主要寄生在人肺，故称肺吸虫，能引起卫氏并殖吸虫病（肺吸虫病）。

（一）形态

1. 成虫　虫体肥厚，腹面扁平，背面隆起，形似半粒黄豆，棕红色。大小为（7.5～12）mm×（4～6）mm×（3.5～5）mm。全身有体棘。口吸盘与腹吸盘大小相似，腹吸盘位于虫体中部稍前。消化道有口、咽、食管及两盲肠支。雌雄同体，睾丸两个，分支，左右并列，约在虫体后 1/3 处；卵巢一个，叶状，与子宫并列于腹吸盘后，故称并殖吸虫，卵黄腺分布于虫体两侧。

2. 虫卵　金黄色，椭圆形，两侧多不对称，大小为（80～118）μm×（48～60）μm。卵壳厚薄不匀，前端较宽，卵盖明显而稍倾斜。卵内有 1 个卵细胞和 10 余个卵黄细胞。

（二）生活史

卫氏并殖吸虫的成虫主要寄生于人和犬、猫等哺乳动物的肺部。虫卵随痰或粪便排出宿主体外，落入水中，孵出毛蚴。毛蚴遇到第一中间宿主川卷螺即钻入其体内，经胞蚴、母雷蚴、子雷蚴形成许多尾蚴，不断逸出螺体进入水中。当遇到第二中间宿主溪蟹、蝲蛄，再钻入其体内形成囊蚴。人或动物生吃了含有囊蚴的溪蟹、蝲蛄后，在十二指肠内后尾蚴脱囊而出，穿过肠壁进入腹腔，上行再穿过膈肌进入肺，发育为成虫。成虫的寿命为 5～6 年，最长可达 20 年之久。卫氏并殖吸虫生活史见图 17-9。

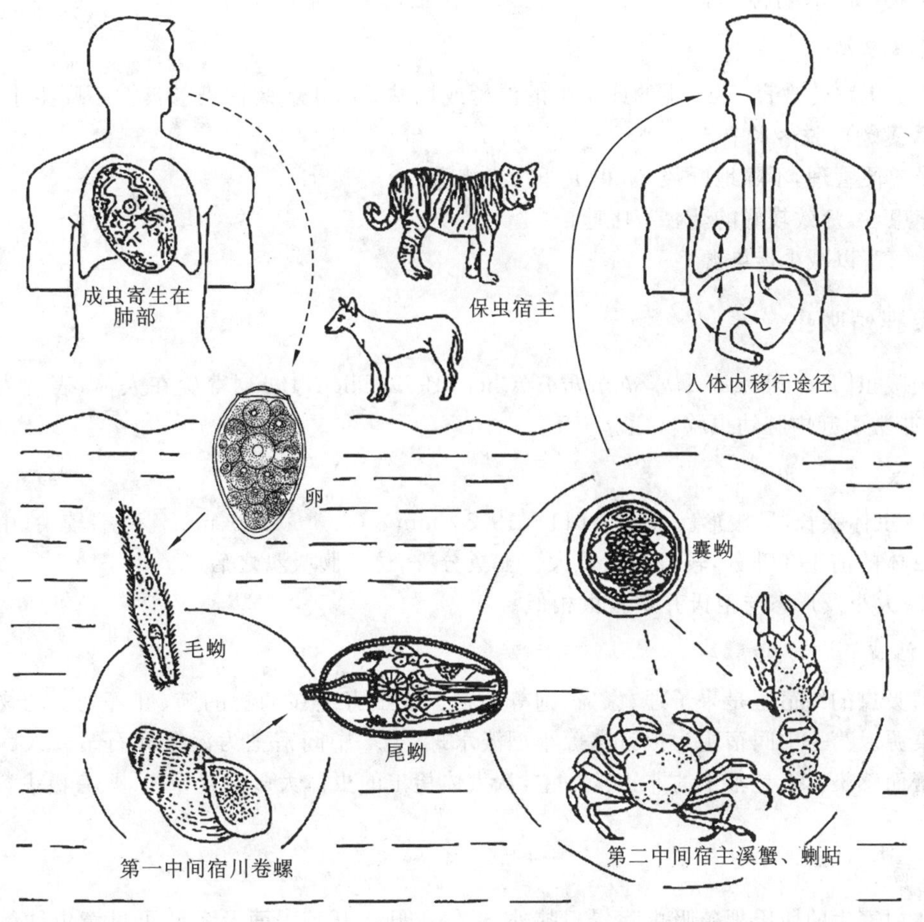

图 17-9　卫氏并殖吸虫生活史

（三）致病

童虫和成虫都能在脏器间及组织内移行窜扰，引起组织器官出血、渗出性炎症、纤维化，最后导致组织粘连。成虫在组织内寄生可使局部出血、白细胞浸润，形成脓肿，继而转变为囊肿，囊内常有成对的虫体以及坏死组织、大量虫卵等。肺内此种囊肿可与支气管相通，故虫卵可随痰咳出。患者则出现咳嗽、咳铁锈色痰或带血丝的痰，并有乏力、食欲不振、消瘦、胸痛、低热等症状，颇似肺结核。

本虫异位寄生现象并非少见。因虫到处穿行窜扰，依寄生部位不同，可出现相应的临床症状。

（四）实验诊断

1. 查虫卵　可用直接涂片法及沉淀法检查患者的痰液或粪便，查出本虫虫卵即可确诊。

2. 皮内实验　用成虫制成抗原，稀释成 1∶2000，做皮内试验，可作为辅助诊断。

3. 活体组织检查　手术摘除患者皮下包块或结节，可能检获童虫，偶可查见成虫、虫卵。

（五）流行

1. 分布　日本、朝鲜、菲律宾、泰国及印度尼西亚等国家有本病的分布。国内分布于浙江、江苏、江西、安徽、河南、湖北、湖南、福建、云南、广东、四川、陕西、辽宁、黑龙江、台湾等省。

2. 流行因素

1）生食或半生食溪蟹或蝲蛄的习惯　流行区居民感染肺吸虫的主要原因是生食或半生食溪蟹或蝲蛄。如：浙江流行地区居民吃溪蟹的方法是吃醉蟹、腌蟹或生吃活蟹等；东北三省居民吃蝲蛄的方法有生吃、烤、炸、炒蝲蛄及做成蝲蛄豆腐、蝲蛄酱等。这些吃法都不能杀死蟹体内或蝲蛄体内的囊蚴。

2）中间宿主的存在　川卷螺和溪蟹或蝲蛄共同栖息在山间溪流里，因此，卫氏并殖吸虫病主要流行于山区。流行地区的溪蟹、蝲蛄的囊蚴感染率及感染度均较高。

3）患者及保虫宿主的存在　卫氏并殖吸虫病是人兽共患寄生虫病。保虫宿主包括家畜（犬、猫）和一些野生肉食动物(如虎、豹、狐、狼、貂、貉等)。患者和保虫宿主都是传染源。

(六) 防治原则

(1) 开展卫生宣传教育,不吃生的或半生的溪蟹或蝲蛄。防止囊蚴污染餐具。不喝生水,因溪蟹或蝲蛄死亡裂解后囊蚴可脱落水中。

(2) 加强粪便管理,不随地吐痰,防止虫卵污染水源。

(3) 治疗患者,疗效较好的药物有吡喹酮。

(4) 治疗家畜以减少传染源。

五、斯氏狸殖吸虫

斯氏狸殖吸虫[*Pagumogonimus skrjabini*(Chen,1959)Chen,1963]寄生在人体,表现为游走性皮下结节型疾病,亦常引起内脏幼虫移行症。

(一) 形态

1. 成虫 虫体狭长,呈梭形。大小为(11～18.5) mm×(3.5～6.0) mm。两端较尖,中部较宽。腹吸盘多数在虫体的前1/3部分,较口吸盘略大。卵巢分支,位于腹吸盘之后。

2. 虫卵 大小及形态与卫氏并殖吸虫相似。

(二) 生活史

斯氏狸殖吸虫的终宿主是果子狸、家猫、狗等动物。成虫寄生在动物的肺、肝等处。动物粪便内的本虫虫卵为传染源。第一中间宿主为拟钉螺等小型淡水螺,第二中间宿主为溪蟹和石蟹。人因生食或半生食含囊蚴的蟹而感染。人是本虫的非正常宿主,从人体检出的虫体大多数是童虫,只有极少数在人体内能发育为成虫。

(三) 致病

在动物体内寄生的斯氏狸殖吸虫除侵犯肺外,也侵犯肝。肝脏表面及各叶可见童虫钻行穿通的窦孔或虫穴。本虫可在动物肝脏内形成囊腔,并发育成熟而产卵。

在人体内本虫到处游走,形成局部或全身性的皮下结节(幼虫移行症),以腹部较多见,其次为胸背部,亦可见于头颈、四肢、腹股沟、阴囊等全身其他各处。包块多紧靠皮下,边界不清,无明显红肿,数目不一,大小不等,不痛。表浅的皮下结节里的虫体有时可自行钻出皮肤外。比较常见的全身症状为低热、胸痛、腹痛等。血常规为嗜酸性粒细胞增多。儿童患者可有肝肿大。

(四) 实验诊断

在痰和粪便中很难找到虫卵。

(1) 皮下结节活组织检查,可发现童虫及嗜酸性肉芽肿。

(2) 皮内试验或补体结合试验等可作为辅助性诊断。

(五) 流行

斯氏狸殖吸虫地理分布可能比卫氏并殖吸虫更为广泛。国内陆续发现的省份有四川、江西、贵州、云南、湖北、湖南、陕西、福建、河南等十四个省区。

斯氏狸殖吸虫流行因素与卫氏并殖吸虫基本相同。

(六) 防治原则

斯氏狸殖吸虫防治原则与卫氏并殖吸虫基本相同。治疗药物以硫氯酚(别丁)效果较好。

六、日本血吸虫

寄生在人体的血吸虫常见有三种,即日本血吸虫(*Schistosoma japonicum* Katsurada,1904)、埃及血吸虫、曼氏血吸虫。在我国流行的是日本血吸虫。成虫寄生在人体肠系膜静脉内引起日本血吸虫病。

(一) 形态

1. 成虫 雌雄异体,成熟后则终生雌雄合抱。虫体前端有口吸盘、腹吸盘。雄虫灰白色、较短粗,大小为(10～22) mm×(0.5～0.55) mm,自腹吸盘后,虫体两侧向腹面卷曲形成抱雌沟,雌虫在此沟内生活。睾丸位于腹吸盘后背侧,椭圆形,一般为7个,前后排成一行。雌虫细长,形似线虫,大小为(12～26) mm×(0.1～0.3) mm,深褐色,口吸盘比腹吸盘稍小。卵巢一个,长椭圆形,位于虫体中部。雌雄成虫的消化系统均包括口、食管及盲肠。食管在腹吸盘前分为两肠支,然后在虫体后部再汇合为一条盲肠。

2. 虫卵 椭圆形,淡黄色,大小为(74～106) μm×(55～80) μm。卵壳较薄,无卵盖。卵壳一侧有一小棘,因卵的位置及卵周围附有脏物而不易见到。成熟的活卵内含有一个毛蚴,有时可见它在卵内活动,或者见它的纤毛摆动。

3. 毛蚴 梨形,前端稍尖,灰白色,半透明,周身遍生纤毛,大小为99 μm×25 μm。毛蚴前端有一锥形顶突,全身被纤毛。虫体前方中央有一顶腺及两个头腺,开口于前端。毛蚴利用纤毛的活动和头腺分泌物钻入螺体。

4. 尾蚴 分体部、尾部两部分。虫体大小为(280～360) μm×(60～95) μm。体部前端约1/4部分构成头器,头器中央有一头腺。口吸盘在其腹面,体部后1/4处有腹吸盘,腹吸盘两侧有5对单细胞腺体,即穿刺腺,开口于体部前端。穿刺腺分泌物能帮助尾蚴钻入宿主皮肤。

(二) 生活史

成虫寄生在终宿主的肠系膜下静脉内,雌雄合抱。雌虫逆血流移行至肠黏膜下层的静脉末梢内产卵。每条雌虫一日可产1000～2000个卵,一部分卵随血流至肝脏,一部分沉积在肠壁。初产的虫卵在肠、肝等组织内发育10多天后,卵内形成毛蚴。卵周围的组织因毛蚴分泌的溶细胞性物质而致组织坏死,形成脓肿。肠黏膜浅层的脓肿由于肠蠕动、腹内压力和血管内压的增加等,致使坏死组织向肠腔溃破,虫卵随坏死组织进入肠腔,随粪便排出宿主体外。虫卵随粪便落入水中,孵出毛蚴,遇到中间宿主钉螺即钻入其体内,经母胞蚴、子胞蚴,增殖形成许多尾蚴。尾蚴成熟后钻出螺体进入水中。

当人或动物的皮肤黏膜接触含尾蚴的疫水时,经数分钟甚至10 s尾蚴即可钻入人体,脱去尾部侵入宿主皮肤黏膜的小血管或淋巴管,随血液循环至心脏,经右心和肺,入左心而至体循环,经肠黏膜动脉的毛细血管网入肠系膜静脉,移行至肝门静脉分支内暂住,而后再回到肠系膜静脉内发育为成虫。成虫在人体内的寿命一般可生存数年,也有达十几年甚至二十年者。日本血吸虫生活史见图17-10。

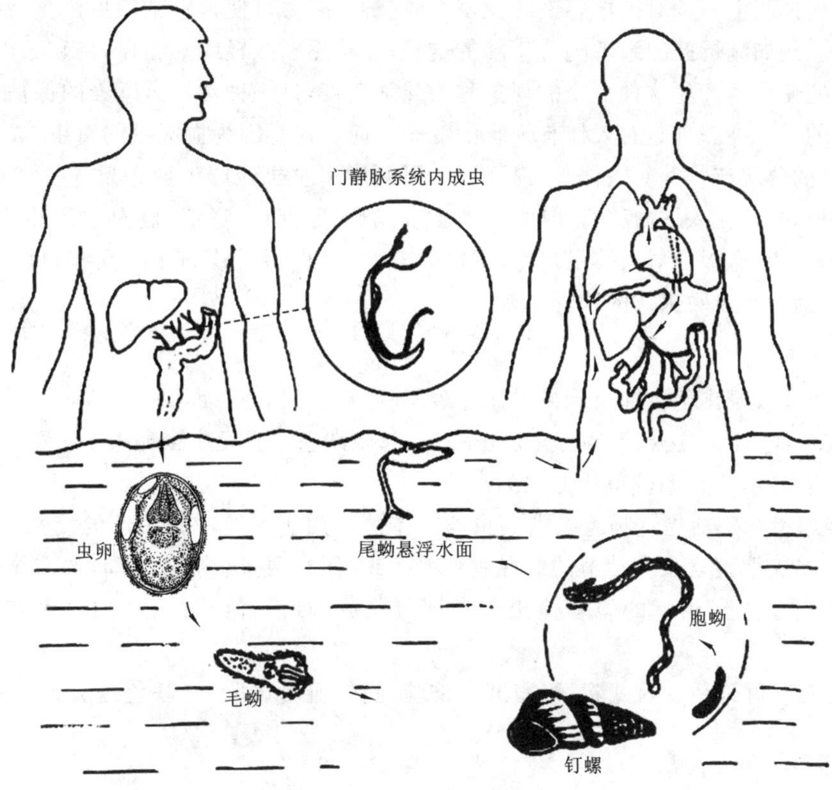

图 17-10 日本血吸虫生活史

（三）致病

1. 尾蚴和童虫 尾蚴侵入皮肤后可引起尾蚴性皮炎，局部出现红色丘疹，奇痒。童虫到达肺部后，可穿破血管引起点状出血，患者出现干咳、胸闷或咯血等症状。童虫的代谢产物或移行途中死亡虫体的分解产物可引起宿主出现发热、荨麻疹、血中嗜酸性粒细胞增多等征象。

2. 成虫 成虫一般无明显致病作用，少数可引起轻微的机械性损害如静脉内膜炎等，但其代谢产物、分泌物、排泄物等作为抗原，可与机体内抗体相结合，形成免疫复合物，沉积于肾小球毛细血管，引起肾病综合征。

3. 虫卵 日本血吸虫对人体的危害主要由虫卵引起。虫卵主要分布在肝与肠壁的小血管中，可使血管阻塞。虫卵内毛蚴分泌可溶性虫卵抗原，透过卵壳释出卵外，刺激宿主 T 细胞，产生多种淋巴因子，吸引嗜酸性粒细胞、巨噬细胞及成纤维细胞，积聚在虫卵周围，构成虫卵肉芽肿（虫卵结节），继而引起组织坏死，形成嗜酸性脓肿。随后毛蚴死亡，嗜酸性脓肿转变为假结核病变，最后纤维化。

无免疫力的初次感染严重者，如流行区的儿童，由于形成大量嗜酸性脓肿和组织破坏，表现为急性血吸虫病。患者出现肝脾肿大、肝区压痛、黏液血便、腹痛、发热、食欲不振、体重减轻及嗜酸性粒细胞增多等。急性期后，或因小量多次感染，由于机体产生了获得性免疫力，虫卵虽然不断地在组织中沉积而造成损害，但患者可不出现明显的症状，或只出现肝脾肿大、间歇性下痢，有时有发热或乏力、消瘦等慢性期症状。由于病程进展，肝、肠组织的纤维化程度日益加重，可出现肝硬化、门静脉高压症、巨脾症和腹水，以及肠壁增厚、息肉形成、肠腔变窄，甚至癌变等晚期血吸虫病的症状。由于儿童时期反复大量的感染，可影响脑垂体前叶的功能，生长发育受到阻碍，形成侏儒症。

（四）免疫

宿主对日本血吸虫的免疫作用同样也分先天性免疫和获得性免疫。

1. 先天性免疫 人体对几种人体血吸虫均无先天性免疫，对某些动物血吸虫具有不感受性。例如某些兽类或禽类血吸虫的尾蚴可侵入人体皮肤，引起尾蚴性皮炎，但这些侵入皮肤的虫体往往在局部组织内即被消灭。

2. 获得性免疫 人是易感宿主。人体感染日本血吸虫后，虫体在人体内可以发育成熟。由于这些活成虫的存在能使人体产生一种对抗再感染的免疫力，这种免疫力可使再感染的虫体存活的数目减少，产卵的数量明显下降。例如流行区的患者随着年龄的增长，症状逐渐减轻或不明显，排卵数也明显减少。只有活成虫的存在才能使宿主产生这种免疫的现象称为伴随免疫，是一种对抗再感染的保护性的获得性免疫。

获得性免疫的另一种表现是对人体有损害的变态反应。这是因为血吸虫的童虫、成虫、活卵的代谢产物、分泌物及死虫的分解产物等对人体具有抗原性，可刺激宿主机体产生变态反应。如尾蚴侵入人体后，不仅局部发生皮疹，并且在人体内移行期间，患者出现发热、荨麻疹、哮喘、血中嗜酸性粒细胞增多等全身性变态反应现象。日本血吸虫对人体最严重的致病作用就是虫卵所致的变态反应，虫卵肉芽肿形成即是变态反应的表现，为日本血吸虫病的病理基础。

（五）实验诊断

粪便中查到虫卵或孵出毛蚴即可确诊。用免疫学检查可作辅助诊断。

1. 粪便检查 常用沉淀法或毛蚴孵化法。慢性期、晚期患者粪便中虫卵很少，不易检出，如采用沉淀法结合孵化法进行检查，检出率较单一方法为高。

2. 直肠活组织检查 活检直肠组织内的虫卵。本法可用于粪便检查阴性的慢性期或晚期患者。将直肠镜插入肛门内，夹取疑含虫卵结节的肠黏膜病变组织，压在两张载玻片之间，并在显微镜下检查，或进行病理切片检查，对于未经治疗的患者检出虫卵即可确诊，对于曾经过治疗的患者查见活卵才有诊断价值。

3. 免疫学检查 可采用皮内试验、环卵沉淀试验、间接血凝试验、酶联免疫吸附试验、斑点酶联免疫吸附试验等。

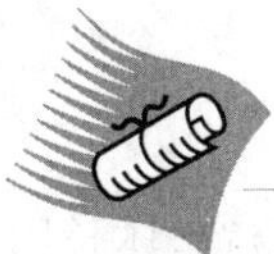

知识链接

“遥望洞庭山水翠，白银盘里一青螺。”孟浩然的遥望洞庭，让我们每每想到洞庭湖，就会自然而然地联想到水天一色、波光粼粼的美丽湖景。但是很少有人会想到，其实洞庭湖是我国血吸虫病的高发地区，因为这里盛产的钉螺是日本血吸虫的中间宿主，又因为钉螺的水路两栖的生活特性，加速了血吸虫病的传播速度。无论高山大河，它们都可以照常传播流动。因此我们在去洞庭湖地区欣赏美丽景色的同时，不要忘了钉螺所带来的危险时时存在于我们的身边。

（六）流行

1. 分布 日本血吸虫在国外主要分布在日本、菲律宾、印度尼西亚、泰国、老挝及柬埔寨等国。国内在新中国成立以前流行很广，分布在长江流域及长江以南有钉螺的地区，包括江苏、浙江、安徽、江西、湖南、湖北、福建、广西、广东、云南、四川等省及上海市。

2. 流行因素

1）传染源 本病是人兽共患寄生虫病。易感宿主除人外，尚有牛、猪、羊、狗、猫、兔等家畜及各种鼠类、猴等野生动物，都是本病的传染源。人、畜粪便含大量虫卵并污染水源是流行的主要原因之一。

2）中间宿主钉螺的存在 日本血吸虫的流行地区与钉螺孳生分布的地区是一致的。钉螺的孳生和分布要求气候温和、雨量充沛、水流缓慢、杂草丛生的地带。我国本病流行区钉螺分布的自然环境分为三种类型：湖沼草塘型、平原水网型和山地丘陵型。钉螺体小，长约 1 cm。春秋两季是钉螺活动力最强、地面钉螺最多的季节。

3）人与疫水的接触 由于生产活动如割湖草、捕鱼捞虾、防汛、划船、耕种水田等，或生活活动如洗衣物、洗澡、涉水、游泳等接触疫水而感染。一年内以气温高、雨量多、生产活动接触疫水频繁的春、夏、秋季感染机会较多。

（七）防治原则

防治血吸虫病要采取综合措施，包括以下各项措施。

1. 查治患者病畜 年年普查普治患者、病牛以减少传染源。治疗的首选药物为吡喹酮，具有毒性低、疗程短、疗效高、使用方便等优点，是较理想的药物，此外尚有硝硫氰胺、呋喃丙胺、六氯对二甲苯等。

2. 消灭钉螺 灭螺也要采取综合措施。结合生产进行灭螺，如兴修水利、治湖治滩、改田造地等土埋灭螺。灭螺药有五氯酚钠、氯硝柳胺、贝螺杀、溴乙酰胺及石灰氮、氨水、生石灰等。充分利用钉螺的天敌，如蝌蚪、螃蟹、龟、鳖、蛙、蟾蜍、鲤鱼、鸭等动物进行生物灭螺。

3. 粪便管理及水源保护 进行卫生宣传教育，不要随地大便，不用新鲜粪便施于水田。推广贮粪池、沼气池，粪尿混合贮存。管好水源，有条件的地方修建下水道，在农村提倡用井水或分塘分池用水。紧急用水时可在 50 kg 水中加 3%碘酊 15 mL，或漂白粉 1 g 进行消毒 15 min 后再用。

4. 个人防护 必须下水时皮肤上可涂擦防护药物如苯二甲酸二丁酯乳剂、油膏等，也可穿着桐油布袜、胶鞋、塑料防护裤等，皆可防止尾蚴侵入皮肤。

第三节 绦 虫

一、概述

绦虫（cestode）又称为带虫（tapeworm），属于扁形动物门（Platyhelminthes）绦虫纲（Cestoda），因成虫背腹扁平、长如带状而得名。绦虫生活史各期都营寄生生活，成虫绝大多数寄生在脊椎动物的消化道中，幼虫需在1～2个中间宿主体内发育。寄生在人体的绦虫有30余种，分属于多节绦虫亚纲的圆叶目(Cyclophyllidea)和假叶目(Pseudophyllidea)。

（一）形态

1. 成虫 白色或乳白色，分节呈带状，前端较细，向后逐渐变宽，体长因虫种而异。虫体一般可分为三部分：头节、颈节和链体（图17-11）。节片数目因虫种而异。

1）头节 头节(scolex)细小，位于虫体前端，其上有固着器官。

假叶目绦虫头节，指状或梭形，背腹面各有一个向内凹陷形成纵行的吸槽。

圆叶目绦虫头节，圆形或方形，其上有四个圆形吸盘，头节中央有可自动伸缩的顶突，顶突上常具有棘状或矛状小钩，排列成一圈或数圈。

2）颈节 位于头节后短而纤细的部分，不分节，内含生发细胞，生发出新的节片形成链体。

3）链体 链体呈由数目不等的节片前后连接形成的长链状结构。节片的数目因虫种而异，由数个节片至数千个节片构成。依据生殖器官的发育程度将节片分为幼节、成节和孕节三种。

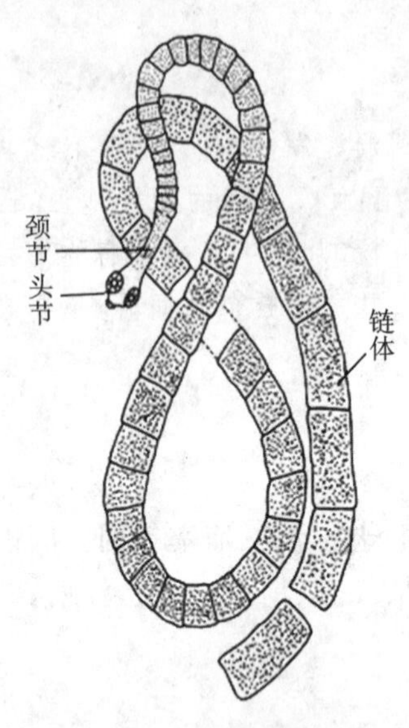

图17-11 成虫结构

(1) 幼节 幼节(immature proglottid)，也称为未成熟节片，靠近颈节，节片细小，是颈部生发细胞产生的新生节片，节片内部的生殖器官尚未发育成熟，随着节片位置向后的变化，节片内部生殖器官的发育越来越成熟。

(2) 成节 成节(mature proglottid)，也称为成熟节片，内部的雌雄生殖器官已发育成熟。绦虫绝大多数为雌雄同体。

雄性生殖系统具有睾丸数个至数百个，睾丸呈圆形滤泡状，分布于成节背面的实质中。每个睾丸发出一个输出管，汇成输精管，延伸入阴茎囊。阴茎囊内输精管连接射精管或储精囊。阴茎囊内输精管膨大部位称为储精囊。阴茎具有小刺或小钩，位于射精管末端，为交接器官，开口于圆叶目绦虫节片侧面的生殖孔，开口于假叶目绦虫节片腹面中部的生殖孔。

雌性生殖系统具有一个分叶状的卵巢，位于节片腹面的后部中央。阴道为略弯曲的小管，一端开口于生殖孔，另一端膨大成为受精囊。卵黄腺形态因虫种而异，假叶目绦虫的卵黄腺为滤泡状体，围绕在其他器官周围，散布于节片表层；圆叶目绦虫的卵黄腺聚集为单一致密的实体，位于卵巢后方。卵黄小管起始于卵黄腺，最终汇集形成卵黄总管，通常膨大为卵黄囊，与输卵管连接。输卵管起始于卵巢，依次与受精囊和卵黄总管连接，再通入卵模。卵模周围包绕梅氏腺，并与子宫相通。子宫形状因虫种而异，假叶目绦虫子宫呈管状，盘曲于节片中部，开口于腹面子宫孔，成熟的虫卵可经子宫孔排出体外（图17-12）；圆叶目绦虫子宫呈盲囊状，无子宫孔，虫卵无法排出。

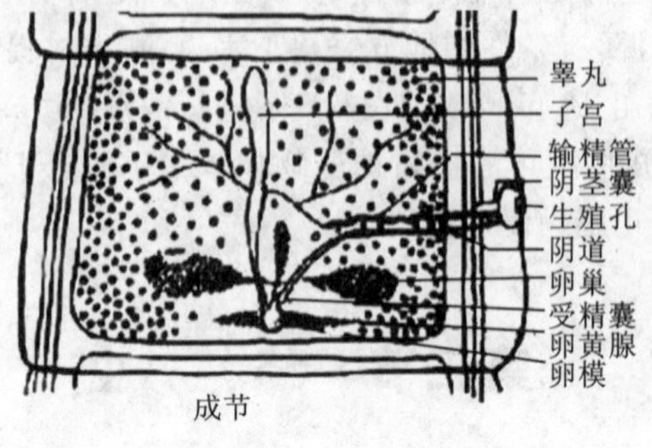

图17-12 假叶目绦虫成节

(3) 孕节 孕节(gravid proglottid)，也称为妊娠节片，位于虫体后部，节片较大，子宫内已有虫卵形成。假叶目绦虫孕节与成节结构相似；圆叶目绦虫孕节内的雌雄部分生殖器官逐渐萎缩退化并最终消失，仅剩下充满虫卵的分支状子宫。链体末端的孕节可逐节或逐段自动脱落，新的幼节不断从颈节长出，从而使虫体长度保持动态平衡。

2. 中绦期 绦虫在中间宿主体内发育阶段称为中绦期(metacestode)。各种绦虫中绦期的形态结构各不相同(图 17-13)。

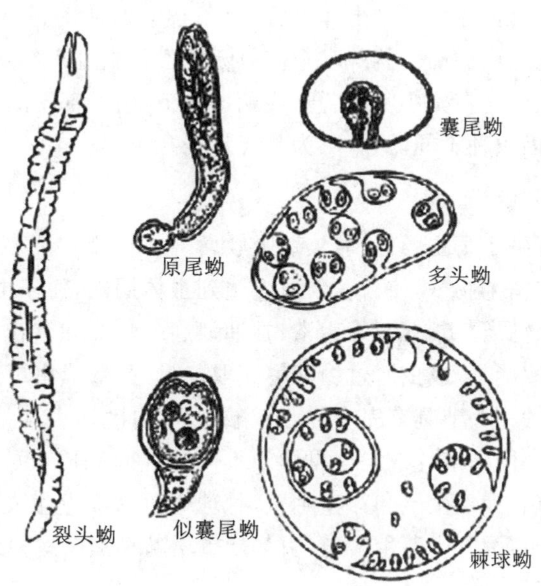

图 17-13 中绦期绦虫(绦虫幼虫)

1) 囊尾蚴 囊尾蚴(cysticercus),俗称为囊虫(bladderworm),为半透明泡状囊,充满囊液,囊壁上有一向内翻转的头节悬于囊液中。

2) 似囊尾蚴 似囊尾蚴(cysticercoid),体型较小,前端有很小的囊腔和相对较大的头节,后部为实心的带小钩的尾状结构。

3) 原尾蚴 原尾蚴(procercoid),是假叶目绦虫在第一中间宿主体内发育的幼虫。实体,无头节分化,在一端有小尾,上有六个小钩。

4) 棘球蚴 棘球蚴(hydatid cyst),在棘球绦虫中绦期,是一种较大的囊,囊内充满囊液及大量的原头节(protoscolex)。另外,有许多小生发囊附着在囊壁上,也可脱落悬浮于囊液中。生发囊内含有更小的囊和原头节,一个棘球蚴中可含有成千上万个原头节。

5) 泡球蚴 泡球蚴(alveolar hydatid cyst),也称为多房棘球蚴(multilocular hydatid cyst),属棘球蚴,囊较小,但可不断向囊内和囊外芽生若干小囊,而使体积不断增大。囊内充满胶状物,头节较少。

6) 多头蚴 多头蚴(coenurus),一个囊尾蚴中具有多个从生发层生长出的头节,如羊体内寄生的多头带绦虫的中绦期。

7) 裂头蚴 裂头蚴(plerocercoid),是原尾蚴被假叶目绦虫第二中间宿主吞食后发育而成。无小尾和小钩,开始形成附着器,分化出头节。

3. 虫卵 假叶目绦虫和圆叶目绦虫虫卵形态存在明显差异,圆叶目绦虫多呈球形,卵壳较薄,内有很厚的胚膜,卵内是已发育的幼虫,有三对小钩,称为六钩蚴。假叶目绦虫虫卵与吸虫卵相似,椭圆形,卵壳较薄,一端有小盖,卵内含有一个卵细胞和若干卵黄细胞。

(二) 生活史

绦虫生活史的各个发育时期均营寄生生活。绦虫成虫寄生于脊椎动物的消化道,幼虫则需要到中间宿主体内发育。虫卵自子宫孔或随孕节脱落而排出体外,以后的发育中假叶目绦虫和圆叶目绦虫的生活史有明显的差异。

1. 假叶目绦虫的生活史 假叶目绦虫的生活史中需要有水的环境和两个中间宿主。虫卵随终宿主粪便排出后必须进入水中才能继续发育,孵出的幼虫体外被有一层纤毛和三对小钩,能在水中游动,称为钩球蚴。钩球蚴被第一中间宿主淡水挠足类动物剑水蚤吞食后脱去胚膜,借助六个小钩的活动穿过其肠壁,到血腔中发育为中绦期幼虫原尾蚴,带有原尾蚴的第一中间宿主被第二中间宿主蛙类等脊椎动物吞食后，原尾蚴进入其体腔或肌肉内，发育为裂头蚴，裂头蚴为感染期幼虫，必须进入终宿主肠道后才能发育为成虫。

2. 圆叶目绦虫的生活史 圆叶目绦虫生活史中仅需要一个中间宿主，个别种类不需要中间宿主。圆叶目绦虫一般无子宫孔，孕节自链体脱落排出体外后，由于孕节的活动、挤压和破裂使虫卵散出。虫卵被中间宿主吞食后，在宿主消化道内孵出六钩蚴，并钻入肠壁经血流进入组织器官后发育为各种中绦期幼虫。中绦期幼虫被终宿主吞食后，在其小肠中脱囊或翻出头节，由颈部不断生长出节片，逐渐发育为成虫。成虫在终宿主体内生存时间因虫种不同而异，可为几天甚至几十年。

（三）生理

绦虫缺乏消化道，成虫寄生于宿主肠道，靠体壁吸收营养。绦虫皮层表面有大量微毛，极大地增加了吸收面积，微毛上的棘会擦伤宿主肠壁，使营养物质渗透到虫体周围，便于虫体通过简单扩散、异化扩散或主动运输的方式吸收氨基酸、糖类、脂肪酸、维生素、甘油、嘌呤、嘧啶和核苷等营养物质。

绦虫主要通过糖代谢获取能量，成虫通过糖酵解获取能量，少数成虫可通过三羧酸循环和电子传递系统获得能量。细粒棘球绦虫的原头节具有完全的三羧酸循环功能。

绦虫的交配及受精可以在同一节片或同一虫体的不同节片间完成，也可在两条虫体间进行。除成虫营有性生殖外，中绦期幼虫可有无性生殖和芽生生殖，棘球蚴可从囊壁生发层长出许多原头蚴和生发囊。曼氏裂头蚴宿主受病毒感染时，可发生芽生增殖，引起严重增殖型裂头蚴，裂头蚴具有一定再生能力，部分虫体被切除后，可重新长成完整虫体。

（四）致病

绦虫寄生于宿主肠道，大量掠夺宿主的营养，通过虫体固着器官吸盘、小钩和微毛对宿主肠道产生的机械刺激和损伤，及虫体释放出的代谢产物的刺激引起宿主症状。成虫会引起腹部不适、饥饿痛、消化不良、腹泻或腹泻与便秘交替出现，阔节裂头绦虫因大量吸收宿主维生素 B_{12} 可引起宿主贫血。

绦虫幼虫在人体寄生造成的危害远比成虫严重，囊尾蚴和裂头蚴可在皮下和肌肉内引起结节或游走性包块；侵入眼、脑等重要器官则会引起严重后果；棘球蚴在肝、肺等会造成严重危害，其囊液一旦进入宿主组织便可诱发超敏反应而导致休克，甚至死亡。

（五）分类

人体绦虫的分类及与疾病的关系如表 17-4 所示。

表 17-4 人体绦虫的分类及与疾病的关系

目	科	属	种	感染期	感染途径	寄生时期	寄生部位
假叶目 Pseudophy llidea	裂头科 Diphyllobo thriidae	迭宫属 *Spirometra*	曼氏迭宫绦虫 *S. mansoni*	裂头蚴	经皮肤伤口	裂头蚴	眼、皮下、 颌面、脑等
		裂头属	阔节裂头绦虫	裂头蚴	经口	成虫	小肠
		Diphyllobo thrium	*D. latum*				
圆叶目	带科	带属	链状带绦虫	囊尾蚴	经口	成虫	小肠
Cyclophy llidea	Taeniidae	*Taenia*	*T. solium*	虫卵	经口	囊尾蚴	皮下、肌肉及 内脏等
			肥胖带绦虫	囊尾蚴	经口	成虫	小肠
			T. saginata				

续表

目	科	属	种	感染期	感染途径	寄生时期	寄生部位
			牛带绦虫 亚洲亚种	囊尾蚴	经口	成虫	小肠
			T. sasiatica				
		棘球属	细粒棘球绦虫	虫卵	经口	棘球蚴	肝、肺、内脏
		Echinococcus	*E. granulosus*				
			多房棘球绦虫	虫卵	经口	泡球蚴	肝、肺、脑
			E. multilocu laris				
	膜壳科	膜壳属	微小膜壳绦虫	似囊尾蚴	误食昆虫	成虫	小肠
	Hymenolepi didiae	*Hymenolepis*	*H. nana*				
			缩小膜壳绦虫 *H. diminuta*	似囊尾蚴	误食昆虫	成虫	小肠
		假裸头属 *Pseudanopl ocephala*	克氏假裸头绦虫 *P. crawfordi*	似囊尾蚴	误食昆虫	成虫	小肠
	囊宫科 Dilepididae	复孔属 *Dipylidium*	犬复孔绦虫 *D. caninum*	似囊尾蚴	误食昆虫	成虫	小肠
	代凡科 Davaineidae	瑞列属 *Raillietina*	西里伯瑞列绦虫 *R. celebensis*	似囊尾蚴	误食昆虫	成虫	小肠

二、链状带绦虫

链状带绦虫(Taenia solium),也称为猪带绦虫、猪肉绦虫或有钩绦虫,是我国主要的人体寄生虫,寄生于人体小肠内,可引起猪带绦虫病,幼虫寄生于人体或猪的组织内,引起猪囊尾蚴病或猪囊虫病。

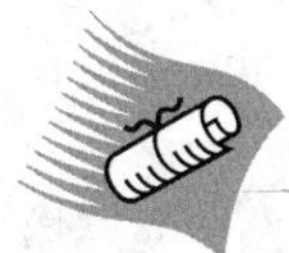

知识链接

我国古代关于猪肉绦虫的记载

在我国古代医籍中猪带绦虫与牛带绦虫一起被称为寸白虫或白虫。早在公元217年,《金匮要略》中即有关于白虫的记载,公元610年巢元方在《诸病源候论》中将该虫体形态描述为"长一寸而色白,形小扁",并指出是因"炙食肉类而传染"。我国《神农本草经》中记录了三种驱白虫的草药。

(一) 形态

1. 成虫 乳白色、带状、背腹扁平、节片薄而略透明,头节近似球形,细小,直径0.6~1 mm,有4个吸盘，顶端具有顶突，其上有25～50个小钩，交错排列成内外两圈，内圈的钩较大，外圈的钩较小。颈部纤细，长5～10 mm，直径约为头节的一半，链体由700～1000个节片组成。靠近颈部及链体前段的幼节细小，外形短而宽，中段成节较大，末端孕节最大。

每一成节均具雌雄生殖器官各一套，睾丸150～200个，散布在节片两侧，输精管由节片中部向一侧横走，经阴茎囊开口于生殖腔；阴道在输精管后方并与其并行，也开口于节片边缘的生殖腔。各节的生殖腔缘均略向外凸出，沿链体左右两侧不规则分布。卵巢位于节片1/3中央，分为三叶，除了左、右两叶外，子宫与阴道之间有中央小叶。卵黄腺呈块状，位于卵巢之后。每一孕节中含虫卵3万～5万个。

2. 虫卵 光镜下呈球形或近似球形，卵壳薄而脆弱，虫卵自孕节散出后多数已脱落，外面有较厚的棕黄色胚膜，具有放射状条纹。电镜下可见胚膜由许多棱柱体组成。胚膜内是球形六钩蚴。

3. 幼虫 幼虫称为猪囊尾蚴或猪囊虫，白色半透明、卵圆形的囊状体，囊内充满透明的囊液。囊壁分两层，外层为皮层，内层为间质层，间质层有一处向囊内增厚形成米粒大小的白点，是向内翻卷收缩的头节，形态结构与成虫头节相同(图17-14)。

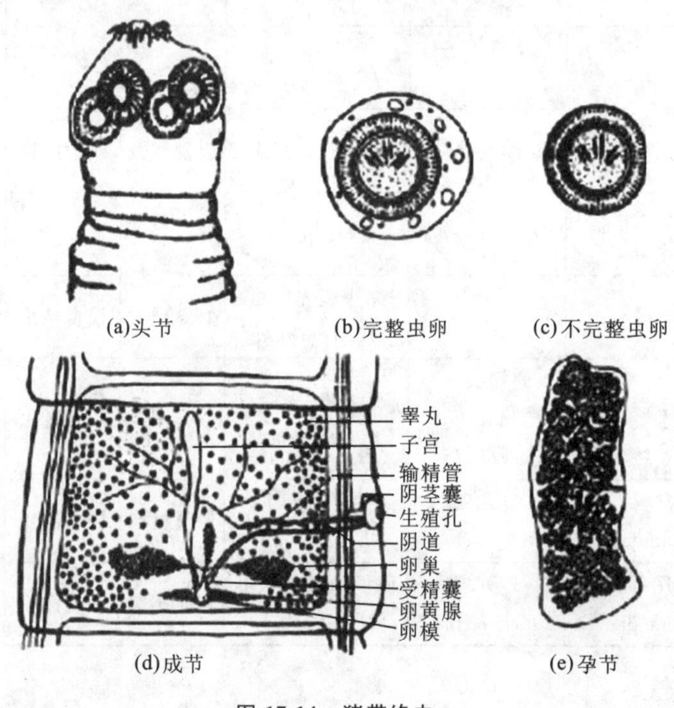

图17-14 猪带绦虫

（二）生活史

人是猪带绦虫最主要的终宿主，人也可作为其中间宿主，猪和野猪是其中间宿主。成虫寄生在人体小肠上段，以头节上的吸盘和小钩固着于肠壁，体表密布的微毛也可增强其固着作用。虫体后端的单个孕节或5～6个孕节从链体脱落，随粪便排出。脱离虫体的孕节在受到挤压作用下破裂并释放出虫卵。当猪食入虫卵或孕节，虫卵进入小肠，在消化液作用1～3天后，胚膜破裂，六钩蚴被排出，并借助小钩和分泌物的作用钻入肠壁，经血循环或淋巴循环到达猪的全身各处。感染后2个月左右，猪囊尾蚴发育成熟。囊尾蚴在猪体内主要寄生于活动频繁的肌肉，股内侧肌最常见，也可寄生于脑、眼等部位，囊尾蚴可在猪体内存活数年。

人生食或半生食含活囊尾蚴的猪肉，囊尾蚴进入人体小肠，在消化液作用下，翻转出头节，借助吸盘和小钩吸附于小肠壁，经2～3个月发育为成虫。成虫在人体内寿命可长达25年以上。猪带绦虫生活史见图17-15。

人体感染虫卵的方式有三种。

1. 体内重复感染 患者体内已有绦虫成虫寄生，恶心和剧烈呕吐时，脱落的孕节可因肠道的逆蠕动反流至胃内，六钩蚴经消化液刺激从卵内孵出，最终在人体组织内发育为囊尾蚴，此种方式危害最严重。

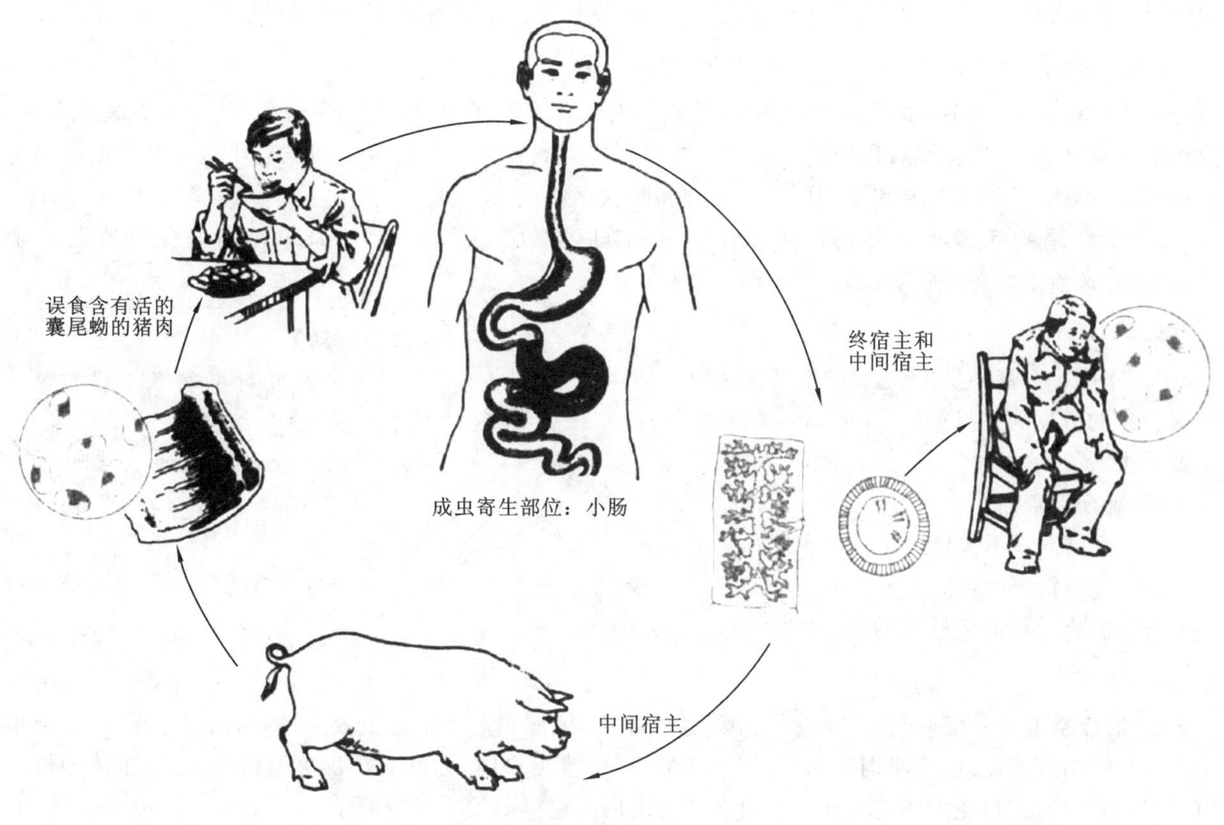

图 17-15　猪带绦虫生活史

2. 体外重复感染　患者体内也有绦虫成虫寄生，因生态循环重新食入自身排出的虫卵引起再感染。

3. 异体感染　误食被他人排出的虫卵污染的饮水和食物而获得感染。

（三）致病机制和临床表现

1. 致病机制

1）成虫致病　成虫头节通过吸盘、顶突、小钩和微毛对小肠黏膜造成机械性损伤，引起消化吸收功能障碍。通过吸收大量的营养，虫体排放的代谢物或死亡虫体裂解产物可诱发超敏反应。

2）幼虫致病　囊尾蚴是主要致病阶段，其危害远大于成虫。囊尾蚴可通过机械性损伤破坏局部组织和器官，阻塞管腔引起占位性病变，虫体释放的毒素可诱发超敏反应。

2. 临床表现

1）猪带绦虫病　多数感染者无明显症状，部分患者腹部不适、消化不良、腹胀、腹泻和消瘦，偶尔导致肠梗阻、肠穿孔或腹膜炎，也可伴有头晕、失眠等神经症状。

2）猪囊尾蚴病　危害程度取决于囊尾蚴的数量、寄生部位和时间，在人体内寄生部位广泛，根据寄生部位不同可分为三类。

(1) 皮下及肌肉囊尾蚴病　囊尾蚴寄生于皮下、黏膜或肌肉内，形成 0.5～1.5 cm 的圆形或椭圆形皮下结节。多分布于躯干部和头部，四肢少见。与周围组织无粘连、无压痛，可移动。结节常多发性分批出现，可自行消失，轻度感染者无症状。重度感染会出现肌肉酸痛、乏力、发胀、麻木和呈现假性肌肉肥大等症状。

(2) 脑囊尾蚴病　临床症状与囊尾蚴在脑内寄生部位、感染程度及宿主的免疫反应有关。囊尾蚴寄生于大脑皮层运动区，可引发癫痫，发作后可遗留一时性肢体瘫痪、颅神经麻痹和失语；寄生于脑实质、蛛网膜下腔或脑室，可导致颅内压增高，患者出现头痛、呕吐、视力障碍；寄生于小脑部位出现步态蹒跚及眩晕；寄生于中枢神经系统可引起不同程度的精神障碍，可表现为抑郁、神经衰弱、失语、狂躁等。

(3) 眼囊尾蚴病　囊尾蚴可寄生于眼的任何部位，多位于眼球深部，玻璃体和视网膜下。也可寄生于结膜、眼前房、眼眶和眼睑等，通常累及单侧眼。轻度感染出现视力障碍和虫体蠕动，囊尾蚴死后，虫体分解物可导致眼退行性变,引起玻璃体混浊、视网膜炎、视神经萎缩、白内障,最终导致失明。

(四)诊断

1. 猪带绦虫病诊断 询问是否食用"米猪肉",对可疑患者连续数天检查粪便,必要时可试验性驱虫,收集患者全部粪便,水淘洗后用两张载玻片夹好轻压后可观察头节上的吸盘、顶突、小钩或孕节的子宫分支情况即可确诊。发现头节和孕节可确定虫种和明确疗效。

2. 猪囊尾蚴病诊断 常用的免疫学方法有间接红细胞凝集试验(IHA)、酶联免疫吸附试验(ELISA)、斑点酶联免疫吸附试验(Dot-ELISA)。

(五)流行

1. 分布 主要分布在欧洲、中南美洲及亚洲的印度等国家,我国分布的散发病例见于 27 个省、市、自治区,一般农村患者多于城市患者。

【课堂互动】

为什么农村患者多于城市患者,能否分析一下因素?

2. 流行因素

(1) 养猪方式不善导致猪感染囊尾蚴。

(2) 食用猪肉的习惯和方法不当,尤其是散养猪随意进食人的粪便,导致猪容易感染。食用未经蒸煮的熏肉或腌肉等会导致感染的发生。

(六)防治

1. 治疗患者 采用阿的平、吡喹酮、甲苯达唑驱虫,槟榔和南瓜子驱虫效果较好,清晨空服 80 g 南瓜子后 1 h 服用槟榔煎剂,半小时后服用 20 g 硫酸镁,可排出虫体,为彻底排出可温水坐浴,让虫体慢慢排出,切勿用力拉扯,以免虫体前段和头节留在消化道内。也可采用手术摘除。

2. 加强对厕所和猪圈的管理 猪实行圈养,不随地便溺,减少人畜互相感染。

3. 加强肉类检查 加强对猪肉类食品的检验,严禁带有囊尾蚴的猪肉上市。

4. 加强卫生宣传 革除不良习惯,注意个人卫生,以防误食虫卵。

三、肥胖带绦虫

肥胖带绦虫(Taenia saginata),也称为牛带绦虫、牛肉绦虫或无钩绦虫。

(一)形态

牛带绦虫与猪带绦虫形态相似,但虫体大小和结构有一定差异,主要区别见表 17-5。

表 17-5 牛带绦虫与猪带绦虫的形态区别

区别要点	猪带绦虫	牛带绦虫
体长	2～4 m	4～8 m
节片	700～1000 节、较薄、略透明	1000～2000 节、肥厚、不透明
头节	球形,直径 1 mm,具有顶突和两圈小钩,小钩 25～50 个	近似方形,直径 1.5～2 mm,仅有 4 个吸盘,无顶突及小钩
成节	卵巢分三叶,包括左、右两叶和中央小叶,睾丸 150～200 个	卵巢仅分左、右两叶,睾丸 300～400 个
孕节	子宫分支不整齐,子宫分支数为 7～13 个	子宫分支整齐,分支数为 15～30 个,支端多有分叉
囊尾蚴	头节具有顶突和小钩,可寄生人体引起囊尾蚴病	头节无顶突及小钩

(二)生活史

人是牛带绦虫唯一终宿主,成虫寄生于人小肠上段,头节常固着于十二指肠空肠弯曲下 40～50 cm 处,孕节多逐节或相连的数节脱离链体,随宿主粪便排出。通常每天排出 6～12 节,最多 40 节。每一孕节含虫卵8万～10万个，一些虫卵到外界发育2周后才成熟具有感染性。孕节沿地面蠕动时可将虫卵从子宫前端排出，孕节破裂后造成散播污染。牛吞食虫卵或孕节后成为其中间宿主，其六钩蚴在小肠内孵出，然后钻出肠壁，随血液循环到周身各处，2个月后发育为囊尾蚴，牛囊尾蚴寿命可达3年。

人进食未煮熟的含囊尾蚴的牛肉，经肠消化液作用，囊尾蚴头节翻转出并吸附于肠壁，8～10周发育为成虫，成虫寿命可达几十年以上。

（三）致病机制与临床表现

1. 致病机制 牛带绦虫对人体的致病作用主要通过掠夺营养、机械性损伤、代谢产物毒性和抗原性作用来实现。

2. 临床表现 可引起肠道轻度或亚急性炎症反应，导致宿主消化吸收功能紊乱。可造成肠腔阻塞及相应并发症。牛带绦虫孕节活动力强，多数伴有孕节自动从肛门溢出和肛门瘙痒症状。

（四）诊断

(1) 询问是否食用未经煮熟的牛肉，并询问相应病史。

(2) 对于患者携带的孕节，如已干硬，用生理盐水浸泡后再观察，通过观察孕节内子宫分支数目与猪带绦虫区别。

(3) 采用肛门拭子检出虫卵，也可采用驱虫法粪便淘洗检出头节判定虫种。

（五）流行

1. 分布 世界性分布，少数地区感染率高。我国20多个省市自治区存在地方性流行，西藏牛带绦虫居感染首位，感染者男性多于女性，青壮年居多。

2. 流行因素

1）粪便污染 流行区居民随意排放的粪便污染水源或被牲畜进食，导致牛带绦虫孕节或虫卵粪便污染。牛带绦虫在外环境中可存活8周，仍具感染力。

2）不良的饮食习惯和方法 生食牛肉、风干牛肉或腌肉和涮牛肉都可造成牛带绦虫感染。

（六）防治

1. 控制传染源 在流行区普查普治患者和带虫者，消除传染源。

2. 加强粪便管理 保持牧场清洁，禁止随意排便，防止牛吞食粪便中的虫卵或孕节而遭受感染。

3. 加强肉类检验 严禁出售含有囊尾蚴的牛肉。

4. 改变不良的饮食习惯 不食用生的或未煮熟的牛肉。

5. 药物防治 采用阿的平、吡喹酮、甲苯达唑驱虫，槟榔和南瓜子驱虫效果较好，清晨空服80 g南瓜子后1 h服用槟榔煎剂，半小时后服用20 g硫酸镁，可排出虫体，为彻底排出可温水坐浴，让虫体慢慢排出，切勿用力拉扯，以免虫体前段和头节留在消化道内。也可采用手术摘除。

第四节 原 虫

原虫(protozoa)为单细胞真核生物，种类繁多，分布广泛，与人体有关的原虫为医学原虫，50多种中有10多种危害较大。

一、医学原虫概述

（一）形态

原虫个体微小，外形多样，结构简单，基本结构由细胞膜、细胞质和细胞核构成。

1. 细胞膜 细胞膜也称为表膜或质膜，原虫的表膜是其与宿主和外环境直接接触的界面，并具有配体、受体、酶和抗原等成分，参与原虫的营养、排泄、运动、侵袭以及逃避宿主的免疫效应，对维持虫体的形状，保持虫体自身的稳定和参与宿主的相互作用具有重要的意义。

2. 细胞质

1) 基质　基质是肌动蛋白和微管蛋白组成的微丝和微管,主要成分是蛋白质,能够维持细胞形状并在原虫的运动中起到重要的作用。有些原虫细胞质均一而有些原虫的细胞质有内、外质之分,外质均匀透明呈凝胶状,具有运动、摄食、排泄、呼吸、感觉和保护细胞的生理功能,内质包括细胞器、内含物和细胞核。

2) 细胞器

(1) 膜质细胞器包括线粒体、高尔基体、溶酶体和动基体,主要参与能量的合成和代谢。

(2) 运动细胞器包括伪足(pseudopodium)、鞭毛、波动膜(undulating membrane)和纤毛(cilium),与原虫运动有关,也是原虫分类的重要标志。

(3) 营养细胞器包括胞口(cytostome)和胞肛(cytopyge),辅助摄食和排泄。

有些原虫有伸缩泡,具有调节原虫体内渗透压的功能。

3) 内含物　主要有食物泡、糖原和拟染色体及虫体代谢产物,一些特殊的内含物可以作为虫种的鉴别标志。

3. 细胞核　细胞核是控制原虫分裂繁殖的重要结构,由核膜、核质、核仁和染色质组成。核膜为两层单位膜,通过微孔沟通核内外。核仁中富含 RNA,染色质含蛋白质、DNA 和 RNA。寄生的原虫细胞核有两种。

(1) 泡状核　泡状核(vesicular nucleus)染色质少而呈颗粒状,分布于核质或核膜内缘,只有 1 个核仁。

(2) 实质核　实质核(compact nucleus)的核大但不规则,染色质丰富,常具有 1 个以上核仁。多数原虫具有泡状核,只有少数有实质核。

(二) 生活史

原虫的生活史包括原虫生长、发育和繁殖等不同发育阶段以及虫体从一个宿主传播到另一个宿主的全过程。根据传播方式的不同可将原虫的生活史分为三种类型。

1. 人际传播型　此类原虫生活史简单,完成生活史只需要一种宿主,通过直接接触或传播媒介的机械携带而传播,阴道毛滴虫即是其中的一种。

2. 循环传播型　人与动物之间发生传播,此类原虫完成生活史需要一种以上脊椎动物宿主分别进行有性和无性生殖,刚地弓形虫以人、猪等为中间宿主,以猫为终宿主。

3. 虫媒传播型　此类原虫完成生活史需要在吸血昆虫体内进行有性或无性繁殖,再通过叮咬传给其他宿主,疟原虫即是其中的一种。

(三) 生理

1. 运动　原虫的运动主要通过运动细胞器完成,运动方式主要取决于具备的运动细胞器的类型,可以有伪足运动、鞭毛运动和纤毛运动,无运动细胞器的原虫则以扭动或滑行的方式进行运动。

2. 摄食　一般通过表膜的渗透和扩散吸收小分子养料,大分子物质经过胞饮方式获取,具有微胞口或胞口的原虫以吞噬方式摄取,被摄入的食物先通过包膜内陷形成食物泡,在细胞质中食物泡与溶酶体结合,然后经各种酶的作用消化、分解和吸收。

3. 代谢　有三种获取营养和能量的代谢方式。无氧糖代谢是原虫能量代谢的最主要途径,大多数原虫营兼性厌氧代谢,尤其是肠内寄生虫;血液中的原虫可通过适量的氧代谢获取能量。

4. 生殖

1) 无性生殖

(1) 二分裂　细胞核先分裂为二,然后细胞质分裂,最后形成两个独立虫体。

(2) 多分裂　细胞核首先进行多次分裂,达到一定数量后,细胞质才分裂,使一个虫体一次增殖为多个子代,如疟原虫的某些生殖过程。

(3) 出芽生殖　母体先经过不均等的细胞分裂,产生一个或多个芽体,再分化发育为新个体,如弓形虫滋养体。

2) 有性生殖

(1) 结合生殖　结合生殖(conjugation)仅见于纤毛虫纲,是较低级的有性生殖方式。虫体在胞口处相互连接，互相交换核质，然后分开形成两个细胞核，结肠小袋纤毛虫。

(2) 配子生殖　配子生殖(gametogony)是指原虫在分化发育过程中首先产生雌配子和雄配子，通过受精方式结合成合子。

(四) 致病

原虫的致病作用与虫种、寄生部位及宿主抵抗力有关。原虫对宿主的损害主要表现在以下几个方面。

1. 增殖破坏作用　侵入机体的原虫经过增殖达到一定的数量后对宿主细胞起到直接的破坏作用，如疟原虫在血液中大量增殖导致红细胞破裂。

2. 播散作用　原虫感染后在局部大量增殖至相当数量后有播散感染的潜能，阿米巴原虫侵入血流可播散至肝、肺等器官。

3. 机会致病　免疫状态正常的机体感染某些原虫后表现为隐性感染状态，机体抵抗力下降或免疫功能不全时会发生感染，如 HIV 患者和癌症晚期患者等。

(五) 分类

原虫属于原生生物界原生动物亚界，肉足鞭毛门、顶复门和纤毛门的原虫可引起人类致病。

1. 动鞭纲　动鞭纲(Zoomastigophorea)，以鞭毛为运动细胞器，如阴道毛滴虫等。

2. 叶足纲　叶足纲(Lobosea)，以伪足为运动细胞器，如阿米巴原虫等。

3. 孢子纲　孢子纲(Sporozoea)，无显著运动细胞器，发育过程中有孢子发育阶段，如疟原虫等。

4. 动基裂纲　动基裂纲(Kinetofragminophorea)，以纤毛为运动细胞器，如结肠小袋纤毛虫等。

二、叶足虫

叶足虫属于肉足鞭毛门的叶足纲，也称为阿米巴。

溶组织内阿米巴

溶组织内阿米巴(Enramoeba histolytica)也称为痢疾阿米巴，为阿米巴科阿米巴属。

(一) 形态

1. 滋养体　滋养体(trophozoite)形态多变且不规则，虫体大小为 20～40 μm，有时可达 500 μm 以上。内、外质分界明显，内质富含颗粒，常见红细胞。虫体借助外质伸出的伪足运动。虫体活动时，细胞核不易看清，经铁苏木素染色后，可见泡状核，核膜内侧染色颗粒排列整齐，大小均匀，核仁位于核中央，见图 17-16。

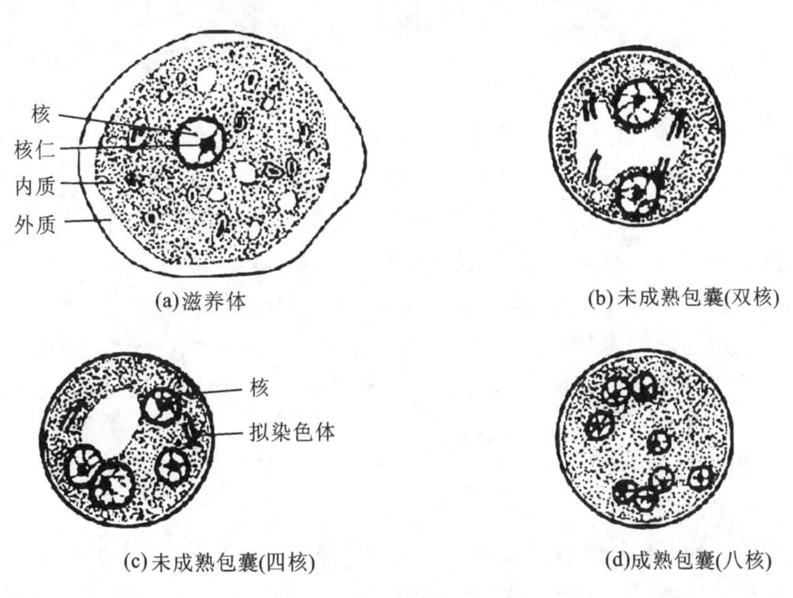

图 17-16　溶组织内阿米巴形态

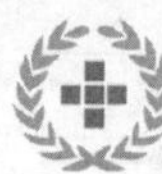

2. 包囊 包囊(cyst)呈球形，直径 10～16 μm，核的数目为 1～4 个，构造与滋养体相似。未成熟的包囊含 1～2 个核，铁苏木素染色后，可见拟染色体和糖原泡。拟染色体呈蓝黑色、短棒状，两端钝圆，具有鉴别虫种的意义。拟染色体和糖原泡随包囊成熟逐渐消失。成熟包囊含 4 个核为感染期，仅存在于宿主粪便内。碘液染色后，包囊呈淡棕色或黄色，糖原泡呈棕红色，拟染色体呈透明状。

（二）生活史

其生活史的基本过程为包囊—滋养体—包囊。成熟的四核包囊是溶组织内阿米巴的感染期。四核包囊污染的食物被人误食后，包囊进入小肠下段，受到中性或碱性消化液作用囊壁变薄，出现微孔，囊内虫体脱囊而出，成为四核滋养体并进一步分裂发育为 8 个独立单核滋养体。虫体脱囊一般发生在回盲部，适宜阿米巴繁殖。脱囊后的滋养体以二分裂法增殖，部分滋养体随肠蠕动下移，肠腔内环境将影响阿米巴的活动。水分和营养逐渐被吸收，滋养体停止活动排出未消化食物形成 1～4 个细胞核包囊，并随宿主形成的粪便排出体外，完成生活史(图 17-17)。

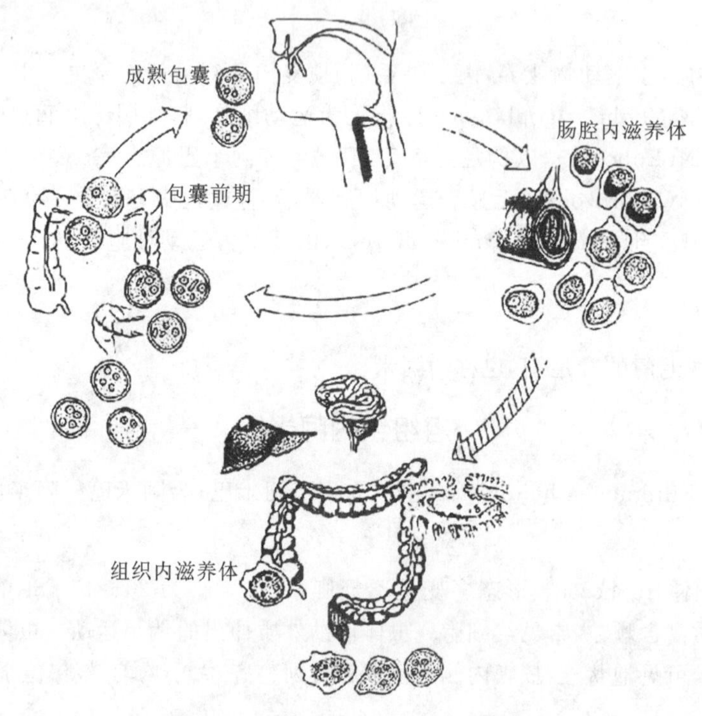

图 17-17 溶组织内阿米巴生活史

（三）致病

1. 致病机制 溶组织内阿米巴对人体的致病作用受到多种因素的影响。溶组织内阿米巴不同的虫株毒力强弱不同，温带虫株毒力弱于热带虫株，虫株毒力经长时间培养会有所变化。首先滋养体以相对分子质量为 260000 的凝集素介导黏附于靶细胞，使滋养体吸附于宿主肠上皮细胞、红细胞和中性粒细胞表面。凝集素对靶细胞产生溶解作用，参与细胞信号传递。滋养体的丝状伪足可吞噬宿主细胞、黏附并钻入组织、释放细胞毒素，接触并溶解宿主细胞，最后导致细胞病变和溶解。其次，阿米巴滋养体的穿孔素介导其小分子蛋白家族破坏宿主靶细胞膜。此外，宿主体内的细菌如溶血性链球菌、肺炎球菌、伤寒杆菌、枯草芽孢杆菌和产气荚膜梭菌可对溶组织内阿米巴起到协同致病作用。最后，宿主免疫力低下有利于溶组织内阿米巴的侵袭。

2. 临床表现 阿米巴病的潜伏期一般在 1 个月内不等，起病突然或隐匿，呈暴发性或迁延性，可分为肠内阿米巴病和肠外阿米巴病。

(1) 肠内阿米巴病(intestinal amoebiasis) 病变多出现在盲肠、升结肠，其次为乙状结肠和直肠，严重者会累及整个结肠和小肠下段。早期黏膜受侵袭处坏死，滋养体增殖导致坏死区域逐渐扩大，病灶变深，形成口小底大的烧瓶状溃疡。溃疡处可见滋养体，底部可见淋巴细胞和浆细胞浸润。临近溃疡融合会导致黏膜大片脱落，有时可并发肠出血、穿孔或阑尾炎。阿米巴会造成黏膜下层纤维结缔组织增生，肠壁增厚，形成局部包块。急性阿米巴会造成轻度、间歇性腹泻和致死性痢疾。急性期主要表现为腹痛、腹泻及血便，也可出现胃胀气、里急后重、厌食、恶心和呕吐。慢性阿米巴反复发作表现为间歇性腹泻、腹部不适、腹痛、腹泻和便秘交替，体质虚弱及消化不良，患者可出现阿米巴肿。急性阿米巴易引起肠出血和穿孔危及生命。

(2) 肠外阿米巴病(extraintestinal amoebiasis)　肠外阿米巴病主要有肝、肺和脑脓肿以及皮肤阿米巴病，以阿米巴肝脓肿为主，好发于肝右叶。此类患者一般有阿米巴病史，起病缓慢，可出现发热、夜汗等消耗性疾病。阿米巴肝脓肿患者多为右上腹痛，肝区叩击痛和压痛，出现消瘦、贫血、营养不良和水肿。阿米巴肺脓肿少见，有肝源性和肠源性，绝大多数由肝脓肿穿过横膈蔓延而来，肠源性经血路传播。脓肿常位于右肺下叶，伴有咳嗽、发热、胸痛，咳出褐色黏液痰，有腥臭味。阿米巴脑脓肿极少见，一般是阿米巴在肝肺经血进入脑部引起，可发展为脑膜炎。皮肤阿米巴病常见于肛门及会阴部皮肤，一般由直肠病灶散播而来，阴道、宫颈和尿道等器官也容易被侵犯。

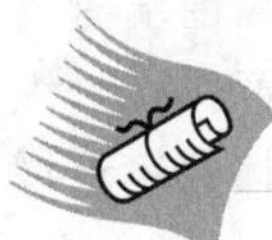

知识链接

肝脓肿穿刺可见“巧克力酱”样脓液，且可检出滋养体。肝脓肿可破裂入胸腔(10%～20%)或腹腔(2%～7%)，少数情况下肝脓肿可破入心包，若肝脓肿破入心包则往往是致死性的。

(四) 诊断

1. 病原学检查

(1) 生理盐水涂片　粪检是肠阿米巴病最有效的检查手段，可检出活动的滋养体。稀便或脓血便中滋养体多见，滋养体内可见被摄入的红细胞。25～30 ℃及以上快速检测，使用抗生素、致泻药和收敛药可影响虫体的生存和活动，从而影响检出率。脓肿穿刺液可涂片检查，虫体多在脓肿壁上，检测时要注意。镜下滋养体与宿主肠组织细胞的区别在于:溶组织内阿米巴滋养体大于宿主肠细胞;细胞核与细胞质大小比例小于宿主肠细胞;滋养体为泡状核，核仁居中，核周染色质粒清晰;滋养体细胞质中可含红细胞和组织碎片。

(2) 碘液涂片　慢性腹泻患者以检查包囊为主，可做碘液染色，显示包囊的胞核，区别于其他阿米巴。采用甲醛乙醚沉淀包裹可提高检出率到50%。对于一些慢性患者的粪检应持续1～3周，多次检查防止漏诊。

(3) 铁苏木素染色　染色后虫体结构清晰，标本可长期保存，用于鉴别诊断。

(4) 体外培养　培养物常为粪便或脓肿抽出物，可采用Robinson培养基，对亚急性或慢性病检出率较高。

2. 血清学检查　可采用间接血凝试验(indirect haemagglutination test，IHA)、ELISA或琼脂扩散法检测。

3. 核酸检测　可采用PCR进行检测。

4. 影像学检查　肠外阿米巴病可采用超声波、核磁共振、断层扫描和X线检查。

5. 鉴别诊断　肠阿米巴病区别于菌痢，菌痢患者起病急、发热、粪便中白细胞多见，抗生素治疗有效，阿米巴滋养体呈阴性。阿米巴肝脓肿区别于细菌肝脓肿，患者全身状态较差、发热、疼痛。

(五) 流行

1. 流行分布　溶组织内阿米巴世界性分布，常见于热带和亚热带，我国主要分布在西北、西南和华北地区，以西藏感染率最高。一般乡村多于城市，洪涝灾害后易暴发流行。阿米巴肝脓肿男性患者多于女性患者，患病人群包括旅游者、流动人群、弱智低能人群、同性恋者以及免疫力低下者。

2. 流行因素　包囊抵抗力较强，在适当的温湿条件下可存活数周并保持感染力。通过蝇或蟑螂传播，人体感染主要通过消化道方式。

（六）防治

1. 药物治疗　可采用甲硝唑、替硝唑、奥硝唑和塞克硝唑治疗急性或慢性肠阿米巴病。中药可采用鸦胆子仁、大蒜素和白头翁治疗急性或慢性阿米巴病。

2. 切断传播途径　加强粪便管理、注意保护水源，做好灭蟑和灭蝇的工作，注意饮食卫生，养成良好的习惯。

三、鞭毛虫

鞭毛虫属于肉足鞭毛门的动鞭纲，以鞭毛作为运动细胞器，有一根或多根鞭毛，少数种类无鞭毛。

阴道毛滴虫

（一）形态

滋养体活体无色透明有折光性，体态多变而活动力强。固定染色后呈梨形，体长 7～23 μm，前端有一个泡状核，核上缘有 5 颗排列成环状的基体，由此发出 4 根前鞭毛和 1 根后鞭毛。1 根轴柱纤细透明，纵贯虫体，自后端伸出体外。体外侧前 1/2 处有一波动膜，其外缘与向后延伸的后鞭毛相连。虫体以鞭毛摆动前进，以波动膜的波动作旋转式运动。细胞质内有氢化酶体可染色，见图 17-18。

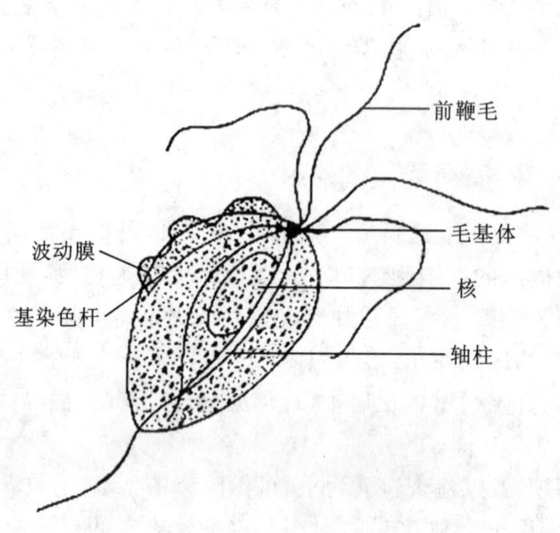

图 17-18　阴道毛滴虫

（二）生活史

阴道毛滴虫生活史简单，无包囊期，滋养体主要寄生于女性阴道，尤以后穹窿多见，偶可侵入尿道。男性一般寄生于尿道、前列腺，也可侵入睾丸、附睾及包皮下组织。虫体以纵二分裂法繁殖。滋养体既是繁殖阶段，又是感染和致病阶段。阴道毛滴虫通过直接或间接接触方式在人群中传播。

（三）致病

正常情况下，健康妇女阴道内环境在乳酸杆菌作用下保持 pH3.8～4.4，可抑制虫体的生长繁殖。当泌尿生殖系统功能失调，妊娠或月经后，阴道 pH 接近中性，利于虫体生长繁殖，增加阴道 pH，可继发细菌感染。

多数虫体致病力低，一般感染无临床症状，一些虫株可引起阴道炎，造成黏膜充血、水肿和上皮细胞变性脱落及白细胞浸润。表现为阴道瘙痒或灼烧感及白带增多，出现尿频、尿急和尿痛。男性感染可引起尿痛、夜尿、前列腺肿大、附睾炎等。

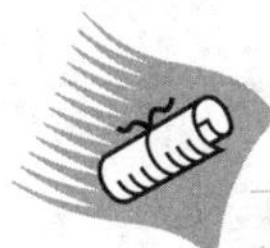

知识链接

感染初期，阴道毛滴虫对阴道上皮细胞黏附，并产生细胞外毒性因子。黏附过程除涉及至少四种黏附蛋白(相对分子质量 2000～65000)的参与外，还与阴道毛滴虫的阿米巴样变形有关，已报道阴道毛滴虫分泌的毒性因子包括细胞分离因子、两种半胱氨酸蛋白酶(相对分子质量 30000 和 6000)以及一种溶血毒素。溶血作用可能是阴道毛滴虫与红细胞直接作用的结果。

(四) 诊断

1. 病原学检查 取阴道后穹窿分泌物，直接涂片或涂片染色镜检，检出滋养体即可确诊。可采用肝浸液培养分泌物，37 ℃孵育 48 h 后镜检滋养体。

2. 免疫学检查 可采用 ELISA、直接荧光抗体法、乳胶凝集法，也可采用 DNA 探针进行诊断。

(五) 流行

阴道毛滴虫世界性流行，我国流行广泛，各地感染率不同。16～35 岁女性感染率最高。传染源为滴虫性阴道炎患者、无症状携带者或男性患者及带虫者。直接传播主要是通过性传播，间接传播主要是通过共用物品。阴道毛滴虫抵抗力强，干燥环境可存活一段时间。

(六) 防治

夫妻或性伴侣需要同时治疗方可根治。临床上可口服甲硝唑，局部治疗可采用 1∶5000 高锰酸钾溶液冲洗阴道。要注意个人卫生和经期乃至妊娠后卫生，不共用一些日常用品。

四、孢子虫

孢子虫属顶复门的孢子虫纲，均营寄生生活，对人体危害较严重的有疟原虫(Plasmodium)、弓形虫(Toxoplasma)、隐孢子虫(Cryptosporidium)、卡氏肺孢子虫(Pneumocystis carinii)。

疟 原 虫

疟原虫是人体疟疾的病原体，属于真球虫目疟原虫科。

(一) 形态

疟原虫的基本结构是细胞质和细胞核，在红细胞内发育消耗血红蛋白后形成疟色素。在姬氏或瑞氏染色中，疟原虫核呈紫红色，细胞质为天蓝色至深蓝色，疟色素为棕黄色，见图 17-19。四种人体疟原虫的

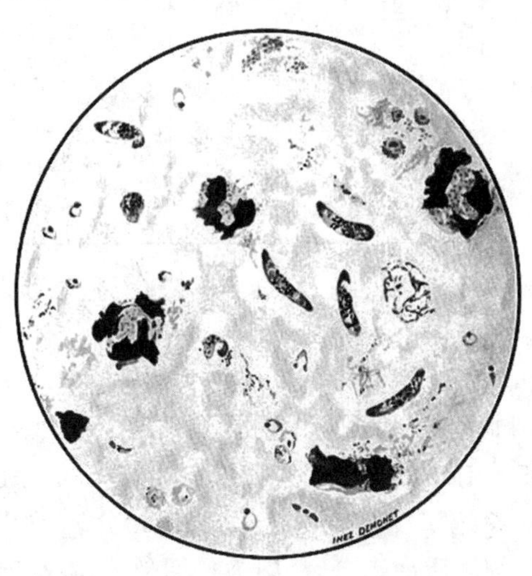

图 17-19 疟原虫

基本结构相同，但发育各期的形态各有不同，可进行鉴别，见表17-6。

表17-6　疟原虫的不同发育期

疟原虫形态及寄生细胞变化	间日疟原虫	恶性疟原虫	三日疟原虫	卵形疟原虫
被寄生红细胞的变化	除环状体外，其余各期均胀大，色淡；滋养体期开始出现较多鲜红色、细小的薛氏点	正常或略小，可有数颗粗大、紫红色的茂氏点	正常或略小；偶见少量、淡紫色、微细的齐氏点	略胀大、色淡、多数呈卵圆形，边缘不整齐；常见较多红色、粗大的薛氏点，且环状体期已出现
环状体（早期滋养体）	细胞质淡蓝色，环较大，约为红细胞直径的1/3；核1个，偶有2个；红细胞内只含1个原虫，偶有2个	环纤细，约为红细胞直径的1/5；核1～2个；红细胞内可含2个以上原虫；虫体常位于红细胞边缘	细胞质深蓝色，环较粗壮，约为红细胞直径的1/3；核1个；红细胞内很少含有2个原虫	似三日疟原虫
大滋养体（晚期滋养体）	核1个；细胞质增多，形状不规则，有伪足伸出，空泡明显；疟色素棕黄色，细小杆状，分散在细胞质内	一般不出现在外周血液，主要集中在内脏毛细血管，体小，圆形，细胞质深蓝色；疟色素黑褐色，集中	体小，圆形或带状，空泡小或无，也可呈大环状；核1个；疟色素深褐色、粗大、颗粒状，常分布于虫体边缘	体较三日疟原虫大，圆形，空泡不显著；核1个；疟色素似间日疟原虫，但较少、粗大
未成熟裂殖体	核开始分裂，细胞质随着核的分裂渐呈圆形，空泡消失；疟色素开始集中	外周血不易见到，虫体仍似大滋养体，但核开始分裂；疟色素集中	体小，圆形，空泡消失；核开始分裂；疟色素集中较迟	体小，圆形或卵圆形，空泡消失；核开始分裂；疟色素集中较迟
成熟裂殖体	虫体充满胀大的红细胞，裂殖子12～24个，排列不规则；疟色素集中	外周血不易见到，裂殖子8～36个，排列不规则；疟色素集中成团	裂殖子6～12个，常为8个，排成一环；疟色素常集中在中央	裂殖子6～12个，常为8个，排成一环；疟色素常集中在中央或一侧
雌配子体	虫体圆形或卵圆形，占满胀大的红细胞，细胞质蓝色；核小致密，深红色，偏向一侧；疟色素分散	新月形，两端较尖，细胞质蓝色；核结实，深红色，位于中央；疟色素黑褐色，分布于核周围	如正常红细胞大小，圆形；细胞质深蓝色；核较小致密，深红色，偏于一侧；疟色素多而分散	虫体似三日疟原虫，疟色素似间日疟原虫
雄配子体	虫体圆形，细胞质蓝而略带红色；核大，疏松，淡红色，位于中央；疟色素分散	腊肠形，两端钝圆，细胞质蓝而略带红色；核疏松，淡红色，位于中央；疟色素分布于核周	略小于正常红细胞，圆形；细胞质浅蓝色；核较大，疏松，淡红色，位于中央；疟色素分散	虫体似三日疟原虫，疟色素似间日疟原虫

1. 滋养体　滋养体（trophozoite）是疟原虫在红细胞内摄食、生长和发育的阶段。早期滋养体细胞核小，细胞质少，中间有空泡，虫体多呈环状，见图17-20，也称之为环状体或小滋养体；随着虫体长大，胞核也增大，细胞质增多，有时伸出伪足，细胞质中开始出现空泡和褐色烟丝状疟色素，此时为晚期滋养体或大滋养体，见图17-21。间日疟原虫和卵形疟原虫寄生的红细胞可以变大、变形、颜色变浅，常有明显的红色薛氏点；被恶性疟原虫寄生的红细胞有粗大的紫褐色茂氏点；被三日疟原虫寄生的红细胞可有齐氏点。

2. 裂殖体　滋养体细胞质增多变圆，其内空泡消失，核开始分裂，称为裂殖体。裂殖体核经多次分裂形成数个，细胞质中疟色素增多但细胞质尚未分裂，即为早期裂殖体或未成熟裂殖体；核分裂到一定数量后，细胞质开始分裂，每个核都被部分细胞质包裹，形成裂殖子，疟色素集中成团块状，即为成熟裂殖体。

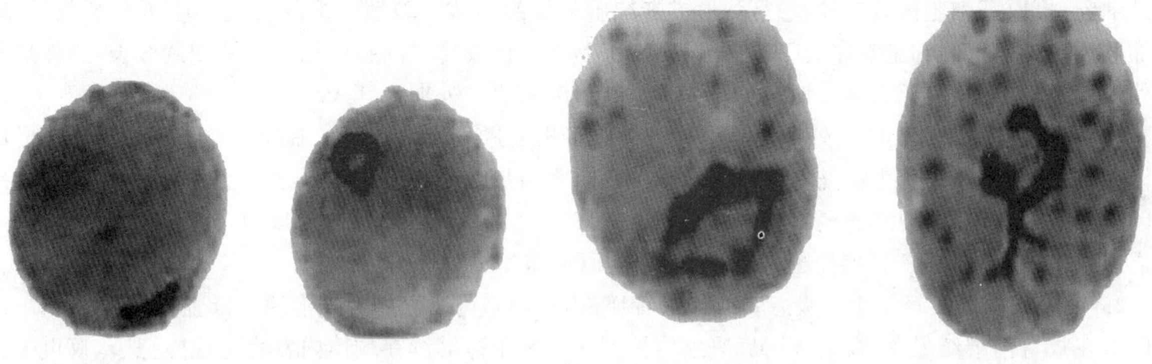

图 17-20 恶性疟原虫环状体　　图 17-21 间日疟原虫滋养体

3. 配子体 疟原虫在红细胞内经数次裂体增殖后，部分裂殖子侵入新的红细胞后发育，核增大而不再分裂，细胞质增多而无伪足，最后发育为圆形、卵圆形或新月形个体即为配子体。雌配子较大，细胞质致密，疟色素多而粗大，雄配子体较小，细胞质稀薄，疟色素少而细小，核质疏松、较大，位于虫体中央。

（二）生活史

寄生于人体的 4 种疟原虫生活史基本相同，在人体内先后寄生于肝细胞和红细胞内，进行裂体增殖和配子体的形成，其生活史见图 17-22。

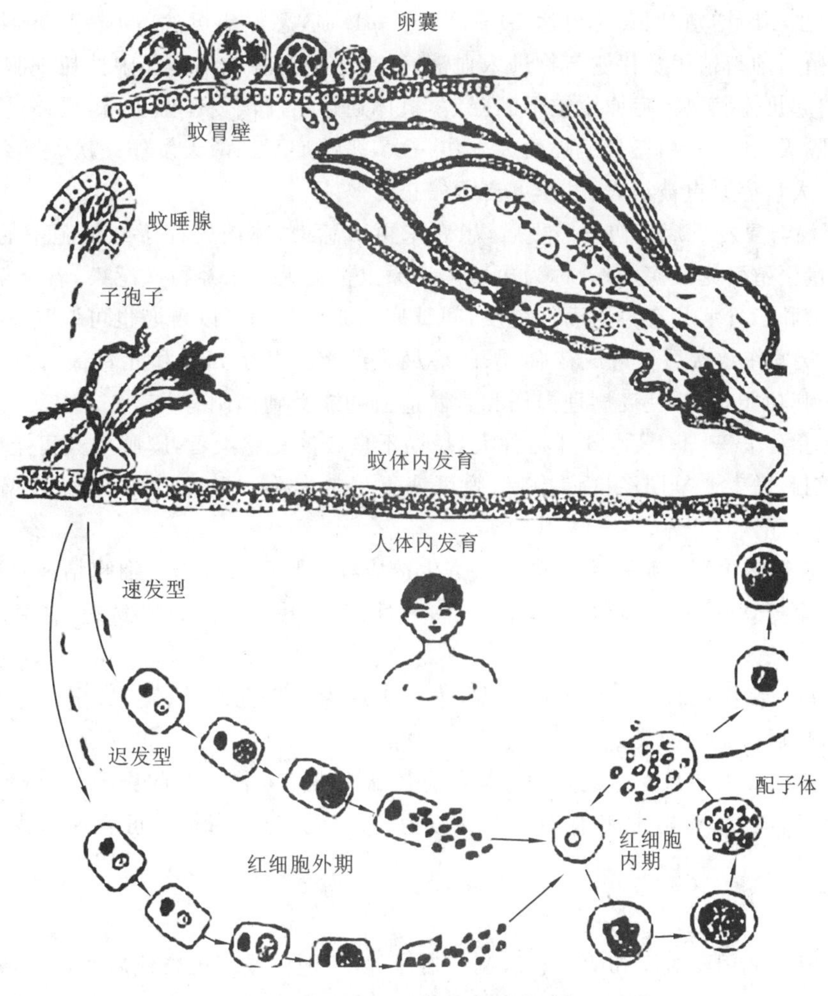

图 17-22 疟原虫生活史

1. 在人体内的发育

（1）红细胞外期 雌性蚊唾液腺中含成熟孢子，吸人血时，孢子随唾液进入人体，30 min 后随血流侵入肝细胞，摄取肝细胞内营养发育裂殖，形成红细胞外期裂殖体。裂殖体中的裂殖子胀破肝细胞后释出，一部分裂殖子被巨噬细胞吞噬后，裂殖子侵入红细胞并开始发育。间日疟原虫红外期约 8 天，恶性疟原虫红外期约 6 天，三日疟原虫红外期为 11～12 天，卵形疟原虫红外期为 9 天。

（2）红细胞内期　红细胞外期裂殖子从肝细胞释出后进入血流侵入红细胞。侵入的裂殖子先形成环状体，摄取营养不断发育为大滋养体、未成熟裂殖体，最后形成成熟裂殖体。红细胞破裂后，一部分裂殖子被巨噬细胞吞噬，其余裂殖子侵入其他红细胞。完成一代红细胞内裂殖体的增殖，间日疟原虫需 48 h，恶性疟原虫需 36～48 h，三日疟原虫需 72 h，卵形疟原虫需 48 h。

2. 在蚊体内的发育　雌蚊吸患者或带虫者血液，红细胞内发育的各期疟原虫随血液入蚊胃，雌、雄配子体可在蚊胃内继续发育，其余各期疟原虫均被消化。配子体继续在蚊体内发育为成熟孢子，蚊再吸血时孢子会随唾液进入人体，开始在人体内的发育。疟原虫在蚊体内发育成熟所需时间不同，间日疟原虫需 9～10天，恶性疟原虫需 10～12 天，三日疟原虫需 25～28 天，卵形疟原虫需 16 天。

（三）致病

疟原虫的主要致病阶段是红细胞内期的裂体增殖期。

1. 潜伏期　疟原虫侵入人体到出现临床症状的间隔时间称为潜伏期(incubation period)。包括红细胞外期疟原虫发育时间和红细胞内期疟原虫增殖的时间。恶性疟原虫潜伏期为 1～4 周，三日疟为 2～5 周，卵形疟为 1～2 周，间日疟为 1～4 周。

2. 疟疾发作　疟疾典型发作表现为寒战、高热和出汗退热三个连续阶段。发作是红细胞内疟原虫增殖所致，血中疟原虫不断增殖，间日疟可达 10～500 个/μL 血，恶性疟可达 500～1300 个/μL 血。红细胞内疟原虫大量增殖后的裂殖子及代谢产物进入血液，一部分进入吞噬细胞和中性粒细胞内，刺激细胞产生内源性热原质，引起机体发热。疟原虫被不断降解，机体通过出汗恢复体温正常，机体进入发作间歇阶段。间日疟和卵形疟隔天发作一次，三日疟隔两天发作一次，恶性疟不到两天发作一次。随着机体对疟原虫免疫力的不断增强，大量疟原虫被消灭，发作可自行停止。

3. 疟疾的再燃与复发　疟疾初发停止后，患者未再次感染，体内残存于红细胞中的少量疟原虫在一定条件下重新大量繁殖引起疟疾发作，称为再燃。疟原虫被消灭后未经再次感染，若干年后疟疾再次发作称为复发。恶性疟和三日疟只有再燃而无复发，间日疟和卵形疟即可以再燃也可以复发。

4. 贫血　疟疾发作数次后会造成贫血，恶性疟最为严重。怀孕妇女和儿童最常见，贫血除了疟原虫对红细胞损害外，脾功能亢进、免疫病理损伤和骨髓造血功能受到抑制有关。

5. 脾大　患者发作 3～4 天后，脾开始肿大，长期不愈或反复感染者，脾脏增大可至脐下，原因在于脾充血和单核巨噬细胞增生。早期经抗疟治疗，脾可恢复正常大小。慢性患者，脾包膜增厚组织高度纤维化，抗疟治疗后仍不能恢复正常。

6. 凶险型疟疾　多由恶性疟所致。疟原虫寄生造成红细胞和血管内皮细胞粘连，发生血管阻塞。多表现为持续高热、全身衰竭、意识障碍、呼吸窘迫、多发性惊厥、昏迷、肺水肿、黄疸、肾衰竭和恶性贫血，死亡率高。

7. 疟疾性肾病　多由三日疟长期未愈所致，主要表现为全身性水肿、腹水、蛋白尿和高血压，最后导致肾衰竭，转为慢性后抗疟治疗无效。

8. 其他类型疟疾　因胎盘受损或分娩过程中母体血污染胎儿伤口引起先天性疟疾；婴儿疟疾逐渐起病，精神迟钝或不安，厌食、呕吐、腹痛伴有气胀或腹泻，畏寒无寒战，高热时可有惊厥或抽搐；输血后可引起输血疟疾。

（四）诊断

1. 病原学检查　常用厚血膜和薄血膜法制作血涂片，经姬氏或瑞氏染色后镜检。薄血膜中疟原虫形态完整、典型，易于鉴别，但容易漏检。厚血膜易检获，但染色过程中红细胞溶解，疟原虫形态改变，难于鉴别。定量血沉棕黄层分析法也可检出低原虫血症。

2. 免疫学诊断　采用 ELISA 检测循环抗体和循环抗原，也可采用放射免疫、抑制 ELISA 和夹心 ELISA 进行检测。

3. 分子生物学检测 PCR和核酸探针都可用于疟疾的诊断。

（五）流行

疟原虫世界范围内流行，全球40%人口受到疟疾威胁，每年3.5亿～5亿人感染疟疾。疟疾传染源为周围血液中存在的成熟配子体患者和带虫者，传播媒介为蚊，人对疟疾普遍易感。环境对蚊的繁殖的影响间接影响了疟疾的传播。

（六）防治

1. 个体和群体预防 一般采用蚊防制、预防服药或疫苗预防。预防服药是保护易感人群的重要措施，常用预防医药有氯喹、哌喹、伯氨喹和乙胺嘧啶，常用中药有常山、鸦胆子和青蒿等。

2. 治疗 积极治疗患者和带虫者以控制传染源，防止传播。间日疟可采用氯喹和伯氨喹，氯喹可杀灭血液中疟原虫，伯氨喹可杀灭肝脏中疟原虫和血中配子体。恶性疟可单服氯喹。

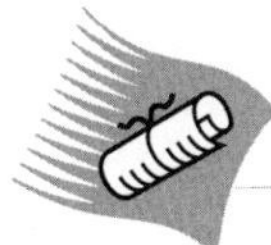

知识链接

疟疾疫苗的研究在最近的30年中取得了明显的成果。已研制出了一系列针对疟原虫生活史各期的候选疫苗。疟疾疫苗可分为孢子疫苗（抗感染疫苗）、肝期疫苗（抗红细胞外期疫苗）、无性血液期疫苗（抗红细胞内期疫苗和抗裂殖子疫苗）和有性期疫苗（传播阻断疫苗）等。由于疟原虫抗原虫期多且抗原成分复杂，因此单一抗原成分的疫苗免疫效果较差。多虫期多抗原复合疫苗是目前研究的重点，其中有些已取得令人鼓舞的结果，如利用疟原虫CS段重复序列的B细胞表位和非重复区的辅助T细胞表位组成的多抗原系统（MASP），免疫动物后能产生较高的保护性免疫力，但离实际应用还有一段距离。

五、纤毛虫

纤毛虫属于纤毛门，大多数纤毛虫在生活史的所有阶段都有纤毛，某些虫种的生活史的某个阶段纤毛可缺失。

结肠小袋纤毛虫

结肠小袋纤毛虫（Balantidium coli Malmsten）属小袋科动基裂纲，是人体最大的寄生虫。

（一）形态

结肠小袋纤毛虫生活史中有滋养体和包囊两个发育阶段，其形态见图17-23。

1. 滋养体 呈椭圆形或卵圆形，无色透明或略带绿色，大小为（30～200）μm×（30～100）μm。虫体外被表膜，有许多斜纵形的纤毛，活滋养体可借助纤毛的摆动作快速旋转运动。虫体富弹性，极易变形。虫体中后部各有一伸缩泡（contractile vacuole），具有调节渗透压的功能。经苏木素染色后可见一肾形大核和一个圆形小核，小核在大核凹陷处。

2. 包囊 呈圆形或卵圆形，直径为40～60μm，呈淡黄或浅绿色，囊壁厚而透明，染色后可见胞核。

（二）生活史

1. 滋养体 滋养体前端有一凹陷的胞口，下接胞咽，颗粒状食物借胞口纤毛的运动进入虫体形成食物泡，经消化后残渣从虫体后端胞肛排出体外。

2. 包囊 包囊随污染的食物和饮水经口进入宿主体内，在胃肠道破囊逸出滋养体。滋养体在结肠内定居，以糖、细菌及肠壁脱落的细胞为食，二分裂方式繁殖，分裂早期虫体变长，中部形成横缢并收缩，后面个体另长出胞口，小核首先分裂，大核延长并在中部收缩形成两个核，从横缢处分开。前面的收缩泡进入前面子体，后端收缩泡进入另一个子体。一定条件下滋养体可侵犯肠壁组织。一部分滋养体变圆，同时形成包囊，包囊随粪便排出体外。包囊在外界不进行分裂增殖。滋养体也可在外界成囊，人体内滋养体较少

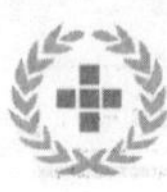

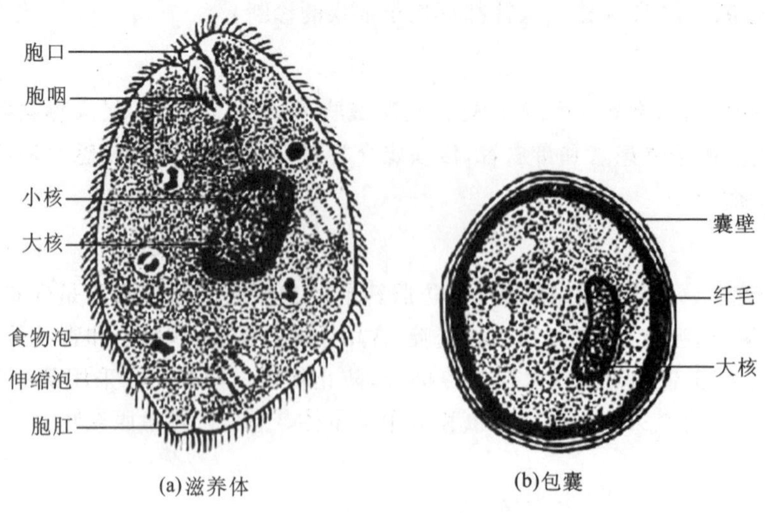

图 17-23　结肠小袋纤毛虫的形态

形成包囊。

（三）致病

滋养体寄生于结肠，大量增殖，可引起宿主消化功能紊乱。虫体分泌透明质酸酶并借助机械运动侵犯结肠黏膜甚至黏膜下层，引起溃疡。多数感染者无症状，但粪便中可排出虫体。慢性感染者可表现为周期性腹泻，大便呈粥样或水样，常伴有黏液无脓血。急性者为痢疾型，患者突然发病，可有腹痛、腹泻和黏液血便，里急后重，出现脱水、营养不良及消瘦。滋养体可经淋巴侵袭肠外组织、肝、肺或泌尿生殖器官等引起病变。

（四）诊断

粪便直接涂片查到滋养体或包囊即可确诊。新鲜粪便可反复送检提高检出率。也可采用乙状结肠镜进行活组织检查或用阿米巴培养基进行培养。

（五）流行

结肠小袋纤毛虫呈世界性分布，30 多种动物可感染此虫，猪的感染较为普遍也是最重要的传染源。人体感染较少，呈散在发生。人体的感染主要通过食入被包囊污染的食物或饮水，滋养体对外界环境有一定的抵抗力，在胃酸中很快被杀死。包囊抵抗力较强，在潮湿环境中可存活 2 个月，在干燥阴暗环境里可存活 1～2 周，对化学试剂有较强的抵抗力，在 10％甲醛中可存活 4 h。

（六）防治

(1) 加强卫生宣传教育，注意个人卫生和饮食卫生。

(2) 管理好人粪和猪粪，避免虫体污染食物和水源。

(3) 治疗可用甲硝唑和小檗碱。

第五节　医学节肢动物

一、概述

节肢动物门(Arthropda)是无脊椎动物中最大的一个门类，种类繁多、分布广泛。

（一）特征

①虫体对称分节；②具有成对分节的附肢；③体壁有几丁质性表皮，也称为外骨骼；④具有开放式的循环系统体腔，内含血淋巴；⑤发育过程大多经历蜕皮和变态。

（二）分类

目前节肢动物门分13纲，与医学相关的有昆虫纲、蛛形纲、甲壳纲、唇足纲、倍足纲及五口纲6个纲。

1. 昆虫纲 虫体分头、胸和腹三部分，头部有触角一对，多有一对复眼，足三对，翅一或二对，有些种类无翅，以气门呼吸。本纲虫种多，如蚊、蝇、蚤等。

2. 蛛形纲 虫体分为头胸和腹两部或头胸、腹愈合为躯体，无触角，成虫具足四对，幼虫足三对，无翅，以气门呼吸。与医学密切相关的主要有蜱螨、蜘蛛和蝎子等。

3. 甲壳纲 虫体分头胸和腹两部，触角两对，足五对，大多为水生，以腮呼吸。与医学相关的主要有蝲蛄和剑水蚤等。

4. 唇足纲 虫体窄长，腹背扁平，通常十节以上，由头及若干形态相似的体节组成。头部有触角一对，每一体节各有足一对，第一体节有一对毒爪，无翅，以气门呼吸。毒腺可排出有毒物质，伤害人体。与医学有关的是蜈蚣。

5. 倍足纲 体呈长管形，多节，由头及若干形态相似的体节组成。头部有触角一对，除第一体节外，每节有足两对，所分泌的物质常引起皮肤过敏，如马陆。

（三）医学节肢动物对人体的危害

1. 直接危害

（1）骚扰和吸血　蚊、蚤、蜱等叮刺吸血，造成骚扰，影响人们工作和休息。

（2）螫刺和毒害　某些节肢动物具有毒腺、毒毛或体液有毒，螫刺时分泌毒液注入人体使其受害。蜈蚣、蝎子和毒蜘蛛等刺咬人后，局部产生红、肿和痛，可引起全身症状，蜱可引起传导阻滞出现肌肉麻痹。

（3）超敏反应　节肢动物的躯体成分及其涎液、分泌物、排泄物及皮壳等都可作为致敏原引起宿主超敏反应，尘螨可引起尘螨性哮喘和过敏性皮炎。

（4）寄生　一些节肢动物可直接寄居在人体组织或器官造成损害，蝇类幼虫可寄生于宿主腔道、皮肤引起蝇蛆病。

2. 间接危害 节肢动物携带病原体传播各种疾病引起危害。节肢动物传播疾病的方式有以下两类。

（1）机械性传播(mechanical transmission)　节肢动物在传播病原体时起到运输和携带的作用，但病原体在体表或体内均无形态和数量的变化，蝇和蟑螂可传播痢疾、伤寒、霍乱和阿米巴包囊等。

（2）生物性传播(biological transmission)　病原体在节肢动物体内发育和繁殖才具有感染力，引起疾病的传播。恙螨幼虫吸入立克次体后，下一代幼虫叮刺人体时使人感染立克次体。

节肢动物引起的危害见表17-7。

表17-7　节肢动物与疾病的传播

类　别	病　名	病　原　体	重要传播媒介
病毒病	流行性乙型脑炎	乙型脑炎病毒	三带喙库蚊
	登革热	登革病毒	埃及伊蚊
	森林脑炎	森林脑炎病毒	硬蜱
	新疆出血热	新疆出血热病毒	硬蜱
	流行性出血热	汉坦病毒	革螨、恙螨
立克次体病	流行性斑疹伤寒	普氏立克次体	人虱
	地方性斑疹伤寒	斑疹伤寒立克次体	印鼠客蚤
	恙虫病	恙虫病立克次体	恙螨
	Q热	贝氏立克次体	蜱
螺旋体病	回归热	回归热疏螺旋体	人虱、软蜱
	莱姆病	伯氏疏螺旋体	蜱
细菌病	鼠疫	鼠疫杆菌	印鼠客蚤

续表

类　别	病　名	病　原　体	重要传播媒介
	野兔热	土拉伦斯菌	蜱、革螨
原虫病	疟疾	疟原虫	按蚊
	黑热病	杜氏利什曼原虫	中华白蛉
蠕虫病	马来丝虫病	马来布鲁线虫	中华按蚊、嗜人按蚊
	班氏丝虫病	班氏吴策线虫	致倦库蚊、淡色库蚊

（四）医学节肢动物的防制

1. 环境防制　根据节肢动物的生态学和生物学特点，通过改变环境达到减少媒介孳生的目的。

2. 物理防制　利用物理方法防止蚊虫的侵袭和疾病的传播。

3. 化学防制　采用有机氯类、有机磷化合物和氨基甲酸酯类、拟除虫菊酯类和昆虫生长调节剂来有效控制节肢动物的生长发育和繁殖。

4. 生物防制　利用生物杀虫剂如苏云金杆菌和球形芽胞杆菌等进行除虫。

5. 遗传防制　可通过一些因素使得节肢动物绝育或错过交配时间而达到防制的目的。

二、昆虫纲——蚊

蚊(mosquito)属于双翅目蚊科，是重要的医学类昆虫。蚊种类繁多分布广泛，全世界有 3350 多种和亚种，我国已发现的有 350 种和亚种。

（一）形态与结构

成蚊体长 1.6～12.6mm，灰褐色、棕褐色或黑色，分为头、胸和腹三部分，见图 17-24。

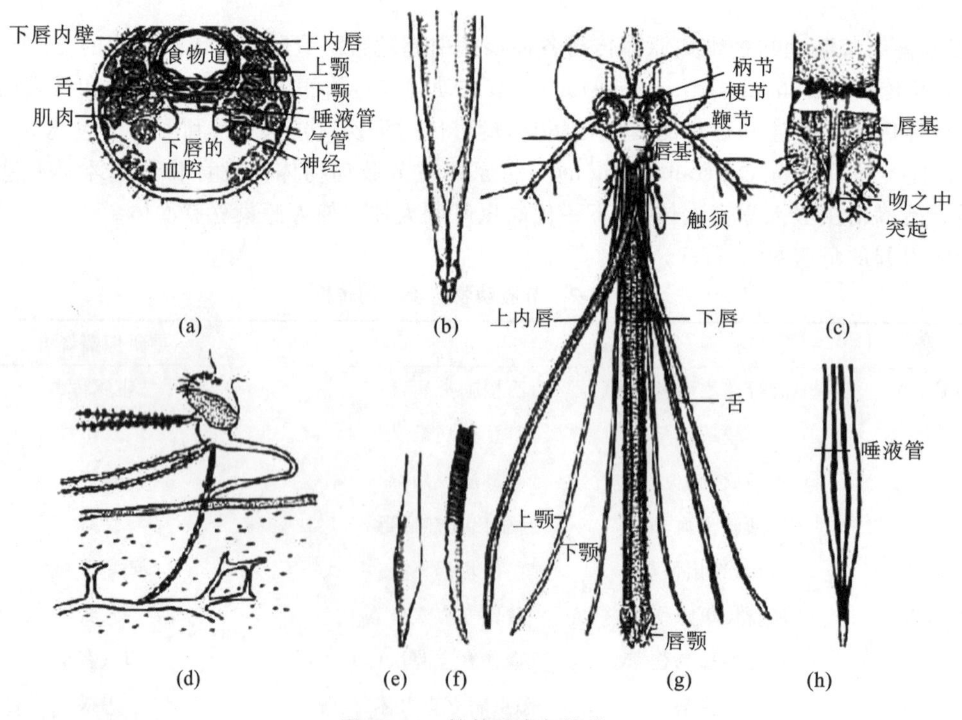

图 17-24　蚊的形态与结构

1. 形态

(1) 头部　似半球形，有复眼和触角各一对。触角分十五节，第一节为柄节，第二节为梗节，第三节以后各节均细长，称鞭节。各鞭节具轮毛，雌蚊轮毛短而稀，雄蚊轮毛长而密。雌蚊触角上除轮毛外还有另一类短毛，分布在每一鞭节上，对湿度和二氧化碳敏感，对雌蚊寻找吸血对象起重要作用。触须一对，两性按蚊触须均与喙等长。蚊的口器称为喙，属刺吸式口器，有上内唇、舌各一个，上、下颚各一对，共同组成细长的针状结构，包在鞘状下唇之内。上内唇细长，腹面凹陷构成食物管内壁，舌位于上内唇之下，和上颚共同把开放底面封闭起来，组成食管，吸取食物。舌中央有涎液管，颚末端较宽如刀状，其内具细锯齿，吸血时作为切割皮肤的工具。雄蚊上下颚退化几乎消失，不能刺入皮肤，因而不能吸血。

(2) 胸部　分前、中和后胸。每胸节各有足一对，中胸有翅一对，后胸有一对平衡棒，是双翅目昆虫的特征。中后胸各有气门一对。中胸特别发达，其背板几乎占据全胸部，由前而后依次为盾片、小盾片及后背片。蚊足细长，自前而后分别称前、中和后足。足上鳞片形成的黑白斑点和环纹可作为分类的重要特征。

(3) 腹部　分十一节，第一节不易查见，第二至八节明显可见。雌蚊腹部末端有尾须一对，雄蚊则为钳状抱器，是鉴别蚊的重要依据。

2. 结构

(1) 消化系统　包括口腔、咽、食管、胃、肠及肛门等。食物消化在胃内进行，涎腺分泌和贮存涎液，涎液中含各种酶，有抗血凝素、溶血素和凝集素等。

(2) 生殖系统　雄蚊有睾丸一对，每一睾丸发出的输精管在远端膨大为贮精囊，两者汇合成射精管。射精管远端为阴茎，阴茎两侧有抱器。雌蚊有卵巢一对，两输卵管再汇成总输卵管前的膨大部称壶腹(ampulla)，总输卵管与阴道相连，阴道远端有受精囊和一对腹腺的开口。每个卵巢由多个卵巢小管组成，每个卵巢小管包括三个发育程度不同的卵泡，卵泡中卵成熟排出后，幼小卵泡发育为成熟卵泡。

形态与结构见图 17-24。

(二) 生活史

蚊属于全变态，生活史分卵、幼虫、蛹、成虫四个阶段。

1. 卵　产于水中，蚊卵小不足 1 mm，30 ℃保持 2～3 天孵出幼虫，必须在水中才能孵化。

2. 幼虫　初孵出的幼虫 1.5 mm，幼虫分四龄，经三次蜕皮后发育为八倍大小的四龄幼虫，5～8 天后发育为蛹。

3. 蛹　胸背两侧有一对呼吸管，是分属的依据。蛹不食能动，常停息于水面，蛹抵抗力强，无水时保持湿润可经 2～3 天羽化成蚊。

4. 成蚊　成蚊 1～2 天发育后即进行交配、吸血和产卵。

(三) 与疾病关系

蚊主要传播以下疾病。

1. 疟疾　疾病的传播媒介为按蚊。

2. 丝虫病　斑氏丝虫病主要传播媒介是淡色库蚊、致倦库蚊和中华按蚊。

3. 流行性乙型脑炎　传播媒介主要是三带喙库蚊、致倦库蚊、淡色库蚊及白纹伊蚊。

4. 登革热　传播媒介为埃及伊蚊和白纹伊蚊。

(四) 防治原则

(1) 安装纱窗纱门、挂蚊帐、灯光诱杀、使用蚊香捕杀和驱蚊。

(2) 可用菊酯类药物杀蚊。

(3) 鲤鱼、鲫鱼和草鱼放养池塘可减少蚊幼虫的数量和密度。

(4) 改变和取代遗传物质，降低蚊的生殖潜能。

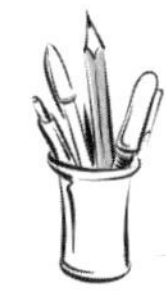

本章小结

本章从形态、生活史、致病、诊断、流行和防治介绍了线虫、吸虫、绦虫、医学原虫和医学相关的节肢动物。线虫属于线形动物门线虫纲，种类繁多，分布广泛，多数为自生生活，仅少部分营寄生生活。寄生人体危害健康的线虫有 10 余种，主要有似蚓蛔线虫、毛首鞭形线虫、蠕形住肠线虫和钩虫。吸虫属扁形动物门吸虫纲,种类繁多,形态各异,大多数为雌雄同体,均营寄生生活,生活史复杂。常见寄生于人体的吸虫有10多种,主要包括华支睾吸虫、布氏姜片虫、卫氏并殖吸虫、斯氏狸殖吸虫和日本血吸虫。绦虫又称为带虫,属于扁形动物门绦虫纲,因成虫背腹扁平、长如带状而得名。绦虫生活史各期都营寄生生活,成虫绝大多数寄生在脊椎动物的消化道中,幼虫需在1～2个中间宿主体内发育。寄生在人体的绦虫有30余种,分属于多节绦虫亚纲的圆叶目和假叶目。绦虫中较为重要的是链状带绦虫、肥胖带绦虫。原虫为单细胞真核生物,种类繁多,分布广泛,与人体有关的原虫为医学原虫,50多种中有10多种危害较大。原虫中较为重要的有溶组织内阿米巴、阴道毛滴虫、疟原虫和结肠小袋纤毛虫。此外 ,较重要的还有医学节肢动物中的蚊等。

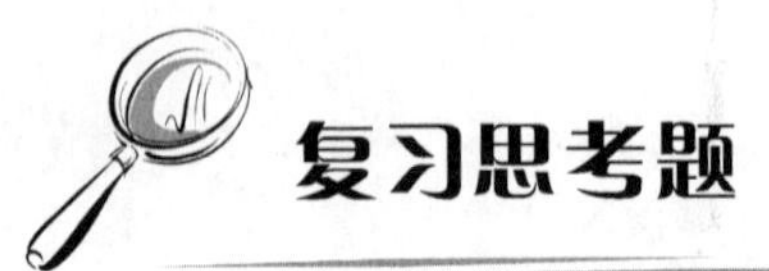

复习思考题

一、单选题

1. 下列不属于线虫的是(　　)。

A. 蛔虫　　B. 鞭虫　　C. 链状带绦虫　　D. 蛲虫

2. 能引起肠外阿米巴病的医学生物是(　　)。

A. 肥胖带绦虫　　B. 细粒棘球绦虫　　C. 阴道毛滴虫　　D. 溶组织内阿米巴

3. 仅有滋养体而没有包囊生活史的是(　　)。

A. 阴道毛滴虫　　B. 篮氏贾第鞭毛虫　　C. 链状带绦虫　　D. 多房棘球绦虫

4. 疟疾的病原体是(　　)。

A. 肥胖带绦虫　　B. 人毛滴虫　　C. 疟原虫　　D. 结肠内阿米巴

5. 重要的医学节肢动物属于昆虫纲的是(　　)。

A. 蚊　　B. 蜱　　C. 蜘蛛　　D. 蜈蚣

(李丽花　饶朗毓　田小海)

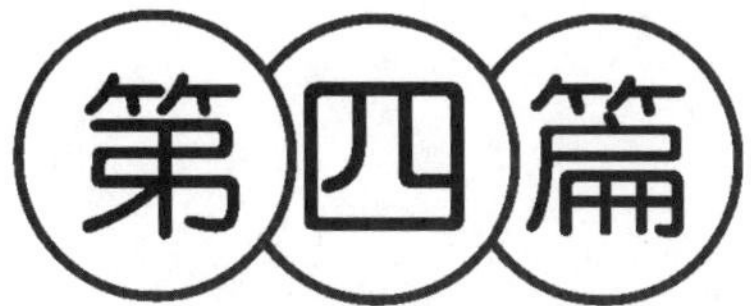
第四篇

实验一　自身免疫性疾病抗核抗体的测定

自身免疫性疾病的免疫学指标变化是多方面的，包括 T 细胞、B 细胞及抗体成分等质与量的改变，如 SLE 等患者血清中常出现一些自身抗体。虽然还不能证实这些抗体都具有直接病因作用，但自身抗体的检测在某些自身免疫性疾病临床诊断及病情和疗效判断上仍占有重要地位。

【实验目的】

掌握抗核抗体检测的方法、原理及临床意义。

【实验原理】

由于患者血清中存在的抗核抗体能与不同种系的细胞核结合，此种结合抗体再和标记有荧光素的抗人球蛋白结合，最后通过荧光显微镜观察抗核抗体的存在。

【实验材料】

(1) 大白鼠。

(2) 兔抗人免疫球蛋白荧光抗体。

(3) 正常人血清、SLE 阳性血清、待检血清。

(4) 0.01 mol/L(pH8.0)磷酸盐缓冲液(PBS)。

(5) 电热恒温培养箱、荧光显微镜、载玻片、有盖染色盒。

【实验内容与方法】

1. 核基质的制备

(1) 将大白鼠断颈放血，待血放净后剖腹取出完整的肝脏。

(2) 将肝组织剪成 8mm×5mm 的组织块，用吸水纸吸干渗出的浆液，压印于洁净的玻片上，使留下一薄层肝组织细胞。

(3) 晾干后置于纸盒中，置于 4 ℃冰箱中冷藏保存 1 周后使用，以减少非特异性荧光反应。

2. 制片

(1) 取出肝印片，编号，置染色盒内(盒底加水以保持湿度)，依次滴加正常人血清、SLE 阳性血清、待检血清，加上盒盖。

(2) 置于 37 ℃电热恒温培养箱内温育 30 min。

(3) 用 0.01 mol/L(pH 8.0) PBS 冲洗玻片上的血清 2～3 次。

(4) 采用冷风吹干。

(5) 滴加荧光抗体，加上盒盖置 37 ℃培养箱内温育 30 min。

(6) 用 PBS 冲洗玻片上的荧光抗体 2～3 次。

(7) 冷风吹干。

【结果】

(1) 启开荧光光源装置，待光源充分放亮后观察。

(2) 先置低倍镜观察，阳性者为大小一致边界清楚的绿色荧光。对可疑者再以高倍镜进一步观察。

【注意事项】

(1) 要防止滴加的血清或荧光抗体在培养箱内蒸发，否则将影响结果。

(2) 观察时应注意与非特异荧光鉴别，后者往往大小、形态不一，边界不整。检测抗核抗体对 SLE 等自身免疫病有重要的诊断价值。自身免疫病中抗核抗体阳性率高的有 SLE、硬皮病、类风湿关节炎、干燥综合征等，其中以 SLE 阳性率最高，可达 90%～100%。抗核抗体滴度可以作为反映病情的参考指标。

【思考题】

加血清和荧光抗体反应后，为什么要冲洗干净？若冲洗不干净会出现什么结果？

(旷兴林)

实验二　抗原或抗体检测

一、直接凝集试验

【实验目的】

了解玻片凝集试验的方法、结果分析及临床应用。

【实验材料】

(1) 标本:伤寒沙门菌、大肠埃希菌、待测血清。

(2) 试剂:伤寒诊断血清、生理盐水、伤寒沙门菌和 O 诊断菌痰(7×10^{8}/mL)、抗伤寒沙门菌 H 和 O 抗血清(用生理盐水 1∶10 稀释)。

(3) 器材:玻片、蜡笔、接种环、恒温水浴箱、刻度吸管、试管、试管架等。

【实验内容与方法】(示教)

(一) 玻片凝集试验

(1) 取玻片一张,用蜡笔划为三等分,左侧加生理盐水 1 滴,中间及右侧各加伤寒沙门菌诊断血清 1 滴。

(2) 用接种环无菌操作取伤寒沙门菌培养物,分别与左侧盐水及中间伤寒沙门菌诊断血清混匀,同法取大肠埃希菌培养物与右侧伤寒沙门菌诊断血清混匀。

(3) 轻轻晃动玻片,1～2 min 后观察结果。

(4) 结果与分析:中间伤寒沙门菌与相应抗体反应出现凝集块者为阳性,左右两侧呈均匀浑浊者为阴性反应。

本方法为定性试验,敏感性较低,但操作简便,反应迅速,目前仍然是细菌分型鉴定和 ABO 血型鉴定的常规实验。

(二) 试管凝集试验(抗伤寒抗体测定)

1. 材料　待检血清(1∶10 稀释的伤寒诊断血清代替)、伤寒诊断菌液、生理盐水、刻度吸管、试管等。

2. 实验步骤

(1) 取 7 支小试管,排于试管架。

(2) 各试管分别加生理盐水 0.5 mL。

(3) 将伤寒诊断血清 0.5 mL 加入第 1 管,混匀后在其他各试管中进行连续对倍稀释至第 6 管,第 6 管混匀后弃去 0.5 mL(注意第 7 管不加血清,留作对照)。

(4) 各管加入伤寒诊断菌液 0.5 mL,混匀,置 37 ℃恒温箱过夜,第二日观察结果。

3. 结果判断

注意观察各试管的凝集现象,生理盐水对照管应无凝集,以出现“++”凝集的试验管其血清稀释倍数作为该血清的凝集效价。注凝集程度的判定以“+”表示如下。

“++++”:细菌完全凝集,上层液体清晰透明。

“+++”:大部分细菌凝集,上层液体基本清晰。

“++”:细苗有明显凝集,上层液体稍浑浊。

“+”:少量细菌凝集,上层液体浑浊。

“-”:细菌无凝集,浑浊度与对照管相似。

二、间接凝集抑制试验

【实验目的】

了解间接凝集抑制试验的方法、结果分析及临床意义。

【实验材料】

(1) 标本:孕妇尿、非孕妇尿。

(2) 试剂:绒毛膜促性腺激素(HCG)乳胶抗原、抗 HCG 血清。

(3) 器材:载玻片、乳头滴管等。

【实验内容与方法】(演示或操作)

以妊娠免疫诊断试验为例,具体方法如下。

(1) 用乳头滴管取被检孕妇尿 1 滴加玻片左侧,非孕妇尿 1 滴加玻片右侧。

(2) 取另一滴管在玻片左右侧各加抗 HCG 血清 1 滴.轻轻摇动混匀。

(3) 再加 HCG 乳胶抗原各 1 滴于左右两侧液滴中,缓慢摇动 3～5 min 后,置黑色背景下肉眼观察结果。

(4) 结果与分析:呈均匀混浊乳状液的为妊娠试验阳性,出现明显白色细小凝集颗粒的为妊娠试验阴性。

该法优缺点如下:诊断早期妊娠简便快速,特异性强,但敏感性较低,一般在妊娠妇女停经后 40 天左右方可测出绒毛膜促性腺激素(HCG)。

三、单向琼脂扩散试验

【实验目的】

了解单向琼脂扩散试验的方法、结果分析和临床应用。

【实验材料】

(1) 标本:待检人血清、免疫球蛋白参考血清。

(2) 试剂:IgG 诊断血清(羊抗人)、琼脂粉。

(3) 器材:三角烧瓶、载玻片、打孔器、吸管、滴管、水浴箱、微量加样器、湿盒等。

【实验内容与方法】(示教)

(1) 浇板:将诊断血清与预先融化的琼脂在 56 ℃水浴中混匀,取 4.5 mL 浇注载玻片,制成琼脂板。注意浇注要均匀、平整、无气泡、布满整张载玻片。

(2) 打孔:待琼脂凝固后,用打孔器在琼脂板上打孔,孔径 3.5 mm,孔间距为 10～12 mm,避免孔边缘破裂,底部勿与载破片脱离。

(3) 稀释:将参考血清用生理盐水倍比稀释成 1∶(10～80)共 4 个浓度。

(4) 加样:用微量加样器,取不同浓度参考血清及待检血清各 10 μL,分别加到各孔中。

(5) 将加样后的琼脂板放入湿盒,置 37 ℃温箱,24 h 后观察结果。

(6) 绘制标准曲线:以各稀释度标准血清的沉淀环直径为横坐标,相应孔中 IgG 含量为纵坐标,在半对数纸上绘制标准曲线。

(7) 结果与分析:抗原孔四周出现白色沉淀环者为阳性。测量沉淀环直径,如果沉淀环不太圆,则取最大直径和最小直径的平均值。从标准曲线上查得相对应的 IgG 含量,乘以稀释倍数.即为待检血清中 IgG 含量。

该法优缺点如下:比较稳定,易于操作。但观察时间太长,敏感性较低,每次试验均需做参考血清的标准曲线。

四、酶联免疫吸附实验(ELISA)

ELISA 是一种用酶标记抗原或抗体,在固相反应板上进行抗原抗体反应的方法,常用于检测体液中的微量抗体和抗原,具有灵敏度高、特异性强、操作简单、容易判断等优点。

【实验目的】

了解 ELISA 试验方法及结果分析。

【实验材料】

(1) 标本:待检人血清。

(2) 试剂:酶标抗体(抗 HBs)、HBsAg 阳性对照血清、阴性对照、洗涤液、显色剂(A、B)、终止液。

(3) 器材:已被抗体包被的微量反应板(48 孔)、微量移液管、酶标仪等。

【实验内容与方法】

以 ELISA 双抗体夹心法检测乙型肝炎病毒表面抗原为例,具体内容和方法如下。

(1) 在微量反应板每孔加入待检标本 50 μL,设阳性、阴性对照各 2 孔,每孔加入阳性(或阴性)对照各 1 滴,并设空白对照 1 孔。

(2) 每孔加入酶结合物 1 滴(空白对照除外),充分混匀,封板,置 37 ℃孵育 30 min。

(3) 弃去孔内液体,洗涤液注满各孔,静置 5 s,甩干,重复 5 次后,拍干。

(4) 每孔加显色剂 A、B 各 1 滴,充分混匀,封板,置 37 ℃孵育 15 min。

(5) 每孔加终止液 1 滴,充分混匀。

(6) 用酶标仪读数,取波长 450 nm,先用空白孔校零,然后读取各孔 OD 值。

(7) 结果与分析:样品 OD 值≥2.1 倍阴性对照平均 OD 值时为阳性,否则为阴性。阴性对照 OD 值低于 0.05 按 0.05 计算,高于 0.05 按实际 OD 值计算。

（胡艳玲）

实验三　常用生物制品的应用

一、弗氏佐剂的制备

弗氏佐剂是目前最常用的油乳佐剂,根据佐剂中加入或不加入死结核分枝杆菌可将其分为弗氏完全佐剂和弗氏不完全佐剂。在灭活疫苗的制备过程中常用油乳佐剂,即弗氏不完全佐剂。

【实验目的】

掌握弗氏佐剂的制备方法及检验方法。

【实验器材】

(1) 材料:7 号白油、硬脂酸铝、司盘-80、吐温-80、蒸馏水等。

(2) 设备:乳化泵、分析天平、离心机(4000 r/min)、恒温培养箱、黏度计、高压灭菌锅、量杯、量筒、烧杯、试管、吸管(出液口径 2 mm)等。

【实验方法】

下文主要介绍制备弗氏不完全佐剂的方法。使用不同乳化剂和不同的配合比例及乳化方法,决定了制备乳剂的性状和稳定性。疫苗生产中主要有两种基本方法。

1. 剂在水中法　此法将乳化剂直接溶于水中,在激烈搅拌下将油加入,可直接生成水包油乳剂。若欲得油包水型,可继续加入油,直到发生变型。该法常用匀浆器或胶体磨高速搅拌而得到较好的乳剂。

2. 剂在油中法　此法将乳化剂溶于油相,将油相直接加入水相中得水包油乳剂,例如,水相直接加入油相,得到油包水型,如欲得水包油型,继续加入至变型。该法制成的乳剂,一般均匀颗粒直径在 0.5 μm 左右,比较稳定。

3. 油乳剂配方　免疫实验动物用的佐剂配方:7 号白油 85 mL,司盘-80 15 mL 混合后经除菌过滤而成为弗氏不完全佐剂(FIA);若向其中加入 0.5 mg/mL 死结核分枝杆菌即为弗氏完全佐剂(FCA)。使用时,将含抗原的水相,与上述任一佐剂等量混合,用力振摇即可成为均匀的乳剂。疫苗生产用乳剂配方:7 号白油 90 mL,司盘-80 10 mL,混合后加 2 mL 的吐温-80 和 1.5 g 的硬脂酸铝,经高压灭菌后备用,使用前将配好的油佐剂与抗原水相 1∶1 混合,强力振摇,或通过胶体磨搅拌即可制成性状良好的乳剂疫苗。

大量生产乳剂疫苗时,可将 94%7 号白油与 6%司盘-80 混合后加入 2%的硬脂酸铝,经灭菌后为油相;抗原液加入 2%的吐温-80 为水相。乳化时,按容量计算,油相与水相 1∶1 配制,先缓慢混合,再通过乳化泵或胶体磨充分乳化,可获得稳定的油包水乳剂苗。但这种配方制的乳剂苗一般较黏稠,而且必须充分掌握混入抗原时的速度，在慢速搅拌油相的同时，缓慢倾入水相混合，然后再高速通过胶体磨或乳化泵充分乳化，否则易于分层。若欲降低乳剂的黏稠度，可以增加油相的比例，例如，水与油之比为 1∶2 或 1∶3，最高可为 1∶4，亦可获得良好的油包水乳剂疫苗。或者将黏稠的油包水乳剂疫苗，再加 2%吐温-80 生理盐水，通过搅拌或乳化泵乳化，可制成双向乳剂疫苗（水-油-水乳剂），也可直接制备双向乳剂苗（或称多型乳剂）。双向乳剂苗的优点如下：黏稠度低，在注射部位易分散，局部反应轻微及佐剂效应良好等。

4. 油乳剂的检验 包括乳剂类型、黏度、稳定性、粒度大小及分布的检测等，以黏度和稳定性测定为主。

（1）测定乳剂类型：测定方法有多种。①Robertson 的染料法。用“Sudan Ⅱ 油溶性染料”和“亮蓝 FCF”水溶性染料，分别加入两份乳剂中，轻轻摇动，若是整个乳剂染油溶性染料即外相为油（W/O），若整个乳剂染水溶性染料即外相为水（O/W）。②冲淡或滴于冷水表面。此法是根据乳状液是为其外相所冲淡，将两滴乳状液放在一玻片上，于一滴中加入水，另一滴加入油，轻轻搅拌，按照易与乳状液融合的物质（油或水）来确定外相的性质。③电导法。因为多数的油皆是不良导体，而水则是良导体，用万用电表把两极分开插入乳剂中，能导电者外相为水，为水包油乳剂；不能导电者外相为油，为油包水乳剂。

（2）黏度测定：不同黏度的佐剂有不同的测定装置，低黏度佐剂可用毛细管黏度计测定。黏度大的乳剂测定方法有堕球法和转筒法等。适于测乳剂苗的是流出法，用 Saybolt 黏度计。此型黏度计基本结构是一个有套层的管子，上面有溢流的坑道，底下有流出的小孔，小孔长 1.225 cm，孔径 0.1765 cm，管中容纳 60 mL 液体，在地心重力场中流入一个特别的小瓶所需时间，以秒计数表示之。

为了简便，可用 1 mL 吸管，出口内径 1.2 mm，在室温下吸满 1 mL 乳剂，垂直放出 0.4 mL 所需时间作为黏度单位，适宜于注射用乳剂的黏度以 2～6 s 为宜，若超过 15 s，注射时就比较困难。

（3）乳剂稳定性的测定：①加速老化法，高温 37 ℃储存 10～30 天不破乳；②离心加速分层法，可通过离心乳剂的方式测定，将乳剂放入试管中，以 3000 r/min 离心 15 min，不分层的乳剂苗，保存 1 年以上无破乳现象。

（4）粒度大小及分布的测定：用显微镜直接观察，或用光散射法和透射法或以测微尺测定。以直径 10 μm均匀颗粒的乳剂为较好。

二、免疫血清（浆）的制备

【实验目的】

（1）制备抗绵羊红细胞（SRBC）的免疫血清。

（2）熟悉免疫血清制备的流程。

（3）了解免疫血清的应用。

【实验材料】

（1）20% SRBC。

（2）小白鼠。

（3）无菌 1 mL 注射器。

（4）抗凝剂（枸橼酸钠或肝素）。

（5）小试管。

【实验方法】

（1）免疫动物：初次免疫小鼠为腹腔注射 20%SRBC 0.2 mL，4 天后以相同剂量、相同途径加强免疫一次。

（2）获得免疫血清（浆）：小鼠初次免疫 7 天后，摘眼球取血，收入加有抗凝剂的小试管中，2000 r/min 离心 1 min，上清即为免疫血浆。

三、免疫血清（浆）的效价测定——溶血法

【实验原理】

根据补体的经典激活途径，即当抗原抗体复合物存在时，补体系统被激活，最后形成的攻膜复合体可

使细胞性抗原溶解。当实验中抗原和补体的量固定不变且对于抗体相对过量时，则随着抗体量的不同，被溶解的细胞性抗原的量也不同，两者成正比关系，因此根据溶解的抗原的多少就可以判断出抗体的量。

【实验材料】

(1) 待测免疫血清(浆)。

(2) 20%SRBC。

(3) 补体。

(4) 生理盐水。

(5) 试管。

【实验方法】

(1) 将前面获得的小鼠抗 SRBC 免疫血浆首先稀释 10 倍，成为 1∶10 免疫血浆。

(2) 取 3 支试管，分别编号为 A、B、C，用于对 1∶10 免疫血浆的 3 倍、4 倍和 5 倍稀释，即 A 号管内为 1∶30 的免疫血浆，B 号管为 1∶40 的免疫血浆，C 号管为 1∶50 的免疫血浆。

(3) 取 15 支试管，分为 A、B、C 三列，每列 5 支，先给每管中加入生理盐水 0.5 mL，再从 A、B、C 号管中分别吸取 0.5 mL 血浆加入相应各列的第一个管中，然后各列再进行倍比稀释，血清稀释度如实验表3-1所示。

实验表 3-1　A、B、C 三列试管血清稀释度

管　号	1	2	3	4	5
A 列	1∶60	1∶120	1∶240	1∶480	1∶960
B 列	1∶80	1∶160	1∶320	1∶640	1∶1280
C 列	1∶100	1∶200	1∶400	1∶800	1∶1600

注意每列的最后一管应该弃去 0.5 mL 液体。

(4) 向每个试管中分别加入 SRBC 0.25 mL 和补体 0.25 mL。

(5) 混匀各管中的液体，置 37 ℃水浴 30～40 min。

【结果判定】

以发生完全溶血的最高血清稀释度管为效价判定管，其血清稀释度即为免疫血清的效价。

【注意事项】

(1) 动物免疫时注意确保 SRBC 被注射到了腹腔中，要避免注入其他脏器(如肠、膀胱等)内。

(2) 稀释血清时尽量做到精确，注意用于不同列的吸管不要混用。

（旷兴林）

实验四　细菌形态和结构的观察

细菌的形态学检查是感染性疾病病原学诊断的基本方法之一，不仅能为进一步的鉴定提供依据，而且对于部分的感染性疾病还具有初步诊断甚至确诊的意义。运用普通光学显微镜进行细菌的形态学检查时，由于细菌体积微小需要借助显微镜放大至 1000 倍左右才可识别。

【实验目的】

(1) 学会油镜的使用和保护。

(2) 学会辨认细菌的基本形态和特殊结构。

【实验材料】

(1) 显微镜(带油镜)、香柏油、二甲苯(或乙醚酒精)、擦镜纸。

(2) 细菌基本形态标本片：球菌、杆菌和螺形菌的染色示教标本片。

(3) 细菌特殊结构标本片：肺炎链球菌的荚膜、破伤风梭菌的芽胞、伤寒沙门菌的鞭毛染色示教标本片。

【实验原理和方法】

一、光镜和油镜的使用和保护

(一) 识别显微镜油镜

普通光学显微镜的物镜根据使用条件的不同可分为干燥物镜和浸液物镜，如实验图 4-1 所示。微生物检查时常用油浸物镜，简称油镜。油镜的放大倍数常为 100 倍。若镜筒长度不变，显微镜的放大倍数＝目镜放大倍数×物镜放大倍数。所以，当目镜的放大倍数为 10 倍时，使用油镜进行观察，显微镜的放大倍数为 1000 倍。

油镜的常见标志如下：①透镜的直径最小，油浸物镜（香柏油）的数值孔径为 1.25；②放大倍数常为 100 倍；显微镜物镜上常见“100/1.25”的标记；③常有“OI”(oil immersion)或“HI”(homogeneous immersion)字样。

(二) 油镜的使用原理

光线从标本玻片经过空气进入镜头时，由于介质密度不同而发生折射，光线不能全部进入物镜中（实验图 4-2）。使用低倍镜和高倍镜时，透镜的孔径较大，影响尚不显著。但使用油镜时，因透镜的孔径很小，进入的光线更加不够，因而视野较暗，物像不清晰。这时应在油镜和标本玻片之间加入和玻片折射率（$n=1.52$）相近的香柏油（$n=1.515$）就能减少光线的折射，从而增加亮度，获得清晰的物像。

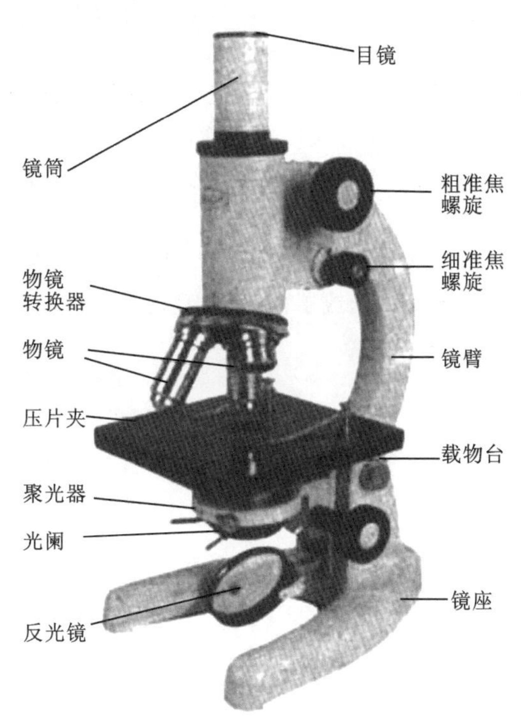

实验图 4-1 普通光学显微镜构造

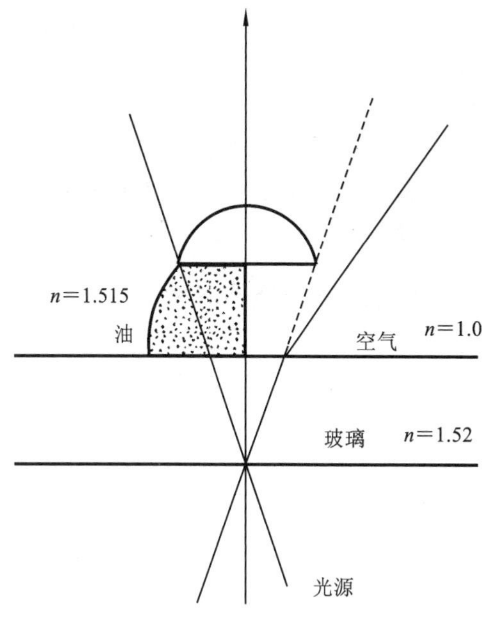

实验图 4-2 显微镜油镜的原理

(三) 油镜的使用

(1) 放置显微镜：使用油镜时须将显微镜直立于桌上，镜臂和载物台不要倾斜，以免滴加镜油后流出，影响观察。

(2) 对光

① 先用低倍镜对光，将低倍镜转至镜筒下方与镜筒成一直线。

② 一般以间接日光或灯光为光源，调节至视野最亮无阴影。使用油镜观察染色标本时，光亮度宜强；用低倍镜或油镜观察未染色标本时，光亮度要降低。

(3) 标本观察

① 将待观察的标本置载物台上，用压片夹固定，并把待检部位移至物镜下。

② 先用低倍镜找出标本的视野，在标本的待检部位加一滴镜油(香柏油)，再换用油镜观察。

③ 用油镜头对准油滴，眼睛从侧面看着油镜，将粗调节器缓缓移动，使镜筒逐渐下降，直至油镜的前端刚好浸没在油中，几乎与玻片接触，但切勿碰到玻片，然后眼睛转移到目镜处，一面观察，一面慢慢轻微转动细调节器，来回转动调节直到所观察的物像清晰。

如果油镜前端已离开油面，应按上述过程重复操作。

使用单筒显微镜时，要养成用左眼观察的习惯(因一般用右手画图)，观察时两眼同时睁开，不要睁一只闭一只，因为这样易于疲劳。

(4) 油镜用毕后处理：观察完毕，转动粗调节器将镜筒提起(有的显微镜是载物台下降)，取下标本片，用擦镜纸将油镜前端上的镜油擦干净。方法如下：先用滴了二甲苯(或乙醚酒精)的擦镜纸轻轻擦去沾在镜头上的镜油，然后用没有滴过二甲苯(或乙醚酒精)的干燥的擦镜纸拭去残留的二甲苯(或乙醚酒精)。标本片上的镜油可用拉纸法(即把一小张擦镜纸盖在香柏油上，然后在纸上滴一些二甲苯(或乙醚酒精)，趁湿将纸往外拉，这样连续三四次，即可干净，一般不会损坏未加盖玻片的涂片标本)擦净。

(四) 显微镜及油镜的保护法

显微镜是精密的光学仪器，要特别注意爱护。

(1) 取送搬移时，要一手握紧镜臂，一手托住镜座，轻拿轻放，避免碰撞。

(2) 细调节器是显微镜最精细而脆弱的部分，只能做轻微的来回旋转，不要向一个方向转动数周以上。目镜、物镜、反光镜等光学部分，必须保持清洁，避免日光直接照射。各部分结构切勿自行拆卸，以免损坏。强酸、强碱、氯仿、乙醚酒精等均能去漆或损坏机件，应避免与显微镜接触。

(3) 油镜每次使用完毕，立即用擦镜纸(不能用布类或其他纸)拭去镜油，若油已干或透镜模糊不清，可用擦镜纸滴上二甲苯(或乙醚酒精)少许擦净，但必须随即用另一干燥擦镜纸拭去残留的二甲苯(或乙醚酒精)，以免渗入油镜内溶解用以黏固透镜的胶质，造成透镜移位或脱落，因此应尽量少用二甲苯(或乙醚酒精)。

(4) 保存：显微镜用完后，取下标本片，先将聚光器降下，再将物镜转成“八”字形，转动粗调节器使镜筒下降，以免物镜与聚光器相碰；将反光镜垂直放置。把显微镜放入镜箱或罩内，避免直射日光，置于干燥处，以防受潮。

二、细菌的形态结构观察

(一) 细菌的基本形态观察(注意细菌的形态、大小、排列和染色性)

(1) 球菌染色标本片的观察：葡萄球菌、链球菌。

(2) 杆菌染色标本片的观察：大肠杆菌、炭疽芽胞杆菌。

(3) 弧菌染色标本片的观察：霍乱弧菌。

(二) 细菌的特殊结构观察

(1) 荚膜染色标本片的观察：注意肺炎链球菌的荚膜及菌体的染色性。

(2) 芽胞染色标本片的观察：注意破伤风梭菌的芽胞及菌体的染色性、芽胞的形态、大小与位置。

(3) 鞭毛染色标本片的观察：注意伤寒沙门菌的鞭毛和菌体的染色性、鞭毛的数目及位置。

【结果判定】

1. 细菌的基本形态染色标本片的观察

(1) 球菌的形态特征　葡萄球菌菌体呈球形，蓝紫色，呈葡萄串状排列；链球菌的菌体也呈球形，蓝紫色，呈链状排列。

(2) 杆菌的形态特征　大肠杆菌菌体呈短杆状，红色；炭疽芽胞杆菌菌体呈粗大杆菌，两端平齐，呈链状排列。

(3) 弧菌的形态特征　霍乱弧菌的菌体呈弧形，红色。

2. 细菌的特殊结构染色标本片的观察

(1) 荚膜的形态特征　肺炎链球菌为双球菌,菌体呈矛头状,钝端相对,尖端向外,蓝紫色;荚膜无色透明。

(2) 芽胞的形态特征　破伤风梭菌的芽胞为球形,较菌体粗,位于菌体顶端,整体形态呈鼓槌状。

(3) 鞭毛的形态特征　伤寒沙门菌菌体呈短杆状,红色,周鞭毛密而长,也呈红色。

(李国利)

实验五　细菌的培养和革兰染色

【实验目的】

(1) 掌握细菌涂片的制作方法。

(2) 掌握革兰染色方法。

(3) 掌握平板、斜面、液体和半固体等各种培养基的接种方法。

(4) 熟悉接种细菌用具和接种细菌的环境要求,树立无菌操作概念。

【实验材料】

一、培养基制备技术

(1) 试剂:基础培养基干粉、营养培养基干粉、半固体培养基干粉、脱纤维兔血。

(2) 器材:三角烧瓶、量筒、无菌试管、吸管、硅胶塞、天平、牛皮纸、棉线、纱布、高压蒸汽灭菌器、无菌平皿。

二、细菌分离培养

(一) 液体培养基接种

(1) 大肠埃希菌和葡萄球菌混合液。

(2) 普通琼脂平板。

(二) 斜面培养基接种

(1) 大肠埃希菌斜面菌种。

(2) 琼脂斜面培养基。

(三) 半固体培养基接种

(1) 半固体培养基。

(2) 痢疾志贺菌斜面培养物、大肠埃希菌斜面培养物。

(四) 涂布接种

(1) 痢疾志贺菌菌液(1.5 亿/mL)、金黄色葡萄球菌菌液(1.5 亿/mL)。

(2) MH 平板。

(3) 药敏纸片。

(4) 无菌棉拭子、小镊子、游标卡尺等。

三、革兰染色

(1) 菌种:金黄色葡萄球菌、大肠埃希菌(两种细菌的肉汤培养基培养物与固体培养基培养物)。

(2) 革兰染色液:结晶紫染液、卢戈碘液、95%酒精、稀释石炭酸复红。

(3) 其他:载玻片、生理盐水、酒精灯、接种环、记号笔等。

【实验原理和方法】

一、培养基制备技术

(一) 培养基制备的基本过程

培养基制备的基本过程包括配制溶液、调节 pH 值、过滤澄清、分装、灭菌、质量检查和保存。对要求不高且作为一般培养用途的培养基可省略调节 pH 值和过滤澄清步骤。

1. 配制溶液 在三角烧瓶中加所需水量的一部分蒸馏水,按培养基说明书上的使用量准确称取培养基干粉,将混合物置沸水浴或流动蒸汽灭菌器中,使其完全溶解,最后补充蒸馏水至所需水量。

2. 调节 pH 值 用 pH 试纸(或 pH 计)测试培养基的 pH 值,如不符合需求,可用 10% HCl 或 10% NaOH 进行调节,直至符合要求。

3. 过滤澄清 用滤纸或纱布趁热将已配好的培养基过滤。用纱布过滤时,最好折叠成六层,用滤纸过滤时,可将滤纸折叠成瓦棱形,铺在漏斗上过滤。

4. 分装

(1) 基础培养基 一般分装于灭菌的 500 mL 三角烧瓶中,以便随时分装倾注平皿或配制营养培养基等。

(2) 琼脂斜面培养基 通常在过滤澄清后分装于试管,分装量为试管高度的 1/4～1/3,加塞灭菌后趁热摆成斜面,斜面长度约为试管长度的 2/3,且保证试管下端有 1 cm 高柱。

(3) 半固体培养基 分装量为试管高度的 1/4～1/3,加塞灭菌后趁热直立凝固。

(4) 肉汤培养基 分装量为管长的 1/4～1/3,加塞后灭菌。

(5) 琼脂平板 先将灭菌琼脂冷却至 50 ℃左右,以无菌操作倒入灭菌平皿内(厚度为平皿高度的 1/3～1/2),轻轻水平旋转平皿使培养基厚度均匀,待琼脂凝固后将平皿倒置,置 4 ℃保存备用。

5. 灭菌

(1) 由耐高热物质配制成的培养基(如普通琼脂培养基等)常用高压蒸汽灭菌(103.43 kPa,121.3 ℃,15～20 min)。

(2) 由不耐高热的物质配制成的培养基(如含有糖类、明胶或牛乳等的培养基)常用流动蒸汽灭菌(80～100 ℃,30 min,每天一次,连续 3 天)。

(3) 富含蛋白质的培养基(如含血清或蛋清的培养基)需用血清凝固器灭菌,方法为将分装好的培养基摆放在血清凝固器内,第 1 天 75 ℃ 30 min,第 2 天 80 ℃ 30 min,第 3 天 85 ℃ 30 min,在 3 次灭菌的间期内需将培养基取出并置于 35 ℃孵箱中过夜。

(4) 对高营养液态不耐热的培养基,如血清等,可用滤过除菌。

6. 质量检查 应做无菌试验和效果试验。

(1) 无菌试验 将制备好的培养基置于 37 ℃孵育 24 h,未见细菌生长为合格。

(2) 效果试验 将已知的标准菌株接种于待检培养基,检查细菌的生长繁殖状况和生化反应。

7. 保存 每批制备好的培养基应注明名称和制作日期,存放于冷暗处或 4 ℃冰箱,通常不宜保存过久。

(二) 常用培养基的制备

1. 肉汤培养基 在大容量三角烧瓶中,加适量蒸馏水,按培养基说明书上的使用量准确称取培养基干粉,加热溶解,趁热分装于小容量三角烧瓶或试管内,加塞包扎,在 103.43 kPa,121.3 ℃,高压蒸汽灭菌 15～20 min。冷却后存放在阴暗处或 4 ℃保存备用。

肉汤培养基一般供作无糖基础培养基用,可适用于营养要求一般的细菌增菌培养。

2. 普通琼脂培养基 在大容量三角烧瓶中,加适量蒸馏水,按培养基说明书上的使用量准确称取培养基干粉,加热溶解,趁热分装于小容量三角烧瓶或试管内,加塞包扎,在 103.43 kPa,121.3 ℃,高压蒸汽灭菌 15～20 min。若制备琼脂斜面培养基,灭菌后的含培养基的试管摆成斜面,待琼脂凝固即成琼脂斜面培养基;三角烧瓶中的琼脂冷却至 50 ℃左右倒入灭菌平皿内,凝固后即成普通琼脂平板。

普通琼脂培养基供一般细菌培养用，也可作为无糖基础培养基。

3. 半固体培养基 在三角烧瓶中，加适量蒸馏水，按培养基说明书上的使用量准确称取培养基干粉，加热溶解后趁热分装于小试管，分装量为试管高度的 1/4～1/3，加塞后在 103.43 kPa，121.3 ℃，高压蒸汽灭菌 15～20 min，取出后直立待凝即可。该培养基可供作观察细菌动力和保存菌种用。

4. 血琼脂培养基和巧克力色培养基 将灭菌后的普通琼脂培养基冷却至 50 ℃左右，用无菌操作方法加入 10%无菌脱纤维兔血(临用前置 37 ℃水浴预热 30 min)，轻轻摇匀(避免产生气泡)，分装于无菌试管或无菌平皿内，待凝固即成血琼脂斜面或血琼脂平板。若琼脂冷却至 70～80 ℃时加入兔血，并在 80 ℃水浴中摇匀 15～20 min，倒入平板后待凝即成巧克力色琼脂平板。

血琼脂培养基用于分离培养和保存营养要求较高的细菌，巧克力色琼脂培养基主要用于分离培养苛养菌(如奈瑟菌属、嗜血杆菌属等)。

二、细菌的分离培养

细菌的生长条件包括：①营养物质；②适宜温度；③一定的酸碱度；④适当的气体环境等。我们可根据细菌对营养、酸碱度、渗透压的要求制备细菌培养基。把细菌接种于培养基后，放恒温箱(一般为 37 ℃)内培养一定时间(通常 18～24 h)，细菌便可大量繁殖，可进一步观察和研究其生物学特性。

在接种和分离培养细菌时，常用接种环蘸取细菌或标本，接种针则主要用作穿刺培养和挑取单个菌落。在使用接种环或接种针时，一般用右手以执笔式较为方便，左手可持培养基进行配合。

接种程序通常分为灭菌接种环(针)、待冷、蘸取细菌或标本、进行接种、灭菌接种环(针)五个步骤。不同的培养基，接种方法不尽相同，生长现象也各异：若细菌在液体培养基中生长，可表现为液体均匀混浊、出现菌膜或沉淀等不同现象；若在固体培养基上生长，可观察到菌苔(斜面培养)或菌落(平板分离培养)；在半固体培养基中可见扩散生长或沿穿刺线生长。

(一) 接种工具

接种环(针)由环(针)、金属柄和绝缘柄三部分组成，见实验图 5-1。环(针)部分由白金丝制成为佳，因其硬度适宜，易传热散热，经火焰灭菌后冷却快，且不易生锈，经久耐用，但因其价格昂贵，通常以300～500 W 电热(镍)丝代替。接种环直径为 2～4 mm，长 5～8 cm。

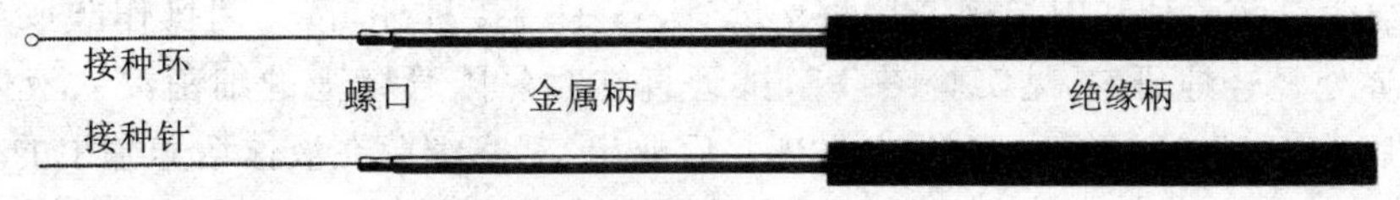

实验图 5-1 接种环和接种针

标准接种环是从斜面培养基上取大肠埃希菌菌苔，使其充满环的空间，在分析天平上称重时环内湿重菌量恰为 2 mg。标准接种环可用于配制一定浓度的菌悬液或定量接种。

接种环(针)通常用酒精灯或无明火的红外线灭菌器烧灼灭菌。接种环用于固体培养基和液体培养基的细菌接种，接种针用于半固体培养基的细菌穿刺接种。

(二) 接种环境

为避免接种过程中标本中的细菌污染环境以及环境中的细菌污染培养物，细菌(尤其是传染性强的病原微生物)应在特定环境下接种。常用的有生物安全柜或无菌室等。在实验室内也可用酒精灯来达到简易的无菌环境。操作前点燃酒精灯，并在离灯芯半径 15 cm 以内进行操作，可达到简易的无菌环境。

(三) 接种方法

根据待检标本性质、培养目的和所用培养基的性质采用不同的接种方法。

1. 分离培养法 临床上各种被检材料如脓、痰、血、便等除了含有待检的致病菌外，还常混杂有多种非致病菌。因此，需要进行分离培养以获得纯种细菌。常用的方法是平板划线分离培养法。

琼脂平板培养的方法很多，现以分区划线接种法为例(实验图 5-2)。此方法可通过分区划线分离，充分利用培养基表面，分离出单个生长的菌落。

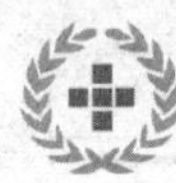

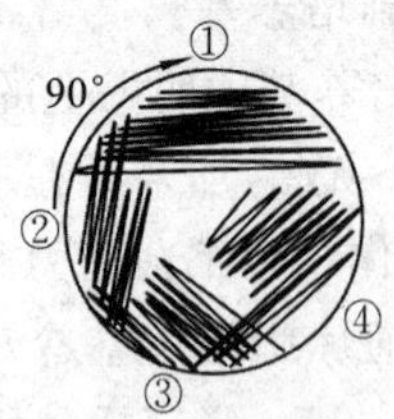

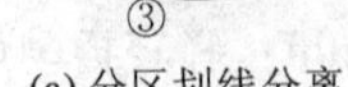

(a) 分区划线分离

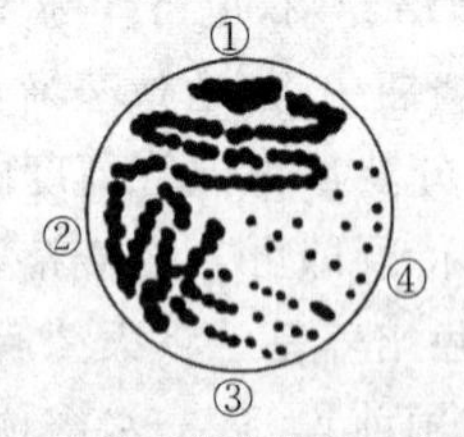

(b) 培养后菌落分布示意图

实验图 5-2　分区划线接种法

(1) 在平板的底部用记号笔写上组别、标本名称或编号、日期等记号。

(2) 右手握持接种环(执笔式)通过火焰灭菌，待冷却后，取一接种环上述细菌混合液。

(3) 再以左手握持平板培养基，使平板略呈垂直方向，并靠近火焰周围，以免空气中杂菌落入。然后将蘸有菌液的接种环，先在培养基一角涂成薄膜，涂膜面约占整个培养基表面十分之一的①区。

(4) 烧灼接种环，以杀死环上剩余的细菌，冷却后，将接种环再通过①区薄膜处作连续划线(使环面与平板表面成 30°～40°角，以腕力在平板表面进行划线，注意勿使培养基划破)，划出约占总表面积五分之一的②区，同法，再分别划出③区及④区，使整个平板布满曲线。注意④区勿与①区接触。每一区的划线与上区交叉接触 3 次，各区线间保持一定距离，密而不重，如此后一区菌量少于前一区，逐渐减少直至划线上的细菌呈单个菌分布，生长繁殖成单个菌落。

(5) 将划好的平板倒置于 37 ℃培养箱，培养 18～24 h 后观察菌落的形状、大小、边缘、颜色、湿润度、透明度等，比较两种菌落的差异。

2. 纯种细菌接种法　细菌经分离培养出单个菌落后，常需再移种至其他培养基中，以进一步鉴定或保存菌种。根据接种培养基之物理性状，纯种细菌接种法可分为斜面培养基接种、液体培养基接种和半固体培养基穿刺接种法三类。

1) 液体培养基接种法　主要用于增菌培养或细菌鉴定。若接种于肉汤培养基，经 37 ℃培养 18～24 h 后，可观察细菌的不同生长现象。其他的液体培养基，如葡萄糖蛋白胨水、各种单糖发酵管等，接种后大多供测定细菌生化反应之用。

(1) 取接种环火焰烧灼灭菌，冷却。

(2) 左手持细菌斜面菌种和肉汤培养基两支试管，右手持接种环，按无菌操作蘸取少许菌苔，在倾斜的管壁与液面交界处轻轻地研匀，见实验图 5-3，试管直立时黏附管壁上的细菌浸入液体中，管口火焰灭菌，塞瓶塞，接种后放于 37 ℃温箱中培养 18～24 h 后取出，观察细菌在液体培养基中的生长现象。

2) 斜面培养基接种法　一般用于纯培养。从平板上挑取单个菌落接种至斜面培养基上，培养后获得大量纯种细菌(有菌苔生长)，可进一步对细菌进行鉴定或作为菌种保存。

(1) 左手持菌种管与待接种的培养管，将两管并列，略倾斜，琼脂的斜面部均向上。

(2) 右手持接种环，在火焰上烧灼灭菌，待冷却。

(3) 以右手掌与小指、小指与无名指分别拨取并夹持两管盖塞，将两管口迅速通过火焰灭菌。

(4) 用烧灼灭菌冷却了的接种环伸入菌种管，从斜面上蘸取少许菌苔，立即移入待接种的斜面培养基管内，自斜面底部向上划一直线，然后再由底部向上蜿蜒划线，直至斜面顶部，见实验图 5-4。取出接种

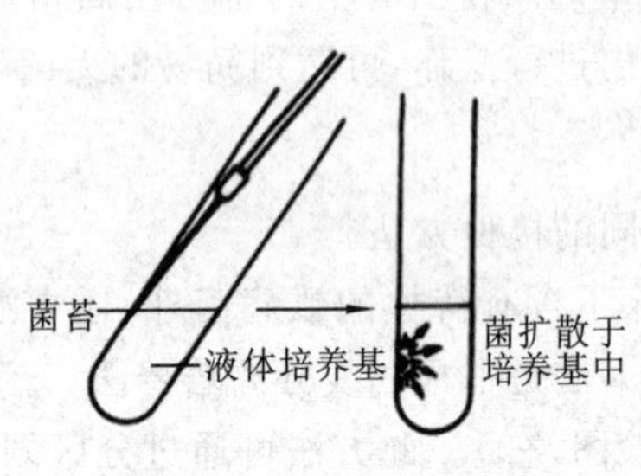

实验图 5-3　液体培养基接种法

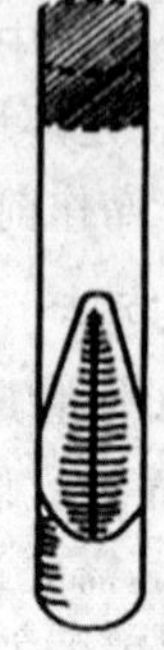

实验图 5-4　琼脂斜面接种划线方法

环，管口通过火焰灭菌，塞回盖塞。做好标记后放在 37 ℃培养箱，培养 18～24 h 后次日观察细菌菌苔生长情况。斜面培养物呈均匀一致的菌苔。

3）半固体穿刺接种法　主要用于保存菌种或检查细菌有无动力，无动力的细菌在半固体培养基中沿穿刺线生长，有动力的细菌在半固体培养中呈扩散生长，甚至使培养基变得混浊。另外，此法也可用于细菌生化反应的检测，如接种于醋酸铅培养基、明胶培养基等。

(1) 将接种针经火焰烧灼灭菌冷却后，从斜面培养物上蘸取少许细菌。

(2) 用无菌操作穿刺接种，将接种针刺入半固体培养基的正中央，深度达距管底 0.5 cm 处为止，然后顺原路退出，穿刺时要直进直出。接种针经火焰灭菌后放回原处。

(3) 管口经火焰灭菌后，塞回盖塞，置于 37 ℃温箱中培养 18～24 h 后观察结果。有鞭毛的细菌(如大肠埃希菌)能沿穿刺线向四周扩散生长，周围培养基混浊，为动力试验阳性；而无鞭毛的细菌(痢疾志贺菌)只能沿穿刺线生长，不能扩散，周围培养基澄清，为动力试验阴性。

4）涂布接种法　主要用于测定标本中活菌数和进行药敏试验时的细菌接种。现以进行药敏试验时常用的纸片琼脂扩散法为例演示涂布接种法。

(1) 用无菌棉拭子蘸取菌液，在管内壁将多余菌液旋转挤去后，在琼脂表面均匀涂抹接种 3 次，每次旋转平板 60°，最后沿平板内缘涂抹 1 圈。

(2) 平板置室温下干燥 3～5 min，用无菌镊将含药纸片紧贴于琼脂表面，各纸片中心相距 24 mm，纸片距平板内缘 15 mm。

(3) 置 37 ℃孵箱培养 16～18 h 后观察结果。对甲氧西林和万古霉素敏感试验结果应孵育 24 h。

三、革兰染色法

细菌的染色方法很多，其中最为广泛使用的一种鉴别性染色法由丹麦医生 Christian Gram 于 1884 年创建。利用此法可将细菌分为革兰阳性菌和革兰阴性菌两大类。

（一）原理

(1) 革兰阳性菌细胞壁结构较致密，肽聚糖层厚，脂质含量少，酒精不易透入；革兰阴性菌细胞壁结构疏松，肽聚糖层薄，含大量脂质，酒精易渗入。

(2) 革兰阳性菌等电点(pI 2～3)比革兰阴性菌(pI 4～5)低，在相同 pH 值条件下，革兰阳性菌所带负电荷比革兰阴性菌多，故与带正电荷的碱性染料结晶紫结合牢固，不易脱色。

(3) 革兰阳性菌菌体含大量核糖核酸镁盐，可与碘、结晶紫牢固结合形成大分子复合物，使已着色的细菌不被酒精脱色；革兰阴性菌菌体含核糖核酸镁盐很少，故易被脱色。

（二）方法

1. 细菌涂片标本的制作

(1) 涂片　取洁净玻片一张，用记号笔在玻片的背面上划两个直径约 1 cm 的圆圈。①肉汤培养基标本：混匀标本，用烧灼灭菌后冷却的接种环取 1 环菌液直接涂在载玻片画圈的范围内，制成厚薄均匀的菌膜，然后将接种环烧灼灭菌。②固体培养基标本：先用烧灼灭菌的接种环取 1～2 环无菌生理盐水涂于玻片的画圈范围内，将接种环烧灼灭菌冷却，从培养基菌落上蘸取少许细菌，与载玻片上的生理盐水均匀涂抹成厚薄均匀的菌膜，然后将接种环烧灼灭菌。用同样方法取另一种细菌做涂片。

(2) 干燥　涂片一般在室温下自然干燥，若需迅速干燥，可将载玻片标本面朝上置于离酒精灯火焰 15～20 cm 高处慢慢烘干，但切勿紧靠火焰，以免将标本烤干。

(3) 固定　细菌的固定常用火焰加热法，即将上述已干的涂片在酒精灯火焰上迅速通过三次，以玻片的反面触及皮肤，热而不烫为度。固定的目的是杀死细菌，并使菌体与玻片黏附牢固，染色时不被染液和水冲掉，同时固定可凝固细胞质，改变细菌胞壁对染料的通透性。

2. 革兰染色步骤

(1) 初染　将涂片置于染色架上，滴加结晶紫染液 1～2 滴，1 min 后用细水流冲洗，倾去余水。

(2) 媒染　滴加卢戈碘液 1～2 滴，1 min 后用细水流冲洗，倾去余水。

(3) 脱色　用95%的酒精脱色，滴加酒精后轻轻晃动玻片，约0.5 min后用细水流冲洗，倾去余水。

(4) 复染　滴加稀释石炭酸复红1～2滴，0.5 min后用细水流冲洗，倾去余水。

待标本自然干或用吸水纸印干后，在涂片上滴加镜油，置油镜下观察。

【结果判定】

(1) 观察细菌在液体培养基中的生长现象。

(2) 观察细菌在斜面培养基上的生长现象。

(3) 对比观察痢疾志贺菌和大肠埃希菌的穿刺线及周围培养基，判断哪种细菌有动力。

(4) 涂布接种法结果判定。

① 用精确度为1 mm的游标卡尺测量抑菌环直径(抑菌环的边缘应是无明显细菌生长的区域)(实验表5-1)，金黄色葡萄球菌对苯唑西林的药物敏感试验或肠球菌对万古霉素的药物敏感试验，围绕纸片周围只要有极少细菌生长均提示为耐药。

② 对另外一些细菌，在抑菌环内有散在菌落生长提示可能是混合培养，必须进行再次分离鉴定及试验，也可能提示为高频突变株。

③ 根据美国临床实验标准委员会(NCCLS)标准，对量取的抑菌环直径作出："敏感(S)"、"中介(I)"、"耐药(R)"的判断。

实验表5-1　纸片法药敏试验纸片含药量及结果解释

抗菌药物	针对病原菌	纸片含药量	抑菌圈直径/mm		
			耐药(R)	中介(I)	敏感(S)
青霉素类					
氨苄西林	肠杆菌科	10 μg	≤13	14～16	≥17
	葡萄球菌	10 μg	≤28		≥29
苯唑西林	金黄色葡萄球菌	1 μg	≤10	11～12	≥13
	凝固酶阴性葡萄球菌	1 μg	≤17		≥18
青霉素G	葡萄球菌	10 μg	≤28		≥29
	肠球菌	11 μg	≤14		≥15
头孢菌素类					
头孢唑林		30 μg	≤14	15～17	≥18
头孢他啶		30 μg	≤14	15～17	≥18
头孢呋辛		30 μg	≤14	15～17	≥18
其他β-内酰胺类					
氨曲南		30 μg	≤15	16～21	≥22
亚胺培南		10 μg	≤13	14～15	≥16
氨基糖苷类					
阿米卡星		30 μg	≤14	15～16	≥17
庆大霉素		10 μg	≤12	13～14	≥15
多肽类					
万古霉素	肠球菌	30 μg	≤14	15～16	≥17
	其他革兰阳性杆菌	30 μg	≤9	10～11	≥12
喹诺酮类					
环丙沙星		5 μg	≤15	16～20	≥21
若氟沙星		6 μg	≤12	13～16	≥17
其他类					
克林霉素		2 μg	≤14	15～20	≥21
复方新诺明		1.25/23.75 μg	≤10	11～15	≥16

（5）在油镜下观察两种细菌的形态、排列、染色性等生物学特征，并记录于实验报告。

（李丽花）

实验六　细菌的分布与消毒灭菌

【实验目的】

（1）掌握常用物理、化学消毒灭菌法，熟悉原理，熟练操作。

（2）掌握 K-B 纸片法药敏实验原理和基本方法，认识药敏试验的重要性和意义。

（3）熟悉细菌在空气、水、物体表面及人体体表和体内的分布，进一步建立无菌观念。

（4）熟悉细菌耐药性变异的产生机制及预防原则。

【实验材料】

（1）培养基：普通琼脂平板培养基、血琼脂培养基。

（2）菌种：金黄色葡萄球菌、大肠杆菌固体和液体培养物。

（3）仪器：恒温培养箱、高压蒸汽灭菌器、紫外线杀菌灯。

（4）药敏纸片：青霉素 10U/片、链霉素、庆大霉素、红霉素 10 μg/片。

（5）其他：无菌平皿、无菌试管、无菌移液管、无菌棉拭子、酒精灯、镊子、接种环、2.5%碘酒、70%酒精。

【实验原理和方法】

一、实验原理

（一）微生物的分布

通过不同途径，采集各种状态下微生物标本，经过培养观察，证明细菌的分布状态。

（二）物理、化学消毒法原理

1. 热力消毒灭菌　加热可以使蛋白质变性凝固，核酸解链崩裂，直接破坏蛋白质和核酸，达到杀灭细菌的目的。湿热由于其穿透性强并能释放出潜热，可以比干热更有效地灭菌。

高压蒸汽灭菌法是根据压力与水沸点成正比的原理，通过加压，使密闭容器内温度升高至 120 ℃以上，达到比较彻底的灭菌目的。

2. 紫外线杀菌　紫外线波长范围为 200～300 nm，其中 265～266 nm 为细菌 DNA 主要吸收峰。DNA 吸收紫外线后，光能转变为化学能，相邻嘧啶碱基容易形成嘧啶二聚体，从而干扰 DNA 复制，使细菌出现致死性突变。

3. 化学消毒剂消毒灭菌　不同的化学消毒剂性质不同，对细菌的杀菌作用主要包括三个方面：①使菌体蛋白质变性或凝固；②干扰细菌酶系统活性，影响细菌代谢；③直接损伤细胞壁或细胞膜。

（三）药敏试验原理

将浸有一定浓度的抗生素药物纸片干燥后，放在已接种某种细菌的平板培养基上。培养 18～24 h，在不同抗生素纸片周围敏感细菌会出现大小不等无细菌生长的抑菌圈，不敏感细菌则无抑菌圈或只有很小的抑菌圈。根据抑菌圈直径大小，可判断细菌对抗生素的敏感程度，此法为 Kirby-Bauer 法（即 K-B 纸片法）（实验图 6-1）。

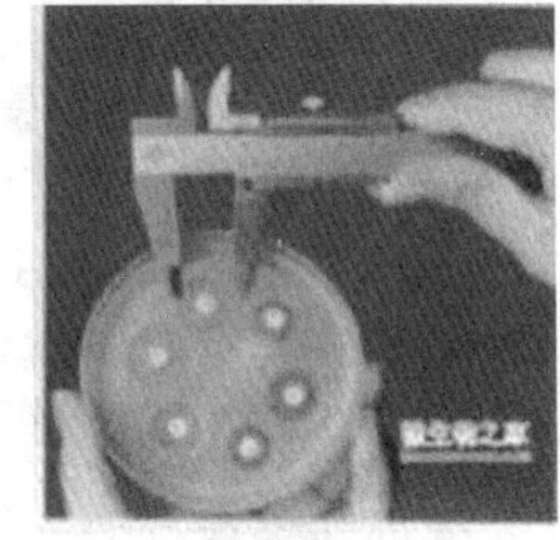

实验图 6-1　药敏试验抑菌圈的测量

二、实验方法

（一）微生物的分布

1. 空气中分布 取无菌普通琼脂平板培养基，分别在室内室外打开平皿盖，暴露在空气中 10 min 和 30 min，做好标记后送 37 ℃培养 24 h。观察培养基中菌落数量和种类。

2. 水中分布 用无菌试管装入河水、自来水，再用无菌移液管分别取试管中的河水、自来水 1 mL 于两个无菌平皿内，将两支溶化好的高层琼脂培养基冷却至 45～55 ℃，迅速倾注于上述两个平皿内并进行混匀，冷却后得平板培养基 2 个。37 ℃培养 24 h，在平板菌落观测器上观察、计数培养基中菌落数量，得出 1 mL 液体中的细菌总数。

3. 皮肤及物体表面细菌分布 取普通琼脂平板培养基一个，在平皿底部划出四个区域：①将拇指在 1 区培养基上轻轻压涂一下；②用无菌棉拭子蘸取无菌生理盐水，在纸币上涂抹后，再在 2 区培养基上涂抹；③同②操作，对象是实验台面，在 3 区培养基上涂抹；④同②操作，对象是自己手中的笔杆，然后在 4 区培养基上涂抹。操作完毕后，37 ℃培养 24 h，观察培养基中菌落数量和种类。

4. 人咽部细菌分布 用无菌棉拭子蘸取无菌生理盐水后，在咽部深处擦拭，然后将棉拭子在血琼脂平板培养基上进行分区划线涂布。培养基置于 37 ℃培养 24 h，观察细菌生长现象，根据菌落特点和溶血情况做简单分析。

（二）紫外线杀菌试验

（1）分别取大肠杆菌、取枯草杆菌密集划线接种普通琼脂平板培养基。

（2）取一无菌黑纸片，分别置于接种后的培养基中央。

（3）将上述培养基在超净工作台内打开 1/2 平皿盖，距离紫外灯 50 cm 处分别照射 5 min、15 min、30 min、60 min，置于 37 ℃培养 24 h。

（4）观察培养结果。

（三）药物敏感试验(K-B 纸片法)

1. 接种细菌 取两个琼脂平板培养基，用玻璃笔在平皿底划分四个部分并注明抗生素简称。用无菌棉拭子分别蘸取所提供的两种菌液，以划线涂布方式接种于两个平板培养基内，分 3 次平行均匀涂布，后两次涂布前将平皿旋转 60°，并注意培养基边缘涂布均匀。

2. 放置药敏纸片 将涂布细菌的培养基在室温条件下放置 5 min，稍干燥后用无菌镊子夹取药敏纸片紧贴于培养基表面的固定区域内，每次取药敏纸片时应将镊子灼烧灭菌。

3. 培养观察 将放好药敏纸片的培养基送 37 ℃培养 18～24 h，观察抑菌圈大小，用格尺量取抑菌圈直径，判断细菌对该药物的敏感程度。

【结果判定】

一、微生物的分布

（1）空气中分布：注意观察室内、室外细菌数量和种类有何不同，同一环境下暴露平皿 10 min、30 min 细菌数量有何不同。

（2）比较自来水、河水中细菌分布数量上的不同。

（3）观察手指、钱币、实验台面、笔杆上细菌分布的数量和种类。

（4）观察咽拭血培养菌落数量和溶血情况。

二、紫外线杀菌试验

紫外线杀菌效果随时间的延长更加有效，对产生芽胞的细菌作用效果差。

三、药物敏感试验结果

抑菌圈大小反映出细菌的敏感程度。参考衡量标准如下：6 mm 以下，不敏感；6～10 mm，低度敏感；

10～15 mm，中度敏感；15 mm 以上，高度敏感。

（董忠生）

实验七　常见病原微生物

【实验目的】

一、病原性球菌的分离与鉴定

（1）了解葡萄球菌、链球菌的形态、菌落特征。
（2）掌握致病性葡萄球菌的特征。
（3）熟悉触酶试验、血浆凝固酶试验的原理。
（4）掌握抗链球菌溶血素 O(SLO)抗体的测定方法及其意义。

二、肠道杆菌的分离与鉴定

（1）熟悉肠道病原菌的分离、鉴定的主要步骤。
（2）掌握肥达反应的检测原理及意义。
（3）掌握大肠埃希菌、伤寒沙门菌、福氏志贺菌的主要鉴定要点。

【实验材料】

一、病原性球菌的分离与鉴定

病原性球菌又称化脓性球菌，该类细菌常引起人类的皮肤、皮下软组织、深部组织、乃至内脏器官的局部化脓性感染；除引起局部感染外，还可引起败血症、脓毒血症等全身感染。常见的病原性球菌有革兰阳性的葡萄球菌、链球菌，革兰阴性的脑膜炎奈瑟菌、淋病奈瑟菌等。

（一）病原性球菌的菌落形态

（1）金黄色葡萄球菌血琼脂平板培养物。
（2）表皮葡萄球菌血琼脂平板培养物。
（3）乙型溶血性链球菌血琼脂平板培养物。

（二）触酶试验

（1）菌种：金黄色葡萄球菌血琼脂斜面（1 号标本）；表皮葡萄球菌血琼脂斜面（2 号标本）；乙型溶血性链球菌血琼脂斜面（3 号标本）。
（2）3%过氧化氢试剂。

（三）血浆凝固酶试验

（1）菌种：金黄色葡萄球菌血琼脂斜面（1 号标本）；表皮葡萄球菌血琼脂斜面（2 号标本）。
（2）人或兔血浆（1∶2）。
（3）生理盐水、玻片等。

（四）血清学试验——抗 O 试验

（1）待检患者血清标本 1、2 号。
（2）溶血素 O 溶液 5 mL。
（3）ASO 乳胶试剂 5 mL。
（4）阳性对照血清 0.5 mL。
（5）阴性对照血清 0.5 mL。
（6）其他：玻片。

二、肠道杆菌的分离与鉴定

在正常人肠道内存在着大量的正常菌群,这些菌群的细菌种类受食物等因素影响。人乳喂养的婴儿肠道以革兰阳性细菌为主,成人的肠道内以革兰阴性细菌占优势。这类细菌一般不引起肠道感染,但是当细菌侵入其他部位时,则可引起疾病,如腹膜炎、泌尿系统感染、败血症等。

在引起感染性腹泻的病原微生物中,细菌主要有:①引起产毒素型腹泻的霍乱弧菌、肠产毒型大肠埃希菌等;②引起侵袭型腹泻的志贺菌、空肠弯曲菌;③引起食物中毒的沙门菌、副溶血性弧菌、金黄色葡萄球菌、肉毒芽胞梭菌等。④引起伪膜性肠炎的金黄色葡萄球菌、艰难芽胞梭菌等。

由于引起肠道感染的细菌种类多,且肠道中存在大量正常菌群,致病菌与正常菌群共生,致病作用各不相同,故肠道感染的粪便细菌学诊断具有重要的临床意义。

(一)肠杆菌科细菌的菌落形态

S. S培养基为强选择性培养基,含有乳糖、中性红指示剂和煌绿、胆盐、硫代硫酸钠、枸橼酸钠等抑制剂,对大肠杆菌有很强的抑制作用,有利于肠道致病菌的选择生长。中性红指示剂在酸性条件下呈红色,在S. S培养基上生长的菌落,若能分解乳糖产酸则显示红色,不分解乳糖不显色。

(1)大肠埃希菌、伤寒沙门菌和福氏志贺菌S. S平板分离培养物。

(2)接种环、玻片、酒精灯。

(二)肠杆菌科细菌生化反应——KIA

(1)菌种:大肠埃希菌、伤寒沙门菌和福氏志贺菌平板分离培养物。

(2)克氏(KIA)双糖铁培养基3支。

(3)接种针、酒精灯等。

(三)肠杆菌科细菌生化反应——五糖发酵试验

(1)五种单糖(葡萄糖、乳糖、麦芽糖、甘露醇、蔗糖)发酵管。

为了区别不同的单糖发酵管,国际公认用以下标记:红色——葡萄糖、黄色——乳糖、蓝色——麦芽糖、白色——甘露醇、黑色——蔗糖。

(2)菌种:大肠埃希菌、伤寒沙门菌、福氏志贺菌。

(四)肠杆菌科细菌生化反应——靛基质试验

(1)蛋白胨水培养基。

(2)菌种:大肠埃希菌、伤寒沙门菌、福氏志贺菌。

(3)靛基质试剂。

(五)肠杆菌科细菌生化反应——动力试验

(1)半固体琼脂培养基。

(2)菌种:大肠埃希菌、伤寒沙门菌、福氏志贺菌。

(六)肠杆菌科细菌的抗原性鉴定

(1)菌种:伤寒沙门菌KIA培养物(1号菌)、福氏志贺菌KIA培养物(2号菌)。

(2)免疫血清:伤寒免疫血清、痢疾免疫血清。

(3)玻片、接种环、酒精灯等。

(七)肥达试验

(1)1∶20患者血清。

(2)抗原:伤寒沙门菌O抗原(TO)、伤寒沙门菌H抗原(TH)、甲型副伤寒沙门菌H抗原(A)(PA)、乙型副伤寒沙门菌H抗原(B)(PB)。

(3)生理盐水、恒温箱等。

【实验原理和方法】

一、实验原理

（一）病原性球菌的分离与鉴定

1. 病原性球菌的菌落形态 圆形、隆起、表面光滑、湿润、边缘整齐、不透明，具有金黄色脂溶性色素的菌落。

2. 触酶试验 具有过氧化氢酶（即触酶）的细菌，能催化过氧化氢生成水和新生态氧，继而生成分子氧出现气泡。葡萄球菌产生过氧化氢酶，而链球菌为阴性，故本试验可用于葡萄球菌和链球菌的属间初步鉴别。

3. 血浆凝固酶试验 金黄色葡萄球菌产生的血浆凝固酶有如下两种。

(1) 一种是结合凝固酶，结合在细胞壁上，是菌株的表面纤维蛋白原受体，可与血浆中的纤维蛋白原结合，通过交联作用使细菌凝聚。纤维蛋白原在凝固酶作用下变成纤维蛋白而附着于细菌表面。结合凝固酶可用玻片法测出。

(2) 另一种是分泌至菌体外的游离凝固酶，作用类似凝血酶原物质，可被人或兔血浆中的协同因子激活变成凝血酶样物质，使纤维蛋白原变成纤维蛋白，可用试管法测出。

凝固酶可增强葡萄球菌的致病性，故可作为致病性葡萄球菌的鉴定指标之一。

4. 血清学试验——抗 O 试验 乙型溶血性链球菌能产生链球菌溶素 O(SLO)，其化学成分为蛋白质，抗原性强，乙型溶血性链球菌感染患者 85%～90%在感染后 2～3 周血清中即可检出 SLO 抗体。检测 SLO 抗体的试验即称为抗链球菌溶素 O 试验(antistreptolysin O test，ASO test)，简称抗 O 试验。风湿热患者血清中抗 SLO 抗体显著增高，活动期增高更为显著，一般超过 400 单位。因此抗 O 试验常用于风湿热及其活动性的辅助诊断。采用乳胶凝集法，血清中产生的抗 SLO 抗体(ASO)，与 SLO 能发生免疫反应。本试验用特殊技术制备高纯度的稳定的链球菌溶素 O(SLO)致敏颗粒。当血清中 ASO 含量达到或高于 200 U/mL 时，即可引起致敏乳胶颗粒的凝集。本试验检出临界值为 200 U/mL，而健康人血清中 ASO 含量通常低于 200 U/mL，所以不会引起致敏乳胶颗粒的凝集。

（二）肠道杆菌的分离与鉴定

1. 肠杆菌科细菌的菌落形态 S. S 培养基为强选择性培养基，含有乳糖、中性红指示剂和煌绿、胆盐、硫代硫酸钠、枸橼酸钠等抑制剂，对大肠杆菌有很强的抑制作用，有利于肠道致病菌的选择生长。中性红指示剂酸性条件下呈红色，在 S. S 培养基上生长的菌落，若能分解乳糖产酸则显示红色，不分解乳糖不显色。

2. 肠杆菌科细菌生化反应——KIA 克氏(KIA)双糖铁培养基中含有乳糖、葡萄糖，指示剂为酚红，可观察不同细菌对以上两种糖的分解能力。接种细菌于 37 ℃培养 18～24 h 后，底层变黄、斜面变红，为分解葡萄糖。不发酵乳糖；底层和斜面同时变黄，为同时发酵葡萄糖和乳糖。产酸产气则还可见气泡或裂口现象。

另外，若细菌可以分解培养基中的蛋白胨产生 H_2S，则 H_2S 与培养基中的亚铁离子(Fe^{2+})相结合，产生黑色的硫化亚铁(FeS)。

3. 肠杆菌科细菌生化反应——五糖发酵试验 在蛋白胨水中加入 10 g/L 单糖、溴甲酚紫指示剂并加入一小倒管后高压灭菌，制成单糖发酵管，溴甲酚紫在中性或碱性溶液中呈紫色，在酸性溶液中呈黄色。如细菌在单糖管中生长繁殖产酸，则培养液变黄色。如产酸产气，除培养液变黄色外，小倒管内有气泡出现。如不分解单糖则培养液不变色，小倒管内无气泡。

4. 肠杆菌科细菌生化反应——靛基质试验 有些细菌具有色氨酸酶，在蛋白胨水培养基中生长能分解色氨酸产生吲哚(靛基质)，吲哚无色，肉眼不能观察，如加入靛基质试剂(含对二甲基氨基苯甲醛)即生成玫瑰吲哚而显现红色。

5. 肠杆菌科细菌生化反应——动力试验 具有动力现象的细菌有鞭毛能够扩散生长，反之则沿着穿刺线生长。

6. 肠杆菌科细菌的抗原性鉴定　观察是否有凝集现象存在。

7. 肥达反应的应用　已知伤寒沙门菌O、H抗原，甲型、乙型、丙型副伤寒沙门菌H抗原（A、B、C抗原），检测患者血清中的相应抗体的血清凝集反应称为肥达反应。常用于伤寒病、副伤寒病的血清学诊断。测得O抗原凝集价≥1∶80，H抗原凝集价≥1∶160，A、B、C抗原凝集价≥1∶80才有临床意义。血清学诊断必须取急性和恢复期双份血清标本进行检测，恢复期抗体效价增高≥4倍才有诊断意义。

二、试验方法

（一）病原性球菌的分离与鉴定

1. 病原性球菌的菌落形态　固体培养基平板接种法。

2. 触酶试验　采用玻片法。

（1）取洁净玻片一块，用记号笔划分3格。每格滴加1滴3%过氧化氢试剂。

（2）用接种环从1号标本中蘸取少许培养物，置于第1格的过氧化氢试剂中混匀。烧灼后取2号标本置于第2格，同法取3号标本置于第3格。

3. 血浆凝固酶试验　取玻片两张，用记号笔各划两格。一格滴加1滴生理盐水，另一格滴加1滴人血浆或兔血浆，然后从1号斜面标本上刮取适量细菌加入生理盐水混匀，再取同一细菌加入血浆中混匀。同法对2号标本进行检测。

4. 血清学试验——抗O试验　试验前将试剂和血清标本恢复到室温。

（1）取两张玻片，将玻片用记号笔做好标记，每张划分两格。在4个格中分别加入患者血清1号、2号、阳性对照血清和阴性对照血清各1滴。

（2）再各滴加溶血素O溶液1滴，轻轻摇动2 min，使其充分混匀。

（3）滴加ASO胶乳试剂1滴，轻轻摇动8 min，有清晰凝集者为阳性，不出现清晰凝集者为阴性。

（二）肠道杆菌的分离与鉴定

1. 肠杆菌科细菌的菌落形态　采用固体培养基平板接种法。

2. 肠杆菌科细菌生化反应——KIA　用接种针从S.S平板上分别挑取以上3种菌的单个菌落，接种于克氏双糖铁培养基，37 ℃培养18～24 h后观察记录结果。

3. 肠杆菌科细菌生化反应——五糖发酵试验　将3种肠杆菌科细菌分别接种于5种单糖培养基内，37 ℃培养18～24 h后观察对不同单糖的分解反应。

4. 肠杆菌科细菌生化反应——靛基质试验　将细菌接种于蛋白胨水培养基，37 ℃培养18～24 h后取出。加入靛基质试剂约0.2 mL，摇匀。

5. 肠杆菌科细菌生化反应——动力试验　将细菌接种于半固体培养基。

6. 肠杆菌科细菌的抗原性鉴定

（1）用记号笔在玻片上划分3个格，分别加入生理盐水、伤寒免疫血清、痢疾免疫血清1～2环。注意接种环必须烧灼后再取一种血清以免产生混淆。

（2）自KIA斜面上取1号菌分别加入上述3个格中，混匀，轻轻晃动1～2 min后观察结果。

（3）取另一张玻片，同法取2号菌做鉴定，见实验图7-1。

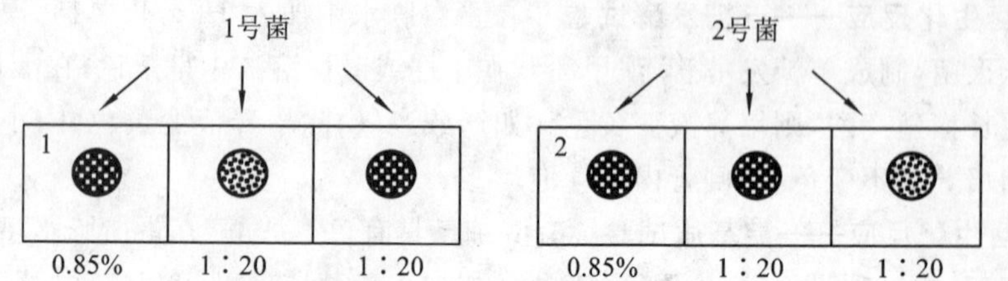

实验图7-1　肠杆菌科细菌的抗原鉴定

7. 肥达反应

(1) 取 U 形反应板,标记 4 排,每排 10 孔,每排第 1 孔分别标记 O、H、A、B。

(2) 于各孔内加入生理盐水各 50 μL。

(3) 于每排第 1 孔内各加入患者 1∶10 血清 50 μL,混匀。从第 1 排第 1 孔中吸出 50 μL 注入第 1 排第 2 孔中,做倍比稀释,依次稀释至第 9 孔,并从第 9 孔弃去 50 μL,第 10 孔为对照孔。

(4) 其他三排按同样方法稀释。

(5) 每排从第 10 孔开始,由后向前在每孔中加入菌液。第 1 排各孔加 50 μL TO 菌液,第 2 排各孔加 50 μL TH 菌液,第 3 排各孔加 50 μL PA 菌液,第 4 排各孔加 50 μL PB 菌液。

(6) 轻轻震荡,混匀上述液体,置 45 ℃孵育 1 h 后取出,室温静置 15 min,观察结果。

具体操作见实验表 7-1。

实验表 7-1 肥达反应(微量法)

单位:μL

	1	2	3	4	5	6	7	8	9	10
生理盐水	50	50	50	50	50	50	50	50	50	50
1∶20 患者血清	50	50	50	50	50	50	50	50	50 弃去	—
菌液	50	50	50	50	50	50	50	50	50	50
最终稀释度	1∶80	1∶160	1∶320	1∶640	1∶1280	1∶2560	1∶5120	1∶10240	1∶20480	对照

【结果判定】

一、病原性球菌的分离与鉴定

(一) 病原性球菌的菌落形态

(1) 取金黄色葡萄球菌和表皮葡萄球菌的血琼脂平板培养物,观察两种葡萄球菌单个菌落的形态、大小、边缘、湿润度、透明度、颜色及溶血环。

(2) 取金黄色葡萄球菌和乙型溶血性链球菌的血琼脂平板培养物,同上法进行观察比较。

(二) 触酶试验

立即观察结果,过氧化氢试剂中有大量气泡产生者为阳性,不产生气泡者为阴性。

(三) 血浆凝固酶试验

静置片刻后观察,出现颗粒状凝集者为阳性。

(四) 血清学试验——抗 O 试验

阳性对照应出现明显胶乳凝集现象,阴性对照不应出现凝集。患者血清出现乳胶凝集者,即为阳性,反之则为阴性。

二、肠道杆菌的分离与鉴定

(一) 肠杆菌科细菌的菌落形态

(1) 观察、记录 S.S 平板上三种不同细菌的菌落形态特征。

(2) 用接种环从 S.S 平板上分别取上述三种细菌进行涂片、革兰染色镜检。描述镜下观察所见细菌的形态和染色性。

(二) 肠杆菌科细菌生化反应——KIA

观察克氏双糖铁培养基中颜色的变化、有无气泡、有无黑色沉淀,根据以上现象对三种肠道杆菌做出初步判断。

（三）肠杆菌科细菌生化反应——五糖发酵试验

结果记录方法：分解单糖产酸以“+”表示；分解单糖产酸又产气以“⊕”表示；不分解单糖以“－”表示。

（四）肠杆菌科细菌生化反应——靛基质试验

如液体上层出现玫瑰红色环，即为靛基质试验阳性，否则为阴性。

（五）肠杆菌科细菌生化反应——动力试验

对比观察穿刺线及周围培养基，判断哪种细菌有动力。

（六）肠杆菌科细菌的抗原性鉴定

出现明显凝集颗粒，周围液体变澄清透明者为阳性，呈均匀浑浊状态的为阴性。根据试验现象对待检肠道杆菌1号和2号做出判断。

（七）肥达反应

(1) 观察前先勿摇晃，以免凝块分散。

(2) 先看对照孔，后看试验孔。

(3) 凝集程度以“+”、“++”、“+++”、“++++”表示，以“－”表示不凝集。

肥达反应结果见实验表7-2。

实验表7-2　肥达反应结果判定

凝集物	上清液	凝集程度
全部凝集	澄清	++++
大部分凝集	基本透明	+++
有明显凝集	半透明	++
很少凝集	基本浑浊	+
不凝集	浑浊	－

（饶朗毓）

实验八　真菌培养物观察与皮肤丝状菌检查

【实验目的】

(1) 掌握不染色标本的制片技术，掌握墨汁染色、乳酸酚棉蓝染色方法。

(2) 熟悉真菌菌丝和孢子的形态、特点及真菌的分离培养与鉴定。

(3) 掌握假丝酵母菌属、新生隐球菌的培养特征和鉴定要点。

(4) 掌握皮肤丝状菌检查法。

【实验材料】

一、真菌染色技术和形态结构观察

(1) 菌种：浅部真菌（毛癣菌属、小孢子菌属、絮状表皮癣菌属）和深部真菌（白假丝酵母菌、新生隐球菌）。

(2) 培养基：沙氏培养基。

(3) 试剂：100～200 g/L KOH溶液、乳酸酚棉蓝染液、印度墨汁、革兰染液。

(4) 其他：患者的皮屑、甲屑、毛发、小镊子、载玻片、盖玻片等。

二、真菌分离培养和鉴定

(1) 菌种:新生隐球菌、白假丝酵母菌、红色毛癣菌(或石膏样小孢子菌、絮状表皮癣菌)、沙氏培养基。

(2) 培养基:沙氏培养基、玉米粉吐温-80 琼脂、马铃薯葡萄糖琼脂、毛发穿孔试验液体培养基、糖(醇)类发酵试验培养基。

(3) 试剂:小牛血清、无菌生理盐水、乳酸酚棉蓝染液等。

三、皮肤丝状菌

(1) 菌种:红色毛癣菌。

(2) 培养基:沙氏培养基、马铃薯葡萄糖培养基。

(3) 其他:恒温箱、乳酸酚棉蓝染液、革兰染液。

四、假丝酵母菌属

(1) 菌种:热带假丝酵母菌、白假丝酵母菌。

(2) 培养基:沙氏培养基、玉米粉吐温-80 琼脂、血琼脂、糖发酵和同化试验培养管。

(3) 试剂:小牛血清、无菌生理盐水、乳酸酚棉蓝染液、革兰染液等。

五、新生隐球菌

(1) 菌种:新生隐球菌。

(2) 培养基:沙氏培养基、血琼脂、尿素琼脂、糖发酵和同化试验培养管。

(3) 试剂:无菌生理盐水、乳酸酚棉蓝染液、革兰染液、印度墨汁等。

【实验原理和方法】

一、真菌染色技术和形态结构观察

1. 不染色标本直接检查

(1) 制片　在载玻片上滴加 10%～20% KOH 溶液 1 滴,用钝刀刮取皮损边缘的鳞屑或甲屑,或用无齿镊子拔取病发,将这些标本分别置 KOH 溶液内,加盖玻片,在火焰上微加热,勿使沸腾,轻压玻片,用吸水纸吸取过多的 KOH,再低倍或高倍镜观察。

(2) 显微镜检查　先用低倍镜检查有无真菌菌丝或孢子,然后再用高倍镜检查菌丝、孢子的特征。镜检以微弱的光线使视野稍暗为宜。在低倍镜下,菌丝呈折光性较强、绿色纤维丝状体;在高倍镜下,可见菌丝分隔或不同的孢子形态。

2. 乳酸酚棉蓝染色

(1) 制片与染色　取清洁载玻片一块,滴加 1 滴乳酸酚棉蓝染液,将被检标本放于染色液中,盖上盖玻片(加热或不加热)后于显微镜下观察。

(2) 显微镜检查　真菌被染成蓝色。

3. 墨汁染色

(1) 制片　取 1 滴印度墨汁于载玻片上与被检材料混合,加上盖玻片后镜检。

(2) 显微镜检查　可见新生隐球菌为圆形或卵圆形酵母细胞,有芽生孢子,菌体周围有宽厚透明荚膜,厚度可与菌体直径相似,菌体和荚膜不着色,透亮,背景为黑色。

4. 真菌形态结构观察

(1) 浅部真菌菌丝和孢子镜下观察　红色毛癣菌、石膏样小孢子菌和絮状表皮癣菌涂片经革兰染色或乳酸酚棉蓝染色后镜下观察其菌丝和孢子。患者的皮屑、甲屑或毛发用 100～200 g/L KOH 制片直接镜检观察其菌丝和孢子。

(2) 深部真菌形态结构镜下观察　革兰染色后,镜下观察白假丝酵母菌的厚膜孢子和假菌丝;墨汁负染后镜下观察新生隐球菌的芽生孢子和荚膜。

二、真菌分离培养和鉴定

（一）接种和分离培养

1. 大培养法 将毛发、皮屑、甲屑标本先经70%酒精浸泡 2～3 min 以杀死杂菌，洗净，然后接种在含抗生素的沙保培养基经 37 ℃培养 2 天后转 25 ℃继续培养 2～4 周，观察菌落特征。如为血液标本，应先增菌，后培养。脑脊液取沉淀物培养。

2. 小培养法 该法可以直接观察到生活状态下真菌的完整结构及发育过程，在鉴定上有重要意义。

(1) 用眼科镊子夹取无菌小培养钢环，环的两面分别蘸取融化的固体石蜡，平置于无菌载玻片上，另取一无菌盖玻片，在酒精灯火焰上加热后覆盖于钢环上，待冷，小培养钢环即被固定于载玻片和盖玻片之间。

(2) 用毛细滴管吸取融化好的培养基，从钢环上端孔注入，注入量占容积的 1/2 即可。

(3) 培养基冷却凝固后，用接种针挑取材料，由上端孔接种于环内培养基上，并用无菌棉花轻轻塞住培养钢环的上端孔和侧孔，以利于空气对流。

(4) 置湿盒内，室温或 37 ℃培养 2～3 天后，逐日观察，镜下可连续看到真菌生长过程及菌丝、孢子等的特征。

(5) 亦可不用小培养钢环，直接将融化的培养基滴于无菌玻片，待冷凝后从周边接种材料，用盖玻片覆盖后培养，亦可以在显微镜下连续观察。

（二）真菌鉴定

1. 芽管形成试验 取无菌小试管 1 支，加入 0.2 mL 动物或人血清，接种少量真菌，充分震荡，混匀数分钟后置 35 ℃孵育，每间隔 1 h 用接种环取出含菌血清置于载玻片上，盖上盖玻片后镜检，共检查 3 次。白假丝酵母菌可由孢子长出短小芽管。

2. 厚膜孢子形成试验 将白假丝酵母菌在玉米粉吐温-80 琼脂平板上进行密划线，置 25 ℃孵育 24～72 h，将玉米粉吐温-80 培养基上的菌落与培养基一同割下置于载玻片上，加上盖玻片压平，置镜下观察，可见较多壁厚、圆形的厚膜孢子，多位于假菌丝的顶端。

3. 毛发穿孔试验 取剪成 1 cm 长的头发数根装入试管中，121 ℃ 10 min 高压蒸汽灭菌，然后将若干根灭菌头发放入装有毛发穿孔试验液体培养基试管中，接种受试菌后放入 28 ℃温箱中孵育，每周取出毛发置于显微镜下观察至第 4 周。石膏样小孢子菌使毛发有裂口或凹陷，穿孔试验阳性；红色毛癣菌不能使毛发穿孔，穿孔试验阴性。

4. 糖同化试验 融化 20 mL 糖同化试验培养基冷至 48 ℃，将培养 24～72 h 被鉴定酵母菌株混悬于 4 mL 无菌生理盐水中，调整浊度相当于 4 麦氏比浊管，全部菌液加入培养基中，混匀倾注成平板，凝固后，将含各种碳水化合物纸片贴在平板表面，置 25～30 ℃孵育 10～24 h，检查被检菌在纸片周围生长与否，如能围绕含糖纸片生长者，即为该糖同化阳性。如观察不清楚，可继续孵育 24 h。

三、皮肤丝状菌

1. 培养检查 将红色毛癣菌接种于沙氏培养基上，28 ℃培养 1 周观察其菌落特征。红色毛癣菌的菌落呈绒毛状，粉红色，边缘不整齐。

2. 显微镜检查 取红色毛癣菌培养物制片，经革兰染色或乳酸酚棉蓝染色后，镜下观察其菌丝与孢子的特点。镜下可见毛癣菌的有隔菌丝，同时可见较多侧生的棒状的小分生孢子，大分生孢子比较少，呈棒状，光滑，可见球拍状或结节样菌丝。

3. 其他鉴定试验 色素形成试验将红色毛癣菌接种于马铃薯葡萄糖培养基，于 28 ℃培养 3～7 天观察结果，可观察到有红色的色素生成。

四、假丝酵母菌属

1. 培养检查 将热带假丝酵母菌和白假丝酵母菌分别接种于沙氏培养基和血琼脂平板上，室温下培养后观察其菌落特征。两种假丝酵母菌均为酵母型(或类酵母型),边缘整齐,表面光滑,颜色为灰白色或奶酪色。

2. 显微镜检查 取热带假丝酵母菌和白假丝酵母菌培养物制片,经革兰染色或乳酸酚棉蓝染色后,镜下观察其芽生孢子及是否产生假菌丝。两种假丝酵母菌的芽生孢子均为圆形或卵圆形,其中白假丝酵母菌的孢子延长形成芽管,不与母细胞脱离而形成假菌丝。热带假丝酵母菌不形成假菌丝。

3. 鉴定试验

(1) 芽管形成试验　白假丝酵母菌可以产生芽管,热带假丝酵母菌多不产生芽管。

(2) 厚膜孢子形成试验　将白假丝酵母菌接种于玉米粉吐温-80 琼脂培养,可形成大量厚膜孢子;热带假丝酵母菌镜检未见厚膜孢子。

(3) 生化反应　热带假丝酵母菌和白假丝酵母菌均可发酵和同化葡萄糖、麦芽糖、蔗糖,产酸、产气(白假丝酵母菌发酵蔗糖只产酸不产气),不发酵和同化乳糖。

五、新生隐球菌

1. 培养检查 将新生隐球菌接种到沙氏培养基中,室温或 35 ℃培养 2～3 天,观察菌落特征。新生隐球菌呈酵母型菌落,表面黏稠呈乳白色,日久变橘黄色,液化,可流动。

2. 显微镜检查

(1) 直接检查　取标本与墨汁混合后,镜下观察菌体和荚膜特点。可见菌体呈球形,壁厚,大小不等,有芽生孢子,孢子内有一个较大的反光颗粒(脂质颗粒,不是胞核)和许多小颗粒,菌体周围有宽厚、透明的荚膜,厚度可与菌体直径相似。

(2) 染色检查　取新生隐球菌培养物制片,经革兰染色或乳酸酚棉蓝染色,镜下观察其芽生孢子特征。菌体呈圆形或椭圆形,可有圆形芽管,无荚膜,革兰染色阳性。

3. 生化反应

(1) 糖发酵试验　新生隐球菌对各种糖发酵试验均呈阴性。

(2) 同化试验　新生隐球菌可以同化葡萄糖、麦芽糖、蔗糖,但不同化乳糖。

(3) 尿素分解试验　新生隐球菌能分解尿素,培养基显红色。

【结果判定】

1. 酵母型菌落 酵母型菌落是单细胞真菌的菌落形式。菌落表面光滑、柔软而致密,类似一般细菌菌落。显微镜下可见圆形或椭圆形芽生孢子,如酵母菌、隐球菌。

2. 类酵母型菌落 有部分单细胞真菌的菌落外观性状同酵母型菌落,显微镜下可见菌落表面在出芽繁殖后,芽管延长不与母细胞脱离形成假菌丝。假菌丝由菌落向下生长,伸入培养基中,这种菌落称为类酵母型菌落,如念珠菌。

3. 丝状菌落 丝状菌落是多细胞真菌的菌落形式,由许多疏松的菌丝体构成,菌落呈棉絮状、绒毛状或粉末状。可看到伸向空间的气生菌丝和伸入到培养基深部的营养菌丝。菌落正、背两面可显出各种不同的颜色,如白色、黄色、红色、紫色、绿色和灰色等。丝状菌落的形态、结构与颜色常作为鉴定真菌的参考。

(陈锦龙)

实验九　线　　虫

【实验目的】

(1) 掌握小动物常见线虫的主要形态特征。

(2) 熟悉线虫的基本构造。

【实验材料】

1. 器械 光学显微镜、手持放大镜、镊子、解剖针、平皿、载玻片与盖玻片等。

2. 试剂　乳酸酚透明液等。

3. 标本

(1) 浸渍标本

① 钩口科线虫:犬钩口线虫、锡兰钩口线虫及管形钩口线虫等。

② 尾旋科线虫:狼尾旋线虫。

③ 双瓣科线虫:犬恶丝虫。

④ 尖尾科线虫:疑似钉尾线虫。

⑤ 异刺科线虫:鸡异刺线虫等。

⑥ 比翼科线虫:斯氏比翼线虫和气管比翼线虫。

⑦ 裂口科线虫:鹅裂口线虫。

⑧ 毛细科线虫:有轮毛细线虫、鸽毛细线虫和膨尾毛细线虫等。

⑨ 锐形科线虫:旋锐形线虫和钩状锐性线虫。

⑩ 龙线科线虫:四川鸟蛇线虫和台湾鸟蛇线虫。

(2) 病理标本　异刺线虫引起的鸡盲肠病变、锐形线虫引起的鸡腺胃和肌胃病变、鸟蛇线虫引起鸭下颌和腿部瘤样肿块等。

【实验原理和方法】

乳酸酚透明液具有一定的腐蚀性,因此不宜滴加太多,以防溢出载玻片之外而腐蚀光学显微镜的载物台。虫体在滴加乳酸酚透明液后,应尽快放到光学显微镜下进行观察,若虫体透明过度,则不利于虫体内部形态构造的观察。

(1) 挑取犬钩口线虫、旋锐形线虫或钩状锐性线虫的雌、雄虫各一条,分别放在两张载片上,滴加乳酸酚透明液1～2滴,盖上盖片,在光学显微镜下观察透明虫体的详细构造。

(2) 用肉眼或借助手持放大镜观察虫体浸渍标本及病理标本。

【结果判定】

(1) 绘犬钩口线虫虫体头端、雄虫尾端构造,或绘出旋锐形线虫与钩状锐性线虫的前部、雌虫及雄虫后部的形态构造图,并标出各部的名称。

(2) 列出实验中所观察线虫的中间宿主、终末宿主与寄生部位。

(田小海)

选择题参考答案

绪　论　1. B　2. E　3. C　4. E　5. A　6. D　7. E
第1章　1. D　2. D　3. E　4. B
第2章　1. A　2. B　3. D　4. E　5. E
第3章　1. D　2. C　3. D　4. C　5. E　6. D　7. D　8. C
第4章　1. C　2. A　3. D　4. A　5. C　6. A
第5章　1. C　2. B　3. D　4. D　5. C　6. A　7. B　8. A　9. B　10. C　11. D　12. A　13. D　14. C　15. A
第6章　1. B　2. D　3. E　4. C　5. A　6. D　7. C　8. E　9. D　10. A
第7章　1. C　2. A　3. A
第8章　1. A　2. B　3. C　4. E　5. A　6. A　7. A　8. C　9. C　10. C　11. B　12. E　13. D　14. C　15. B
第9章　1. D　2. B　3. E　4. D　5. E　6. E
第10章　1. D　2. C
第11章　1. B　2. C　3. D　4. A　5. A　6. C
第12章　1. C　2. A　3. B　4. D　5. D　6. C　7. A
第13章　1. E　2. E　3. C　4. D　5. B　6. D
第14章　1. D　2. D　3. B　4. A　5. A　6. B　7. D　8. E
第15章　1. C　2. C　3. B　4. B
第16章　1. C　2. A　3. D　4. A　5. C　6. A
第17章　1. C　2. D　3. A　4. C　5. A

参考文献

[1] 龚非力.医学免疫学[M].2版.北京:科学出版社,2007.

[2] 章崇杰.医学免疫学纲要[M].成都:四川大学出版社,2007.

[3] 杨建平.医学免疫学与病原生物学[M].西安:第四军医大学出版社,2007.

[4] 柳翠青.免疫学与病原生物学[M].西安:第四军医大学出版社,2007.

[5] 周本江,郑葵阳.医学寄生虫学[M].北京:科学出版社,2007.

[6] 李雍龙.人体寄生虫学[M].7版.北京:人民卫生出版社,2008.

[7] 陈晓光,郑学礼.医学寄生虫学[M].北京:军事医学科学出版社,2008.

[8] 李凡,刘晶星,徐志凯.医学微生物学[M].7版.北京:人民卫生出版社,2008.

[9] 金伯泉.医学免疫学[M].5版.北京:人民卫生出版社,2008.

[10] 汪正清.医学微生物学实验教程[M].西安:第四军医大学出版社,2008.

[11] 陈育民.免疫学基础与病原生物学[M].西安:第四军医大学出版社,2009.

[12] 白惠卿,陈育民,安云庆.医学免疫学与微生物学[M].北京:北京大学医学出版社,2009.

[13] 汪世平.医学寄生虫学[M].北京:高等教育出版社,2009.

[14] 何维.医学免疫学[M].2版.北京:人民卫生出版社,2010.

[15] 万巧凤.病原生物与免疫学[M].西安:第四军医大学出版社,2010.

[16] 陈少华.病原生物与免疫学基础[M].武汉:华中科技大学出版社,2010.

[17] 陈淑增,魏秋芬,杨翀.病原生物学与免疫学[M].武汉:华中科技大学出版社,2010.

[18] 王华民,吕刚,林英姿.病原生物学与免疫学[M].北京:中国医药科技出版社,2010.

[19] 王承民.病原生物学与免疫学[M].北京:高等教育出版社,2010.

[20] 杨翀,曾令娥.病原生物学和免疫学实验教程[M].武汉:华中科技大学出版社,2010.

[21] 肖纯凌,赵富玺.病原生物和免疫学[M].6版.北京:人民卫生出版社,2010.

[22] 詹希美.人体寄生虫学[M].2版.北京:人民卫生出版社,2010.

[23] 钱士匀.医学检验技术专业实验教程[M].北京:中国医药科技出版社,2011.

[24] 吴爱武.临床微生物学检验实验指导[M].4版.北京:人民卫生出版社,2011.

[25] 胡圣尧,孟凡云.医学免疫学[M].3版.北京:科学出版社,2012.

[26] 王兰兰.临床免疫学检验[M].5版.北京:人民卫生出版社,2012.

[27] 夏金华,吴松泉,陆予云.病原生物与免疫学[M].武汉:华中科技大学出版社,2012.

[28] 倪语星,尚红.临床微生物学检验[M].5版.北京:人民卫生出版社,2012.

[29] 许正敏.免疫与病原生物[M].上海:复旦大学出版社,2012.

[30] 胡野.病原生物与免疫[M].2版.上海:同济大学出版社,2012.

[31] 吕瑞芳,病原生物学[M].3版.北京:科学出版社,2012.